检 体 诊 断 学

JIANTI ZHENDUANXUE

主　编　杨昭徐（首都医科大学附属北京天坛医院）

副主编　李瑞军（首都医科大学附属北京天坛医院）

　　　　杨　迅（首都医科大学附属北京友谊医院）

　　　　邱小建（首都医科大学附属北京天坛医院）

摄　像　宛宗跃（首都医科大学附属北京天坛医院）

高等教育出版社·北京

内容简介

检体诊断学是研究诊断疾病的基础理论、基本知识、基本技能和诊断思维的一门临床科学,是由基础医学向临床医学和临床药学过渡的一门必修的桥梁课,是临床各学科的基础课。本教材内容适合临床药学专业教学需求,在常见症状、体检诊断、问诊、病历书写、器械检查等有关章节中,均增编与临床药学相关的内容。通过大量插图,包括检体发现的常见形态变化的实体图片、各种实用的示意图、心电图、内镜等器械检查获取的病态征象图像,与药物不良反应有关的病态征象图像(如药疹、药物相关性胃肠黏膜损害)等,便于基本理论与临床实际相互联系,有助于提高教学效果。

本教材适用于全国高等医药院校临床药学和非临床的医学专业使用。

图书在版编目(CIP)数据

检体诊断学 / 杨昭徐主编 . -- 北京:高等教育出版社,2017.1

ISBN 978-7-04-046866-3

Ⅰ.①检… Ⅱ.①杨… Ⅲ.①体格检查 - 诊断 - 高等学校 - 教材 Ⅳ.① R443

中国版本图书馆 CIP 数据核字(2016)第 306220 号

策划编辑 瞿德弦　　责任编辑 瞿德弦　　封面设计 张 楠　　责任印制 韩 刚

出版发行	高等教育出版社	网　址	http://www.hep.edu.cn
社　址	北京市西城区德外大街4号		http://www.hep.com.cn
邮政编码	100120	网上订购	http://www.hepmall.com.cn
印　刷	北京汇林印务有限公司		http://www.hepmall.com
开　本	850mm×1168mm　1/16		http://www.hepmall.cn
印　张	30.75		
字　数	800 千字	版　次	2017 年 1 月第 1 版
购书热线	010-58581118	印　次	2017 年 1 月第 1 次印刷
咨询电话	400-810-0598	定　价	89.90元

本书如有缺页、倒页、脱页等质量问题,请到所购图书销售部门联系调换

医学教育改革系列教材编委会

主任委员

    吕兆丰

副主任委员

    线福华　彭师奇　付　丽

委　员（以姓氏拼音为序）

    冯力民　付　丽　高　晨　高宝勤　高培毅　郭瑞臣

    康熙雄　李　青　刘丕楠　梅　丹　彭师奇　宋茂民

    孙路路　王　晨　王彩云　吴久鸿　谢晓慧　杨昭徐

    张相林　赵　明　赵秀丽　赵志刚　庄　洁

秘书长

    付　丽

副秘书长

    赵　明　赵志刚

    秘书处设在教务处、化学生物学与药学院

　　这是一套专门为临床药学专业五年制本科学生临床培养阶段编写的教科书。为了准确描述我组织众多专家编写这套教科书的初衷,有必要提到我国古代四部医学名著,它们是《伤寒杂病论》《金匮要略》《黄帝内经》和《温病条辨》。从著作质量的角度应当提到它们,因为这四部经典著作一直是我国医学和药学书籍的开拓性的典范、特色性的典范和严谨性的典范;从历史沿革的角度应当提到它们,因为这四部经典著作一直潜移默化地影响着我国医学和药学教育;从专业渊源的角度应当提到它们,因为这四部经典著作在医药融合、六经辨证和名方加减中孕育了临床药学。正是这四部经典著作让我有足够的理由相信,传统临床药学在传统医学中发展了不止一千年。

　　为了区别于刚刚说到的四部经典著作反映的传统临床药学,我把下面要讨论的临床药学称为现代临床药学。从表面上看,现代临床药学似乎起因于药品不良反应。例如,20世纪50年代,美国发展现代临床药学是因氯霉素事件而起。又例如,20世纪60年代,英国、法国和瑞典等欧洲国家发展现代临床药学是因反应停事件而起。20世纪70年代,现代临床药学逐渐在日本、新加坡、中国台湾和香港等亚洲国家和地区传播。20世纪80年代初,我国北京、上海、南京、长沙、广州、武汉、成都和哈尔滨的12家教学医院也曾探索过临床药学。即使从20世纪50年代算起,现代临床药学比传统临床药学也不止晚了一千年。

　　很难说,在这一千多年现代临床药学没有从传统临床药学那里学到点什么。不过,现代临床药学有它自己的基本目标。那就是以患者为中心,制订合理的给药方案、谋取最佳的治疗效果、使药物不良反应趋零、改善患者生活质量。可以肯定,即使在这一千多年间从传统临床药学学到很多,现代临床药学自身的特色也无法掩盖。我想强调,西方人创建现代临床药学时充分考虑了它们的国情,根本没有照搬传统临床药学模式。同样,我国建设现代临床药学也不能照搬西方模式。

　　目前,教育部批准了不到10所医药院校设置临床药学专业,招收大学本科学生。因为各自的办学条件不同,所以各自的办学方略也不同。首都医科大学在临床药学专业招收五年制本科生之前,就确立了要培养懂得临床医学的临床药师的基本目标。要实现这个目标，既不能走药学加生物学的道路，也不能走生物学加药学的道路，更不能走化学加生物学的道路。我想，只能走药学、生物学和临床医学高度融合的道路。显然，贯通这条道路需要一套全新的教材。我校的临床药学五年制本科，采取了3+2的培养模式。前三年在校本部接受大药学式的基础教育，后两年在医院接受临床医学支撑的医院药学教育。学生接受后两年医院药学教育时，将使用这套全新教材。

在药学、生物学和临床医学高度融合培养合乎国情的临床药师的道路上，充满挑战和探索。为贯通这条道路，撰写一套全新教材同样充满挑战和探索。正是这种挑战和探索，使得目前出版的这套教材不会很完美，修改和完善的空间肯定存在。不过，这种境况丝毫不会影响它们的价值，更不会影响它们攀登我国古代四部医学名著代表的高峰的决心。作为这套全新教材的总主编，我知道作者们贡献的智慧和付出的艰辛；作为这套全新教材的总主编，我欣赏作者们付出所形成的智慧财产的价值；作为这套全新教材的总主编，我相信学生们会喜欢这套全新教材并从中得益。

吕兆丰

2013 年 2 月

于首都医科大学

医学科学技术的快速发展，新诊疗技术和大量新药不断问世，需要临床医师掌握更多的知识、诊疗技术和方法。在为病人服务的医疗团队中，迫切需要合格的临床药师，以提高合理用药水平。临床药师是具有扎实的现代药学专业知识与技能，同时具有较强的医学以及医学相关专业的基础知识与技能，参与和指导临床药物研究与合理实施、药物治疗方案的设计与实践，可帮助医生更有效、合理、安全、经济地使用药物的临床药学专门人才。当今国际药学教育的发展趋势是继续培养药学科学人才的同时加大应用型或职业型药学人才的培养力度，即培养知识结构更加合理的临床药师。所以开展临床药学教育、培养临床药师，顺应国际药学教育发展潮流。

美国药学博士获得临床技能的路径经验主要是通过学习药物治疗学、病人评估方法及专业实习。其中精准地对病人评估的技能正是基于诊断学的基本功。目前国内医疗机构的现状表明，不会问诊、不会与患者沟通、不熟悉常见症状、不会熟练而正确地进行检体和判读辅助检查的临床意义，不具备良好的思维方法，药学学生学习阶段在医院临床实习不足，均是临床药师下临床感到困难的重要原因。为适应临床药师培养目标，培养合格的临床药学人才，学校组织编写了这套针对高等医学院校临床药学专业 5 年制本科的教材，《检体诊断学》是其中之一。检体诊断学是研究诊断疾病的基础理论、基本知识、基本技能和诊断思维的一门临床科学，是由基础医学向临床医学和临床药学过渡的一门必修的桥梁课，是临床各学科的基础课。

本教材有以下编写思路和特点：

1. 内容密切与临床药学联系，适合临床药学专业教学需求。在常见症状、检体诊断、问诊、病历书写、器械检查等有关章节中，均增编与临床药学相关的内容。

2. 体格检查的最终目的是获取临床基本信息，而不是为查体而查体。故本教材尽可能提供常见的病态体征信息。通过大量翔实的插图，包括：检体发现的常见形态变化的实体图片、各种实用的示意图，以及心电图、内镜等器械检查获取的病态征象图像，与药物不良反应有关的病态征象图像（如药疹、药物相关性胃肠黏膜损害)等,便于基本理论与临床实际相互联系,有助于学生自学,提高教学效果。

3. 力求临床实用性。重视实用的基本知识、基本理论、基本技能和临床思维方法的阐述,期望有助于课堂理论授课参考,也有助于学生实习、自习和复习参考。

本教材编写人员均来自首都医科大学教学医院,虽然具有一定的临床经验和检体诊断学教学经验,但编写适合临床药学教学的教材经验不足,学术水平有限,错误在所难免,衷心希望读者批评指正和赐教。

杨昭徐

2016 年 8 月

目　录

第二篇 体 格 检 查

第三篇　器　械　检　查

第四篇　问　诊

第五篇　诊断疾病的步骤和临床思维方法

第六篇　病历书写与口述报告病历

第七篇　临床常用诊断技术

绪　　论

【学习检体诊断学的重要性】

检体诊断学（physical diagnostics）是专门论述和研究诊断疾病的基础理论、基本知识、基本技能和临床思维方法的一门临床医学学科，是医学生在学习了解剖学、组织胚胎学、生理学、生物化学、微生物学、免疫学和病理学等医学基础课程以后，从理论走向实践、从书本走向临床的必修课程。检体诊断学、检验诊断学和影像诊断学作为联系基础医学和临床医学的桥梁课程，是进一步学习临床医学各专业理论、临床实习与毕业实习的重要基础。检体诊断学也是毕业后继续教育的重要内容，需要不断复习和指导临床实践的课程，是涉及毕业后专科住院医师规范化培训和考核、国家执业医师或药师考试、临床医学研究生水平测试的重要科目。

现代医学科学技术的迅速发展，在疾病的诊断领域高新设备和技术的应用，如影像诊断方面有计算机体层扫描术（computed tomography，CT）、磁共振成像（magnetic resonance imaging，MRI）、三维彩色多普勒超声检查和正电子发射层析术（positron emission tomography，PET）等，实验诊断方面分子生物学有DNA重组技术、荧光定量PCR技术、基因诊断及计算机生物芯片技术等。这些高新技术和检查方法使我们能有条件更准确地诊断一些疾病，大大地提高了临床诊断水平，有利于制定正确的治疗方案。然而，这些检查技术和手段虽能提供更细微、更深层的人体结构改变图像和更微观的细胞分子水平的变化结果，但无论哪种检查都只能是辅助检查，并不适于所有疾病的诊断，也不可能涵盖全部的诊断流程，更不能常规地在床旁随时、简便而廉价地作为初筛手段或反复地进行检查，不能完全取代能获得基本信息的问诊、基本的体格检查，更不能取代临床医生的诊断思维。因此，如果放弃了最基本的及时完整的问诊和采集病史、全面系统的体检、正确的诊断思维和规范的诊断流程去考虑、综合分析问题，不进行成本 – 效益（cost-effective）分析，撒大网地盲目追求高新技术检查，就会扰乱诊断流程，造成医疗资源的极大浪费，使诊疗误入歧途。检体诊断学强调的是临床医生的基本功，因为它提供了诊断疾病的基础理论、基本知识、基本技能和临床思维方法，也包括如何选择必要的辅助检查和正确判断其检查结果。对于医学生来说，学习检体诊断学是为学习临床医学各专业课程奠定基础，正确熟练地掌握检体诊断基本功是不容忽视和十分必要的，需要千锤百炼。

临床药师是具有扎实的现代药学专业知识与技能，同时具有较强的医学以及医学相关专业的基础知识与技能，参与和指导临床药物研究与合理实施、药物治疗方案的设计与实践，可协助医生更有效、合理、安全、经济地使用药物的临床药学专门人才。临床药师在临床工作中担当着举足轻重的作用，对全面提高医疗质量责无旁贷。在医学日益取得进步的今天和必将更加发达的未来，均迫切需要受过良好教育的临床药师。临床药师作为药物临床应用方面的专家，掌握此领域的最新知识和技能，领悟最新发展动态，对临床医师和患者来说都应是一位令人肃然起敬和值得信赖的顾问。旨在指导临床医师合理用药和安全用药，防止药物错用、滥用和不合理的处方。目前在临床工作中存在临床药师下临床科室感到困难的现象，难以到床旁将临床药学知识和技能有效地服务于患者，并主动监测其药物不良反应，其重要原因之一是缺乏包括检体诊断学基础在内的临床基本功，不能独立地识别错综复杂的症状、获取第一手的检体信息，不能结合临床精准判读检验和影像等重要辅助检查报告，缺乏良好的临床思维方法，故难以与临床医师和患者沟通，更何谈进行指导。所以作为临床药学学生，也应和医学生一样，重视检体诊断学的学习，它是打开临床医学大门的一把钥匙，为今后独立完成临床药师工作打下坚实的基础。

【课程教学目的】

通过本课程的学习，使学生掌握诊断疾病的基础理论、基本知识和基本技能，熟悉规范地体格检查方法和一定的辅助检查方法，学会如何接触患者，正确地获得病史资料，熟悉病历书写，熟悉诊断疾病的步骤及临床诊断和治疗思维方法，为学习临床各专业课程奠定基础。

在本课程学习过程中，注重学生能力和素质的培养，通过学习和实践，使学生初步具备临床药师素质、有一定解决临床药物治疗问题的能力、综合素质水平有显著提高。

【检体诊断学主要内容】

1. 问诊（inquiry）与病史采集（history taking）　问诊是医师通过对患者或相关人员的系统询问获取病史资料，运用联想边询问边思考，经过综合分析而做出临床初步判断和结论的一种诊断方法。采集病史是目的，问诊是调查病情、采集病史资料的主要手段和路径，是通过医生向患者进行提问了解疾病发生、发展和诊疗经过的过程。只要患者神志清晰，无论在门诊或住院的场合下均可进行。即使患者在昏迷状态或儿童不能自述病史或不能回答询问时，也应尽可能从其伴送人或监护人取得之。许多疾病经过详细的问诊、采集病史，再进一步进行系统的体格检查，选择好必要的辅助检查，即可提出初步诊断（primary diagnosis）或印象（impression）。病史的完整性和准确性对疾病的诊断和处理有很大的影响，因此问诊是每个临床医生和临床药师必须掌握的基本技能。解决病人诊断问题的大多数线索和依据即来源于病史采集所获取的资料。

问诊也是医患沟通和建立良好医患关系的重要机会，正确的方法和良好的问诊技巧，使病人感到医生或临床药师亲切可信，就能主动与医生和药师合作，这对诊治疾病很重要。问诊的过程除收集患者的疾病资料用于诊断和治疗外，还要向患者做好宣教，向患者提供防治策略和方法，交流本身也具有治疗作用。医学生和药学生从接触患者开始，就必须认真学习和领会医生与患者交流的内容和技巧。交流与沟通技能是现代临床医生和临床药师重要的素质特征及基本技能。

根据问诊时的临床情景和目的的不同，大致可分为全面系统的问诊和重点问诊。全面系统的问诊主要针对住院病人进行，重点问诊则主要应用于急诊和门诊。初学者一般是从学习全面系统的问诊开始，在此基础上才能逐步熟悉问诊方法和技巧从而最终精准地加以掌握。

2. 症状和体征　症状（symptom）是患者病后对机体生理功能异常和病理形态变化的自身体验和主观感觉。如发热、腹痛、心悸、呼吸困难、水肿、恶心和眩晕等。这种异常感觉可以是发病后自发出现的临床表现，也可能是药物治疗后出现的不良反应或手术治疗后出现的并发症。症状是病史的重要组成部分，是医师向患者进行疾病调查的第一步，是问诊的主要内容。研究症状的发生、发展及演变，对提供初步诊断、鉴别诊断的依据或线索有重要价值，也是反映病情的重要指标之一。疾病的症状很多，同一疾病可有不同的症状，不同的疾病又可有某些相同的症状，因此，在诊断疾病时必须结合临床所有资料，进行综合分析。

体征（sign）是患者的体表或内部结构出现可被察觉的客观变化，也是一种临床表现。如皮肤黄染、心脏杂音、肺部啰音、关节红肿和肝脾大等。某些体征可被患者自己或相关人员发现（如皮肤出血点），但大多为医生通过体格检查所发现。症状（如上腹部痛）和体征（上腹部压痛）可单独出现或同时存在。某些临床表现如水肿、黄疸和体表肿块等既是症状，也是体征。

3. 体格检查（physical examination）　是医生利用自己的感官（视觉、听觉、触觉、嗅觉）和采用特定的手法（如用手叩击体表某部产生震动而听取其音响的变化）或借助于简单的工具（如手电筒、听诊器、叩诊锤、体温计、血压计等），对受检者进行视诊、听诊、触诊、叩诊和嗅诊等全方位检查，获取受检者体征信息并结合症状加以分析判断，为临床诊断提供重要依据或线索。这是日常临床工作中最常用、最基本的疾病诊断方法，也是检体诊断学的核心内容。体格检查是临床操作基本技能，要求检查内容全面而有序，检查方法正确而熟练，检体结果精准而可信。故需要初学者在关爱病人的前提下，刻苦实践，动手用脑，领悟和掌握操作技巧，千锤百炼，方可取得真谛，终身受益。

4. 常用器械检查　包括心电图、肺功能、支气管镜和消化道内镜等检查。在问诊和体格检查的基础上，根据临床诊断的需要分别选择这些临床常用的辅助检查，有助于辅佐病变的定位定性诊断。

5. 基本技能操作技术　包括导尿术、胃管置入术、中心静脉压测定、胸膜腔穿刺术、腹腔穿刺术、骨髓穿刺术、腰椎穿刺术等基本操作技术相关的知识和理论，掌握各项操作的适应证和禁忌证，通过临床实习逐步熟悉到掌握操作技能。

6. 病历书写　根据问诊和体检所获得的资料以及相继在诊断治疗流程中获得的完整资料，经过加工整理，按照规范的记录格式形成书面的记录。它既是医疗工作的重要文件，也是教学和科研的基本资料，又是涉及患者病情的法律文件，是关系医疗纠纷和诉讼的重要依据，既能反映病历书写者的专业水平和基本功，又能反映医疗机构的医疗质量和各级医生的工作作风。病历书写是学习检体诊断学的最重要、最基本的内容之一。

7. 诊断步骤、诊断流程和临床思维方法　临床思维方法是医生认识疾病、诊断疾病和治疗疾病等临床实践过程中采用的一种逻辑推理方法。诊断疾病过程中的临床思维就是将疾病的一般规律应用到判断特定个体所患疾病的思维过程。通过病史采集、体格检查、选择必要的实验室和其他辅助检查以及诊疗操作等临床工作，细致而周密地观察病情，寻找线索和诊断依据，运用科学思维对具体的临床问题进行比较、推理、判断，从而发现问题、分析问题、解决问题。因此，学习如何掌握正确的诊断思维，并将其运用于临床诊断中，是医学生和临床药学生在学习检体诊断学伊始必须重视和付诸实施的问题。临床思维与客观实际符合与否决定了医疗质量的优劣与个人进步的快慢。检体诊断学侧重阐述疾病诊断的一般规律、基本诊断步骤和规范的诊断流程，如何运用科学的临床诊断思维，重视人体与环境、社会的相互作用，重视对患者个体化、整体化、全程化及动态地观察、分析和处理问题。

【检体诊断学学习方法】

1. 理论学习与临床实践结合　从一个医学生到一个临床诊断时能提出初步诊断的临床医生，是需要经历许多临床实践才能逐步实现的。学习诊断学只是一个涉及临床医学课程的重要开端，或仅为步入学习临床学科的起点或前奏。必须明确，临床医学是实践性极强的一门科学，不可能通过一次学习即立即掌握和应用，需要多进行临床实践，多接触病人，达到理论与实践相结合的效果。除要求在教室学好理论外，大量的学习是在医院的病房或门诊与急诊，是在患者身上完成的。必须重视实际操作和演练，即实习课。为避免或减少在提供学习机会时增加患者不适和痛苦，检体诊断学的实习课程一般分两个阶段：第一阶段，在人体模型和健康志愿者身上反复练习；第二阶段，有了前一阶段的学习基础和体验后再在教师指导下到患者床旁学习。

2. 重视调查研究　临床资料是诊断疾病的基础，病史、体征、化验和辅助检查结果的收集与正确判断至关重要。临床资料的获得路径是通过调查研究，需要亲自掌握和全面了解。某些局限于系统器官的疾病可有全身性的临床表现，而某些全身性的疾病也可反映出某局部器官的临床征象。因此，学习检体诊断学需掌握全面系统的体格检查，并结合病史等临床资料分析才可能发现重要的线索。

3. 正确认识疾病与患者　当今先进的生物－心理－社会医学模式对医生和临床药师提出更高的要求。它要求医生和药师不仅具有医学的自然科学方面的知识，还要有较高的人文科学、社会科学方面的修养，能够从生物、心理和社会等多种角度去了解和对待患者。运用辩证唯物主义的观点、方法，去认识问题、分析问题和解决问题。要有主动参与意识，不断提升与患者交流的技巧，培养和提高独立思考、分析和解决问题的能力。因为我们面对的是患病的患者，不是症状和体征的机械载体，不但要向师长学习检体诊断的理论和技能，更要学习和领悟他们如何关爱和体贴病人，热心为他们服务、解决疾苦，这是与患者交流与沟通的出发点和落脚点。

4. 突出"三基"　医学生学习诊断学时，临床课程尚未开始讲授，仅在学习病理生理学和病理学时初步地了解到某些疾病发生时的生理功能和病理形态的改变，或能应用一些病理生理基础知识对临床上出现的某些症状和体征做出一定的解释。因此，在这个最初阶段不应该也不可能要求医学生在学习诊断学时对临床上各种疾病做出准确而全面的诊断。检体诊断学的任务更主要的是指导学生如何接触病人，如何通过问诊确切而客观地了解病情，如何正确地运用视诊、触诊、叩诊、听诊和嗅诊等方法来发现和收集患者的症状和体征，进而了解这些临床表现的病理生理学基础，以阐明哪些征象为正常生理表现，而哪些属于异常病态征象。联系这些异常征象的病理生理基础，通过反复推敲和分析思考，便可得到诊断疾病的某些线索，从而提出可能发生的疾病。然而，如果要求尚未开始学习临床课程的医学生来掌握如诊断内科疾病一样来学习诊断学，那么，势必会造成脱离实际，不但诊断不了疾病，而且会影响对基本技能的掌握。因此，应当循序渐进，应避免在诊断学课程中过多地增加有关临床各学科的内容。检体诊断学的核心是诊断疾病的基础理论、基本知识、基本技能（包括临床思维能力）三基。具体要求是：

（1）能独立进行系统而有针对性的问诊，能较熟练掌握主诉、症状、体征间的内在联系和临床意义。

（2）能以正确的方法和熟练的技巧进行系统、全面而有重点和规范而有序地体格检查。

（3）掌握心电图机的操作程序，熟悉正常心电图及异常心电图的图像分析。能辨认常见病症的心电图改变。掌握肺功能、支气管镜和消化道内镜等常用器械检查的适应证和禁忌证。熟悉上述常用检查结果及其临床意义。

（4）能将问诊和体格检查资料进行系统的整理，写出格式规范、文字通顺、表达正确、符合要求的完整病历和本教材所推荐的表格病历。

（5）能根据病史、体格检查、实验室检查和辅助检查所提供的资料，进行分析，提出初步诊断。

（杨昭徐）

第一篇

常 见 症 状

　　症状（symptom）是指疾病过程中体内的一系列功能、代谢和形态结构异常变化所引起的患者主观上的痛苦、不适或感觉异常。体征（sign）是指医师或其他人客观检查到的改变。广义的症状，也包括了一些体征。症状表现有多种形式，有些只有主观感觉，如疼痛、瘙痒、眩晕等；有些既有主观感觉，也可以通过客观检查发现，如发热、呼吸困难、水肿、黄疸等；也有主观无异常感觉，客观检查才能发现的，如黏膜出血、肝脾大等；还有些生命现象发生了质量变化（过量或不足），如肥胖、消瘦、多尿、少尿等，需通过客观指标评定才能确定。

　　症状是医务人员向患者进行疾病调查的第一步，是问诊的主要内容，是诊断、鉴别诊断的线索和依据，也是反映病情严重程度的重要指标之一。在诊断疾病时必须结合临床所有资料，进行综合分析。临床药师不但需要掌握疾病常见症状，以此作为个体化、整体化和全程化治疗，以及判断疾病治疗后的变化、及时调整药物治疗方案、判断预后和预防复发的重要依据，更应该非常熟悉药物不良反应相关的症状，以便于预警患者并及时发现药物不良反应，提高患者临床用药的安全性。

　　临床症状很多，本篇主要介绍临床常见症状。

第一章　　发　热

发热（fever）是指各种原因导致的人体体温（body temperature）升高超出正常范围。正常人体温在不同个体之间略有差异。正常人体温在 24 h 内有差异，一般下午体温较早晨稍高，剧烈运动、劳动或进餐后体温也可略升高，但一般波动范围不超过 1℃。妇女月经期体温较低，排卵后体温较高；老年人因代谢率偏低，体温相对低于青壮年。因测量部位不同，体温亦略有差异（详见第二篇第二章第一节）。腋表为 36～37℃，口表为 36.3～37.2℃，肛表为 36.5～37.7℃。

【发生机制】

正常人体温是由大脑皮质和下丘脑的体温调节中枢进行调节，通过神经和体液因素使产热和散热之间呈现动态平衡，以保持体温相对恒定。由于致热原或非致热原因素引起体温调节中枢的功能障碍，导致产热增加或散热减少，便出现发热。

（一）致热原性发热

多数患者发热是由于致热原所致。致热原包括外源性致热原（exogenous pyrogen）和内源性致热原（endogenous pyrogen）两类：

1. 外源性致热原

（1）病原微生物的病原体及其产物（如革兰阴性杆菌内毒素）、炎性渗出物、无菌性坏死组织、抗原抗体复合物等，不能直接作用于体温中枢，而是通过激活血液中的中性粒细胞、嗜酸粒细胞和单核 – 吞噬细胞等系统，使其产生并释放内源性致热原。

（2）非微生物类物质，如作为佐剂的胞壁酰二肽、松节油、多核苷酸及某些药物（如两性霉素 B 和博来霉素等）。

2. 内源性致热原

（1）是由外源性致热原刺激后产生的，如白细胞介素 1（interleukin–1，IL–1）、白细胞介素 –6（IL–6）、肿瘤坏死因子（tumor necrosis factor，TNF）和干扰素（interferon）等，它们可通过血 – 脑脊液屏障直接作用于体温调节中枢，通过垂体内分泌因素使代谢增加或通过运动神经使骨骼肌挛缩，发生寒战（rigor），使产热增加。通过交感神经使皮肤血管及竖毛肌收缩，停止排汗，散热减少，最终导致发热。

（2）体内某些类固醇产物有致热作用，如肝硬化肝功能失代偿时，内源性睾酮中间代谢产物原胆烷醇酮不能被肝灭活可导致发热；某些肿瘤细胞如白血病和淋巴瘤、肾癌可分泌细胞因子、组织坏死崩解产物等可引起发热；尿酸盐结晶沉积亦可激活机体细胞释放致热原；胆汁酸代谢产物特别是石胆酸也具有致热作用。

（二）非致热原性发热

1. 体温调节中枢损伤，直接引起发热，如颅脑外伤、出血、炎症等。

2. 引起产热过多的疾病，如癫痫持续状态、甲状腺功能亢进症（简称甲亢）等。使用全身麻醉药所致的恶性高热可能与肌肉痉挛、肌细胞不受控制、大量释放热量有关。

3. 引起散热减少的疾病，如泛发性皮肤病、阿托品中毒、重度脱水、失血，三环类抗抑郁药或吩噻嗪类药物等。

发热可以增强机体内吞噬细胞的活力及肝的解毒功能，是机体有较强反应能力的一种表现，但也可给患者带来不适甚至危险，如发热常伴随头痛、无力、全身酸痛等症状。小儿高热可发生呕吐、惊厥，严重发热可因大量出汗而引起脱水、电解质紊乱、心力衰竭等。体温在 42℃ 以上可使大脑皮质产生不可逆的损害，最后导致昏迷直至死亡。

【病因与分类】

发热的病因通常分为感染性和非感染性两类，临床以感染性更多见。

（一）感染性发热（infective fever）

各种病原体，包括细菌、病毒、支原体、衣原体、真菌、立克次体、螺旋体和部分寄生虫等感染引起。不论急性或慢性感染，局部性或全身性感染均可引起发热。

（二）非感染性发热（non-infective fever）

1. 组织坏死后无菌性坏死物质吸收引起的发热，亦称为吸收热（absorption fever），如大面积烧伤、大手术后组织损伤、内出血、巨大血肿、肢体坏死或内脏梗死、急性溶血及各种恶性肿瘤等。

2. 药物热、风湿病、结缔组织病等所致的抗原抗体反应。

3. 产热过多或散热障碍，如甲状腺功能亢进症、重度脱水、大面积皮炎等。

4. 体温调节中枢功能异常的中枢性发热，如中暑、脑出血、脑外伤等，是各种原因直接损害体温调节中枢，使其功能失常而引起发热，高热无汗是这类发热的特点。

5. 自主神经功能紊乱可影响正常体温调节，使产热大于散热，体温升高，产生功能性发热。这可见于两种情况：①感染后低热：急性传染病或其他细菌、病毒感染引起的高热痊愈后，可能会有持续数周的低热，但需要与体内潜在病灶（如结核）活动或新的感染引起的发热相区别；②神经功能性低热：由自主神经功能紊乱所致，24 h 内体温波动范围小，不超过 0.5℃，体力活动后体温不升高或反而下降，有时低热可于每年夏季出现，秋凉后自然恢复正常，每年反复出现，在长期动态观察中身体状况并无变化。此类患者需要除外器质性低热。

【临床特点】

（一）发热的分度

根据体温的高低不同，把发热分为以下 4 度：

1. **低热**（low-grade fever）　37.3～38℃。

2. **中等度热**（middle-grade fever）　38.l～39℃。

3. **高热**（hyperthermia）　39.1～41℃。

4. **超高热**（hyperpyrexia）　41℃以上。

（二）发热的分期

发热的临床过程可分为体温上升期、高热期和体温下降期。

1. **体温上升期**　有骤升和缓升两种类型。体温骤升者多在几小时或更短的时间内体温达39～40℃甚至40℃以上，常伴有肌肉酸痛、头痛、周身乏力、皮肤苍白、畏寒、寒战等。见于肺炎球菌肺炎、疟疾、输液反应或某些药物反应等。渐升者体温逐渐上升，在数日内达到高峰，多不伴有寒战，见于伤寒、结核等。

2. **高热期**　指发热的最高阶段，可伴有皮肤发红、灼热，呼吸和心跳加速等，此阶段不再出现寒战。高热期持续时间随病因不同而异，如疟疾仅数小时，肺炎球菌肺炎为数天，而伤寒可持续数周。

3. **体温下降期**　有骤降（crisis）和渐降（lysis）两种方式。骤降指体温在数小时之内迅速降至正常。此期常伴有大汗，可见于输液反应、疟疾、肺炎球菌肺炎等。渐降者体温在数天内逐渐降至正常，常见于伤寒、风湿热等。

（三）常见热型

把发热患者不同时间的体温分别记录在体温单上，并将各点体温数值连接成体温曲线，该曲线的不同形态称为热型（fever type）。不同疾病可伴有相应的热型，根据热型的不同有助于发热性疾病的诊断与鉴别。但由于抗生素、肾上腺皮质激素和解热药的应用及个体差异等原因，有时热型可不典型。常见的热型如下：

1. **稽留热**（continued fever）　体温持续在39～40℃或40℃以上，达数天或数周，24 h内体温波动范围不超过1℃。见于伤寒、肺炎球菌肺炎等（图1-1-1）。

2. **弛张热**（remittent fever）　因常见于败血症，故又称败血症热型。体温常在39℃以上，但波动幅度大，24 h内波动范围可超过2℃，但最低体温仍高于正常水平。除见于败血症外，还可见于风湿热、重症肺结核和化脓性炎症等（图1-1-2）。

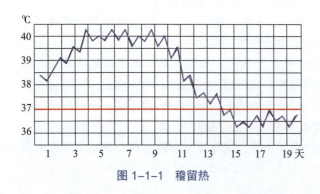
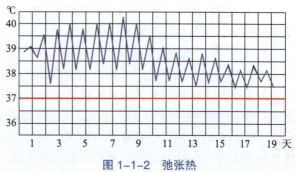

图 1-1-1　稽留热　　　　　　　　　　　　图 1-1-2　弛张热

3. **间歇热**（intermittent fever）　体温骤升达高峰，持续数小时后，骤降至正常水平，经过1天至数天后体温又骤然升高，如此高热期与无热期反复交替发作，见于疟疾、急性肾盂肾炎等（图1-1-3）。

4. 波状热（undulant fever）　体温逐渐升高达 39℃或以上，持续数天后逐渐降至正常水平，数天后又逐渐上升，如此反复发作多次。常见于布鲁菌病（图 1-1-4）。

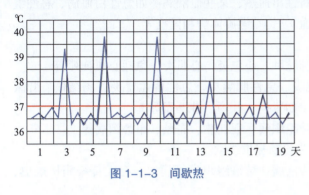

图 1-1-3　间歇热

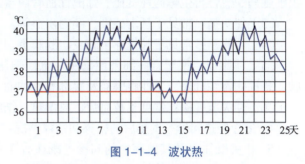

图 1-1-4　波状热

5. 回归热（recurrent fever）　体温骤升达 39℃或以上，持续数天后又骤降至正常水平，数天后又骤然升高，持续数天后又骤降，如此反复发作，规律交替。可见于回归热、霍奇金病（Hodgkin disease）、周期热（periodic fever）等（图 1-1-5）。

6. 不规则热（irregular fever）　发热无一定规律。见于结核病、风湿热、支气管炎等（图 1-1-6）。

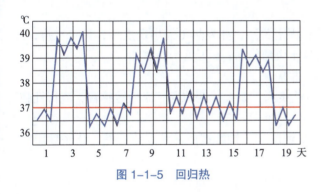

图 1-1-5　回归热

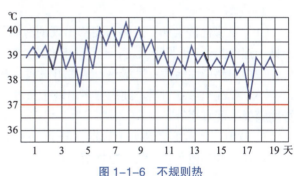

图 1-1-6　不规则热

【诊断思路】

（一）问诊要点

1. 针对发热起病、病程、诱因问诊　急性起病，发热病程少于 2 周者为急性发热，多由感染引起；发热 2 周以上且体温在 38.1℃以上为长期发热，常由感染、结缔组织病或肿瘤引起；体温在38℃以内的非生理性发热，持续 1 个月以上者，称慢性低热，可能是器质性低热，也可能为功能性低热。

2. 针对发热病因分类问诊　按感染性疾病和非感染性疾病进行梳理：①可能受到感染的系统、器官、部位；可能导致感染的病原体，如细菌、病毒、支原体、衣原体、真菌、螺旋体；有无伴随症状和体征。②针对非感染性疾病的常见因素问诊：有无组织坏死、恶性肿瘤、免疫风湿病性疾病、输血输液反应、药物热、内分泌代谢疾病、中枢神经系统疾病、自主神经功能紊乱各类疾病相关病史或线索。

3. 伴随症状问诊

（1）伴寒战：寒战在发热后不再出现者，见于肺炎球菌肺炎、输血或输液反应；发热后仍反复出现寒战者，见于疟疾、败血症、急性胆囊炎、感染性内膜炎、钩端螺旋体病、流行性脑脊髓膜炎等。

（2）伴出血现象：发热伴皮肤黏膜出血见于流行性出血热、某些血液病（如急性白血病、恶性组织细胞病、急性再生障碍性贫血、弥散性血管内凝血）、钩端螺旋体病和鼠疫等。

（3）伴头痛：常见于颅内感染、颅内出血等。

（4）伴胸痛：常见于肺炎球菌肺炎、胸膜炎、肺脓肿、心包炎、心肌炎、急性心肌梗死等。

（5）伴腹痛：见于急性细菌性痢疾、急性阑尾炎、急性胆囊炎、急性肾盂肾炎、肠结核、肝脓肿、急性病毒性肝炎、急性腹膜炎及腹部恶性肿瘤（如肾癌、肝癌、淋巴瘤等）。

（6）伴关节肿痛：常见于败血症、风湿热、结缔组织病、猩红热、痛风、布鲁菌病等。

4. 诊疗经过问诊　发热后的检查和治疗情况可为诊断提供线索。

5. 相关既往史及其他病史的问诊　既往有无结核病、结缔组织病等病史，有无传染病接触史、疫水接触史、服药史、药物过敏史、职业特点等。

（二）体格检查要点

除全面体格检查外，特别要注意如下方面：

1. 昏迷　先发热后昏迷者常见于流行性乙型脑炎、流行性脑脊髓膜炎、斑疹伤寒、中毒性细菌性痢疾、中暑等，先昏迷后发热者见于脑出血、巴比妥类药物中毒等。

2. 皮疹

（1）发疹性传染病：发热与皮疹出现的时间常有固定关系，如发热1天出现皮疹，见于水痘；2天见于猩红热；3天见于天花；4天见于麻疹；5天见于斑疹伤寒；6天见于伤寒。

（2）非感染性疾病：风湿热、结缔组织病、药物热等。

（3）单纯疱疹：口唇单纯疱疹多出现于急性发热性疾病，如大叶性肺炎、流行性感冒、流行性脑脊髓膜炎、间日疟等。

3. 黄疸　伴黄疸者常见于病毒性肝炎、恶性组织细胞病、钩端螺旋体病、胆石病、化脓性胆管炎、败血症和其他严重感染、急性溶血等。

4. 伴结膜充血　常见于流行性出血热、麻疹、斑疹伤寒、钩端螺旋体病等。

5. 淋巴结肿大

（1）局部淋巴结肿大伴压痛，多见于炎症，如局灶性化脓性感染、淋巴结结核等。

（2）局部淋巴结肿大、质硬、无压痛者，见于转移癌或恶性淋巴瘤等。

（3）全身性淋巴结肿大、有压痛，多见于传染性单核细胞增多症、组织细胞性坏死性淋巴结炎等。

（4）全身性淋巴结肿大、无压痛或偶轻压痛，多见于急性和慢性淋巴细胞白血病、恶性淋巴瘤、恶性组织细胞病、血管免疫母细胞性淋巴结病、血管滤泡性淋巴结增生症等。

6. 肝脾大　可见于恶性组织细胞病、传染性单核细胞增多症、白血病、淋巴瘤、疟疾、黑热病、伤寒及结缔组织病、慢性肝炎等。

（三）辅助检查要点

1. 血常规检查　感染性发热可伴有白细胞总数增高及分类核左移，血液病伴发热可有相应血液系统异常表现。

2. 尿、粪常规　对泌尿系统和肠道的感染等可提供诊断依据。

3. 中性粒细胞碱性磷酸酶染色　有助于鉴别细菌感染性发热与非细菌感染性发热，前者该染色阳性率和积分增高，而后者正常。

4. 血培养 高热、寒战时做血培养和血涂片找疟原虫，为败血症和疟疾诊断提供依据。

5. 胸部 X 线或 CT 检查 为呼吸系统疾病如肺炎球菌肺炎、肺结核提供诊断依据。

6. 腹部 B 超或 CT 检查 伴肝脾大或腹痛者应作上述检查，注意腹腔脏器情况和腹腔淋巴结是否肿大。

7. 有神经系统症状、体征者应看眼底，行腰椎穿刺检查或作头颅 CT 检查或磁共振检查等，以了解颅内病变情况和性质。

8. 发热原因未明者应根据病情选择做肥达反应（Widal reaction）、外裴反应（Weil Felix reaction）、C 反应蛋白、血沉、布氏杆菌凝集试验、结核菌素纯化蛋白衍生物（purified protein derivative，PPD）试验、结核感染 T 细胞斑点试验（T-SPOT.TB 检测）、抗链球菌溶血素 O 测定、抗核抗体谱、免疫球蛋白定量、血清蛋白电泳和补体检查等。

（四）熟悉特殊情况的发热

1. 与药物相关的发热

（1）药物热：①通常被认为是机体对药物的一种过敏反应，若患者在发热的同时或发热前有其他过敏反应，则应疑为药物热的可能。多见于麻醉药、抗惊厥药、抗胆碱能药、抗菌药，过量的阿司匹林、羟苯磺酸钙也可引起发热。②药物热一般有较恒定的潜伏期，通常在给药后的 7～10 天或 10 天以上发生，停药后体温很快恢复正常，呈间歇热或弛张热，无特异性。在抗生素治疗过程中，如一般症状好转，体温下降渐趋正常后，体温再度上升。③常伴有全身不适、头痛、肌痛、关节痛。④药物热有时伴有药物性皮疹，并可同时发生荨麻疹。但亦有少数病例仅表现为发热而无皮疹或其他症状。抗生素药物热若不伴皮疹或仅轻度皮疹，则停药后 2 天内热退；若皮疹严重，则停药后发热可持续较长时间。⑤患者虽有高热，但不伴明显的中毒症状，则应考虑药物热的可能性。此时若无新的感染，血象白细胞不高，分类亦无左移，可考虑停药观察，若停药后热退不再上升，皮疹消退，则药物热的诊断成立。

（2）药物性过敏综合征（drug-induced hypersensitivity syndrome，DIHS）：又称伴嗜酸细胞增多症和全身症状的药物反应（drug reaction with eosinophilia and systemic symptoms），是危及生命的一种严重综合征。病毒（如人疱疹病毒）常是促发和加重的因素。诊断标准是：①用药后 3 周发生斑丘疹；②药物撤停后症状持续；③发热高于 38℃；④肝功能异常（丙氨酸转氨酶 > 100 U/L）；⑤白细胞异常（至少有下列之一）：白细胞计数 > 11×10^9/L，异型淋巴细胞 > 5%，嗜酸细胞 > 0.15×10^9/L，有心、肾、肺、胰嗜酸细胞浸润表现；⑥淋巴结肿大；⑦疱疹病毒 -6（HHV-6）反应（human herpes virus-6 reactivation）阳性。

已有报道引发 DIHS 的相关药物有：抗癫痫药卡马西平（carbamazepine）、苯妥因钠（phenytoin）、苯巴比妥（phenobarbital）、拉莫三嗪（lamotrigine）、唑尼沙胺（zonisamide），抗痛风药别嘌呤醇（allopurinol），抗麻风药氨苯砜（dapsone），抗菌药米诺环素（minocycline），炎症性肠病用药柳氮磺胺吡啶（salazosulphapyridine），抗病毒药阿巴卡韦（abacavir）、奈韦拉平（nevirapine）。

2. 不明原因发热（fever of undetermined origin，FUO） Petersdorf 诊断标准：①发热病程≥3 周，②体温多次≥38.3℃，③经一周详细的检查仍未明确诊断者，需同时满足以上 3 个条件才能诊断。包括 4 种亚型：

（1）经典型（classic FUO）：至少就诊 3 次，或经过一周的检查而未确诊。常见的原因是感染性疾病、恶性疾病及结缔组织和血管炎性疾病。

（2）院内型（nosocomial FUO）：是指住院至少 24 h 出现发热而入院前无明显感染迹象的 FUO，至少 3 天未确诊。见于脓毒性血栓性静脉炎、肺栓塞、艰难梭菌小肠结肠炎和药物热，以及在鼻胃插管或鼻气管插管发生的鼻窦炎。

（3）免疫缺陷型（neutropenic FUO）：是指患者中性粒细胞数 $\leqslant 0.5 \times 10^9$/L、反复发热，3 天后仍未确诊。多为机会性病原微生物感染。常在广谱抗生素应用后发病，如白色念珠菌和曲霉菌引起的真菌感染、带状疱疹病毒感染。

（4）HIV 相关型（HIV associated FUO）：包括 HIV 感染、持续 4 周的发热，或住院的 HIV 感染持续持续 3 天的发热。见于鸟分枝杆菌感染、肺孢子虫病和巨细胞病毒感染。在 HIV 感染的患者中，非感染因素引起的 FUO 较少见，此类疾病包括淋巴瘤、Kaposi 肉瘤和药物热。

（李瑞军　杨昭徐）

第二章　皮肤黏膜出血

皮肤黏膜出血（mucocutaneous hemorrhage）是指机体止血功能缺陷或凝血功能障碍，引起自发性或血管损伤后出血不止，血液由毛细血管内进入皮肤或黏膜下组织。

【病因和发生机制】

皮肤黏膜出血主要包括血管壁功能异常、血小板数量或功能异常及凝血功能障碍三方面因素。

（一）血管因素

血管收缩是人体对出血最早的生理反应。当血管受损时，局部血管平滑肌发生反射性收缩，导致血管变窄，血流减慢，血管闭合。血管收缩通过神经反射和多种介质调控完成，如儿茶酚胺、5-羟色胺、血管紧张素，以及血小板活化后所产生的血栓素 A2、血管内皮细胞产生的内皮素等也可引起血管收缩。当血管壁存在先天性缺陷或获得性缺陷引起结构异常和收缩功能障碍时，不能正常地收缩发挥止血作用，而致皮肤黏膜出血，常见于：

1. 遗传性出血性毛细血管扩张症（图 1-2-1），血管性血友病，皮肤弹性过度症（亦称埃勒斯 – 当洛斯综合征，Ehlers-Danlos syndrome）

2. 过敏性紫癜（allergic purpura）（图 1-2-2），单纯性紫癜，老年性紫癜及机械性紫癜等。

3. 严重的感染、药物和化学物质中毒、慢性肝病、尿毒症、动脉硬化以及维生素 C 缺乏所致的坏血病等。

（二）血小板因素

血小板在维持血管壁的完整性和生理止血过程中起到重要作用。血管受损时，血小板通过聚集、黏附和释放反应参与止血过程。当血小板数量或功能异常时，均可引起皮肤黏膜出血，常见于：

1. 血小板减少

（1）血小板生成减少：再生障碍性贫血，药物抑制作用（如使用抗菌药利奈唑胺致骨髓抑制）、白血病、感染等。

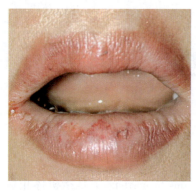
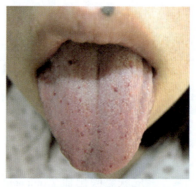
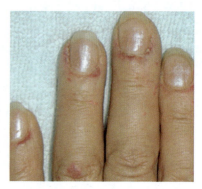

图 1-2-1　遗传性出血性毛细血管扩张症

（2）血小板破坏过多：特发性血小板减少性紫癜（idiopathic thrombocytopenic purpura，ITP）（图1-2-2）、系统性红斑狼疮、脾功能亢进、药物引起血小板减少性紫癜。引起血小板减少性紫癜的药物有：碘化物、奎尼丁、异烟肼、氯霉素、青霉素、磺胺类等。

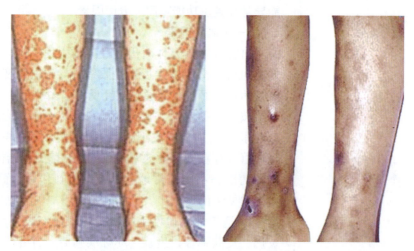

图 1-2-2　过敏性紫癜（左图）与特发性血小板减少性紫癜（右图）

（3）血小板消耗过多：血栓性血小板减少性紫癜、弥散性血管内凝血（disseminated intravascular coagulation，DIC）。

2. 血小板增多　由于活动性凝血活酶生成迟缓或伴有功能异常所致，此类疾病血小板数虽然增多，仍可引起出血现象，见于：

（1）原发性血小板增多症。

（2）继发性血小板增多：继发于慢性粒细胞白血病、脾切除术后、感染、创伤等。

3. 血小板功能异常　主要见于遗传性血小板无力症（血小板缺乏回缩功能）、血小板病（血小板第3因子异常）。血小板病又可分为先天性和获得性血小板病两种，前者罕见，后者可继发于尿毒症、异常蛋白血症、慢性肝肾疾病及药物（如输入右旋糖酐）等。

（三）凝血因素

凝血过程是由许多凝血因子参与的复杂过程，血管内皮损伤启动外源性和内源性凝血途径，经过一系列酶解反应形成纤维蛋白血栓，填塞于血管损伤部位，使出血停止。凝血过程中形成的凝血酶等还有促进血液凝固和止血的重要作用。

1. 凝血因子缺乏或活性降低　任何一个因子的缺乏或功能异常均可引起凝血障碍，导致皮肤黏膜出血，尤其与深部血肿、关节腔出血和内脏出血有关。

（1）遗传性：血友病（血友病 A：抗血友病球蛋白缺乏症即第Ⅷ因子缺乏症；血友病 B：第 Ⅸ 因子缺乏症）、低纤维蛋白原血症、凝血酶原缺乏症、低凝血酶原血症、凝血因子 V 缺乏症等。

（2）获得性：严重的肝肾功能不全，维生素 K 缺乏症。

2. 循环血液中抗凝物质增多　大多为获得性因素，如获得性凝血因子抑制物、肝素样抗凝物质增多、抗凝药物过量（如华法林过量）。

3. 纤维蛋白溶解亢进　纤维蛋白溶解系统的作用是溶解沉积在血管内的纤维蛋白，维持血管腔的通畅，防止血栓形成。若纤维蛋白溶解功能亢进则可影响正常止血而致出血。临床多见于继发性纤维蛋白溶解亢进。

【临床特点】

皮肤黏膜出血有多种表现形式，而且常常同时出现。

1. 出血点（petechia）　又称瘀点，直径 < 2 mm，多呈针头大小，不高出平面，按压不褪色，分布于全身各部，以四肢和躯干下部为多见，1 周左右可吸收。常见于血小板减少、血小板功能异常。

2. 紫癜（purpura）　直径 3～5 mm 的皮下出血，特点与出血点大致相同，常见于血小板减少、血小板功能异常和血管壁缺陷。

3. 瘀斑（ecchymosis）　直径 > 5 mm 的皮下片状出血，常见于肢体易摩擦和磕碰受伤的部位，不高出皮面，按压不褪色。见于血管壁缺陷和凝血障碍。

4. 皮下血肿（subcutaneous hematoma）　为大片皮下出血伴局部皮肤明显隆起，常见于严重凝血机制障碍，如血友病。

5. 血疱（hemophysallis）　是指暗黑色或紫红色水泡状出血，大小不等，位于口腔和舌等部。常见于严重凝血障碍性疾病。

6. 鼻出血（epistaxis）　即鼻衄，鼻腔黏膜出血。

7. 牙龈出血（ulorrhagia）。

8. 脏器黏膜或组织出血　因凝血功能障碍引起的出血表现为脏器黏膜出血（如咯血、呕血、便血、尿血、阴道出血）、肌肉出血或软组织血肿、关节腔出血，严重者出现脑出血。常有家族史或肝病史，手术时可出现出血不止。

【诊断思路】

（一）问诊要点

1. 出血特点　皮肤黏膜出血发生的年龄、部位。皮肤黏膜出血点、紫癜等多为血管、血小板异常所致，深部血肿、关节腔出血等则提示可能与凝血障碍有关。自幼有轻伤后出血不止，且有关节肿痛或畸形者，见于血友病。除皮肤黏膜出血外伴有广泛内脏出血时多为血小板减少性紫癜或弥散性血管内凝血。

2. 诱发因素　是否自发性，有无手术、创伤、药物及放射性物质接触史。

3. 基础疾病　有无肝病、肾病、糖尿病、免疫性疾病及特殊感染，女性患者阴道出血。

4. 家族史 父系、母系及近亲家族有无类似疾病和出血病史，旨在初步确定为先天性疾病。

5. 过敏史及用药史 如过敏性紫癜多有过敏史，抗凝药不良反应涉及皮肤黏膜出血。

6. 伴随症状 注意有无乏力、头晕、记忆力减退、眼花、耳鸣、发热、黄疸、腹痛、骨关节痛等贫血及相关疾病症状。伴有头晕、乏力、皮肤苍白、发热要考虑再生障碍性贫血或白血病引起的继发性血小板减少，伴有关节痛、腹痛及血尿者见于过敏性紫癜，伴有广泛性出血时要警惕弥散性血管内凝血。

（二）体格检查要点

1. 一般体征 心率、呼吸、血压、末梢循环状况。

2. 出血体征 皮肤黏膜出血部位及出血形态，有无深部出血及脏器出血。

3. 相关疾病体征 特别注意有无皮肤黏膜苍白、黄染，皮肤异常扩张的毛细血管团、浅表淋巴结肿大、蜘蛛痣、腹水、水肿、肝脾大，关节有无肿痛、畸形。

（三）实验室检查

1. 常规检查 血常规、尿常规、便潜血、肝肾功能等检查。

2. 按出血性疾病的筛选试验、确诊试验和特殊试验循序进行。

（1）筛选试验：包括血管异常相关的出血时间、毛细血管脆性试验，血小板异常相关的血小板计数、血块收缩试验、毛细血管脆性试验，凝血异常相关的凝血时间、活化部分凝血活酶时间（APTT）、凝血酶原时间国际标准化比值（PT-INR）等。

（2）确诊试验：包括血管异常、血小板异常、凝血异常、抗凝异常、纤维蛋白溶解异常等相关的深入检查。若拟诊先天性疾病，应进行基因和其他分子生物学检测，有助于确定病因。

（李瑞军）

第三章　　水　　肿

　　水肿（edema）是指过多的液体积聚在血管外的组织间隙中。根据水肿发生的部位不同，可分为全身性水肿和局限性水肿，如液体在体内组织间隙呈弥漫性分布时称为全身性水肿，当液体积聚在局部组织间隙时称为局限性水肿。根据水肿部位指压皮肤有无凹陷，又分为压凹性水肿（pitting edema）和非压凹性水肿（nonpitting edema），见图 1-3-1。若液体积聚于体腔内称积液（hydrops），如胸腔积液、腹腔积液、心包积液等。水肿的概念不包括脑水肿、肺水肿等内脏器官局部的水肿。

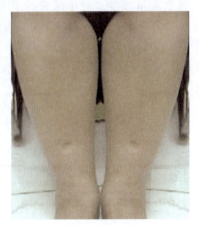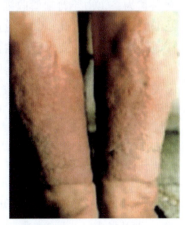

图 1-3-1　压凹性水肿（左图）与非压凹性水肿（右图）

【发生机制】

　　成年人体内体液构成体重的 60%，其中 2/3 分布在细胞内，为细胞内液；其余 1/3 分布在细胞外液。细胞外液中的 1/4 分布在心血管系统的管腔内，也就是血浆；其余 3/4 分布在全身的组织间隙中，为组织液。正常人体中血管内液体不断地从毛细血管小动脉端滤出至组织间隙成为组织液，另一方面组织液又不断从毛细血管小静脉端回吸收入血管中，两者经常保持动态平衡，因而组织间隙无过多液体积聚。

　　产生水肿的主要因素包括：①毛细血管小静脉端静水压升高，如心力衰竭；②毛细血管通透性增加，如急性肾炎等；

③钠和水的潴留，如继发性醛固酮增多症；④血浆胶体渗透压降低，如血清清蛋白减少；⑤组织压力降低；⑥淋巴回流受阻，如丝虫病等。

【临床特点】

（一）全身性水肿

全身性水肿是指液体在体内组织间隙中呈现弥漫性分布时的水肿。

1. 心源性水肿（cardiac edema） 主要由右心功能不全引起，包括各种心脏病引起的慢性充血性心力衰竭、慢性缩窄性心包炎、渗出性心包积液及容量过度负荷等。右心功能不全时有效循环血量减少，肾血流量不足，肾小球滤过率降低，肾排钠减少，同时继发性醛固酮增多，促进钠水潴留以及静脉淤血，使毛细血管静脉端静水压增高，组织液回吸收减少，形成水肿。水肿程度因心力衰竭程度而有所不同，轻度仅表现为踝部水肿，重症患者出现全身性水肿。

临床特点是水肿首先出现于身体下垂部位，水肿可随体位变动而改变其部位，如立位活动者最早出现于踝内侧，于行走活动后明显，休息后减轻或消失；经常卧床者以腰骶部为明显，颜面部一般不肿。水肿为对称性、凹陷性。此外还伴有基础心脏病和全身静脉淤血的表现，如心脏增大、心脏杂音、颈静脉怒张、肝大、肝颈静脉回流征阳性等，严重时还出现胸腔积液和腹腔积液等。

2. 肾源性水肿（renal edema） 主要见于急慢性肾小球肾炎、肾病综合征等各种肾疾病。主要影响因素为：①由于肾血管收缩，肾血流量减少，肾小球滤过率降低导致钠、水潴留，细胞外液增多，毛细血管静水压升高；②大量蛋白尿，导致低蛋白血症，血浆胶体渗透压下降使水分外渗；③毛细血管通透性增高，主要见于急性肾小球肾炎。

临床特点是首先于晨间起床时有眼睑和颜面部水肿，以后迅速发展为全身性水肿。水肿部位与体位关系不大，常伴有尿常规改变、高血压、肾功能损害等表现。肾源性水肿需与心源性水肿相鉴别，鉴别要点见表 1-3-1 所示。

表 1-3-1　心源性水肿与肾源性水肿的鉴别

鉴别要点	肾源性水肿	心源性水肿
开始部位	从眼睑、颜面开始而延及全身	从足部开始，向上延及全身
发展快慢	发展常迅速	发展较缓慢
伴随病症	伴有其他肾病表现，如高血压、肾功能异常、蛋白尿、血尿等	心脏增大、心脏杂音、肝大、静脉压升高等

3. 肝源性水肿（hepatic edema） 主要见于各种原因所致肝硬化失代偿期。门脉高压症、低蛋白血症引起血浆胶体渗透压降低、继发醛固酮增多促进钠和水潴留、肝淋巴液生成增多等因素是水肿与腹水形成的主要机制。

临床特点主要表现为腹腔积液，也可首先出现踝部水肿，逐渐向上蔓延，而头、面部及上肢常无水肿。同时伴有肝功能减退和门静脉高压的其他表现，如脾大、腹壁静脉曲张等。

4. 营养不良性水肿（nutritional edema） 由于慢性消耗性疾病长期营养缺乏、长期饥饿或高度食欲不振导致进食过少、重度烧伤等导致低蛋白血症、严重胃肠疾病导致吸收障碍、维生素 B_1 缺乏等导致低蛋白血症，产生水肿，皮下脂肪减少所致组织松弛，组织压降低，加重了水肿液的潴留。

临床特点是先出现消瘦和体重下降，而后出现水肿，水肿开始见于踝部和下肢，以后可逐渐向上发展，严重时出现浆膜腔积液。

5. 妊娠水肿（gestational edema）　见于正常妊娠后期，特别是妊娠中毒症时，由于钠水潴留和毛细血管通透性增加所致，常伴有高血压和蛋白尿。

6. 黏液性水肿（myxedema）　为非压凹性水肿，是由于组织液蛋白质含量较高，使组织液的胶体渗透压增高所致，见于甲状腺功能减退症（简称甲减）患者。特点为颜面及双下肢较明显，同时伴有其他甲状腺功能减退表现，如皮肤干燥、毛发脱落、反应迟钝等。

7. 药物性水肿（pharmacal edema）　可见于应用糖皮质激素、雄激素、雌激素、胰岛素、硫脲类药物、钙拮抗剂、非甾体抗炎药、萝芙木制剂、抗肿瘤药物（如他莫西芬）以及甘草、人参等中草药。多因钠水潴留、毛细血管小静脉端静水压和血流增加、毛细血管通透性增加所致。水肿发生于药物治疗过程中，停药后水肿逐渐消退。

8. 特发性水肿（idiopathic edema）　多见于妇女，病因未明，发生机制可能是内分泌功能失调、毛细血管通透性增加和直立体位的反应异常等。水肿发生于机体的下垂部位，劳累或月经期加重，卧位立位水试验阳性有助诊断。

（二）局限性水肿

局限性水肿是指发生于局部的水肿，其病因和临床特点包括：

1. 局部静脉回流受阻　如血栓性静脉炎、肢体静脉血栓形成、上腔静脉阻塞综合征等。

2. 淋巴回流受阻　如丝虫病所致下肢象皮肿（elephantiasis）、乳腺癌根治术后的上肢水肿等。

3. 毛细血管通透性增加　如局部炎症、创伤或过敏等。

【诊断思路】

（一）问诊要点

1. 水肿特点　水肿出现时间、部位和发展的快慢、与体位变化及活动的关系等。肾源性水肿和过敏性水肿常较其他水肿发生快；肾源性水肿常首发于颜面部，而心源性水肿多在身体下垂部位，随体位不同而改变。

2. 伴随症状与体征　同时还应注意有无呼吸困难、少尿、头晕、失眠等症状。

（1）伴呼吸困难、发绀、颈静脉怒张常提示由于心脏病、上腔静脉阻塞综合征所致水肿。

（2）伴重度蛋白尿，则常为肾源性水肿，而轻度蛋白尿也可见于心源性水肿。

（3）伴肝大者可为心源性、肝源性与营养不良性水肿，而同时有颈静脉怒张者则为心源性水肿。

（4）黏液性水肿伴食欲减退、乏力、畏寒、贫血、行动过缓、便秘等，提示甲状腺功能减退。

（5）伴消瘦，可见于营养不良性水肿。

（6）水肿与月经周期有明显关系者可见于特发性水肿。

3. 相关既往史　既往有无心、肝、肾和甲状腺及过敏性疾病史，有无营养障碍性疾病史；水肿与用药史及用药经过的关系，有无用致水肿的药物史、药物过敏史，月经史和生育史。

4. 诊疗经过问诊　患病以来检查和治疗情况可为诊断提供线索。

（二）体格检查要点

1. 皮肤和水肿　通过查体进一步证实水肿是局限性还是全身性，是压凹性还是非压凹性。一般水肿都是压凹性的，而黏液性水肿无压凹现象。若下肢水肿同时伴有皮肤增厚、变粗、变硬，按压后凹陷，常提示丝虫病引起的象皮肿。若局部皮肤有红肿、压痛，则提示局部感染。

2. 浅表静脉情况　颈静脉怒张及肝颈静脉回流征阳性常提示右心衰竭，伴胸壁静脉扩张见于上腔静脉阻塞综合征，伴腹壁静脉曲张者多为肝硬化或下腔静脉阻塞综合征所致，下肢静脉曲张也可引起下肢局部水肿。

3. 全面检查血压、淋巴结、甲状腺、心、肺、肝、脾、肾等，为有关的水肿原因提供依据。

（三）辅助检查要点

1. 血、尿常规检查，尿蛋白及尿沉渣有红细胞、白细胞和管型等对诊断肾性水肿有帮助，寄生虫病患者血中的嗜酸粒细胞可增高，细菌感染者血白细胞及中性粒细胞增高。

2. 肝肾功能、血浆蛋白及醛固酮、肾素活性测定、甲状腺功能检测，有助于水肿病因诊断。如实验室检查发现促甲状腺激素（thyroid stimulating hormone，TSH）增高，游离甲状腺素（free thyroxine 4，FT_4）减低，提示原发性甲减诊断；如 TSH 正常，FT_4 减低，考虑为垂体性甲减或下丘脑性甲减，需做促甲状腺素释放素（thyrotropin releasing hormone，TRH）试验来区分。

3. 胸 X 线片、肾 X 线造影检查、腹部 B 超和心电图检查、超声心动图检查及冠状动脉造影等均可为水肿病因诊断提供依据。

（李瑞军）

第四章 咳嗽与咳痰

咳嗽（cough）是一种突发的有助于清除呼吸道内的分泌物或异物的呼气运动，是一种保护性反射动作。咳嗽分为干咳（dry cough）和有痰的咳嗽即咳痰（expectoration）。痰是从下呼吸道咳出气管、支气管的分泌物或肺泡内的渗出液，是借助气管支气管黏膜上皮细胞的纤毛运动、支气管平滑肌的收缩及咳嗽时的用力呼气将呼吸道内痰液排出的过程。咳嗽也有不利的一面，例如咳嗽可使呼吸道内感染扩散，剧烈的咳嗽可导致呼吸道出血，甚至诱发自发性气胸等。因此如果频繁的咳嗽影响工作与休息，则为病理状态。

【发生机制】

（一）咳嗽反射弧

咳嗽是由于延髓咳嗽中枢受刺激所致。刺激冲动传入神经是迷走神经的脑膜支、咽支、喉上神经、耳支、心支等分支，咽部的舌咽神经分支以及鼻腔内的三叉神经分支。分布于上呼吸道的神经末梢对异物敏感，属于机械感受器，而分布在较小气道内的神经末梢对化学物质，尤其是对有毒的化学物质敏感，属于化学感受器。分布在气管支气管树中的神经末梢可以延伸到细支气管和肺泡，一般认为肺泡中分布的神经感受器不会引起咳嗽。当肺泡中产生的分泌物到达较小的支气管时才会引起咳嗽。引发咳嗽的刺激通过迷走神经、舌咽神经以及三叉神经等传入延髓咳嗽中枢，该中枢再将冲动通过传出神经，即舌下神经、膈神经和脊髓神经传至效应器，其中喉返神经引起声门闭合，膈神经和脊神经引起膈肌和其他呼吸肌收缩，产生肺内高压，表现为深吸气后，声门关闭，继以突然剧烈的呼气，冲出狭窄的声门裂隙产生咳嗽动作和发出声响。

（二）咳嗽刺激源

咳嗽刺激源大部分来自呼吸道黏膜，少部分来自呼吸器官以外。

1. **呼吸道感染** 各种病原微生物引起的感染，导致呼吸道黏膜炎症性反应，充血、水肿，导致呼吸道内有过多的分泌物。

2. **呼吸道内异物**　长期处于大气污染的环境或吸烟，吸入特异性和非特异性吸入物（如二氧化硫、粉尘、化学性气体、烟雾等）可引起咳嗽，这些吸入物可认为是咳嗽刺激源。狭义的气道异物是指突发的快速进入气道的异物，即刻发生剧烈咳嗽、呼吸困难或伴发绀。其后果取决于异物大小、性质和所在部位。

3. **呼吸道受压**　呼吸道某一部分受压或被牵引。如纵隔肿瘤、支气管肿瘤、肿大的淋巴结挤压支气管，主动脉压迫喉返神经。

4. **来自胸膜或膈的刺激**　如胸膜炎、肝脓肿或膈下脓肿。

5. **过敏**　过敏源如花粉、螨虫、食物（海鲜、牛奶、蛋等）、药物（如阿司匹林过敏）

6. **心理因素**　大脑皮质也能影响咳嗽发生，如人们可随意产生咳嗽和抑制咳嗽。患者原已有引起咳嗽的疾病，心理因素可使咳嗽加重；原无引起咳嗽疾病者，有心理障碍者常频繁咳嗽，企图以此消除紧张。

7. **药物不良反应**　引起药源性咳嗽的可能机制主要包括以下几个方面：药物在肺组织的高浓度摄取和活性代谢产物在肺部积聚导致的肺局部毒性反应，药物导致肺部的急性或慢性过敏反应，药物引起炎性介质在肺部蓄积导致的咳嗽。如服用血管紧张素转化酶抑制剂（卡托普利、依那普利等）所致的咳嗽，可能与药物促使体内缓激肽增多，支气管反应性增高有关。

（三）咳痰

正常支气管黏膜腺体和杯状细胞只分泌少量黏液，以保持呼吸道黏膜的湿润。当呼吸道发生炎症时，黏膜充血、水肿，黏液分泌增多，毛细血管壁通透性增加，浆液渗出。此时含红细胞、白细胞、巨噬细胞、纤维蛋白等的渗出物与黏液、吸入的尘埃和某些组织破坏物等混合而成痰，随咳嗽动作排出。在呼吸道感染和肺寄生虫病时，痰中可查到病原体。在肺淤血和肺水肿时，肺泡和小支气管内有不同程度的浆液漏出，也可引起咳痰。咳痰是一种病态现象，咳痰的可能机制归纳为三点：①支气管黏膜上皮细胞的纤毛运动。②支气管壁肌肉的收缩。③咳嗽。

【病因分类】

1. **上呼吸道疾病**　当鼻咽部至小支气管整个呼吸道黏膜受到刺激时，均可引起咳嗽。如急性鼻炎、慢性鼻炎、过敏性鼻炎、咽炎、喉炎、喉结核、喉肿瘤等。

2. **支气管疾病**　急性支气管炎、慢性支气管炎、支气管扩张症、支气管哮喘、嗜酸性粒细胞性支气管炎、支气管肺癌、支气管内膜结核等

3. **肺部疾病**　肺炎（病原体包括细菌、肺炎支原体、肺炎衣原体、病毒、真菌等）、肺结核病、肺化脓症。

4. **胸膜疾病**　胸膜炎、胸腔积液、自发性气胸、胸膜间皮瘤等。

5. **心血管系统疾病**　肺淤血、肺水肿（如二尖瓣狭窄或其他原因所致左心衰竭）、肺栓塞（如右心或体循环静脉栓子脱落所致）、主动脉瘤（压迫喉返神经）。

6. **其他疾病**　胃食管反流病、结缔组织疾病、真性延髓性麻痹（因吞咽困难导致呛咳）、习惯性或心理因素所致咳嗽等。

7. **药物不良反应**　引起咳嗽的主要药物有：

（1）血管紧张素转换酶抑制剂。

（2）抗心律失常药，如胺碘酮、普鲁卡因胺、丙吡胺等。

（3）降压利尿药，如氢氯噻嗪、美卡拉明、三氯噻嗪等。

（4）β受体阻滞剂，如普萘洛尔。

（5）抗菌药，如磺胺类、青霉素、红霉素类、对氨基水杨酸、喹诺酮类、利福平、异烟肼、吡嗪酰胺等。

（6）抗肿瘤药及免疫抑制剂，如细胞毒药（博来霉素、丝裂霉素）、烷化剂（白消安、环磷酰胺、美法仑、苯丁酸氮芥、卡莫司汀、洛莫司汀、甲基洛莫司汀）、长春碱、抗代谢类药（甲氨蝶呤、阿糖胞苷、硫唑嘌呤）。

（7）抗凝血药，如肝素、华法林等。

（8）麻醉药，如利多卡因、芬太尼等。

（9）抗癫痫药，如卡马西平。

（10）抗过敏药，如色甘酸钠。

（11）金制剂。

（12）抗精神失常药，如氯丙嗪、氟哌啶醇、阿米替林等。

（13）中药制剂，如万年青、乌龙散等。

【诊断思路】

（一）问诊要点

1. 相关病史问诊

（1）相关性疾病病史：有无上呼吸道、支气管、肺、胸膜、心血管系统和其他原因所致咳嗽相关性疾病。

（2）吸烟史：吸烟对慢性支气管炎、支气管肺癌的诊断具有重要意义。长期吸烟的慢性咳嗽患者如果咳嗽的性质突然发生了改变，要注意肺癌发生的可能。

（3）服药史：有无服用引起咳嗽的药物，如血管紧张素转换酶抑制剂（ACEI）类药物。

（4）发病性别与年龄：异物吸入或支气管淋巴结肿大是引起儿童呛咳的主要原因；青壮年期长期咳嗽多考虑肺结核、支气管扩张，40岁以上男性吸烟者则多考虑慢性支气管炎、肺气肿、支气管肺癌，对青年女性患者须注意支气管结核和支气管腺瘤等。

2. 针对咳嗽和咳痰特点问诊

（1）咳嗽起病和持续时间：急性起病者常见于急性呼吸道感染。长期慢性咳嗽，多见于慢性支气管炎、支气管扩张、肺脓肿及肺结核。冬春季易复发的慢性咳嗽是慢性支气管炎诊断的重要线索。持续而逐渐加重的刺激性咳嗽伴有气促则考虑特发性肺纤维化或支气管肺泡癌。

（2）咳嗽发作的诱因：接触冷空气或嗅到不同气味或运动时出现的咳嗽常提示哮喘。

（3）咳嗽病变部位：病变部位在上呼吸道和大气道的咳嗽，往往是一种短促的刺激性咳嗽。后鼻道滴涕引起的咳嗽特点是清喉咙的动作后出现短促而频繁的干咳，患者常诉有来自后鼻腔的分泌物。发生于较小气道和肺部的咳嗽则往往是深在的、非刺激性的咳嗽。

（4）咳嗽的性质：无痰咳嗽称为干性咳嗽。干咳常见于急性和慢性咽喉炎、急性支气管炎初期、气道异物、气道受压（异物、肿大淋巴结、肿瘤）、胸膜疾病、原发性肺动脉高压、肺淤血、咳嗽变异型哮喘以及慢性鼻炎、鼻窦炎等引起的后鼻道滴涕。有痰咳嗽常见于支气管扩张、慢性支气管炎、肺炎、肺脓肿和空洞型肺结核等。

（5）咳嗽发生的时间与规律：突发性咳嗽常由于吸入刺激性气体或异物、淋巴结或肿瘤压迫气管或支气管分叉处所引起；发作性咳嗽可见于百日咳、支气管内膜结核以及以咳嗽为主要症状的支气管哮喘（变异性哮喘）等。

一天之中咳嗽发生的时间：①清晨：慢性支气管炎、慢性肺脓肿、空洞性肺结核、支气管扩张等疾病引起的咳嗽和咳痰常发生于早晨起床时，因夜间潴留在支气管中的分泌物较多，晨起体位改变时引起分泌物移动，刺激气管支气管黏膜产生咳嗽和咳痰。②夜间：夜间咳嗽常见于左心衰竭和肺结核患者，可能与夜间肺淤血加重及迷走神经兴奋性增高有关。肺淤血、咳嗽变异性哮喘的咳嗽往往在夜间平卧位睡眠时发生，因此而促醒。胃食管反流病也常于夜间烧心、反酸伴咳嗽加重。肺淤血和胃食管反流病所致的咳嗽常于坐起后明显缓解。③特定时间和体位发生的咳嗽见于带蒂的气道内肿瘤，进食时发生呛咳见于真性延髓性麻痹所致吞咽困难（多见于脑血管病）或食管 – 支气管瘘患者。

（6）咳嗽的程度与音色：指咳嗽声音的特点。如咳嗽声音嘶哑，多为声带的炎症或肿瘤压迫喉返神经所致；鸡鸣样咳嗽，表现为连续阵发性剧咳伴有高调回吸声，多见于百日咳，会厌、喉部疾病或气管受压；高亢干咳带金属音伴呼吸困难，常见于因纵隔肿瘤、主动脉瘤或支气管癌直接压迫气管；咳嗽声音低微或无力，见于极度衰弱者或严重肺气肿、声带麻痹。

（7）痰液的性状和痰量：痰的性质可分为黏液性、浆液性、脓性和血性等。黏液性痰多见于急性支气管炎、支气管哮喘及大叶性肺炎的初期，也可见于慢性支气管炎、肺结核等；脓性痰见于化脓性细菌性下呼吸道感染；血性痰见于肺水肿，是由于呼吸道黏膜受侵害、损害毛细血管或血液渗入肺泡所致浆液性痰。上述各种痰液均可带血。铁锈色痰为典型肺炎球菌肺炎的特征；砖红色胶冻样痰见于肺炎克雷白杆菌肺炎；黄绿色或翠绿色痰，提示铜绿假单胞菌感染；痰白黏稠且牵拉成丝难以咳出，提示有真菌感染。

急性呼吸道炎症时痰量较少，痰量增多常见于支气管扩张、肺脓肿和支气管胸膜瘘，且排痰与体位有关，改变体位时分泌物刺激支气管黏膜引起咳嗽和排痰。痰液静置后可出现分层现象：上层为泡沫，中层为混浊黏液，下层为坏死物质。恶臭痰提示有厌氧菌感染。大量稀薄浆液性痰中含粉皮样物，提示棘球蚴病（包虫病）；粉红色泡沫痰是肺水肿的特征。大量浆液泡沫痰是肺泡癌的咳痰特点。

3. 针对伴随临床表现问诊

（1）咳嗽伴发热：多见于急性上呼吸道感染、急性支气管炎、肺部感染、肺结核、胸膜炎等。

（2）咳嗽伴胸痛：常见于肺栓塞、自发性气胸、胸膜炎、肺炎和支气管肺癌等。

（3）咳嗽伴呼吸困难：见于喉水肿、喉肿瘤、气管或支气管异物、支气管哮喘、慢性阻塞性肺疾病、大量胸腔积液、气胸、肺淤血、肺水肿、重症肺炎、肺结核。

（4）咳嗽伴咯血：常见于支气管扩张、肺结核、肺炎、肺脓肿、支气管肺癌、二尖瓣狭窄、支气管结石、肺含铁血黄素沉着症等。

（5）咳嗽伴大量脓痰：常见于支气管扩张、肺脓肿、肺囊肿合并感染和支气管胸膜瘘。

（6）咳嗽伴有哮鸣音：多见于支气管哮喘、慢性喘息性支气管炎、心源性哮喘、弥漫性泛细支气管炎、气管与支气管异物等。持续局限性分布的吸气性哮鸣音见于支气管肺癌、气道狭窄。

（7）咳嗽伴烧心、反酸、嗳气：见于胃食管反流病。

（8）咳嗽伴有杵状指（趾）：常见于支气管扩张、慢性肺脓肿、支气管肺癌和脓胸等。

（二）体格检查要点

有无呼吸困难、发绀，鼻咽部检查、鼻旁窦压痛，有无气管移位、颈静脉怒张，心肺部有无异常体征；肝脾大、水肿、杵状指。

（三）辅助检查要点

1. 胸 X 线摄片检查对于肺部病变诊断有重要意义。

2. 疑诊气管支气管腔内病变者（如异物、肿瘤、支气管内膜结核等）应考虑胸部 CT 和支气管镜的检查。

3. 痰液检查：不染色涂片可检查弹力纤维、寄生虫卵、Charcot-Leyden 结晶，相关染色涂片可分别检查嗜酸细胞、分枝杆菌、肺炎球菌、葡萄球菌、链球菌，痰液定量培养菌量 $\geq 10^7 \, \text{cfu/mL}$ 可判断为致病菌，反复作痰脱落细胞检查有助于肺癌的诊断。

4. 其他相关检查：应结合病史和体检选择性地进行肺功能、超声心动图、支气管激发试验、鼻窦影像学检查、24 h 食管 pH 监测等。

（杨昭徐）

第五章 咯　　血

咯血（hemoptysis）是指喉及喉部以下的呼吸道任何部位的出血，经口咳出。少量咯血有时仅表现为痰中带血，大咯血时血液可从口、鼻涌出，常可阻塞呼吸道，造成窒息死亡。一般认为，24 h 累计咯血量在 100 mL 以内为小量咯血，100 ~ 500 mL 为中等量咯血，500 mL 以上（或一次咯血超过300 mL）为大咯血。

经口腔排血应鉴别是真性咯血，还是口腔、鼻腔、上消化道的出血。观察口腔与鼻咽部局部有无出血灶：鼻出血多自前鼻孔流出，在鼻中隔前下方可见出血灶；鼻腔后部出血出血量多时易误为咯血。血液经后鼻孔、软腭和咽后壁下流至咽部时该部有异物感，用鼻咽镜检查可以确诊。呕血（hematemesis）是指上消化道出血经口腔呕出，出血多来自食管、胃及十二指肠。对于咯血与呕血可根据病史、体征及其他检查方法进行鉴别（表 1-5-1）。

表 1-5-1　咯血与呕血的鉴别

	咯血	呕血
出血部位	呼吸道	上消化道
常见病因	肺结核、支气管扩张、肺癌、肺炎、心脏病等	消化性溃疡、肝硬化、急性胃黏膜病变、胃癌等
出血前症状	喉部痒感、胸闷、咳嗽等	上腹部不适、恶心、呕吐或头晕等
出血方式	咳出	呕出，可呈喷射状
出血颜色	鲜红	暗红色、咖啡色，有时鲜红色
血中混合物	痰、泡沫	食物残渣、胃液
酸碱反应	碱性	酸性
黑便	常无，若血被咽下时可有黑便	常有黑便，可呈柏油样，呕血停止后仍可持续数日
出血后有无血痰	常有数日血痰	常无血痰

【病因与发生机制】

1. 支气管疾病 常见于支气管扩张症、支气管肺癌、支气管结核和慢性支气管炎等，少见的有支气管结石、支气管腺瘤、支气管黏膜非特异性溃疡等。

其发生机制主要是炎症、肿瘤、结石导致支气管黏膜破损或毛细血管通透性增加，或黏膜下血管破裂所致。炎症可致支气管壁血管增多，伴有相应支气管动脉扩张和肺动脉吻合。

2. 肺部疾病 常见于肺结核、肺炎、肺脓肿等，少见原因包括肺寄生虫病、肺真菌病、肺泡炎、肺含铁血黄素沉着症和肺出血–肾炎综合征等。

肺部疾病所致的出血其出血机制大致同上述支气管疾病出血机制。肺结核病变使毛细血管通透性增高，血液渗出，导致痰中带血或小血块；如病变累及小血管使管壁破溃，则造成中等量咯血；如空洞壁肺动脉分支形成的小动脉瘤破裂，或继发的结核性支气管扩张形成的动静脉瘘破裂，则造成大量咯血。

3. 心血管疾病 较常见于二尖瓣狭窄，其次为先天性心脏病所致肺动脉高压或原发性肺动脉高压，另有肺栓塞、肺淤血、肺血管炎、高血压等。

心力衰竭引起咯血的发生机制在于肺淤血或肺水肿造成肺泡壁或支气管内膜毛细血管破裂和支气管黏膜下层支气管静脉曲张破裂所致，血可渗出至肺泡内形成红色泡沫状痰咳出。肺栓塞阻塞肺动脉及其分支导致肺循环阻力增加、肺动脉高压乃至急性肺源性心脏病，肺部毛细血管通透性增加，间质和肺泡体液增多和出血。肺血管炎、高血压皆可导致肺内小动脉破裂而出血。

4. 出血性血液疾病 见于白血病、血小板减少性紫癜、血友病、再生障碍性贫血等。多因止血功能缺陷（包括血管因素、血小板因素和凝血因素）而引起自发性出血或血管损伤后出血不止，均可导致全身性出血倾向，包括咯血、呕血、便血、尿血、皮肤黏膜出血等。

5. 其他疾病 如下列可引起咯血的疾病：流行性出血热，与病毒损害全身小动脉和毛细血管有关；肺出血型钩端螺旋体病，系因肺部毛细血管麻痹性扩张和充血；子宫内膜异位症，成年女性与月经期相应的周期性咯血可能与体内雌激素的周期性浓度增高导致肺毛细血管充血、出血；系统性红斑狼疮、血管炎病、韦氏肉芽肿病、白塞综合征（Behcet syndrome）等风湿性疾病，大多有包括肺部血管炎在内的多系统器官受累。

【诊断思路】

（一）问诊要点

1. 相关病史问诊

（1）相关疾病：有无支气管、肺、心血管系统、出血性疾病和其他原因所致咯血相关疾病。

（2）发病年龄及咯血性状：如中青年咯血多考虑肺结核、支气管扩张、二尖瓣狭窄等，中年以上间断或持续痰中带血则须高度警惕支气管肺癌的可能，中老年有慢性潜在疾病出现咳砖红色胶冻样血痰时多考虑克雷伯杆菌肺炎等。儿童慢性咳嗽伴少量咯血与低色素贫血考虑特发性含铁血黄素沉着症的可能。

（3）个人史：注意有无结核病接触史、吸烟史、职业性粉尘接触史。生食海鲜史及异常月经史等分别考虑肺寄生虫病所致咯血、子宫内膜异位症所致咯血的可能。

2. 针对咯血特点问诊

（1）确定是否咯血：首先须鉴别是咯血还是呕血（参见表1–5–1）。

（2）咯血量：大量咯血主要见于空洞性肺结核、支气管扩张和慢性肺脓肿；支气管肺癌少有大咯血，主要表现为痰中带血，呈持续或间断性；慢性支气管炎和支原体肺炎也可出现痰中带血或血性痰，但常伴有剧烈咳嗽；心血管疾病引起咯血可表现为小量咯血或痰中带血、大量咯血、粉红色泡沫样血痰和黏稠暗红色血痰。

（3）颜色和性状：鲜红色咯血见于肺结核、支气管扩张、肺脓肿和出血性疾病；铁锈色血痰见于典型的肺炎球菌肺炎，也可见于肺吸虫病和肺泡出血；砖红色胶冻样痰见于典型的克雷伯杆菌肺炎；暗红色咯血见于二尖瓣狭窄、肺栓塞；浆液性粉红色泡沫痰见于左心衰竭。

3. 针对咯血伴随临床表现问诊

（1）伴发热：多见于肺结核、肺炎、肺脓肿、流行性出血热、肺出血型钩端螺旋体病等感染性疾病和支气管肺癌等。

（2）伴呛咳：多见于支气管肺癌、支原体肺炎等。

（3）伴脓痰：多见于支气管扩张（干性支气管扩张仅反复咯血而无脓痰）、肺脓肿、空洞性肺结核继发细菌感染等。

（4）伴胸痛：多见于肺炎球菌肺炎、肺栓塞、肺结核、支气管肺癌等。

（5）伴皮肤黏膜出血：可见于血液病、风湿病、肺出血型钩端螺旋体病、流行性出血热等。

（6）伴杵状指：多见于支气管扩张、肺脓肿、支气管肺癌等。

（7）伴黄疸：可见于钩端螺旋体病、肺炎球菌肺炎、肺栓塞等。

（二）体格检查

体检重点：有无呼吸困难、发绀，鼻咽部检查、鼻旁窦压痛，有无气管移位、颈静脉怒张，心肺部有无异常体征；肝脾大、水肿、杵状指。

（三）辅助检查要点

1. 胸 X 线摄片检查对于肺部病变诊断有重要意义。

2. 疑诊气管支气管腔内病变者（如异物、肿瘤、支气管内膜结核等）应考虑胸部 CT 和支气管镜检查。

3. 痰液的病原学检查有助于感染性疾病的诊断。痰细胞学检查可以发现肿瘤细胞。

4. 其他相关检查，应结合病史和体检选择性地进行肺功能、心电图、超声心动图以及拟诊血液疾病的血管异常、血小板异常和凝血异常方面筛查和有关确诊检查等。

（杨昭徐）

第六章 　胸　　痛

胸痛（chest pain）是指由外伤、感染或炎症以及其他理化刺激因素刺激胸部的感觉神经纤维产生痛觉冲动，传至大脑皮质的痛觉中枢形成的疼痛感觉。

胸部感觉神经纤维包括：①肋间神经感觉纤维。②分布于气管与支气管的迷走神经纤维。③主动脉的交感神经纤维。④膈神经的感觉纤维。除病变器官的局部疼痛外，在病变的远隔体表部位出现的疼痛，称之为牵涉性痛（referred pain）或放射性痛（radiating pain）。这是内脏传入神经与相应区域体表的传入神经在相同的脊神经节段二级神经元会聚了痛觉冲动。如心绞痛时除出现心前区、胸骨后疼痛外也可放射至左肩、左臂内侧或左颈、左侧面颊部。病变波及膈胸膜时疼痛常常放射到颈部和肩部。膈肌外周部分由下部肋间神经支配，疼痛可放射到下胸部、腰部和上腹部。

【病因分类】

1. 胸壁疾病　皮肤及皮下组织疾病（擦伤或挫伤、急性皮炎、皮下蜂窝织炎等），肌肉病变（外伤、肌炎及皮肌炎、流行性肌炎），骨骼与关节病变（肋骨骨折、脊椎炎、肋软骨炎、多发性骨髓瘤、急性白血病），带状疱疹、神经病变（肋间神经炎、神经根痛、胸段脊髓压迫症）等。

2. 心血管疾病　冠状动脉粥样硬化性心脏病（心绞痛、心肌梗死）、心肌病、二尖瓣或主动脉瓣病变、急性心包炎、主动脉夹层、肺栓塞、肺动脉高压等。

3. 呼吸系统疾病　气管支气管炎、胸膜炎、自发性气胸、血胸、胸膜肿瘤、支气管肺癌等。

4. 纵隔与膈疾病　急性纵隔炎、纵隔肿瘤、纵隔气肿、食管炎、食管癌、膈胸膜炎、膈疝（食管裂孔疝）等。

5. 腹腔脏器疾病　继发于膈下脓肿、肝脓肿、肝癌、胆道疾病、消化性溃疡穿孔、脾梗死等。

6. 其他疾病　如过度换气综合征、痛风，有部分患者的胸痛与精神因素有关（神经症）。

【诊断思路】

（一）问诊要点

1. 相关病史问诊

（1）相关疾病：有无引发胸痛的胸壁、心血管、呼吸系统、纵隔与膈和腹腔脏器等相关疾病的诱因或病史，特别是高血压史、冠状动脉粥样硬化性心脏病史、外伤史、手术史、结核病史及口服避孕药。

（2）发病年龄：中青年胸痛多考虑结核性胸膜炎、自发性气胸、心肌炎、心肌病、风湿性心瓣膜病，40 岁以上多考虑心绞痛、心肌梗死和支气管肺癌。

（3）个人史：注意有无吸烟、饮酒史。

2. 针对胸痛的特点问诊

（1）起病情况：急性心肌梗死、主动脉夹层、肺栓塞、自发性气胸引起的胸痛多起病急骤。

（2）胸痛具体部位：大部分疾病引起的胸痛常有一定部位。例如：

胸壁疾病所致的胸痛常局限于病变部位，伴局部有压痛。胸壁皮肤的炎症性病变，局部可有红、肿、热、痛表现；肋软骨炎引起胸痛，常在第一、二肋软骨处见单个或多个隆起，局部有压痛而无红、肿、热；带状疱疹表现为成簇的水泡沿一侧肋间神经呈带状剧痛，疱疹不超过体表中线。

心绞痛及心肌梗死的疼痛多在胸骨后方和心前区或剑突下，可向左肩和左臂内侧放射，甚至达环指与小指，也可放射于左颈或面颊部，误认为牙痛；主动脉夹层引起疼痛多位于胸背部，向下放射至下腹、腰部与两侧腹股沟和下肢。

胸膜炎引起的疼痛多在胸侧部，食管炎等纵隔病变引起的胸痛多在胸骨后和背部正中。

肝胆疾病、膈下脓肿引起的胸痛多在右下胸，侵犯膈肌中心部时疼痛放射至右肩部；肺尖部肺癌引起的疼痛多以肩部、腋下为主，向上肢内侧放射。

（3）胸痛性质：胸痛的程度可呈剧烈痛、轻微痛和隐痛。胸痛的性质可有多种多样。例如心绞痛呈绞榨样痛并有压迫感或窒息感，心肌梗死则疼痛更为剧烈并有恐惧、濒死感；主动脉夹层常呈突然发生胸背部撕裂样剧痛或锥痛，常伴休克；肺栓塞亦可突然发生胸部剧痛或绞痛，常伴呼吸困难与发绀；气胸在发病初期有撕裂样疼痛；食管炎、食管裂孔疝多呈烧灼痛；支气管肺癌可有极难受的胸部闷痛；胸膜炎常呈隐痛、钝痛和刺痛；带状疱疹呈刀割样或灼热样剧痛；肋间神经痛为阵发性灼痛或刺痛；肌痛呈酸痛；骨痛呈酸痛或锥痛。

（4）疼痛持续时间：平滑肌痉挛或血管狭窄缺血所致的疼痛为阵发性，如心绞痛常于用力或精神紧张时诱发，呈阵发性，发作时间短暂，一般 1~5 min 即止，而心肌梗死疼痛持续时间很长（数小时或更长）且不易缓解。炎症、肿瘤相关性胸痛一般持续时间较长。

（5）影响疼痛因素：例如心绞痛发作可在劳力或精神紧张时诱发，休息后或含服硝酸甘油或硝酸异山梨酯后于 1~2 min 内缓解，而对心肌梗死所致疼痛则服此药不能缓解。胸膜炎及心包炎的胸痛可因咳嗽或用力呼吸而加剧。食管疾病多在吞咽食物时发作或加剧，服用抑酸剂和促动力药物可减轻或消失。胸壁疾病所致疼痛常于局部压迫或胸廓活动时加剧，局部麻醉后疼痛即缓解。脊神经后根疾病所致疼痛多于转身时加剧。

3. 针对胸痛伴随临床表现问诊

（1）伴苍白、大汗、血压下降或休克：多见于急性心肌梗死、主动脉夹层、大块肺栓塞。

（2）伴有咳嗽、咳痰和（或）发热：常见于气管、支气管、胸膜和肺部疾病。

（3）伴呼吸困难：常提示病变累及范围较大，如大叶性肺炎、自发性气胸、渗出性胸膜炎和肺栓塞等。

（4）伴咯血：主要见于肺栓塞、支气管肺癌。

（5）伴烧心、反酸、嗳气：见于反流性食管炎，吞咽困难提示食管癌。

（二）体格检查要点

1. 有无发热、发绀，必要时测量四肢血压。

2. 肺部异常体征　呼吸频率、幅度，呼吸运动是否对称；有无胸壁压痛、皮疹；异常叩诊音、呼吸音改变和病理性呼吸音的出现常常提示有肺部疾病；胸膜摩擦音常见于胸膜炎。

3. 心脏体征　P_2 心音亢进及分裂见于肺栓塞、原发性肺动脉高压、二尖瓣狭窄等，有无心脏杂音、心包摩擦音等。

4. 腹部异常体征　肝脾大、Murphy 征、肝区叩击痛和腹部血管杂音等

（三）辅助检查要点

1. 胸 X 线摄片检查　对于肺部病变诊断有重要意义。

2. 疑诊气管、支气管腔内病变者（如异物、肿瘤、支气管内膜结核等）应考虑胸部 CT 和支气管镜检查。疑诊肺栓塞时可行肺通气 – 灌注扫描、CT 肺动脉成像或肺动脉造影。

3. 痰液的病原学检查　有助于感染性疾病的诊断。痰细胞学检查可以发现肿瘤细胞。

4. 其他相关检查　应结合病史和体检选择性地进行肺功能、心电图、超声心动图以及有关的实验室检查等。

（杨昭徐）

第七章 发　绀

发绀（cyanosis）是指毛细血管的血液中还原血红蛋白绝对量增高（>50 g/L），使皮肤和黏膜呈弥漫性紫蓝色。常发生在皮肤较薄、色素较少和毛细血管丰富、血液充足的部位，如口唇、鼻尖、颊部、耳垂、指（趾）和甲床等（图1-7-1）。

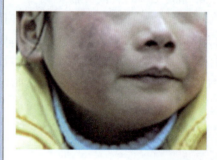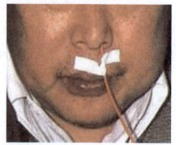

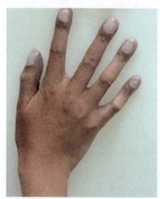

图 1-7-1　发绀征象

【发生机制】

发绀是由于血液中还原血红蛋白的绝对量增加所致。还原血红蛋白浓度可用血氧的未饱和度来表示。每1 g血红蛋白可与1.33 mL的氧结合。正常血液中含血红蛋白150 g/L，能携带200 vol/L的氧，此种情况称为100%氧饱和度。正常从肺毛细血管流经左心至体动脉的血液，其氧饱和度为96%（190 vol/L），未饱和度为10 vol/L；而静脉血液的氧饱和度为

72% ~ 75%（140 ~ 150 vol/L），氧未饱和度为 50 ~ 60 vol/L；在周围循环毛细血管血液中，氧的未饱和度平均约为 35 vol/L。当毛细血管内的还原血红蛋白超过 50 g/L 时（即血氧未饱和度超过 65 vol/L），皮肤黏膜可出现发绀。

毛细血管内血液未饱和度的异常与以下两个因素单独或合并存在有关。

1. 动脉血液的氧未饱和度增加　例如，当动脉血的氧未饱和度增至 45 vol/L，而血液流经周围毛细血管时组织照常吸氧，静脉的氧未饱和度将增至 95 vol/L，毛细血管血液的平均氧未饱和度为 70 vol/L，即出现发绀。

2. 血红蛋白被还原增加　如动脉血液的氧未饱和度正常（10 vol/L），而血液流经体循环毛细血管时被消耗的氧量增加，毛细血管血液的平均氧未饱和度为 70 vol/L，同样出现发绀。

严重贫血（Hb < 50 g/L）时，即使大部或全部血红蛋白处于还原状态，虽然血氧饱和度（SaO_2）明显降低，但血液中还原血红蛋白的绝对量未能超过 50 vol/L，故不足以引起发绀。而红细胞增多、血红蛋白浓度增高者即使血液有较低的氧未饱和度，亦能引起发绀，因容易使还原血红蛋白达 50 g/L 以上。

发绀也可由异常血红蛋白衍化物的形成引起，主要是高铁血红蛋白和硫化血红蛋白。此类血红蛋白衍化物的颜色较还原血红蛋白更深，其血液浓度分别达到 15 g/L 和 5 g/L 时便可出现发绀。

发绀常提示有缺氧存在，但"发绀"与"缺氧"含义并非相同。一氧化碳中毒（血红蛋白结合成碳氧血红蛋白）或氰化物中毒（组织中毒不能利用氧）和严重贫血患者虽有严重缺氧，但无发绀；而久居高原者出现代偿性红细胞和血红蛋白增多，缺氧可基本被克服，但发绀仍然明显。

【病因分类】

（一）血液中还原血红蛋白增加所致发绀

1. 中心型发绀　多由心、肺疾病引起。

（1）肺源性发绀：由于肺通气功能或换气功能障碍、肺氧合作用不充分所致。常见于喉或气管支气管的阻塞、急性呼吸窘迫综合征、慢性阻塞性肺疾病、原发性肺动脉高压、肺淤血、肺水肿、肺炎、肺栓塞、弥漫性肺间质纤维化等。

（2）心源性混血性发绀：由于异常通道分流，使部分静脉血流经肺的血液总量有 1/3 以上未与肺泡中的氧充分进行氧合作用，常见于发绀型先天性心脏病，如 Fallot 四联症、Eisenmenger 综合征、大血管错位；或流经肺的血循环量不足，如肺动脉瓣狭窄或闭锁等。

2. 周围型发绀　由于血液通过周围循环毛细血管时血流缓慢、淤滞，组织耗氧增加，导致血氧未饱和度增加（≥65 vol/L），出现发绀。

（1）静脉淤血：见于右心衰竭、渗出性心包炎心包压塞、缩窄性心包炎、血栓性静脉炎、上腔静脉阻塞综合征、下肢静脉曲张等。

（2）组织缺血：常见于引起心排出量减少的疾病和局部血流障碍性疾病，如严重休克、在寒冷中暴露的肢体、血栓闭塞性脉管炎、雷诺（Raynaud）病、冷球蛋白血症等。

3. 混合型发绀　中心型发绀与周围型发绀同时存在，多见于心力衰竭等。

（二）血液中异常血红蛋白衍生物所致发绀

1. 化学物质或药物中毒　由于各种化学物质或药物中毒引起高铁血红蛋白血症，即血红蛋白分子中二价铁被三价铁所取代，则失去与氧结合的能力。当血中高铁血红蛋白量达到 30 g/L 时可出现发绀。常见于苯胺、硝基苯、伯氨喹、亚硝酸盐、磺胺类等中毒所致发绀。服用某些含硫药物或化学品后，导致硫化血红蛋白血症，血液中硫化血红蛋白达到 5 g/L 即可发生发绀。

2. 肠源性发绀 由于大量进食含亚硝酸盐的腌渍蔬菜或肉食，或误将工业用亚硝酸盐当食盐食用引起的食物中毒，出现发绀，称"肠源性发绀症"。

3. 先天性高铁血红蛋白血症 自幼即有发绀，而无心、肺疾病基础或引起异常血红蛋白的其他原因，有家族史，身体一般状况较好。

4. 特发性阵发性高铁血红蛋白血症 发绀出现与月经周期有关。

【诊断思路】

（一）问诊要点

1. 相关病史问诊

（1）相关病史：有无呼吸系统、心血管系统疾病病史，接触化学毒品和服用含伯氨喹、亚硝酸盐、磺胺类药物史，进食含亚硝酸盐的腌渍蔬菜或肉食史。

（2）发病年龄与性别：自出生或幼年即有发绀者，常见于发绀型先天性心脏病，或先天性高铁血红蛋白血症。特发性阵发性高铁血红蛋白血症可见于育龄女性，且发绀出现多与月经周期有关。

（3）注意有无先天性高铁血红蛋白血症的家族病史。

2. 针对发绀特点问诊

（1）中心型发绀：多由心、肺疾病引起。发绀的特点是全身性的，除四肢及颜面外，也累及躯干皮肤和黏膜，但受累部位的皮肤是温暖的。肺源性发绀有呼吸功能不全，患者吸入纯氧 5~10 min 后发绀明显减轻或消失。

（2）周围型发绀：多由周围循环障碍引起。发绀的特点是常出现于肢体的末端与下垂部位。这些部位的皮肤是冷的，但若给予按摩或加温发绀可消退。若发绀不退则为中心型发绀。

（3）化学物质或药物中毒所致发绀：特点是发绀急剧出现，抽出的静脉血呈棕褐色，虽给予氧疗但发绀不能改善，只有给予静脉注射亚甲蓝或大量维生素 C，发绀方可消退。

（4）肠源性发绀：见于大量进食含亚硝酸盐的腌渍蔬菜或肉食，或误将工业用亚硝酸盐当食盐食用引起的中毒。

（5）Raynaud 病：发绀限于指、趾局限部位，遇冷水 1 min 后，可诱发皮肤苍白，继而发紫，数分钟后发绀变红的典型 Raynaud 现象。

3. 针对发绀伴随临床表现问诊

（1）伴呼吸困难：多见于重症心、肺疾病或急性呼吸道梗阻、大量气胸等。高铁血红蛋白血症一般无呼吸困难。

（2）伴意识障碍及衰竭：主要见于某些药物或化学物质中毒、休克、急性肺部感染或急性心力衰竭等。

（3）伴心悸、晕厥、胸痛：多考虑心脏疾病。

（4）伴杵状指（趾）：提示病程较长。主要见于发绀型先天性心脏病及某些慢性肺部疾病。

（二）体格检查要点

针对引起中心型发绀的心、肺疾病和急性化学物质或药物中毒引起的发绀相关体征。

1. 观察生命体征 特别注意有无休克以及呼吸频率、节律和幅度的变化，吸气相延长及三凹征提示大气道狭窄；而呼气相延长则主要见于慢性阻塞性肺疾病和哮喘。

2. 发绀部位及特点 用以判断发绀的类型。

3. 肺部异常体征 异常叩诊音、呼吸音变化和病理性呼吸音常提示有肺部疾病。

4. 心脏体征 心脏扩大、异常心音、杂音和附加音的存在常提示器质性心脏病的诊断，双下肺湿性啰音随体位变化是左心衰竭的特征之一，颈静脉怒张、肝大、肝颈静脉回流征阳性及双下肢可凹性水肿见于右心衰竭。

（三）辅助检查要点

1. 正侧位胸部 X 线摄片有助于肺或心脏病变诊断，如肺实质和胸膜的病变，心脏的异常形态和肺水肿征象等。

2. 心电图和超声心动图检查对于肺源性发绀和心源性发绀的病因诊断具有重要价值。

3. 血气分析有助于发绀类型的鉴别和呼吸衰竭的诊断。

4. 疑有化学物质或药物中毒所致发绀，可用以下方法判断：①取一滴静脉血置于白纸上观察，如遇氧气后由棕褐色变为鲜红色，说明发绀由缺氧所致，如不变色，可能为高铁血红蛋白血症；②用分光镜检查可证实血中高铁血红蛋白存在，在波长 630～634 nm 处出现一个最大的吸收峰。

（杨昭徐）

第八章 呼 吸 困 难

呼吸困难（dyspnea）既是症状也是体征，具有主观和客观意义。患者主观感到空气不足，需用力呼吸，轻者感觉胸闷、气短，重者则出现呼吸窘迫；客观表现呼吸频率、深度和节律改变，可见辅助呼吸肌参与呼吸运动，重者甚至出现张口呼吸、鼻翼扇动、端坐呼吸，伴心率增快和发绀。

【病因分类】

（一）呼吸系统疾病

1. 气道阻塞　喉、气管、支气管的异物，炎症、肿瘤所致的狭窄或阻塞、支气管哮喘、慢性阻塞性肺疾病等。

2. 肺部疾病　肺炎、肺脓肿、肺结核、肺不张、肺淤血、肺水肿、弥漫性肺间质疾病、细支气管肺泡癌、肺羊水栓塞症等。

3. 胸廓、胸壁、胸膜腔疾病　胸廓畸形、胸膜炎、胸腔积液、自发性气胸、广泛胸膜粘连、结核、外伤等。

4. 膈运动障碍　膈麻痹、大量腹腔积液、腹腔巨大肿瘤、胃扩张和妊娠末期。

（二）心血管系统疾病

心力衰竭、心包压塞、肺栓塞和原发性肺动脉高压等。

（三）血液疾病

重度贫血、高铁血红蛋白血症、硫化血红蛋白血症等。

（四）神经系统疾病

脑出血、脑外伤、脑肿瘤、脑炎、脑膜炎、脑脓肿等颅脑疾病所致呼吸中枢功能障碍引起呼吸困难，脊髓灰质炎病变（累及颈髓）、急性多发性神经根神经炎和重症肌无力（累及呼吸肌）等神经肌肉疾病所致呼吸肌麻痹引起呼吸困难。

（五）中毒

内源性中毒如糖尿病酮症酸中毒、尿毒症，外源性中毒如有机磷杀虫药中毒、急性一氧化碳中毒、亚硝酸盐中毒和氰化物中毒等。

（六）药物不良反应

常见原因包括：①药物剂量大或应用时间过长出现毒性反

应：如博来霉素、卡莫司汀等；②药物抑制呼吸：如吗啡、哌替啶、芬太尼；③药物导致呼吸肌麻痹：如肌肉松弛剂氯琥珀胆碱，两性霉素 B 等；③药物导致支气管痉挛：β 受体阻滞剂如普萘洛尔等；④过敏反应、肺嗜酸粒细胞浸润：如阿司匹林、胺碘酮等；⑤其他：如引起弥漫性间质性肺纤维化的白消安（busulfan）、甲氨蝶呤等，引起肺动脉高压症的减肥药阿米雷司（aminorex）等。

（七）神经症

如癔症可有"呼吸困难"样发作。

【发生机制】

机体因进行新陈代谢需不断地从环境摄取氧气和排出二氧化碳，这种机体与环境之间的气体交换称为呼吸。呼吸有三个环节组成：①外呼吸：外界环境与血液在肺部进行的气体交换过程，包括肺通气（外界空气与肺之间的气体交换过程）和肺换气（肺泡与毛细血管之间的气体交换）；②气体在血液中的运输；③内呼吸：血液和组织之间的气体交换过程。

呼吸控制和调节系统包括感受器、呼吸中枢和效应器。与呼吸调节有关的感受器包括脑内的中枢化学感受器和脑外的颈动脉窦或主动脉体外周化学感受器、上呼吸道感受器和肺内感受器等，它们感受多种不同信息变化，例如 PCO_2、PO_2、[H^+] 的变化以及肺扩张程度的改变。最基本的效应器是呼吸肌，特别是膈肌、肋间外肌和上呼吸道肌。呼吸中枢从多种感受器通过多种神经通路获得大量信息，经过分析综合变成输出信息通过膈神经传到膈肌，通过肋间神经传到肋间肌，通过脑神经（舌咽神经、迷走神经）传到上呼吸道发挥核心调节作用。

上述各个环节、传导通路以及效应器的变化均可导致呼吸困难。呼吸困难可认为是呼吸运动和调节未能达到生理的通气、换气和运输需要，所以产生呼吸费力的主观感受和客观表达。各系统疾病所致呼吸困难发生机制及特点如下：

（一）呼吸系统疾病

呼吸系统疾病引起的呼吸困难包括三种类型。

1. 吸气性呼吸困难　常见于喉部、气管、大支气管的狭窄与阻塞。主要特点表现为吸气显著费力，严重者吸气时可见"三凹征"（three depression sign），表现为锁骨上窝、胸骨上窝和肋间隙明显凹陷，此时亦可伴有干咳及高调吸气性喉鸣。三凹征的出现主要是由于呼吸肌极度用力，胸腔负压增加所致。

2. 呼气性呼吸困难　常见于喘息型慢性支气管炎、慢性阻塞性肺气肿、支气管哮喘、弥漫性泛细支气管炎等。主要特点表现为呼气费力、呼气缓慢、呼吸时间明显延长，常伴有呼气期哮鸣音。主要是由于小支气管的痉挛或炎症、肺泡弹性减弱所致。

3. 混合性呼吸困难　常见于重症肺炎、重症肺结核、肺栓塞、弥漫性肺间质疾病、胸腔积液、气胸、广泛性胸膜增厚等。主要特点表现为吸气期及呼气期均感呼吸费力，呼吸频率增快、深度变浅，可伴有呼吸音异常或病理性呼吸音。主要是由于肺或胸膜腔病变使肺呼吸面积减少导致换气功能障碍所致。

（二）心血管系统疾病

呼吸困难主要是由于左心衰竭和（或）右心衰竭引起，尤其是左心衰竭时呼吸困难更为严重。

1. 左心衰竭所致呼吸困难机制　①肺淤血，使气体弥散功能降低；②肺泡弹性减退，使肺活量减少；③肺泡张力增高，刺激牵张感受器，通过迷走神经反射兴奋呼吸中枢；④肺循环压力升高对呼吸中枢的反射性刺激。

左心衰竭多见于冠状动脉粥样硬化性心脏病、高血压、风湿性心脏病，出现不同程度的呼吸困难。

（1）劳力性呼吸困难：是左心衰竭最早出现的症状。系因体力活动促使回心血量增加，左心房压力升高，加重肺淤血。

（2）端坐呼吸：肺淤血达到一定程度时，患者不能平卧。因平卧时使回心血量增多且膈上抬，使呼吸更加困难。被迫半卧位或端坐位减轻呼吸困难。

（3）夜间阵发性呼吸困难：表现为患者夜间睡眠中突感胸闷气短而惊醒，被迫坐起，呼吸深快。轻者端坐片刻逐渐缓解，重者端坐呼吸、发绀、大汗、有哮鸣音。此种呼吸困难称"心源性哮喘"（cardiac asthma）。其发生机制为：①平卧位时静脉回心血量增多、膈高位，致肺淤血加重，肺活量减少；②夜间迷走神经张力增高，小支气管收缩使肺泡通气量减少，冠状动脉收缩使心肌供血减少，心功能降低；③呼吸中枢敏感性降低，对肺淤血引起的轻度缺氧反应迟钝，当淤血加重，缺氧明显时，才刺激呼吸中枢产生应答反应。

（4）急性肺水肿：是左心衰竭呼吸困难最严重的形式。心脏收缩力突然严重减弱，或左心室瓣膜急性反流，心排血量急剧减少，左心室舒张末压迅速升高，肺毛细血管压随之升高使血管内体液渗入到肺间质和肺泡内形成急性肺水肿，咳出粉红色泡沫痰，两肺中下肺野较多细湿性啰音，心率加快，可有奔马律。严重肺水肿者满肺湿啰音，甚至心源性休克。

2. 右心衰竭所致呼吸困难机制　①右心房和上腔静脉压升高，刺激压力感受器反射性地兴奋呼吸中枢；②血氧含量减少，乳酸、丙酮酸等代谢产物增加，刺激呼吸中枢；③淤血性肝大、腹腔积液和胸腔积液，使呼吸运动受限，肺交换面积减少。临床上主要见于慢性肺源性心脏病、某些先天性心脏病或由左心衰竭发展而来、急性或慢性心包积液。发生呼吸困难的主要机制是大量心包渗液致心包压塞或心包纤维性增厚、钙化、缩窄，使心脏舒张受限，导致体循环静脉淤血。

（三）血液系统疾病

重度贫血、高铁血红蛋白血症、硫化血红蛋白血症导致红细胞携氧量减少，血氧含量降低。特点是呼吸浅，心率快。除此以外，大出血或休克时，因缺氧和血压下降，刺激呼吸中枢，也可使呼吸加快。

（四）神经系统疾病

脑出血、脑炎、脑膜炎、脑脓肿、脑肿瘤等颅脑疾患及颅脑外伤直接累及呼吸中枢，或受颅内压增高和供血减少的刺激，引起呼吸困难。特点是呼吸变为深而慢，呼吸节律的改变，出现 Cheyne-Stokes 呼吸、Biot 呼吸或双吸气（抽泣样呼吸）、呼吸遏制（吸气突然停止）等。

（五）中毒

代谢性酸中毒可导致血中代谢产物增多，刺激颈动脉窦、主动脉体化学受体或直接兴奋呼吸中枢引起呼吸困难。其主要特点是：①有引起代谢性酸中毒的基础疾病，如尿毒症、糖尿病酮症等；②出现深长而规则的呼吸，可伴有鼾音，称为酸中毒深大呼吸（Kussmaul's respiration）。

化学毒物中毒可导致机体缺氧引起呼吸困难，常见于一氧化碳中毒、亚硝酸盐和苯胺类中毒、氰化物中毒。其发生机制分别为：一氧化碳中毒时，吸入的 CO 与血红蛋白结合形成碳氧血红蛋白，失去携带氧的能力导致缺氧而产生呼吸困难；亚硝酸盐和苯胺类中毒时，使血红蛋白变为高铁血红蛋白失去携带氧的能力导致缺氧；氰化物中毒时，抑制细胞色素氧化酶的活性，影响细胞呼吸作用，导致组织缺氧引起呼吸困难，严重时引起脑水肿抑制呼吸中枢。

（六）药物不良反应

中枢抑制药如吗啡类、巴比妥类等药物和有机磷杀虫药中毒时，可抑制呼吸中枢引起呼吸困难。其主要特点为：①有药物或化学物质中毒史；②呼吸缓慢、变浅伴有呼吸节律异常的改变，如 Cheyne-Stokes 呼吸（潮式呼吸）或 Biot 呼吸（间停呼吸）。

（七）癔症

癔症的呼吸困难主要表现为呼吸频率快而浅，伴有叹息样呼吸或出现手足搐搦。临床上常见于癔症患者，在情绪波动后可突然发生"呼吸困难"，系因过度通气而发生呼吸性碱中毒。

【诊断思路】

（一）问诊要点

1. 相关病史问诊　有无引起呼吸困难的呼吸、心血管、血液、肾、代谢、神经系统等相关性疾病，有无毒物接触史、药物摄入史，有无颅脑外伤史。有无近期大手术、骨折、长期卧床史，有无花粉、尘螨等过敏史，有无吸烟史，有无哮喘家族史。

2. 针对呼吸困难特点问诊

（1）吸气性呼吸困难：若吸气显著费力，严重者吸气时可见"三凹征"，即锁骨上窝、胸骨上窝和肋间隙明显凹陷，可伴有干咳及高调吸气性喉鸣，急性起病尤其是儿童多考虑急性喉炎、气管异物，缓慢起病多考虑支气管的狭窄与阻塞。

（2）呼气性呼吸困难：若呼气费力、呼气缓慢、呼吸时间明显延长，伴有呼气期哮鸣音，呈发作性者多考虑喘息型慢性支气管炎、慢性阻塞性肺气肿、支气管哮喘、弥漫性泛细支气管炎等。

（3）混合性呼吸困难：若吸气期及呼气期均感呼吸费力，呼吸频率增快、深度变浅，可伴有呼吸音异常或病理性呼吸音，多考虑肺或胸膜腔病变，换气功能障碍，如重症肺炎、重症肺结核、大面积肺栓塞、弥漫性肺间质疾病、气胸、大量胸腔积液、广泛性胸膜增厚等。

（4）下列特点提示左心衰竭引起的呼吸困难：①有引起左心衰竭的基础疾病，如冠状动脉粥样硬化性心脏病、高血压心脏病、风湿性心脏病等；②劳力性呼吸困难，活动时呼吸困难出现或加重，休息时减轻或消失，③端坐呼吸，卧位明显，坐位或立位时减轻，夜间阵发性呼吸困难；④出现强迫坐位、发绀、大汗、烦躁、频繁咳嗽、咳粉红色泡沫状痰提示急性左心衰竭；⑤体征：两肺底部或全肺出现湿啰音，应用强心剂、利尿剂和血管扩张剂后呼吸困难症状减轻。

（5）下列特点提示右心衰竭引起的呼吸困难：①有引起右心衰竭的基础疾病，如慢性肺源性心脏病、先天性心脏病、心包积液或由左心衰竭发展而来。②体循环淤血表现：食欲不振、恶心、呕吐、腹胀。③体征：颈静脉怒张、肝大、肝颈静脉反流症、腹腔积液和胸腔积液，三尖瓣关闭不全的反流性杂音。

（6）中毒性呼吸困难：①有引起代谢性酸中毒的基础病因，如尿毒症、糖尿病酮症等；②出现深长而规则的呼吸，可伴有鼾音，称为酸中毒深大呼吸（Kussmaul's respiration）。②呼吸缓慢、变浅伴有呼吸节律异常的改变，如 Cheyne-Stokes 呼吸（潮式呼吸）或 Biot 呼吸（间停呼吸）。

（7）血源性呼吸困难：表现为呼吸浅，心率快，有重度贫血、高铁血红蛋白血症、硫化血红蛋白血症。或大出血、休克时出现的呼吸加快。

（8）神经系统疾病引起的呼吸困难：有引起颅内压增高的疾病背景，如脑出血、脑炎、脑膜炎、脑脓肿、脑外伤及脑肿瘤等，出现呼吸变为慢而深，并常伴有呼吸节律的改变，如双吸气（抽泣样呼吸）、呼吸遏制（吸气突然停止）等。

精神性呼吸困难主要表现为呼吸频率快而浅，伴有叹息样呼吸或出现手足搐搦。临床上常见于癔症患者，病人可在情绪波动后突然发生呼吸困难。其发生机制多为过度通气而发生呼吸性碱中毒所致，严重时也可出现意识障碍。

3. 针对呼吸困难伴随临床表现问诊

（1）发作性呼吸困难伴哮鸣音：多见于支气管哮喘、心源性哮喘，突发性重度呼吸困难见于急性喉水肿、气管异物、大面积肺栓塞、急性广泛心肌梗死、自发性气胸等。

（2）呼吸困难伴发热：多见于肺炎、肺脓肿、肺结核、胸膜炎、急性心包炎等。

（3）呼吸困难伴胸痛：见于大叶性肺炎、急性渗出性胸膜炎、肺栓塞、自发性气胸、急性心肌梗死、支气管肺癌等。

（4）呼吸困难伴咳嗽、咳痰：见于慢性支气管炎、阻塞性肺气肿继发肺部感染、支气管扩张、肺脓肿等，伴粉红色泡沫痰见于急性左心衰竭，伴大量泡沫痰可见于有机磷中毒。

（5）呼吸困难伴意识障碍：见于脑卒中、脑炎、脑膜炎、颅脑外伤、糖尿病酮症酸中毒、尿毒症、肺性脑病、急性中毒、休克型肺炎等。

（二）体格检查重点

1. 观察生命体征　有无贫血貌、发绀、大汗、端坐呼吸。

2. 注意呼吸频率、节律及幅度　呼吸形式常是诊断的重要线索，例如呼吸浅慢且不规律提示呼吸中枢抑制，见于颅脑外伤、脑血管病、镇静或麻醉药物不良反应，或呼吸肌麻痹；周期性呼吸（潮式呼吸和间停呼吸）多见于重症颅脑疾病；吸气相延长及三凹征提示大气道狭窄；而呼气相延长则主要见于慢性阻塞性肺疾病和哮喘；深而大的呼吸（Kussmaul 呼吸）提示代谢性酸中毒；过度通气见于呼吸性碱中毒。

3. 肺部异常体征　异常叩诊音、呼吸音变化和病理性呼吸音常提示有肺部疾病。

4. 心脏体征　心脏扩大、异常心音、附加音和杂音的存在常提示器质性心脏病的诊断，双下肺湿性啰音随体位变化是左心衰竭的特征之一，颈静脉怒张、肝大、肝颈静脉反流征阳性及双下肢压凹性水肿见于右心衰竭。

（三）辅助检查要点

1. 结合病史和体检选择血气分析、肺功能、心电图、超声心动图以及拟诊血液疾病有关实验室检查等。疑有化学物质或药物中毒所致呼吸困难伴发绀可用分光镜检查可证实血中高铁红血蛋白存在。

2. 胸 X 线摄片检查对于肺部病变诊断有重要意义。

3. 疑诊气管支气管腔内病变者（如异物、肿瘤、支气管内膜结核等）应考虑胸部 CT 和支气管镜的检查。

4. 痰液的病原学检查有助于感染性疾病的诊断。痰细胞学检查可以发现肿瘤细胞。

（杨昭徐）

第九章　　心　　悸

心悸（palpitation）是指一种自觉心脏跳动的不适感或心慌感。心悸发生时，心率和心律可以正常，也可出现心率快、心率慢或心律失常。健康人在剧烈运动、精神过度紧张、饮酒、饮浓茶或咖啡后也可出现心悸，属生理性的。心悸可见于心脏病者，但有心悸症状不一定有心脏病背景；反之心脏病患者也可不发生心悸，如无症状的冠状动脉粥样硬化性心脏病，就无心悸发生。

【病因与发生机制】

心悸发生机制尚未完全清楚，一般认为心脏活动过度是心悸发生的基础，常与心率、心律及心搏出量改变有关，可能基于自主神经功能紊乱、儿茶酚胺分泌过多或对 β- 肾上腺素能激活过度敏感。在心动过速时，舒张期缩短、心室充盈不足，当心室收缩时心室肌与心瓣膜的紧张度突然增加，可引起心搏增强而感心悸；心律失常如过早搏动，在一个较长的代偿期之后的心室收缩，往往强而有力，会出现心悸。心悸出现与心律失常出现及存在时间长短有关，如突然发生的阵发性心动过速，心悸往往较明显，而在慢性心律失常，如心房颤动可因逐渐适应而无明显心悸。精神紧张、注意力集中、焦虑时易促发心悸。

常见病因：

（一）心脏搏动增强

1. 心室肥大　高血压心脏病、主动脉瓣关闭不全、二尖瓣关闭不全等引起的左心室肥大，心脏收缩力增强；动脉导管未闭、室间隔缺损等致使回流血量增多，增加心脏的负荷量，导致心室肥大；因维生素缺乏，周围小动脉扩张，阻力降低，回心血流增多，心脏工作量增加，也可出现心悸。

2. 甲状腺功能亢进　系由于基础代谢与交感神经兴奋性增高导致心率加快。

3. 贫血　以急性失血时心悸为明显。贫血时血液携氧量减少，器官及组织缺氧，机体为保证氧的供应，通过增加心率，提高排出量来代偿，心率加快导致心悸。

4. 发热   此时基础代谢率增高，心率加快、心排血量增加引起心悸。

5. 低血糖症、嗜铬细胞瘤等引起的肾上腺素释放增多   心率加快，可发生心悸。

6. 药物不良反应   如肾上腺素、咖啡因、麻黄碱、甲状腺素、皮质激素、阿托品、钙离子拮抗剂（如硝苯地平）、氨茶碱、利尿剂等。

（二）心律失常

心动过速、过缓或其他心律失常时，均可出现心悸。

1. 快速型心律失常   见于窦性心动过速、阵发性室上性或室性心动过速等。

2. 缓慢型心律失常   见于二度以上房室传导阻滞、窦性心动过缓或病态窦房结综合征，系因心率缓慢，舒张期延长，心室充盈度增加，心搏强而有力引起心悸。

3. 其他心律失常   期前收缩、心房扑动或颤动等，由于心脏跳动不规则或有一段间歇，使患者感到心悸，甚至有停跳感觉。

（三）心脏神经症

心脏本身并无器质性病变，由自主神经功能紊乱所引起。多见于青年女性。除心悸外尚常有心率加快、心前区或心尖部隐痛，以及疲乏、失眠、头晕、头痛、耳鸣、记忆力减退等神经症表现，且在焦虑、情绪激动等情况下更易发生。β- 肾上腺素能受体反应亢进综合征也与自主神经功能紊乱有关，易在紧张时发生，其表现除心悸、心动过速、胸闷、头晕外，尚可有心电图的一些改变，出现窦性心动过速，轻度 ST 段下移及 T 波平坦或倒置，易与心脏器质性病变相混淆。本病进行普萘洛尔试验可以鉴别，β- 肾上腺素能受体反应亢进综合征在应用普萘洛尔后心电图改变可恢复正常，显示其改变为功能性。

【诊断思路】

（一）问诊要点

1. 相关病史   有无高血压、心脏病、甲状腺功能亢进症、糖尿病、贫血等，用药史，过敏史，有无饮浓茶、咖啡、烟酒嗜好，有无精神创伤。

2. 心悸特点   发作诱因、阵发性或持续性、频率、缓解因素、病程及发作时心率和心律变化等。有器质性心脏病心脏增大者常可有持续性心悸，但心悸发生不代表一定有心脏病，反之心脏病患者也可不发生心悸。感染、劳累、情绪激动等可诱发心悸或加重；阵发性室上性心动过速常见为阵发性心悸，突然发生，突然终止。

3. 伴随临床表现

（1）伴心前区疼痛   见于冠状动脉粥样硬化性心脏病（如心绞痛、心肌梗死）、心肌炎、心包炎等。

（2）伴呼吸困难   见于急性心肌梗死、心力衰竭、严重贫血、心肌炎、心包炎等。

（3）伴发热   见于感染性心内膜炎、结缔组织病、心肌炎和心包炎等。

（4）伴晕厥或抽搐   见于完全性房室传导阻滞、心室颤动和阵发性室性心动过速、病态窦房结综合征等。

（5）伴贫血   见于各种原因的急性失血或溶血后快速发生的贫血，常伴虚汗、脉搏微弱、血压下降或休克。而缓慢发生的贫血则心悸多发生于劳累后。

（6）伴消瘦和出汗   见于甲状腺功能亢进症。

（7）伴记忆力减退、头晕、耳鸣、失眠等神经衰弱症状者 除外心脏病等器质性疾病后，应考虑神经精神因素引起的心悸。

（二）体格检查要点

除全面体格检查外，特别要注意如下方面：

1. 体温、脉搏、呼吸、血压。

2. 甲状腺肿大 见于甲状腺功能亢进症。

3. 心脏体征 心脏增大提示器质性心脏病；心率改变、心律失常、心脏杂音、心包摩擦音；左心功能不全时两肺底可闻及湿性啰音，右心功能不全时可见颈静脉怒张、肝颈静脉回流征阳性、肝大及下肢水肿。

（三）辅助检查要点

1. 心电图、超声心动图、胸部 X 线摄片等检查 有助于了解心律失常类型、心肌供血不足和心脏结构改变，冠状动脉造影是诊断冠心病的主要依据。

2. 血象 贫血时血红蛋白下降。

3. 血糖和血 T_3、T_4、TSH 检查 有利于确定有无糖尿病和甲状腺功能亢进症。

（李瑞军）

第十章 | 恶心与呕吐

恶心（nausea）和呕吐（vomiting）是极为难受的想吐出胃内容物的感觉。呕吐是指用力将胃内容物带至口中或排出。此时膈肌、腹肌强烈收缩，贲门开放、幽门收缩、呼吸暂停、鼻咽的通道关闭。若仅有呕吐的动作过程但无胃内容物排出称为干呕（retching），是由间歇性顿挫的伴有关闭声门的呼吸动作构成，胸壁和膈肌的吸气运动被腹肌的呼气运动对抗。恶心可伴有上腹不适、厌食之感，甚至伴头晕、出汗、面色苍白、心率增快、流涎。干呕时可伴有心动过缓、心房颤动和室性心律失常。剧烈干呕、呕吐可引起贲门撕裂（lacerations）出血，即所谓 Mallory-Weiss 综合征。剧烈、频繁的呕吐可引起大量胃液丢失、脱水、电解质紊乱和代谢性碱中毒，如妊娠剧吐（hyperemesis gravidarum）。长期呕吐可引起龋齿、营养不良。呕吐物误吸可引起肺部感染。

反刍（rumination）和反食（regurgitating food）是与恶心、呕吐不同的概念。反刍为主动地将胃内容物反流到口腔，不伴有恶心，经再次咀嚼后重新下咽，多发生在餐后 15～30 min 内，持续 30～60 min，当胃内容物呈酸性时停止。反食常发生在餐后，但时间不固定，是指食管或胃内容物返至口腔，无呕吐的协调动作而排出。若反流物为酸性胃内容物称为反酸（sour regurgitation）。

【发生机制】

呕吐过程复杂，其协调的反射动作是通过在延髓的呕吐中枢调控的。各种刺激达到一定阈值时，由呕吐中枢发出冲动通过支配咽、喉部的迷走神经，支配食管及胃的内脏神经、膈肌的膈神经、肋间肌及腹肌的脊神经，引起与肌肉的协调反射动作来完成。有关呕吐的刺激有三个方面：①由中枢神经系统传入的视觉、嗅觉、味觉的刺激。②位于呕吐中枢附近的化学感受器触发区（chemoreceptor trigger zone）接受的刺激发出冲动刺激呕吐中枢。触发物包括毒物（如有机磷农药、鼠药）、药物（如洋地黄、癌化疗剂、L-多巴等）、毒性代谢产物（如尿素氮、酮体等）。③来自消化道、心脏和泌尿系统等末梢神经的刺激。介导恶心的神经通路尚未阐明，但有证据表明其类似呕吐神经反射通路。认为轻微刺激产生恶心，强刺激引起干呕、呕吐。恶心期间胃张力低，胃蠕动减弱或消失，十二指肠空肠压力增高，其内容物反流入胃。

【病因】

（一）中枢性呕吐

1. 颅内压增高（increased intracranial pressure） 脑肿瘤、脑炎、脑膜炎、脑水肿、脑血管病、脑外伤等。

2. 第 8 对脑神经疾病、椎基底动脉供血不全、梅尼埃病（Meniere's disease）、迷路炎、晕车、晕船、晕机等累及前庭功能。

3. 偏头痛、青光眼。

4. 化学感受器触发区受刺激 包括：①内源性毒性物质刺激，如尿毒症、酮中毒、甲状腺危象、肾上腺危象、早期妊娠等；②外源性毒性物质，如乙醇、重金属、一氧化碳、有机磷农药、鼠药等中毒；③药物不良反应，如某些抗生素（红霉素、克拉霉素等）、抗癌药（顺铂，环磷酰胺、卡莫司汀、甲氨蝶呤等）、洋地黄、吗啡。

（二）反射性呕吐

1. 胸部器官疾病 急性心肌梗死、肺栓塞。

2. 腹部器官疾病

（1）胃肠疾病：消化性溃疡（尤其是并发幽门梗阻）、急性胃炎、慢性胃炎、十二指肠炎、十二指肠淤滞症、肠梗阻、急性阑尾炎、急性肠炎等。非甾体抗炎药、抗血小板药、抗凝药、抗生素、抗肿瘤药等引起的药物相关性胃肠黏膜损害。

（2）胆道疾病：急性胆囊炎、慢性胆囊炎、胆石病等。

（3）胰腺疾病：急性胰腺炎等。

（4）肝疾病：病毒性肝炎、肝硬化、药物性肝损害等。

（5）腹膜疾病：急性腹膜炎等。

（6）尿路结石。

（7）宫外孕破裂、卵巢囊肿蒂扭转。

（三）神经性呕吐

神经性呕吐多为内脏性疾病所致。

【诊断思路】

（一）问诊要点

1. 起病缓急 急性恶心、呕吐由下列因素引起：头部外伤、急性中毒、急性感染（尤其是消化道感染）、内脏疼痛（继发于急性消化道梗阻、炎症或缺血等）、妊娠早期等；慢性恶心、呕吐常由颅内病变（如脑肿瘤）、内分泌代谢障碍、消化道梗阻、动力障碍（如胃轻瘫）、精神因素等引起。

2. 呕吐的时间 餐后即吐见于贲门失弛缓症、神经性呕吐，餐后 6 ~ 12 h 呕吐见于幽门梗阻、胃动力障碍（如糖尿病或迷走神经切断术后胃轻瘫）、晨吐，餐前恶心、呕吐见于妊娠早期、尿毒症、颅压增高。

3. 呕吐物性状、量和气味 呕吐未消化的食物提示来自贲门失弛缓症或食管憩室，呕吐物酸味或隔夜食物表明幽门梗阻，呕吐血性或咖啡渣样物表明上消化道出血，混有胆汁表明远端十二指肠梗阻、上段空肠梗阻（胃切除术后）或胆汁反流入胃。呕吐量大见于幽门梗阻、十二指肠和上段小肠梗阻、胃泌素瘤。呕吐物伴粪臭表明下段小肠梗阻、腹膜炎伴肠梗阻、胃结肠瘘、长期胃出口梗阻（胃内继发细菌过度生长）。

4. 呕吐伴随症状及其特点

（1）伴剧烈头痛的喷射性呕吐（projectile vomiting）见于颅内压增高、青光眼等。

（2）伴眩晕见于第 8 对脑神经疾病、椎基底动脉供血不全、小脑后下动脉供血不全。

（3）伴胸痛见于急性心肌梗死、肺栓塞。

（4）伴腹痛见于腹腔器官梗阻、炎症、破裂。

（5）伴腹胀见于幽门梗阻、肠梗阻。消化性溃疡呕吐后腹痛可缓解，急性胰腺炎或胆道疾病呕吐后腹痛不缓解。

（6）伴腹泻、腹痛见于急性胃肠炎、食物中毒、霍乱和副霍乱。

5. 既往史　特别注意有无肝炎、肾炎、糖尿病、消化性溃疡、腹部手术史、用药史，近期头部外伤，育龄妇女应询问月经史。

（二）体格检查要点

1. 神经系统　意识状态、瞳孔、眼球震颤、有无颈强直、共济运动失调、病理反射、眼底视神经乳头水肿。

2. 腹部　有无胃型、肠型、胃肠蠕动波、腹部膨隆、压痛与反跳痛、肿块、振水音、肠鸣音、移动性浊音等。

（三）辅助检查

血、尿、粪便常规，血清电解质、尿素氮、血肌酐、肝功能和脑脊液检测，心电图，胸腹 X 线、CT，内镜等有关检查有助于辨明呕吐病因。

（杨昭徐）

第十一章　吞咽困难

吞咽困难（dysphagia）是指食物自口腔进入胃的过程中受阻，在吞咽食物或饮水时感到费力或发噎，有食物停滞、被粘住或挂住的梗塞之感。可伴有胸骨后疼痛。假性吞咽困难是指咽部、颈部或胸骨后有团块样梗阻感，或有吐之不出、咽之不下的异物感，但吞咽时并不加重，进食、饮水时症状常可减轻，常有心理障碍与精神障碍的背景，应加以鉴别。

【发生机制】

食物由口腔到胃包括四个阶段：第一阶段食物经咀嚼后形成食团，被运送至舌背，舌肌在吞咽运动开始时迅速收缩，将食团送向咽后壁，此为随意运动。第二阶段为食团刺激咽后壁，引起一系列反射性协调运动，为不随意运动。使咽部通向鼻与喉的气道暂时关闭，食团即进入食管。第三阶段为食团由食管到贲门，吞咽反射引起的食管蠕动波推进食团迅速下达贲门，仅需数秒钟。第四阶段为在吞咽反射开始后的 5~6 s，食管下段平滑肌弛缓，贲门开放，食团进入胃内。未排尽的食物刺激食管壁引起继发性反射动作以清除食管内容物。食管下段有一约 3 cm 的高压区，是阻止胃内容反流到食管的重要屏障。

原发性向前推进运动和支配吞咽动作的传入神经包括：软腭的三叉神经、咽后壁的舌咽神经、会厌和食管的迷走神经。支配肌肉运动的传出神经为三叉神经、吞咽神经和舌下神经。吞咽反射的中枢位于延髓。上述吞咽通道的梗阻性病变、炎症性病变、神经肌肉病变和功能性病变均可导致吞咽困难。

【病因】

（一）食管机械性梗阻

1. 食管壁病变　食管癌及其他恶性肿瘤、食管息肉或平滑肌瘤等良性肿瘤、食管良性狭窄、反流性食管炎、食管溃疡、食管裂孔疝、食管憩室等。

2. 食管腔外病变　纵隔肿瘤、心血管疾病（如左心房扩大、主动脉弓及其分支压迫颈部食管）、胸骨后甲状腺肿大、胸腺肿大等。

3. 食管内病变　食管内异物、食管蹼等。

（二）神经、肌肉病变所致食管动力障碍

1. 神经系统疾病　延髓麻痹、脑血管病、脑干肿瘤、Parkinson 病、脊髓灰质炎、肌萎缩性侧索硬化、重症肌无力、贲门失弛缓症（achalasia）等。

2. 硬化性肌病　多发性肌炎、皮肌炎、系统性硬化病、眼 – 咽型肌营养不良症（oculopharyngeal muscular dystrophy）等。

3. 神经症（如胃食管癔球 gastroesophageal globus hystericus）、抑郁症等。

（三）唾液分泌减少

唾液分泌减少由药物（如抗胆碱药物）、干燥综合征（Sjogren syndrome）、放射治疗等因素引起。

【临床特点】

吞咽困难因病因及梗阻部位不同而有不同的特点。

（一）口咽性吞咽困难

1. 口咽部炎症引起的吞咽困难常伴下咽时疼痛。

2. 延髓麻痹时出现舌咽、迷走和舌下神经功能障碍，引起舌肌、软腭、咽肌麻痹，表现为吞咽困难、咀嚼无力、饮水呛咳并由鼻孔流出，伴有构音障碍。

3. 舌下神经麻痹引起舌肌运动障碍，出现咀嚼困难及吞咽困难，伴有构音障碍。

4. 重症肌无力患者因有咀嚼肌、咽肌、舌肌无力而出现咀嚼和吞咽困难、饮水呛咳，吞咽困难随进食时间延长而逐渐加重。

5. 多发性肌炎患者咽肌受累可发生吞咽困难，尚有发热、咽痛、肌痛、肌无力和肌肉压痛。眼 – 咽型肌营养不良症可出现吞咽困难和眼睑下垂。

6. 口咽部肿瘤除引起吞咽困难外尚有肿瘤压迫、侵蚀部位或远隔部位相应的表现。

7. 位于上食管括约肌上方的 Zenker 憩室压迫食管引起吞咽困难常伴有下咽时咕噜声，食物迅速返回到口腔。

（二）食管性吞咽困难

吞咽时常伴胸骨后不适、膨胀感。

1. 食管癌引起的食管机械性梗阻，初期进食固体食物困难，后期液体食物也吞咽困难，有进行性加重趋势。

2. 反流性食管炎主要症状为烧心（胸骨后烧灼感），反酸及胸骨后疼痛，由于反流的酸性胃内容物可刺激食管引起局部痉挛出现间歇性吞咽困难。各种原因引起的食管炎症后期若形成瘢痕狭窄则可出现不同程度的吞咽困难。

3. 食管下端神经肌肉功能障碍引起的贲门失弛缓症常表现为间歇性吞咽困难、胸骨后疼痛、反食。

4. 系统性进行性硬化症常发生食管溃疡、肌层萎缩、瘢痕组织形成，因食管蠕动减弱而出现吞咽困难和胸骨后闷痛。

5. Plummer-Vinson 综合征表现为缺铁性贫血、口角炎、吞咽困难。

（三）功能性疾病

吞咽困难间歇发生，病程长，症状时轻时重。进食固体或流质食物同样困难，冷饮加重、热饮减轻，反复做吞咽动作或饮水可缓解。无贫血、消化道出血、消瘦等伴随症状。发病往往有精神因素。

【诊断思路】

（一）问诊要点

1. 年龄 老年男性吞咽困难以食管癌最常见，儿童吞咽困难当以食管异物为多。

2. 前驱因素或诱因 询问吞咽异物史有利于判断食管异物，过去有误服腐蚀剂、食管和胃手术史有利于判断食管狭窄。了解精神因素有利于判断癔症或贲门失弛缓症。

3. 病程 近期出现症状、短期内进行性加重的吞咽困难多见于恶性肿瘤，病程超过一年，非进行性或间歇性发作者多为良性食管疾病。

4. 初步判断阻塞部位 病人多可明确地指出阻塞部位，与病变的解剖部位符合，有助于定位诊断。如在食管上段除食管癌外，应想到内压性憩室或胃食管癔球；如在食管中段除食管癌外，以食管外压性病变较为常见；食管下段阻塞则以食管癌为主要原因，其次为贲门失弛缓症。

5. 与食物性状关系 食管癌引起的腔内梗阻，早期进食固体食物吞咽困难，呈进行性加重，至晚期进食流质食物也发生困难。神经肌肉疾病引起的食管动力性障碍，进食固体及流质食物均发生吞咽困难，吞咽流质食物反而较固体食物更困难。

6. 伴随症状

（1）伴有上消化道出血见于食管癌、食管溃疡、食管炎症。

（2）伴有烧心、反酸、胸骨后疼痛等伴随症状多见于胃食管反流性疾病。

（3）伴有呛咳、饮水反流到鼻腔、构音障碍提示迷走神经、舌咽神经病变，或延髓病变。

（4）伴咀嚼无力、构音困难、呼吸困难、全身肌无力，见于重症肌无力、肌营养不良症、多发性肌炎等肌病。

（5）皮肌炎、多发性肌炎、系统性硬化尚有食管外多系统器官（包括骨骼、肌肉系统）病变，有结缔组织疾病的共同特点，血清免疫学自身抗体检测很有价值。

（6）伴有贫血见于 Plummer-Vinson 综合征。

（二）体格检查要点

在全身系统检查的基础上，重点检查口咽部、浅表淋巴结、皮肤、肌肉和神经系统。

（三）辅助检查要点

1. 内镜检查 可直接观察食管腔、黏膜病理形态改变，结合超声内镜检查和活体病理组织检查有助于明确诊断。

2. X 线钡餐食管造影 有助于明确病变部位和性质。如 X 线钡餐食管造影显示食管下段管壁光滑，管腔突然狭窄呈鸟嘴样改变，近端食管扩张有助于诊断贲门失弛缓症。

3. 胸部 CT 食管腔外压性病变，尤其是纵隔肿瘤、主动脉瘤或畸形，可经胸部 CT 等检查明确诊断。硬皮病或混合结缔组织病导致食管运动功能障碍，通过食管压力检测可发现低压力性蠕动。头颅 CT、MRI 有助于确定中枢神经系统病变。

4. 其他相关检查 如血清免疫学检查有助于判断结缔组织疾病。

（杨昭徐）

第十二章 | 呕血与便血

消化道以 Treitz 韧带为界分为上消化道和下消化道。上消化道包括食管、胃、十二指肠、胆管、胰管及胃大部切除胃空肠吻合术后的空肠各部位，这些部位的出血称为上消化道出血（upper gastrointestinal bleeding）；下消化道包括空肠、回肠、结肠、直肠和肛门各部位，这些部位的出血称为下消化道出血（lower gastrointestinal bleeding）。血液经口腔呕出称为呕血（hematemesis），血液经肛门排出称为便血（hematochezia）。

【临床表现】

消化道出血因出血部位不同、出血量多少、出血速度快慢以及血液在胃肠道内停留的时间长短而表现各异。

（一）呕血

胃内储血量达 250～300 mL 即可呕出，呕血前常有恶心和上腹不适。一般以幽门以上的部位出血呕出多见。但幽门以下十二指肠部位的出血若出血量大、速度快，血液可反流入胃再呕出。若上消化道出血量小、速度慢可仅有便血而无呕血。呕血者因部分血液经肠道下行常伴有便血，但便血者不一定伴有呕血。呕血颜色视出血量的多少及在胃内停留时间长短以及出血部位的不同而不同：出血量多，在胃内停留时间短、食管部位的出血多呈鲜红色或暗红色；若出血量少或在胃内停留时间长，则因血红蛋白与胃酸作用形成酸化正铁血红素（hematin），呕吐物呈咖啡渣（coffee-grounds）样。

（二）便血

便血可来自上消化道和下消化道。便血颜色可因出血部位不同、出血量的多少、出血的速度快慢以及血液在肠腔内停留时间的长短而不同。下消化道出血量多、速度快、部位低多呈鲜红色；若出血量少、停留时间长、出血病灶部位高则多呈暗红色。血液可与粪便相混合或单独便出。便鲜红色血附于粪便表面不与粪便混合，排便前后滴血或喷血者，表明肛门直肠疾病，如痔、肛裂和直肠肿瘤等引起的便血。上消化道出血或小肠出血超过 50 mL 时，停留在肠内的血，其中血红蛋白与肠内硫化物结合形成硫化亚铁，使粪便呈黑色，形成黑便（melena）。肠腔内血量超过 300~500 mL 时，形成较大量的硫化亚铁刺激肠黏膜分泌黏液使粪便黑而油亮，状如柏油，故称柏油样便（tarry stool）。细菌性痢疾多有黏液脓血便，阿米巴痢疾脓血便常呈暗红色果酱样。急性出血坏死性肠炎可排出洗肉水样血便。

（三）隐性出血

少量消化道出血，每日在 5 mL 以下时，粪便外表颜色无变化，需经隐血试验检验方可确定者称为隐性出血（occult blood）。

（四）失血症状

消化道出血后可引起一系列失血后的症状。少量出血（失血量小于 500 mL），可无症状，或出现轻微头晕、乏力；中等量出血（失血量 800 mL 以上），出现头晕、冷汗、口渴、心慌、四肢厥冷、皮肤苍白、脉搏增快，可有晕厥发作。若急性出血量超过 1 000 mL 的重度出血，则有急性周围循环衰竭表现，多有气促、肢冷、尿少、心率加快、血压下降等表现，甚至出现休克和意识障碍。急性消化道出血后可有低热，持续数日。长期少量消化道出血常有贫血征象，大量出血者数小时内即可出现贫血表现。

【病因与分类】

（一）按出血主要原因分类

1. 静脉曲张性出血　因门静脉高压导致侧支循环静脉扩张、膨大后破裂出血（图 1-12-1）。

2. 非静脉曲张性出血　指黏膜下血管因溃疡、糜烂损伤或血管畸形而破裂出血（图 1-12-1）。

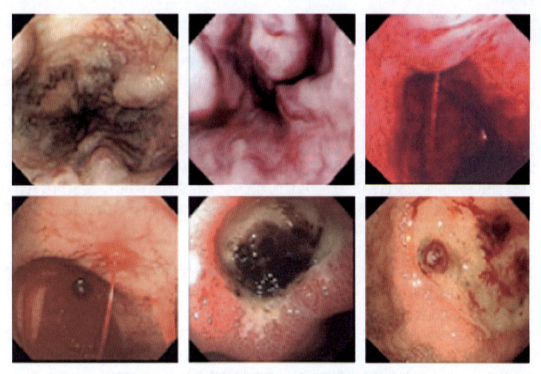

图 1-12-1　内镜下静脉曲张性出血与非静脉曲张性出血所见
（上排：食管静脉曲张出血；下排：胃溃疡出血）

（二）按解剖部位分类

1. 上消化道出血

（1）食管疾病（见图 3-4-3）：食管静脉曲张、食管炎、食管黏膜撕裂、裂孔疝、食管癌、食管异物、纵隔肿瘤破入食管等。

（2）胃和十二指肠疾病（见图 3-4-4、5）：消化性溃疡、慢性胃炎、药物（如阿司匹林等非甾体类抗炎药、抗血小板药、抗凝药等）引起的胃十二指肠黏膜损伤、应激（stress）相关性黏膜损伤、胃肿瘤、胃黏膜脱垂、恒径动脉（caliber-persistent artery）破裂，即 Dieulafoy 病等。

（3）肝、胆道和胰腺疾病：肝硬化门脉高压可引起食管或（和）胃底静脉曲张破裂及门脉高压性胃病，胆道结石、胆管炎、胆道外伤和胆道肿瘤引起的胆道出血流入十二指肠，急性胰腺炎、慢性胰腺炎和胰腺癌等。

（4）血液疾病：血小板减小性紫癜、白血病、血友病和遗传性毛细管扩张等。

（5）急性传染病：流行性出血热、暴发型肝炎、钩端螺旋体病和感染中毒症等。

（6）其他：慢性肺源性心脏病、呼吸衰竭、尿毒症和结缔组织病等。

2. 下消化道出血

（1）肛门、直肠疾病：痔、肛裂、肛瘘、直肠炎、直肠癌、直肠息肉等。

（2）结肠疾病（见图 3-4-8）：细菌性痢疾、阿米巴痢疾、溃疡性结肠炎、结肠癌、结肠息肉、缺血性肠病等。

（3）小肠疾病（见图 3-4-9）：急性出血坏死性肠炎、肠结核、小肠肿瘤、血管瘤、Crohn 病等。

（4）其他：血液疾病、急性传染病、尿毒症、肝硬化门脉高压可引起小肠、结肠静脉曲张及门脉高压性肠病。

【诊断思路】

引起呕血或便血的疾病很多，一般病例按以下诊断流程分析判断。但针对出血量大、病情进展快、出现休克和（或）意识障碍者，应按危重病简化优化程序，在紧急改善有效血液循环维系生命体征正常的前提下，快速判断和快速救治。

（一）确定是否呕血和（或）便血

1. 应排除假性呕血和假性便血　即排除鼻腔、咽喉和口腔出血直接经口呕出或下咽后呕出、便出。服用铁剂、铋剂、药用炭及某些中药后可出现假性黑便，进食肉食或含动物血的食物后也可出现假性黑便。上述药物引起的黑色粪便一般呈灰黑色无光泽，粪便隐血试验阴性。进食肉食或含动物血食物后粪便可使某些隐血试验出现假阳性，应予注意。采用免疫学隐血检测方法（如抗人血红蛋白抗体、抗人红细胞基质抗体检测）可避免假阳性。

2. 呕血应与咯血鉴别　参见第一篇第五章咯血。

3. 某些消化道大量出血的患者，尤其是老年人尚未出现显性的呕血及便血就发生晕厥或进入失血性休克状态，应注意追踪检查。

（二）确定消化道出血部位

根据出血方式初步判断上消化道出血与下消化道出血：呕血多来自上消化道，便鲜血或暗红色血便（非黑便）多来自下消化道。黑便多来自上消化道或高位下消化道（如上段小肠），提示出血至少在肠道已存留 14 h 以上。出血部位离直肠越远，出现黑便机会越多。回盲部以下结肠病变较少出现黑便。放置鼻胃管可能有助于判断，尤其是出血量大、速度快、无呕血仅有便血（来不及变黑）时，胃管内出现血性抽吸物提示上消化道出血，非血性抽吸物大致可排除食管和胃出血。但放置鼻胃管不如内镜检查准确。

（三）确定消化道出血的病因

参照下列问诊要点，大体上区分非静脉曲张性出血或静脉曲张性出血，因为关系到进一步治疗方案和措施。

1. 重要病史　有无饮食不洁、酗酒、相关药物、食物中毒史等，应激状态如颅脑损伤或手术、大面积烧伤和各种严重创伤、严重感染、休克、多脏器功能衰竭等。既往传染性肝炎等肝病病史、消化性溃疡、血液病、肾炎、高血压病、缺血性心脑血管病、痔、肛裂和肛瘘等病史。

2. 主要伴随症状、体征

（1）伴腹痛：慢性上腹痛，周期性与节律性发作，出血后腹痛减轻，提示消化性溃疡；上腹绞痛，伴黄疸、发热与寒战而有呕血及（或）便血者，提示胆道出血。急性持续性上腹痛伴腹部瘀斑见于急性重症胰腺炎。发作性腹痛伴便血见于缺血性肠病。中老年慢性无规律性腹痛、食欲不振、消瘦、贫血、粪便隐血试验阳性者应警惕胃肠恶性肿瘤。

（2）伴发热：发热伴便血见于急性出血性坏死性肠炎、急性传染病、白血病及其他恶性肿瘤。

（3）伴肝脾大、蜘蛛痣、肝掌、腹壁静脉曲张、腹水：提示肝硬化门脉高压或肝癌。

（4）伴里急后重（tenesmus）、肛门坠胀、屡有便意、排便未净感：提示痢疾、肠炎等肛门、直肠疾病，也应警惕直肠癌。应作肛门指诊检查和内镜检查。

（5）伴全身出血倾向：除呕血、便血尚有皮肤黏膜出血、鼻出血、尿血、女性阴道出血等，应考虑血液病、肝病、急性传染病、恶性肿瘤、尿毒症或服用抗血小板药及抗凝血药等引起的药物不良反应。

（6）伴腹部肿块：应考虑相应部位的恶性肿瘤、结核病灶、肠套叠及 Crohn 病等。

（7）血容量不足：出现头晕、心慌、口渴、出冷汗、尿少，卧位变坐位时出现头晕、心率增快、血压下降。

3. 根据消化道出血发生概率思考　上消化道出血最常见于消化性溃疡、急性胃十二指肠黏膜病变、食管或（和）胃底静脉曲张破裂和胃癌；下消化道出血常见于结肠炎或直肠炎、息肉、结肠癌或直肠癌、痔与肛门疾病。定性诊断宜从上述常见病考虑，结合解剖部位，上、下消化道各器官逐一考虑，排除可能的出血病灶。除消化道本身疾病外，要考虑到相邻器官（如胆管和胰管）和全身性疾病引起出血的可能性，全身性疾病多有原发病的背景和其他综合临床表现。病因未明时也应考虑少见疾病的可能性，如血液病、小肠疾病、血管畸形等。

4. 估计出血量　根据呕血和便血量，结合脉率、血压、尿量、全身表现，以及血红蛋白、尿素氮、血细胞比容等检测指标，估计出血量。特别要识别消化道大量出血

5. 判断出血是否停止　下列情况应考虑继续出血或再出血：①反复呕血、便血，或便次增多伴粪质变稀薄、肠鸣音亢进；②周围循环衰竭表现经充分补液输血无改善，或暂时好转而又恶化；③血红蛋白浓度、红细胞计数与血细胞比容继续下降；④补液与尿量足够的情况下，血尿素氮持续升高或再次升高。

6. 重要辅助检查

（1）实验室检查：血常规、尿常规和粪便常规检查，粪便病原体检查，肝、肾功能检查。凝血项目、血清电解质等。

（2）内镜检查：为消化道出血病因诊断的首选检查方法。急性消化道出血必要时在出血后

24～48 h 内急诊内镜检查。

（3）X 线钡剂造影：主要适于有内镜检查禁忌证或不愿接受内镜检查者，在停止出血、病情稳定后进行，或作为内镜检查的补充检查。

（4）血管造影检查：如出血量 > 0.5 mL/min 时，通过动脉插管注入造影剂，可见造影剂外溢到胃肠道内，有助于确定出血部位。缺血性肠病血管造影检查对显示血管狭窄和梗死亦甚有价值。

（5）B 型超声检查：是腹腔脏器病变重要的常规检查方法。

（6）其他相关检查。

（杨昭徐）

第十三章 腹 痛

腹痛（abdominal pain）是腹部内脏的伤害感受器（nociceptor）受到机械的或化学的刺激，经神经通路传入中枢神经系统形成的感觉。腹痛多由腹部本身的各器官疾病引起，也可由腹外的器官疾病引起。腹痛按病程长短及起病情况分为急性腹痛（acute abdominal pain）和慢性腹痛（chronic abdominal pain）。

【发生机制】

（一）引起疼痛的刺激类型

1. 机械性的刺激　主要来自脏器的伸展（extension）。腹部的伸展感受器位于空腔脏器的肌层、黏膜层和黏膜下层之间，实质性脏器的浆膜和肠系膜（尤其是大血管附近）。机械感受器受到以下刺激冲动：空腔脏器扩张（如肠梗阻引起的近端肠扩张）、肌层强力收缩（如胆绞痛）、实质性脏器浆膜或包膜伸张（如淤血、肝癌引起的肝大）、肠系膜扭转、肠系膜或肠系膜血管受压或牵张（如腹膜后肿瘤）等。

2. 化学性刺激　感受器主要位于空腔脏器的黏膜和黏膜下层。这些感受器直接受到下列的刺激冲动：局部机械性损伤、炎症、组织缺血和坏死、热力或放射性损伤。刺激物包括：氢离子和钾离子、组胺、5- 羟色胺、缓激肽和其他血管活性肽类、P 物质、钙基因相关肽、前列腺素和白三烯等。有害刺激物的蓄积可以改变病变组织的微环境，促使对某些刺激物的敏感性增加，从而也可使无害的刺激物致痛。如内脏炎症时，正常刺激也可致痛。

（二）腹部的感觉神经传导通路和腹痛的类型

1. 躯体痛（somatic pain）　有髓鞘 Aδ 神经纤维主要分布在皮肤和黏膜。来自腹膜壁层和腹壁的痛觉信号，通过脊髓神经传导。传导急性损伤后的突发性疼痛，多为刺痛（stabbing pain）、刀割样痛（lancinating pain），剧烈而持续，可引起局部腹肌紧张或强直。因一侧脊神经仅支配壁腹膜的相应部位，故腹痛定位准确，在腹部一侧。腹痛可因咳嗽、体位变动而加重。

2. 内脏痛（visceral pain）　无髓鞘 C 神经纤维分布于肌肉、

腹膜、肠系膜和浆膜。通过交感神经或副交感神经传入痛觉信号。疼痛多为渐进性、周期性或持续较长时间，部位不清，接近腹中线。呈钝痛（dull pain）、灼痛（burning pain）、绞痛（colicky pain）或胀痛（distending pain）。常伴恶心、呕吐、出汗、面色苍白等自主神经兴奋症状。如胃、小肠、结肠等器官疾病产生的内脏痛多靠近腹中线。胆囊、肾及输尿管疾病所致的内脏痛，多偏腹部的一侧。内脏痛的位置弥散而不确切。

3. 牵涉性痛（referred pain） 是在病变的远隔体表部位出现的疼痛。这是内脏传入神经和来自不同的自主神经支配区的躯体传入神经在相同的脊神经节段二级神经元会聚了痛觉冲动。如胆囊疾病除右上腹痛外，尚可有右肩部痛和右肩胛下区痛。腹部内脏病变体表牵涉性痛部位详见表 1-13-1。

表 1-13-1 消化道内脏牵涉性痛部位与脊髓节段神经分布

内脏	传入神经	进入脊髓节段	牵涉性痛部位
食管	内脏大神经	胸 5、6	胸骨后，剑突下
胃	内脏大神经	胸 6～9	上、中腹部
小肠	内脏大神经	胸 7～10	脐部
阑尾	内脏大神经	胸 10	右下腹
升结肠	腰交感神经与主动脉前神经丛	胸 12、腰 1	下腹部与耻骨上区
乙状结肠与直肠	骨盆神经及骨盆神经丛	骶 1～4	会阴部及肛门区
肝、胆囊	内脏大神经	胸 7～10，膈神经至颈 3～4	右上腹，右肩胛下
肾、输尿管	腰丛、内脏最小神经及上腰神经	胸 12、腰 1、2	腰部及腹股沟部
膀胱底部	腹下神经丛	胸 11、12、腰 1	耻骨上部
膀胱颈部	骨盆神经及骨盆神经丛	骶 2～4	会阴部及阴茎
子宫底	腹下神经丛	胸 11、12、腰 1	耻骨上及后背下方
子宫颈	骨盆神经及骨盆神经丛	骶 2～4	会阴部

【病因】

（一）急性腹痛

1. 腹腔脏器急性炎症 急性胃炎、急性肠炎、急性胰腺炎、急性胆囊炎、盆腔炎、急性阑尾炎。

2. 腹腔脏器梗阻和脏器扭转 肠梗阻、肠套叠、胆道梗阻、泌尿系统结石，肠扭转、肠系膜扭转、网膜扭转、卵巢扭转等。

3. 腹腔脏器急性穿孔 急性胃穿孔或十二指肠穿孔、阑尾炎合并穿孔、小肠穿孔或结肠穿孔等。

4. 腹腔脏器破裂 肝破裂、脾破裂、异位妊娠破裂、腹主动脉瘤破裂等。

5. 腹腔脏器血管病变 缺血性肠病、门静脉血栓形成等。

6. 急性腹外疾病 ①胸部疾病：心绞痛、心肌梗死、肺栓塞、主动脉夹层、胸膜炎、肺炎、食管裂孔疝；②血液病：过敏性紫癜、急性溶血等；③中毒及代谢性疾病：卟啉病（porphyria）、糖尿病、尿毒症；④神经系统疾病：神经根炎、腹型癫痫；⑤其他：带状疱疹、铅中毒等。

（二）慢性腹痛

1. 腹腔脏器慢性炎症 慢性胃炎或十二指肠炎、消化性溃疡、慢性胆囊炎、溃疡性结肠炎、

Crohn 病、结核性腹膜炎、原发性腹膜炎等。

2. 机械性梗阻 慢性肠梗阻、肠粘连、肠扭转、肠套叠、胆石病、壶腹部狭窄、肠系膜上动脉压迫综合征。

3. 实质性脏器肿大和包膜牵张 肝炎、脂肪肝、肝淤血、肝癌、肝脓肿等。

4. 肿瘤压迫及浸润 腹部原发性或转移性恶性肿瘤。

5. 神经系统和代谢性疾病 胸段神经根炎或受压、腹型癫痫、糖尿病、卟啉病、尿毒症等。

6. 慢性功能性疾病 功能性消化不良、肠易激综合征等。

7. 药源性腹痛 引起腹痛的常见药物有抗生素（如红霉素）、非甾体抗炎药、抗肿瘤药等。

相关疾病：消化道炎症、溃疡、出血、穿孔、胃肠道蠕动异常、胃息肉增生和胃肿瘤等；药源性胰腺炎，如磺胺类药物、硫唑嘌呤、止痛药、四环素、钙剂、利尿剂、雌激素、糖皮质激素、甲硝唑、雷尼替丁等可能会诱发；胆囊炎，口服避孕药、奥曲肽、头孢曲松等长期应用。

【临床特点】

（一）腹腔脏器急性炎症

1. 腹痛多为中等程度，重症胰腺炎腹痛剧烈。

2. 常伴发热或（和）寒战。

3. 血白细胞增多、中性粒细胞分类增高与核左移。

4. 局限性或弥漫性腹部压痛。

（二）腹腔空腔脏器急性梗阻性变病（包括扭转、套叠）

1. 出现梗阻征象，肠道梗阻导致恶心、呕吐，停止肛门排气、排便；尿道梗阻（如结石）出现尿中断，胆道梗阻导致梗阻性黄疸。

2. 梗阻近端局限性膨隆、扩张，如幽门梗阻可见到胃型、胃蠕动波，肠梗阻可见到肠型。

3. 肠梗阻导致肠鸣音减弱、消失，幽门梗阻导致上腹振水音。

4. 可能触及腹部局限性包块。

5. 肠梗阻时腹部 X 线立位平片显示液平，胆道梗阻时胆道造影示梗阻以上的胆管扩张。

（三）腹腔脏器破裂出血

1. 肝脾破裂可因外伤引起，肝癌可并发肝破裂，异位妊娠破裂出血者往往可追寻到育龄期妇女的停经史。

2. 失血征象：心慌、苍白、冷汗、脉速、手足厥冷、血压下降甚至休克。

3. 腹部叩诊有移动性浊音。

4. 腹腔穿刺有血性液体。

5. 进行性红细胞计数和血红蛋白及细胞压积下降。

（四）腹腔空腔器官急性穿孔

1. 起病急骤、腹痛剧烈。

2. 腹部视诊可见腹部膨隆，腹式呼吸消失，听诊肠鸣音减弱或消失，叩诊肝浊音界消失，出现腹部移动性浊音，触诊腹肌紧张呈"板状腹"、局部或弥漫性压痛与反跳痛。

3. 腹部 X 线检查显示膈下游离气体。

（五）腹腔脏器缺血性疾病

1. 有导致腹腔内脏器血管发生痉挛、缺血、梗死或血栓形成的原发病，如慢性心瓣膜病伴心房颤动、亚急性细菌性心内膜炎、高血压、动脉硬化、肝硬化门脉高压、腹部手术后、心力衰竭、大出血等。

2. 腹痛伴便血，常由肠系膜血管阻塞所致。

3. 超声多普勒、X线血管造影、腹部CT、MRI有助于确定血管栓塞、血管狭窄等病变。

【诊断思路】

（一）问诊要点

1. 腹痛有无诱发因素和缓解因素　急性胰腺炎发病前常有酗酒、暴饮暴食史；胆石病、胆囊炎常因进食油腻饮食而诱发；十二指肠溃疡的腹痛特点是空腹时痛、夜间痛，或受凉、情绪波动而诱发，进食可缓解；与月经期有关的腹痛见于子宫内膜异位症、卵泡破裂发作者；异位妊娠破裂应追询其停经史；肠梗阻可能与以前的腹部手术史有关；肝脾破裂多有外伤史。某些疾病的腹痛加剧与缓解与体位有关：胰腺炎、胰腺癌病人仰卧位时腹痛明显，而端坐前倾或侧卧时减轻；胃黏膜脱垂病人左侧卧时腹痛减轻；十二指肠淤滞症、肠系膜上动脉压迫综合征患者膝胸位或俯卧位时腹痛减轻。

2. 起病情况　腹腔空腔脏器急性穿孔、内脏破裂、急性脏器缺血性病变等起病急骤；炎症性疾病呈亚急性起病，部分可自限性缓解；胆绞痛、肾绞痛呈发作性。

3. 腹痛部位　一般腹痛部位多为病变所在部位，但也要考虑腹外疾病及全身性疾病引起腹痛的可能性。根据患者提示的腹痛部位（往往是最痛的部位），通过体检加以核实。将腹痛部位（含牵涉性痛部位）和该部位常见疾病进行联系和分析（表1-13-2）。腹痛部位对初步诊断具有重要价值。

表1-13-2　急性腹痛部位与相应的主要疾病的联系

腹痛部位	腹部疾病	腹外疾病
右季肋部	急性胆囊炎、胆石病、十二指肠溃疡合并穿孔、急性肝炎、右膈下脓肿、右肾结石、急性肾盂肾炎	右下肺炎、右侧胸膜炎、右肋间神经痛
上腹部	急性胃炎、胃痉挛、急性胃扭转、胃溃疡穿孔、急性胰腺炎、胆道蛔虫症、急性阑尾炎早期	急性心肌梗死、心绞痛、食管裂孔疝
左季肋部	胃溃疡合并穿孔、急性胰腺炎、左膈下脓肿、脾梗死、脾曲综合征、脾周围炎、左肾结石、急性肾盂肾炎	左下肺炎、左侧胸膜炎、左肋间神经痛
脐部	急性小肠梗阻、肠蛔虫症、急性腹膜炎、小肠痉挛、糖尿病酮症酸中毒、回肠憩室炎、腹主动脉瘤	毒物、药物所致急性腹痛
右髂部	急性阑尾炎、腹股沟嵌顿疝、急性肠系膜淋巴结炎、肠梗阻、右输尿管结石、肠穿孔、肠肿瘤、Crohn病	
下腹部	急性膀胱炎、尿潴留、男性前列腺炎、女性痛经、急性盆腔炎、盆腔脓肿、卵巢囊肿扭转、宫外孕破裂	
左髂部	腹股沟嵌顿疝、急性细菌性痢疾、结肠肿瘤、乙状结肠扭转、左输尿管结石	
弥漫性或部位不定	急性腹膜炎、肠穿孔、急性肠梗阻、缺血性肠病、大网膜扭转	糖尿病酮症酸中毒、铅中毒、砷中毒、过敏性紫癜、结缔组织病、卟啉病

4. 腹痛性质和严重程度　阵发性绞痛见于胆、肾、肠绞痛等，如胆道蛔虫症发作时可痛得打滚，

间歇期缓解如常。持续性痛多见于腹腔脏器炎症，如胰腺炎、盆腔炎等。撕裂样、刀割样或烧灼样剧痛见于胃、十二指肠穿孔。钝痛、胀痛多由胃肠张力变化、慢性炎症引起。术后粘连可有牵拉痛，盆腔病变常有坠痛。

5. 腹痛伴随症状及体征

（1）腹痛伴休克、失血性贫血见于腹腔脏器破裂，如肝、脾破裂或异位妊娠破裂；无失血性贫血可能为腹腔脏器穿孔、重症胰腺炎、绞窄性肠梗阻或急性心肌梗死。

（2）伴发热提示炎症、感染，如胆道感染、肠道感染、盆腔感染、尿路感染、急性胰腺炎或急性阑尾炎等。

（3）伴呕吐见于梗阻性腹腔脏器疾病、炎症性病变等。

（4）伴黄疸见于胆道梗阻（且常伴寒战、发热）、肝病、急性溶血性贫血。

（5）伴腹泻见于肠炎、痢疾、溃疡性结肠炎、肠道肿瘤等。

（6）伴反酸、嗳气、上腹部烧灼感见于消化性溃疡或慢性胃、十二指肠炎等。

（7）伴腹部包块见于炎症包块、肿瘤、肠扭转、肠套叠、蛔虫性肠梗阻等。

（8）伴血尿见于尿路结石、尿路感染。

（9）伴便血见于痢疾、肠套叠、绞窄性肠梗阻、急性出血坏死性肠炎、过敏性紫癜及缺血性肠病等。

（二）重要的辅助检查

1. 血、尿、便常规可能分别为感染、炎症、寄生虫病、贫血、黄疸等提供重要线索。

2. 疑有急性胰腺炎应常规检查血、尿淀粉酶。

3. 肝、肾功能及重要的生化检测对急性腹痛和慢性腹痛的病因诊断均甚有价值。

4. X线检查，腹部立位平片对诊断胃肠穿孔、肠梗阻、胰腺钙化斑很重要，X线造影检查有助于胃肠、肝、胆、胰疾病的诊断。

5. 心电图、心肌酶谱对于急性腹痛为常规检查项目，以排除急性心肌梗死的可能性。

6. B超、腹部CT等影像检查是腹痛诊断、鉴别诊断的重要方法。

7. 疑有腹腔脏器破裂出血，常通过腹腔穿刺或阴道后穹隆穿刺（女性患者）检查有助于发现血性腹水。

（三）外科（妇科）急腹症

发生急性腹痛需外科（妇科）手术者，称外科（妇科）急腹症，需尽快判断，准备手术治疗。但有些疾病，如大叶性肺炎、急性心肌梗死、过敏性紫癜如误诊为急性阑尾炎、急性胆囊炎而进行手术，则会带来不必要的严重后果。下列情况应考虑外科（妇科）急腹症的可能性：①急骤发生、多无前驱症状；②先有腹痛后出现发热；③腹胀、压痛明确而固定，伴腹肌紧张、反跳痛；④可触及腹部肿块；⑤肝浊音界消失；⑥以往无腹水而突然出现腹部移动性浊音；⑦肠鸣音明显减弱或消失；⑧持续6 h以上腹痛不缓解或反而加重；⑨伴出血、休克等紧急情况。

（杨昭徐）

第十四章 　腹　　泻

腹泻（diarrhea）是指粪便含水量增多（＞80%）伴有或不伴排便次数增多（＞3次/日），粪质变稀，或带黏液、脓血或未消化的成分。而仅有排便次数增加、粪便性状无改变一般不称为腹泻。

【病因】

腹泻按病程可以分为急性腹泻及慢性腹泻两种。病程超过2个月者为慢性腹泻。

（一）急性腹泻

1. 急性肠道感染性疾病　①细菌性感染：细菌性痢疾、霍乱、致泻性大肠杆菌肠炎、沙门（Salmonella）菌肠炎；②病毒感染：轮状病毒、诺沃克组病毒（Norwalk）、巨细胞病毒；③寄生虫或原虫感染：溶组织阿米巴痢疾、梨形鞭毛虫感染、隐孢子虫感染；④蠕虫感染：急性血吸虫病、旋毛虫病、粪类圆线虫病；⑤真菌感染：白色念珠菌肠炎。

2. 急性中毒　①食物中毒：细菌性食物中毒（沙门菌属、嗜盐菌等），毒蕈、白果、鱼肝中毒等；③药物：泻剂、新斯的明、5-氟尿嘧啶、秋水仙碱等；④化学毒剂：砷、锑中毒。

3. 食物过敏　如鱼虾过敏、菠萝过敏。

4. 消化不良。

5. 全身性疾病所致的腹泻　①急性全身性感染，如伤寒、钩端螺旋体病；②内分泌疾病，如甲状腺功能亢进危象、肾上腺皮质功能减退危象；③尿毒症；④过敏性紫癜。

（二）慢性腹泻

1. 肠源性　①慢性感染性疾病：慢性细菌性痢疾、肠结核、肠寄生虫病、慢性阿米巴痢疾、肠鞭毛虫病、血吸虫病、肠道蠕虫病；②肠菌群失调：抗生素相关性腹泻、免疫抑制剂治疗或放射线治疗引起的腹泻；③炎症性肠病：溃疡性结肠炎、Crohn病；④肠肿瘤：结肠直肠癌、绒毛状腺瘤、淋巴瘤、类癌综合征；⑤肠吸收功能障碍：吸收不良综合征、Whipple病；⑥缺血性肠病；⑦肠易激综合征；⑧其他：嗜酸性粒细胞性肠炎等。

2. 胃源性　慢性萎缩性胃炎、胃癌、胃切除术后、恶性贫血、胃泌素瘤。

3. 肝胆疾病　慢性肝炎、肝硬化门脉高压症、胆囊切除术后等。

4. 胰源性　慢性胰腺炎、胰腺癌、血管活性肠肽瘤、胰高血糖素瘤、生长抑素瘤。

5. 全身性疾病　①内分泌代谢疾病：糖尿病、甲状腺功能亢进、甲状腺功能减退、甲状旁腺功能减退、慢性肾上腺功能减退、垂体前叶功能减退；②结缔组织疾病：系统性红斑狼疮、硬皮病、混合性结缔组织病；③尿毒症。

【发生机制】

食物经消化、吸收、胃肠运动，食物中的营养成分被人体吸收后的残渣、肠道中细菌，构成粪便排出体外。在这个过程中任何环节发生障碍都有可能导致腹泻。正常人小肠的吸收容量大（12～18 L/d），保存钠的能力差，而结肠吸收容量小（4～5 L/d），保存钠的能力强。当小肠吸收容量减少60%以上或达回盲部的液体量超过结肠能吸收容量（即5 L/d）时，即发生腹泻。肠道水液的转运取决于肠与肠腔的渗透压力梯度。肠腺细胞分泌的氯离子在水分泌到肠腔中起主要作用。而肠细胞的绒毛带中钠与钾的吸收对水的吸收具有关键性作用。肠道内水与电解质平衡受自主神经和肠神经、胃肠激素和间质细胞信号信使的调控。腹泻的发病机制有以下几种，在某一具体腹泻疾病中，腹泻的发病机制可能为一种或多种机制。

（一）渗透性腹泻（osmotic diarrhea）

肠腔内有大量高渗性食物或药物，使肠腔内渗透压增加，从而影响水与电解质的吸收。因肠对溶质吸收障碍，使体液中水大量进入肠腔，肠内容积增大，而发生腹泻。

（二）分泌性腹泻（secretory diarrhea）

肠上皮细胞内离子异常转运，分泌过多的水与电解质或其吸收受抑而引起腹泻。肠上皮细胞的分泌作用是分泌型腹泻发病的基础。肠神经系统在调控上皮细胞分泌方面起重要作用。

1. 异常的介质与肠黏膜上皮细胞受体结合，使细胞内环腺苷酸（cAMP）、环鸟苷酸（cGMP）、钙和（或）蛋白激酶含量增加，促使细胞电解质和水分增加，而发生腹泻。此类促分泌物包括：细菌肠毒素、炎性细胞产物、内源性肠激素或神经肽、外源性导泻剂、脂肪酸、胆酸等。如霍乱弧菌并不直接损害肠黏膜组织，也不引起菌血症，而其毒素作用于小肠黏膜能促进隐窝细胞的电解质主动转运和水的被动分泌。

2. 肠黏膜弥漫性病变，上皮细胞破坏，数量减少，功能障碍。

3. 小肠、胆囊切除引起脂肪吸收不良，吸收不良的酸进入结肠刺激其分泌致泻。过量脂肪酸被结肠细菌羟化，羟化的脂肪酸刺激结肠分泌电解质和水引起腹泻。

4. 先天性离子交换机制缺陷，如 HCO_3^-/Cl^- 在回肠和结肠的交换机制缺陷，导致氯化物性腹泻伴碱中毒；H^+/Na^+ 交换机制缺陷，导致排钠性腹泻伴酸中毒。

（三）渗出性腹泻（exudative diarrhea）

由于炎症、毒性物质、肿瘤浸润，使肠黏膜的完整性破坏，血管、淋巴管受累及通透性增加，使黏液、血清蛋白和血液渗出排至肠腔而发生腹泻，粪便特点是由黏液、渗出物和血液组成，多见于结肠病变，尤其是左半结肠病变。

渗出性腹泻又分感染性和非感染性两类。

1. 感染性腹泻　感染性腹泻的发生机制包括：

（1）病原体或其释放的细胞毒素直接损害肠黏膜。

（2）病原体激发中性粒细胞、嗜酸性粒细胞、巨噬细胞、肥大细胞等释放大量蛋白水解酶，损伤肠黏膜。

（3）病原体释放组胺、前列腺素、白介素、血小板活化因子等细胞介质导致黏膜损伤。

（4）通过补体或 T 淋巴细胞介导的肠黏膜细胞毒损伤。

（5）感染后继发的肠道吸收不良、分泌增强、运动增速。

2. 非感染性腹泻

（1）急性中毒引起的腹泻：如毒蕈等植物性食物中毒，河豚、鱼肝等动物性食物中毒，砷及农药等化学毒剂中毒引起的腹泻。

（2）变态反应或免疫因素引起的腹泻：如食物过敏、嗜酸性胃肠炎、溃疡性结肠炎和 Crohn 病、结缔组织疾病等。

（四）肠道动力紊乱（deranged motility）

1. 动力增强（enhanced motility） 引起肠内容推进性快速通过肠道，从而减少了液体与肠上皮细胞的接触时间，未被充分吸收而致腹泻。引起肠道运动加速的因素为：

（1）肠腔内容量增大反射性刺激肠运动。

（2）调控肠道运动的肠神经病变。

（3）促进前列腺素、5- 羟色胺、P 物质等促动力性激素或介质释放的因素。

肠运动增强相关的慢性腹泻病见于：类癌综合征、甲状腺髓样癌、某些手术后（如胃大部切除术、迷走神经切断术、胆囊切除术、回肠切除、回盲瓣切除）、糖尿病性神经病变、甲状腺功能亢进、胆酸吸收不良、肠易激综合征。在这些疾病中肠运动增强可能不是腹泻的唯一因素，而兼有分泌性因素或渗透性因素。

2. 动力过缓（abnormally slow motility） 可促使小肠细菌过度生长而导致腹泻。由于小肠细菌过度生长时，结合胆酸被分解为非结合胆酸，非结合胆盐在空肠中易再吸收。因而肠腔中胆盐缺乏，使脂肪不易形成微胶粒，影响脂肪吸收，从而引起脂肪泻（steatorrhea）。

【诊断思路】

诊断步骤是：①判断腹泻是急性腹泻或是慢性腹泻。②判断引起腹泻等的病变在小肠或是结肠：小肠性腹泻的特点是粪便量多、稀薄，可含脂肪而黏液少，恶臭，腹泻次数较少，伴有腹痛者多在脐周，有体重下降；结肠直肠性腹泻的特点是粪便量少而便次多，粪便常带有黏液或脓血，直肠病变常有里急后重，伴腹痛者多在结肠相应的解剖部位。③判断腹泻的性质：渗出性腹泻、分泌性腹泻、渗透性腹泻、吸收不良性腹泻。④判断腹泻的病因：感染性、炎症性、胃源性、肠源性、肝胆胰源性、药物不良反应、功能性。

（一）问诊要点

1. 年龄与性别 细菌性痢疾好发于儿童及青壮年；病毒性肠炎、大肠杆菌性肠炎见于小儿；恶性肿瘤多见于中老年，以男性多见；肠易激综合征多见于中青年女性。

2. 起病及病程 急性腹泻多见于各种致病微生物感染性腹泻、食物中毒、急性缺血性肠病、过敏性腹泻、药物、抗生素相关性肠炎等。急性食物中毒常为同食者集体发病。急性感染性腹泻有进不洁饮食史、旅游史。慢性腹泻见于慢性杆菌或分枝杆菌感染、炎性肠病、肠道肿瘤、内分泌和代谢性疾病、胃肠病术后、吸收不良、肠易激综合征等。

3. 发病季节 小儿尤其是 2 岁以内婴儿，发生在秋季，以轮状病毒肠炎可能性大；成年人发生在 5～6 月份要考虑成人型轮状病毒肠炎；发生在夏季以产肠毒素大肠杆菌肠炎可能性大。

4. 粪便性状及腹泻次数 急性水样腹泻，多为轮状病毒或产毒素性细菌感染；稀水样无里急后重见于食物中毒；水样便或米汤样便，腹泻不止伴有呕吐，迅速出现严重脱水，要考虑霍乱；粪便呈黏液脓性或脓血便伴里急后重，要考虑细菌性痢疾；若血多脓少、呈果酱样，多为阿米巴痢疾以及侵袭性细菌感染，如侵袭性大肠杆菌肠炎、空肠弯曲菌肠炎或沙门菌肠炎；慢性腹泻每日多次稀便，或带黏液脓血见于慢性痢疾、炎症性肠病，亦应警惕结肠直肠癌；粪便臭而黏稠提示消化吸收不良或伴肠道感染；粪便中大量黏液而无病理成分者见于肠易激综合征。

5. 相关的疾病 有无传染病接触史、饮酒史、旅行史、服药史（广谱抗生素、免疫抑制剂、泻剂等）、过敏反应史、放射治疗史、手术史、家族史等重要病史及诱因。有无重要的腹泻相关性疾病史：如胃十二指肠溃疡、慢性肝胆疾病和胰腺疾病病史，内分泌和代谢疾病、结缔组织疾病等病史。

6. 腹泻伴随症状与体征

（1）伴腹痛：急性腹泻常伴腹痛，尤以感染性腹泻为明显。腹痛位于脐周，排便后不缓解，见于小肠疾病；左下腹痛、便后常可缓解见于结肠疾病；分泌性腹泻往往无明显腹痛。

（2）伴发热：多见于感染性疾病或全身感染性疾病，也见于炎症性肠病、淋巴瘤等。

（3）伴里急后重（tenesmus）：见于直肠疾病，如急性痢疾、直肠炎、直肠肿瘤等。

（4）伴体重下降：见于恶性肿瘤、炎症性肠病、吸收不良和甲状腺功能亢进等。

（5）伴面部潮红：见于毒性甲状腺肿、类癌综合征、嗜铬细胞瘤。

（6）伴口腔溃疡：见于炎症性肠病、结缔组织病等。

（7）伴脱水：根据口渴情况、口舌干燥状态、眼窝下陷、皮肤弹性及精神状态等综合判断脱水程度。严重脱水常见于霍乱、沙门菌属食物中毒、中毒性细菌性痢疾。

（8）伴皮疹或皮下出血：见于伤寒、过敏性紫癜、败血症等。

（9）伴皮肤红斑：见于系统性肥大细胞增多症、胰高血糖素瘤等。

（10）伴淋巴结肿大：见于淋巴瘤、Whipple 病和艾滋病（AIDS）等。

（11）伴关节炎：见于炎症性肠病、感染性肠炎、结缔组织病、Whipple 病等。

（12）伴腹部包块：见于恶性肿瘤、肠结核、Crohn 病等。

（13）伴腹水：见于肝硬化、结核性腹膜炎或转移癌。

（14）伴神经病变：见于糖尿病、淀粉样变性等。

（15）伴肛周病变：见于 Crohn 病。

（二）体格检查要点

在全身体检的基础上，特别注意体温、皮肤、淋巴结、甲状腺、腹部、神经系统、骨关节、肛门指诊检查。

（三）辅助检查要点

1. 实验室检查

（1）粪便常规检查：外观、显微镜检查（红细胞、白细胞、脓细胞等）、潜血试验。粪便白细胞提示炎症性疾病，但应注意缺血性肠病、炎症性肠病或放射性肠病亦可导致粪便出现白细胞。针对脂肪泻可选择粪便苏丹Ⅲ染色和脂肪平衡试验。

（2）病原体检查：粪便涂片检查寄生虫虫卵、原虫滋养体和包囊、真菌，针对肠道细菌感染作涂片染色菌群分析和细菌培养，抗酸染色检查分枝杆菌（结核菌）。用悬滴法观察霍乱弧菌形态及运动方式。大多数实验室粪便培养仅能检出沙门菌、志贺菌和弯曲菌，若疑有霍乱弧菌、大肠杆菌 O157：H7、耶尔森菌（*Yersinia*）、艰难梭状芽孢杆菌感染应进行特殊培养。艰难梭状芽孢杆菌毒素检测是检测该菌的首选方法。

2. 针对病人具体情况选择必要的检查项目　血常规、血沉、电解质、肝肾功能、血浆叶酸和维生素 B_{12} 等检查，有关病毒性肝炎、艾滋病、梅毒等传染病的血清学检验和免疫功能检查，疑有肠结核进行 T–SPOT.TB 检测（结核感染 T 细胞斑点试验），疑有消化系统神经内分泌肿瘤作血清铬粒素检测。

3. 内镜检查　结肠镜检查及活检应作为慢性腹泻的常规检查，疑有小肠疾病考虑胶囊内镜和双气囊小肠镜检查。

4. 影像检查　包括 B 型超声检查、胃肠道 X 线钡餐造影、钡剂灌肠造影、血管造影、经内镜胰胆管造影（ERCP）、CT 和 MRI 等检查。

（杨昭徐）

第十五章 便　秘

便秘（constipation）是指在不用通便药的情况下每周自发性排空粪便次数减少（少于3次），而且伴有下列两项或两项以上：粪便质硬或呈团块状、排便费力甚至需手指协助掏出、排便时肛门有堵塞感、便后不尽感。慢性便秘是指症状时间超过3个月。排便时费力是一种主观感觉，因需要一定力量促成排便，故排便用力的阈值是主观的。便秘不仅影响生活质量，而且可能成为痔、肛裂、肝性脑病、结肠癌等疾病诱发因素。便秘可引发急性心、脑血管事件。

【病因】

（一）功能性因素

1. 生活方式　进食量少、偏食、食物缺乏纤维素、饮水少、运动少、工作紧张、工作时间和工作性质变化、生活环境改变等因素影响正常排便习惯。

2. 精神心理因素　导致肠运动功能障碍，见于便秘型肠易激综合征、抑郁症、强迫症。

（二）器质性因素

1. 内分泌或代谢性疾病　糖尿病、卟啉病、甲状腺功能减低、高钙血症、低钾血症、低镁血症、脱水等。糖尿病、卟啉病引起神经系统改变而导致便秘。糖尿病的便秘患者直肠黏膜中的P物质减少，提示便秘可能与这种兴奋性神经递质的缺乏有关。上述其他内分泌和代谢性疾病主要是影响平滑肌功能而引起便秘。

2. 神经系统疾病　中枢神经疾病如脊髓损伤或肿瘤、腰椎间盘疾病、脊柱结核、帕金森病（Parkinson disease）、多发性硬化、脑肿瘤、脑血管病，周围神经疾病如自主神经疾病、神经纤维瘤、神经节瘤等，肠神经系统疾病如先天性巨结肠（Hirschsprung病），其肠神经系统的正常发育停滞，并有一段结肠缺乏神经节细胞。肠肌间神经丛缺乏这些神经节细胞，阻碍了结肠的正常运动和肛门内括约肌对直肠扩张的反射性松弛。慢性假性肠梗阻（pseudo-obstruction）和长期滥用泻剂引起的便秘，也与肠神经系统损害有关。

3. 肌病、遗传性肛门内括约肌病、系统性硬化、硬皮病、肌萎缩、淀粉样变性等　由于改变了结肠排空或直肠、肛门内外括约肌的功能而引起便秘。

4. 直肠肛门疾病　肛门狭窄、直肠膨出、孤立性直肠溃疡等由于影响了肛门直肠的结构而引起便秘，栓塞性内痔、肛裂、肛周脓肿、脱肛等因排便疼痛而惧怕排便导致便秘。

5. 结肠疾病　肠梗阻、手术后异常（如肠粘连）、结肠癌、肠外恶性肿瘤的外部挤压、憩室或缺血性结肠狭窄、子宫内膜异位等影响了结肠的结构或造成梗阻引起便秘。

6. 盆腔疾病　肿瘤、盆底无力。

（三）医源性因素

1. 药物不良反应　应用下列药物可引起便秘：阿片类药、抗惊厥药、镇静剂、三环类抗抑郁药、抗震颤麻痹药（如金刚烷胺）、拟交感神经药（如麻黄碱）、抗精神病药（如氯丙嗪）；直接作用于平滑肌的药物，如钙离子通道阻滞剂（如维拉帕米）、抗胆碱能药；利尿剂、抗组胺药；抗酸药（尤其是含钙、铝、铋药）；补钙剂、补铁剂；止泻剂（如洛派丁胺）；非甾体抗炎药；化疗药（如长春碱）等。

2. 肛肠外科手术　因为以下综合因素常发生便秘：麻醉、镇痛药物的应用使便意减低，术后较长时间卧床、活动减少，进食减少、纤维摄入减少，肛门局部疼痛惧怕排便，

（四）特发性便秘

无上述引起便秘的原因，即认为是特发性便秘。

【发生机制】

正常的排便基于结肠和肛门直肠的正常功能，是由平滑肌和横纹肌的收缩与舒张引起的，有两种形式：一是平滑肌反射性收缩，为非随意性的；二是直肠的排空机制，为横纹肌随意性的收缩。在有便意时即会如厕。决定排便意味着立刻松弛耻骨直肠肌和肛门外括约肌，同时大部分肛提肌侧肌收缩，此系列活动促使盆底（会阴部）下降，肛门直肠角变钝，盆底呈漏斗状，从而肛管排空。此间肛门内括约肌非随意性松弛，即由结肠内粪便传输至直肠所刺激而启动，也可通过用力排便而启动。用力时膈肌和腹肌收缩，从而腹内压升高，驱使粪便送入直肠排出。

以上排便生理任何环节的异常均可导致便秘。主要为：

1. 摄食过少或食物缺乏纤维素及水分不足，使肠内食糜和粪团量不足以刺激肠道正常蠕动和引起便意及排便反射。

2. 各种因素引起肠平滑肌张力减低和蠕动减弱。

3. 肠道梗阻，肠蠕动受阻，使肠内容物滞留不能传输下排。

4. 神经肌肉病变，活动障碍，排便反射减弱或消失，腹肌、膈肌、盆底肌收缩力减弱、肛门括约肌痉挛。

【临床特点】

急性、短期便秘多有诱因和原发性疾病的临床表现，尤其是各种原因引起的肠梗阻伴有恶心、呕吐、腹痛、腹胀等。慢性便秘以功能性疾病为多。器质性疾病因由胃肠道疾病和累及消化道的系统性疾病引起，多有各种原因引起的肠狭窄或梗阻的原发病表现。

慢性特发性便秘分慢传输型、出口梗阻型和混合型，各型特点如下。

1. 慢传输型便秘（slow transit constipation，STC） ①常有排便次数减少、便意少、粪质坚硬、因而排便困难；②肛门直肠指检无粪便或触及坚硬的粪便，而肛门外括约肌的缩肛和力排功能正常；③全胃肠或结肠通过时间延长；④气球排出试验、肛门直肠测压显示正常，提示无出口梗阻。

2. 出口梗阻型便秘（outlet obstructive constipation，OOC） ①排便费力、排便不尽感或下坠感、排便量少，有便意或缺乏便意；②肛门直肠指检时直肠内有泥沙样粪便；③全胃肠或结肠通过时间显示正常；④肛门直肠测压时显示力排时肛门外括约肌矛盾性收缩或直肠壁的感觉阈值异常。

3. 混合型便秘 兼有两型特点。

慢性习惯性便秘多见于中老年、经产妇女，与腹肌、肠肌和盆底肌张力减低有关。排出粪便坚硬呈羊粪状，排便时伴左下腹痛与下坠感，左下腹可触及粪块或痉挛之乙状结肠。排便困难者可加重痔与肛裂引起便血，因排便疼痛而惧怕排便，从而加重肛门括约肌痉挛。便秘与痔、肛裂等互为因果。

【诊断思路】

（一）问诊要点

详细了解有关便秘的症状与病程、伴随症状和原发病，工作环境、生活习惯、饮食情况，精神心理状态，用药情况，手术史，已婚妇女分娩史（难产、产伤）等。尤其注意以下报警症状：便血、贫血、发热、消瘦、腹痛和腹部肿块等，应追查其原发器质性疾病，尤其是恶性肿瘤。

（二）一般检查

①血常规、粪便常规及隐血试验、生化和代谢方面检查；②肛门直肠指检有助了解粪便嵌塞、肛门直肠病变；③常规进行内镜检查和 X 线钡剂灌肠造影检查，旨在除外肠道器质性病变。

（三）特殊检查

对慢性便秘患者，酌情选择以下检查：

1. 胃肠通过试验（gastrointestinal transit test，GITT） 早餐时随试验餐吞服 20 粒不透 X 线的标志物，相隔一定时间间隔摄腹部 X 线片，计算其排出率。正常情况下 48～72 h，大部分标志物已排出。根据标志物分布判断是否是慢传输型便秘。

2. 肛门直肠测压（anorectal manometry，ARM） 常用灌注式测压法分别监测肛门括约肌静息压、肛门外括约肌的收缩压和力排时的松弛压，直肠内注气后有无肛门直肠抑制反射，检测直肠感知功能和直肠壁的顺应性等。有助于评估肛门括约肌和直肠有无动力和感觉功能障碍。

3. 结肠压力检测（colon manometry） 用传感器连续 24～48 h 监测结肠压力变化，判定有无结肠无力。

4. 气囊排出试验（balloon expulsion test，BET） 直肠内置气囊或水囊后令受试者排出，可作为排出障碍的筛查试验。

5. 排粪造影（barium defecography，BD） 直肠内灌入模拟"粪便"（钡剂），X 线下动态观察排便过程中肛门直肠的功能变化，可了解直肠前膨出、肠套叠等解剖异常。

6. 其他 盆底肌电图（electromyogram of pelvic floor）能检定肌源性病变。阴部神经潜伏期测定（electrical examination of incubation of period of pudendal nerve）和肛门超声内镜检查（anal sonoendoscopy）可以了解肛门括约肌有无病损等。

（杨昭徐）

第十六章　黄　疸

　　黄疸（jaundice）是指由于血清内胆红素浓度增高（高胆红素血症）使巩膜、皮肤、黏膜、尿液等呈现黄色。黄疸既是常见症状又是重要体征（图 1-16-1）。正常血清总胆红素（total bilirubin, TB）浓度为 1.7 ~ 17.1 μmol/L，其中直接胆红素（direct bilirubin, DB）在 3.42 μmol/L 以下，间接胆红素（indirect bilirubin, IDB）不超过 13.68 μmol/L。当血清总胆红素超过 17.1 μmol/L 时即称为黄疸，超过 34.2 μmol/L 时才能在临床为肉眼所见，而在 17.1 ~ 34.2 μmol/L 之间时不易被察觉，称为隐性黄疸（latent jaundice）。

　　黄疸的识别应在充分的自然光线下进行。要除外假性黄疸：①过量进食含胡萝卜素的食品，如胡萝卜、柑橘、西红柿、南瓜、木瓜等食物导致胡萝卜素血症，胡萝卜素只引起皮肤发黄，巩膜颜色无变化；②老年人球结膜常有微黄色脂肪斑块，巩膜显出的黄色不均匀，以内眦部明显，皮肤无黄染；③某些药物（如阿的平等）引起皮肤发黄。假性黄疸时血清胆红素浓度正常。

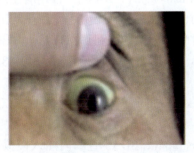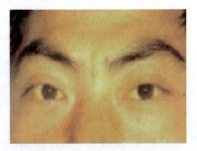

图 1-16-1　黄疸征象

【胆红素的正常代谢】

　　黄疸是由胆红素代谢紊乱所致，胆红素代谢包括胆红素来源（生成）、运输、摄取、结合、排泌和肝肠循环等过程（图 1-16-2）。

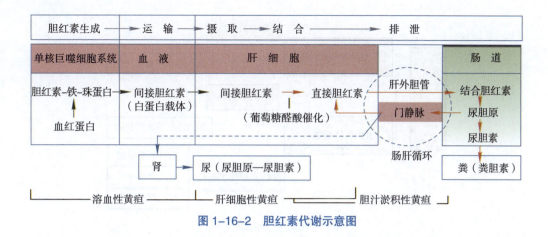

图 1-16-2　胆红素代谢示意图

1. 胆红素来源　血清胆红素的主要来源是血红蛋白（80%～85%）。正常的红细胞寿命为 120 天，血液循环中老的红细胞经单核巨噬细胞系统破坏和分解，转化为胆红素 - 铁 - 珠蛋白。另有一小部分（15%～20%）来源于骨髓幼稚红细胞的血红素和肝内含有的亚铁血红素，如过氧酶、过氧化物酶、细胞色素氧化酶与肌红蛋白等，这些胆红素称为旁路胆红素（bypass bilirubin）。

2. 胆红素运输　上述来源的胆红素称是游离的、非结合的、不溶于水、脂溶性的，不能从肾小球滤过，故尿中不会出现。但对中枢神经系统有特殊的亲和力，能透过血脑屏障引起核黄疸。由于对重氮盐试剂呈间接反应，故又称为间接胆红素（IDB）。血清白蛋白作为载体与这种胆红素形成胆红素白蛋白复合物运送胆红素。

3. 胆红素摄取　胆红素白蛋白复合物通过血液循环运输至肝，在肝血窦与白蛋白分离，在窦周间隙（Disse space）被摄入肝细胞，在肝细胞内与 Y、Z 两种载体蛋白结合，被运送至内质网的微粒体。

4. 胆红素结合　非结合胆红素在微粒体内经葡萄糖醛酸转移酶催化作用，与一个分子或两个分子葡萄糖醛酸分别结合成胆红素葡萄糖醛酸单酯和双酯，称为结合胆红素（conjugated bilirubin）。它们为水溶性，可通过肾小球滤过，从尿中排出，大部分从胆汁排出。由于对重氮盐试剂呈直接反应，故又称为直接胆红素（direct bilirubin，DB）。

5. 胆红素排泄　结合胆红素经肝细胞内 Golgi 体运送至毛细胆管微突，经毛细胆管至各级胆管而排入肠道。再由结肠细菌脱氢酶作用还原为尿胆原（urobilinogen），肠内尿胆原又称粪胆原（stercobilinogen）。尿胆原大部分氧化为尿胆素（urobilin），在肠内从粪便排出称粪胆素（stercobilin），使粪便呈黄褐色。

6. 胆红素肠肝循环　在肠内的尿胆原小部分（约 20%）被吸收，经肝门静脉回到肝内，其中大部分再转变为结合胆红素随胆汁排入肠内，形成"胆红素的肠肝循环"（entero-hepatic circulation）。被吸收回肝的小部分尿胆原经体循环至肾从尿中排出体外。

【黄疸的分类】

黄疸的发生系由于胆红素代谢紊乱所致。临床多按病因及胆红素增高的性质进行分类，有利于黄疸相关疾病的识别（图 1-16-3）。

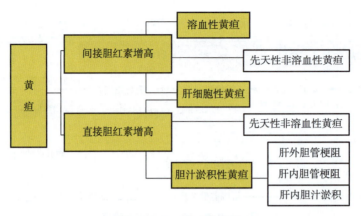

图 1-16-3 黄疸的分类

【病因和发生机制】

（一）溶血性黄疸（hemolytic jaundice）

凡能引起溶血的疾病都能导致溶血性黄疸。由于红细胞大量破坏，产生大量的非结合胆红素，超过肝细胞摄取和结合的能力。而且，由于溶血造成的贫血、缺氧和红细胞破坏产物的毒性作用损害了肝细胞的功能，使非结合胆红素在血中滞留，超过正常水平而出现黄疸。

1. 红细胞内部异常 ①细胞膜缺陷，如遗传性球形红细胞增多症等；②酶缺乏，如蚕豆病（favism）等；③血红蛋白异常，如海洋性贫血等；④红细胞获得性缺陷，如阵发性睡眠性血红蛋白尿。

2. 红细胞外部因素 ①免疫因素，如自身免疫性溶血性贫血，异型输血后溶血；②药物，如青霉素、甲基多巴、奎尼丁等；③物理因素，如大面积烧伤等；④化学因素，如毒素、毒蕈、蛇毒中毒；⑤感染因素，如疟疾、传染性单核细胞增多症等。

（二）胆汁淤积性黄疸（cholestatic jaundice）

只有血液中胆红素增高而胆汁酸正常，称为高胆红素血症。只有血液中胆酸增高而胆红素正常，称为胆汁淤积。若血液中两者均高，称为胆汁淤积性黄疸。由于胆道梗阻，近端压力增高，导致各级胆管扩张，毛细胆管破裂，胆汁（含胆红素）反流入血，为胆红素的排泄过程障碍。肝内胆汁淤积，部分机制在于胆汁分泌功能障碍、毛细胆管的通透性增加，胆汁浓缩从而流量减少，胆道内胆盐不断沉积、胆栓形成，发生胆管内淤滞。

1. 肝外胆管梗阻（extrahepatic obstruction）

（1）胆总管内梗阻：胆总管结石、胆总管蛔虫、胆管癌、术后胆管狭窄等。

（2）胆总管外压：壶腹癌、胰腺癌、胆总管周围淋巴结肿大、肝门肝癌、胆囊颈结石、十二指肠乳头旁憩室压迫胆总管。

2. 肝内胆管梗阻 肝内胆管癌、肝胆管结石、原发性硬化性胆管炎、华支睾吸虫病等。

3. 肝内胆汁淤积 病毒性肝炎、药物、酒精性肝病、原发性肝汁性肝硬化、妊娠期特发性黄疸等。

（三）肝细胞性黄疸（hepatocellular jaundice）

由于肝细胞的损伤使之对胆红素的摄取、结合和排泌功能均减退，故血中的 DB 和 IDB 都有不同程度的升高而出现黄疸。

1. **感染性肝病** 病毒性肝炎、传染性单核细胞增多症、钩端螺旋体病、其他感染性疾病等。

2. **非感染性疾病** 酒精性肝病、中毒性肝损伤、药物性肝损伤、肝硬化等。

（四）先天性非溶血性黄疸（congenital non-hemolytic jaundice）

1. **高未结合胆红素血症** 包括 Gilbert 综合征和 Crigler-Najjar 综合征。Gilbert 综合征系因肝细胞摄取游离胆红素障碍及微粒体内葡萄糖醛酸转移酶不足，引起高未结合胆红素血症。Crigler-Najjar 综合征由于肝细胞缺乏葡萄糖醛酸转移酶，不能形成结合胆红素，引起高未结合胆红素血症，可并发核黄疸，预后差。

2. **高结合胆红素血症** 包括 Rotor 综合征和 Dubin-Johnson 综合征。Rotor 综合征由于肝细胞摄取游离胆红素和排泄结合胆红素均有先天性缺陷，引起高结合胆红素血症。Dubin-Johnson 综合征系因肝细胞对结合胆红素及其他有机阴离子（造影剂等）向毛细胆管排泄障碍，引起高结合胆红素血症。肝活检组织检查可见肝细胞有棕褐色色素颗粒。

【各类黄疸特征】

（一）溶血性黄疸

1. 巩膜、皮肤多呈现浅柠檬色。

2. 急性溶血发作常有发热、寒战、头痛、呕吐、腰背酸痛、血红蛋白尿，严重者出现急性肾衰竭。慢性溶血常有脾大。

3. 血清 TB 增高，一般不超过 85 μmol/L，主要为 IDB 增高，尿中无胆红素、尿胆原增加。

4. 周围血网织红细胞增多，出现有核细胞，尿含铁血黄素阳性，骨髓红细胞系统增生旺盛。

（二）胆汁淤积性黄疸

1. 巩膜、皮肤呈现暗黄、黄绿或绿褐色。

2. 皮肤瘙痒，心动过缓。

3. 血清 TB 增高，以 DB 增高为主；尿胆红素明显增加，尿胆原减少或消失。

4. 粪色浅或呈白陶土色（kaolin-like）。

5. 反映胆道梗阻的生化检测项目：血清总胆固醇、碱性磷酸酶（AKP）、谷氨酰转肽酶（GGT）增高。

6. 影像检查提示胆道梗阻。

（三）肝细胞性黄疸

1. 巩膜和皮肤呈现浅黄至深金黄色。

2. 可有皮肤瘙痒。

3. 血 TB、DB、IDB 均增高。

4. 尿胆红素阳性，尿胆原轻度增加。

5. 血清转氨酶（ALT、AST）明显增高。

6. 病毒性肝炎血中有相应病毒感染标志物。

7. 肝活组织检查提示肝病。

（四）先天性非溶血性黄疸

1. 非溶血性黄疸，儿童期、青年期即可被发现。

2. 有家族史。

3. 黄疸多为轻度或重度，慢性波动性或间歇性。

4. 除少数类型（如 Crigler-Najjar 综合征），大多全身情况良好，预后好。

【诊断思路】

（一）从问诊和体征中获取诊断线索和鉴别诊断要点

1. 问诊要点

（1）年龄：婴儿期黄疸有新生儿生理性黄疸、新生儿肝炎和先天性胆管闭锁。青少年期黄疸常以病毒性肝炎、溶血性黄疸为多，也要考虑到先天性非溶血性黄疸的可能性。中年后胆石病发病率高。50 岁以上的黄疸应多考虑恶性肿瘤所致。

（2）性别：男性原发性肝癌、胰腺癌多，女性则胆管癌、原发性胆汁性肝硬化为多。女性妊娠期黄疸要特别警惕妊娠期急性脂肪肝。

（3）黄疸急性起病：见于急性传染病、急性药物中毒、急性溶血、急性肝外胆道梗阻等。

（4）传染病接触史：注意病毒性肝炎与患者的密切接触史，血吸虫病、钩端螺旋体病疫区疫水的接触史。

（5）服用致黄疸的药物：抗结核药（如异烟肼、利福平）、解热镇痛药（如对乙酰氨基酚、阿司匹林）、降脂药（如吉非贝齐、非诺贝特和他汀类降脂药）、抗生素（如红霉素、头孢拉定）、抗癫痫药（如丙戊酸钠、卡马西平）、抗甲状腺药（卡比马唑、甲巯咪唑）、抗精神失常药（如氯丙嗪、三氟拉嗪）、抗癌药以及某些中草药等，引起中毒性肝损害或肝内胆汁淤积。

（6）既往史：胆道手术史，胆绞痛发作史，饮酒史。

（7）家族史：仔细了解有无先天性黄疸的遗传病史。

（8）病程：甲型病毒性肝炎黄疸，一般在 3～4 周。胆石病黄疸往往呈间歇性、发作性，癌性梗阻性黄疸为慢性进行性发展。原发性胆汁性肝硬化可持续多年黄疸。

2. 伴随症状

（1）黄疸伴发热：见于病毒性肝炎、肝脓肿、钩端螺旋体病、传染性单核细胞增多症、急性胆管炎、急性溶血等。

（2）黄疸伴上腹痛：见于胆石病、肝癌、胆道蛔虫病、胰头癌。右上腹剧痛、寒战高热、黄疸称为 Charcot 三联征。

（3）黄疸伴皮肤瘙痒：提示胆汁淤积性黄疸，肝细胞性黄疸可有轻度瘙痒。

（4）尿、粪颜色改变：胆汁淤积性黄疸时尿色如浓茶色，粪色为浅灰或白陶土色，肝细胞性黄疸时尿色加深，急性溶血性黄疸发作时可出现酱油色血红蛋白尿。

（5）伴消化道出血：见于重症肝炎、肝硬化、壶腹周围癌。

3. 重要体征

（1）黄疸的色泽：溶血性黄疸皮肤呈柠檬色，肝细胞性黄疸呈浅黄色或金黄色，胆汁淤积性黄疸持续时间较长者呈黄绿色、褐绿色。

（2）皮肤：肝硬化可见肝病面容、蜘蛛痣、肝掌、毛细血管扩张、出血点、腋毛脱落、腹壁静脉曲张及腹水等。胆汁淤积性黄疸可见皮肤瘙痒抓痕、眼睑等部黄色瘤。

（3）黄疸伴肝大：充血性、胆汁淤积性和酒精性肝病常有肝大伴黄疸。急性肝炎时肝轻或中度肿大，质软而压痛。肝硬化肝质地硬，肝癌时肝明显增大、质硬而有结节感和压痛。急性肝坏死时，肝浊音界缩小。

（4）黄疸伴脾大：肝硬化伴门静脉高压时，脾呈中度至显著肿大。急性肝炎可有轻度脾大。

（5）黄疸伴胆囊肿大：胆囊颈部结石嵌顿可出现肿大的胆囊伴压痛，因肿大的胆囊压迫胆总管导致梗阻性黄疸（Mirizzi 综合征）。胰头癌、壶腹癌、胆总管癌引起肝外胆总管梗阻时，胆囊无痛性肿大，出现 Courvoisier 征。胆囊癌及胆囊底部巨大结石，胆囊肿大而坚硬。

（6）腹水：见于肝硬化肝功能失代偿期。

（二）实验室检查

1. 血液学检查　主要辅助诊断溶血性黄疸。先天性溶血性黄疸时，有贫血、网织红细胞明显增多，骨髓红系统细胞增生旺盛。海洋性贫血红细胞呈靶形，红细胞脆性轻度减低。遗传性球形细胞增多症者血中球形细胞明显增多、脆性增加。抗人球蛋白试验（Coombs test）阳性见于自身免疫性贫血及新生儿溶血性贫血。

2. 肝功能试验及尿胆红素 / 尿胆原检测　有助于初步区分溶血性黄疸、肝细胞性黄疸及胆汁淤积性黄疸三类主要黄疸（表 1-16-1）。

表 1-16-1　三类黄疸主要实验室检查鉴别

检验项目	溶血性黄疸	肝细胞性黄疸	胆汁淤积性黄疸
TB（μmol/L）	增加（＜85.5）	增加（17.1～171）	增加：171～265 示胆道不全梗阻，＞342 示胆道完全梗阻
DB（μmol/L）	正常	增加	明显增加
DB/TB	＜20%	20%～50%	＞50%
尿胆红素	阴性	阳性	强阳性
尿胆原	明显增加	轻度增加	减少或消失
ALT、AST	正常	增高	明显增高
ALP	正常	增高	明显增高
GGT	正常	增高	明显增高
胆固醇	正常	增高	明显增高
血浆蛋白	正常	白蛋白降低、球蛋白增加	正常

（三）影像检查

1. B 型超声　对确定肝外胆道梗阻部位及原因有重要价值。发现胆总管及肝内胆管扩张有助于肝外胆管梗阻与肝内胆汁淤积性黄疸的鉴别，后者无此改变；对检测胆石有较高的准确性；检查判断肝、胰、胆囊肿瘤；判断有无腹水、脾大。

2. CT　较准确地判断肝外胆管有无梗阻及其梗阻部位和范围，有利于肝外胆管梗阻与肝内胆汁淤积性黄疸鉴别；显示肝、胰、胆道等影像，提供黄疸原因的线索，尤其是占位性病变；显示腹水、脾大、腹腔内肿大淋巴结等。

3. 内镜逆行胰胆管造影（endoscopic retrograde cholangiopancreatography，ERCP）　显示胆管、胰管有无梗阻、狭窄、扩张、结石、肿瘤等影像，有利于肝内外胆管梗阻性黄疸的诊断，并以此与肝内胆汁淤积性黄疸鉴别。通过十二指肠镜可直接观察十二指肠乳头、壶腹部有无病变，并可行活组织病理检查。经插入胆管、胰管的导管抽取胆汁或胰液作生化、寄生虫虫卵、肿瘤细胞检查。

4. 经皮经肝胆管造影（percutaneous transhepatic cholangiography，PTC） 能清楚显示肝内、肝外全部胆道系统，显示胆管梗阻、狭窄、扩张、结石、肿瘤等影像，有助于肝内外胆管梗阻性黄疸的诊断，并以此与肝内胆汁淤积性黄疸鉴别。

5. 磁共振成像（MRI）与磁共振胆胰管成像（MRCP） 除横断面扫描外，尚可行冠状面、矢状面成像。MRCP影像学诊断价值类似ERCP，但无须插镜检查，患者无痛苦。缺点是影像不如ERCP清晰，不能直视十二指肠乳头区病变及活组织检查。

（四）肝穿刺活组织检查与腹腔镜检查

肝穿刺活组织检查有助于肝细胞性黄疸、肝疾病诊断，也有利于肝内胆汁淤积性黄疸及其病因诊断，可确诊Dubin-Johnson综合征（肝细胞有特征性棕褐色色素颗粒）。腹腔镜检查有助于对原因未明的黄疸且高度怀疑肝病的诊断，在腹腔镜直视下作胆道造影和活组织检查，有助于黄疸的鉴别。

（五）剖腹探查

经综合检查后，少数原因未明的黄疸病例尤其疑有肝外胆管梗阻者，可考虑剖腹探查并做好相应手术治疗准备。

（杨昭徐）

第十七章　大便失禁

大便失禁（fecal incontinence）是指对直肠内液态或固态的粪便以及气体失去随意控制和蓄留的功能。其严重程度随直肠粪便漏出污染内裤的情况而有所不同。轻度大便失禁患者其内裤偶尔弄脏，并有时丧失对排出气体和液性粪便的控制能力，常与粪便嵌塞或手术损伤肛门内括约肌有关，多见于直肠敏感性低的老年人，有时被误认为腹泻；重度大便失禁患者对成形粪便亦失去控制能力，粪便失禁次数不一，可为一周 1~2 次，或较频繁，每日数次，常与耻骨直肠肌、肛门内括约肌和肛门外括约肌功能障碍，肛管静息压低有关。

【发生机制】

直肠、肛门的神经肌肉和盆底肌整合有助于保持正常的排便功能。直肠是由连续的纵行肌层和基底的环行肌相间构成，这种独特的排列能保证直肠存留粪便和排空粪便的泵作用。肛管长 2~4 cm，肛门、直肠的角度为 90°~100°，随着随意性收缩，该角度渐成 70°~83° 的锐角。在排便期间角度变钝可达 125°~130°。肛门括约肌由内括约肌和外括约肌组成。内括约肌是厚度为 0.3~0.5 cm 的可伸展的直肠环行肌，外括约肌是厚度为 0.6~1.0 cm 的可伸展的提肛横纹肌。肛门由内括约肌的张力性活动正常地关闭，肛门外括约肌能加强在随意性收缩期间的这一屏障作用。肛门黏膜皱襞和可伸展的肛门血管垫组合在一起，使肛门紧缩封闭。耻骨直肠肌可增强这种机械性屏障作用。耻骨直肠肌形成的翼状的活瓣，产生很强的拉力，从而增加肛门直肠角度防止大便失禁。肛门直肠受感觉神经、运动神经、自主神经和中枢神经支配，主要的是阴部神经，来自骶 2（S_2）、骶 3（S_3）、骶 4（S_4）神经，支配肛门外括约肌；来自盆腔神经丛的感觉运动混合神经支配肛门黏膜和肛门直肠壁，它易受过度延伸之损伤，尤其是阴道分娩时受伤。直肠内容物周期地向肛门直肠发出冲动，肛门内括约肌松弛可促进这一过程，从而促使粪便或积气从直肠进入肛管上段。在此它们与特殊的末端感受器（如 Krause、Golgi-Mazzoni、Meissner 及

Pacinian 等小体）接触，器官神经末梢对于触觉、寒冷、张力和摩擦等刺激进一步经特殊传入神经传导。人体对接触的冲动反射选择是排出肠内容物还是存留内容物。若有冲动反射障碍则可能促发大便失禁。直肠扩张的感觉沿副交感神经传至 S_2、S_3、S_4 神经。骶部神经参与肛门直肠感觉、运动、自主神经和排便节制功能的调节。排便节制与解剖结构有关，凡能影响排便节制机制引起神经肌肉功能障碍的疾病，一旦一种或多种调节机制受到破坏不能代偿时，就会发生大便失禁。

【病因】

大便失禁的病因有以下几类：

1. 肌源性大便失禁　肛门括约肌破坏或无力。

（1）肛门内括约肌、肛门外括约肌损伤：①成年女性产伤是主要原因。约 35% 的初产妇阴道分娩伴括约肌损伤。产钳分娩、第二产程延长、胎儿过大、枕后位分娩导致会阴裂伤修复后，可能并发大便失禁。②肛门直肠手术，如痔、肛瘘、肛裂、肛门扩张或括约肌侧切手术导致肛门内括约肌断裂。③交通事故引起的会阴部损伤、骨盆骨折可直接损伤肛门内括约肌。④其他因素的损伤，如鸡奸。

（2）肛门内括约肌的肌肉变性、肌病引起的肛门内括约肌功能障碍。

（3）骨骼肌病变：如肌肉萎缩、妊娠、重症肌无力（myasthenia gravis）和其他肌病可影响肛门外括约肌和盆底直肠功能。重建手术如回肠肛门囊袋或结肠肛门囊袋（pouches）吻合术，导致肛门收缩不协调直肠脱垂伴失禁系因肠套叠入上段肛管，对肛门张力抑制延迟。

2. 神经源性大便失禁　主要由神经退行性变或损伤引起。

（1）中枢神经系统疾病：脑损伤、多发性硬化、痴呆、智力发育延缓、卒中、脊髓痨、脊髓损伤、应用镇静剂。

（2）周围神经病变：如马尾病变、会阴部神经损伤或变性，包括中毒性神经病（如酒精中毒）、糖尿病性神经病、会阴下降综合征（perineal descent syndrome）等。

3. 平滑肌功能障碍，直肠顺应性降低　直肠顺应性降低或蓄便能力减低的因素可引起大便失禁，包括放射线肠炎症、溃疡性直肠炎或 Crohn 病、直肠缺血、直肠肿瘤。

4. 稀便失禁　稀便时失禁，粪便成形则无失禁。肛门括约肌和会阴神经完好，但排便功能障碍，见于老年、儿童。粪便在直肠存留时间延长，导致粪便嵌塞，从而肛门内括约肌松弛时间延长，使液体粪便从嵌塞的粪便周围流出。肛门直肠感觉障碍或直肠敏感性降低。

5. 其他疾病　肠易激综合征、甲状腺功能减退症等

【分类】

（一）被动性大便失禁（passive incontinence）

无便意，无意识地排气、排便，无任何警觉，直肠肛门失去反射功能，伴有或不伴有括约肌功能障碍。

（二）便急性大便失禁（urge incontinence）

有便意，有便意时尽管努力试图蓄留肠内容物，但仍不能控制而迫不及待地排气排便，为括约肌功能或直肠蓄留粪便功能障碍。

（三）粪便渗漏（fecal seepage）

有时稀粪从肛门流出，表现为稀便失禁，成形粪便则无失禁，能正常排出成形便。大都由于排便

功能不全或直肠感觉障碍引起，括约肌功能和阴部神经功能大都完好。

三种类型虽然有所重叠，但病因和处理不同。根据临床表现，Cleveland临床分级系统提供了客观的大便失禁定量分级方法，亦可作为疗效评估标准。根据以下参数分级：肛门排出的是固体、液体或气体，大便失禁是否影响生活质量（分级：无影响为0级，有影响按严重度分1~5级），是否需用肛垫，是否需服止泻药，延缓排便的能力（分级：无延缓能力为0级，有延缓能力分为1、2级）。

【诊断思路】

（一）问诊要点

采集有关大便失禁的重要病史，包括了解起病情况及诱因、病程、粪便质地、便急程度，有无尿失禁、背部损伤史、手术史、用产钳史、排便障碍史、肛裂史、用药史，饮食习惯（如饮用咖啡等），有无神经系统疾病、肌病等疾病病史。

（二）体格检查要点

体格检查包括详细的全身体检，尤其是神经系统检查、肛门直肠及会阴部检查。

1. 肛周检查 肛门（皮肤）反射，可检查感觉神经和皮肤间的联系通路，即由脊髓神经节段S_2、S_3、S_4传导的相应的神经及肛门外括约肌运动支。用棉签在肛周皮肤每一个象限检查。正常反应是肛周外括约肌轻微地收缩，肛门反射减弱或消失表明传入神经或传出神经损伤。

2. 直肠指诊检查 是检查肛门括约肌功能的一项客观检查方法，有助于鉴别是失禁或大便渗漏。在插入润滑的带指套的示指后，即可感知括约肌的静息张力、肛管长度、耻骨直肠韧带的完整性、肛门直肠角度、肛门肌肉张力以及在随意收缩期间会阴抬高，也可感知直肠是否向前凸或是否有粪便嵌塞。

3. 会阴部检查 注意有无皮炎、瘢痕、皮肤擦伤、肛裂、肛周皱纹、痔、直肠脱垂，提示肛门括约肌无力或肛周皮肤慢性刺激征象。排便期盆底过度下降或直肠脱垂表明患者排便费力，下降超过3 cm便认为是会阴下降（perineal descent）。

（三）辅助检查要点

1. 粪便检查 大便失禁是否继发于腹泻，取决于粪便质地。若合并腹泻，应行肠镜检查以排除黏膜炎症、直肠肿瘤。粪便检查可检查感染、粪便量、渗透性、电解质。

2. 生化检查 有关甲状腺功能、糖尿病和其他代谢病的检查等。

3. 结肠镜检查 可发现直肠、乙状结肠黏膜病变和肿瘤，了解是否与大便失禁有关。

4. 肛门直肠测压（ARM） 可客观地检测肛门内括约肌压力。

5. 肛门直肠感知试验（anorectal sensory testing） 用直肠气囊或水囊扩张方法可评估直肠感知和直肠壁的顺应性。

6. 直肠壁顺应性（the compliance of the rectal wall）检查 观察直肠在进行性充盈过程中的变化，可评估直肠的顺应性。

7. 肛管影像检查（imaging the anal canal）

（1）肛门超声检查（anal endosonography）：是简便和检查费用低的一项检查，适于检查肛门括约肌结构异常。

（2）排粪造影（BD）：放射线造影检查，对显示直肠脱垂及评估直肠排便能力有一定参考价值。

（3）磁共振（magnetic resonance，MR）：对肛门外括约肌萎缩及外括约肌修复程度的评估。使用快速连续成像方法可增强对盆腔的动态观察，肛内螺旋 MRI 可明显增加分辨率，使肛门直肠解剖结构更为清晰。

8. 气囊排出试验（balloon expulsion test，BET）　该试验有助于判断粪便渗漏和评估生物反馈治疗的疗效。

9. 阴部神经终末运动潜伏期（pudendal nerve terminal motor latency，PNTML）　可检测终末部分的阴部神经与肛门括约肌的神经肌肉整合功能，有助于鉴别肌源性损伤的括约肌无力和神经源性损伤的肌无力。

10. 盐水灌注试验（saline infusion test）　是评估大便失禁患者手术后或生物反馈治疗后临床改善情况的检查方法。

11. 肌电图（electromyogram）　横纹肌的收缩伴随着动作电位，动作电位可用细胞外电极记录，该方法用于测定肛门外括约肌和盆底肌的功能。

（杨昭徐）

第十八章 血 尿

血尿（hematuria）是指尿中红细胞异常增多，包括肉眼血尿和镜下血尿。前者是指肉眼可见的尿呈洗肉水色或血色；后者是指尿色正常，须经显微镜检查确定，即离心沉淀后的尿液镜检每高倍视野红细胞 3 个以上。

【病因与发生机制】

1. 泌尿系统疾病　绝大多数的血尿是由泌尿系统疾病引起，包括：肾小球肾炎、IgA 肾病、间质性肾炎、尿路感染、泌尿系统创伤、结石、结核、肿瘤、血管疾病、多囊和先天性畸形等。这些因素导致肾小球基底膜断裂，红细胞穿过裂缝，同时被挤压受损，其后通过肾小管时再次受到管腔内渗透压、pH 及代谢产物作用。

2. 尿路邻近器官疾病　急性阑尾炎、直肠和结肠癌，男性前列腺炎、精囊炎，女性急性盆腔炎或脓肿、宫颈癌、输卵管炎、阴道炎等，可侵及或刺激尿路。

3. 全身性疾病　包括：①感染性疾病，如败血症、流行性出血热、猩红热、钩端螺旋体病和丝虫病等；②血液病，如血小板减少性紫癜、过敏性紫癜、血友病、白血病和再生障碍性贫血等；③自身免疫性疾病，如系统性红斑狼疮、结节性多动脉炎、皮肌炎、类风湿关节炎、系统性硬化症等引起的肾损害；④心血管疾病，如亚急性感染性心内膜炎、急进性高血压、慢性心力衰竭等。

4. 药物或化学物品对尿路的损害　相关药物有磺胺药、吲哚美辛、甘露醇、环磷酰胺、抗凝剂等，有毒物品包括汞、铅、镉等对肾小管的损害。

5. 功能性血尿　健康人突然的剧烈运动可出现血尿。

【诊断思路】

（一）病史采集

1. 针对血尿问诊

（1）首先应排除假性血尿，红色尿不一定是血尿，需仔细辨别。女性月经期，经血混入尿液；服用某些药物如大黄、利福平，或进食某些红色蔬菜也可排红色尿，但镜检无红细胞；棕红色或葡萄酒色，不混浊，镜检无红细胞见于卟啉尿。

（2）尿色改变：尿呈淡红色如洗肉水样，提示每升尿含血量超过 1 mL；出血严重时尿可呈血液状；肾出血时，尿与血混合均匀，尿呈暗红色；膀胱或前列腺出血尿色鲜红，有时有血凝块；如尿呈暗红色或酱油色，不混浊无沉淀，镜检无或仅有少量红细胞，见于血红蛋白尿。

2. 针对血尿伴随症状问诊

（1）伴蛋白尿、水肿、高血压，常见于原发性肾小球疾病。

（2）伴寒战、腰痛、高热，见于急性肾盂肾炎。

（3）伴尿频、尿急、尿痛，见于膀胱炎或尿道炎。

（4）伴肾绞痛见于肾或输尿管结石。

（5）伴肾部肿块见于多囊肾、肿瘤或畸形。

（6）伴皮肤黏膜出血见于血液病或某些感染性疾病。

（7）伴乳糜尿见于丝虫病、慢性肾盂肾炎。

（8）无症状性血尿，既无泌尿道症状也无全身症状，见于某些疾病的早期，如肾结核、肾癌或膀胱癌早期。

3. 诊疗经过问诊　患病以来进行的各种检查及治疗可为诊断提供线索。

4. 既往史问诊　既往有无肾病、血液病、感染性疾病或免疫性疾病史，有无用药史，月经情况，有无剧烈运动等。

（二）体格检查及辅助检查要点

1. 全身体格检查　皮肤黏膜有无出血，各关节有无红肿等。

2. 泌尿生殖系统检查　肾大见于肾肿瘤、肾畸形、多囊肾等。输尿管压痛点压痛或肾区叩击痛见于泌尿系感染。腹部血管杂音多提示肾动脉狭窄。

（三）辅助检查要点

1. 尿液常规检查、化学和尿沉渣分析

（1）三杯尿试验：将全程尿分段观察颜色。用三个清洁玻璃杯分别留取起始段、中段和终末段尿观察，如起始段血尿提示病变在尿道；终末段血尿提示出血部位在膀胱颈部、三角区或后尿道的前列腺和精囊腺；三段尿均呈红色即全程血尿，提示血尿来自肾或输尿管。

（2）尿常规检查：可发现镜下血尿、尿蛋白和其他细胞。相差镜检可区分红细胞来源：①大小不一、形态多样为肾小球性血尿，系因红细胞从肾小球基底膜漏出，通过具有不同渗透梯度的肾小管时，化学和物理作用使红细胞膜受损，血红蛋白溢出而变形；②形态单一，与外周血近似，为均一型血尿，提示血尿来源于肾后，见于肾盂肾盏、输尿管、膀胱和前列腺病变。

（3）尿沉渣定量检测尿液有形成分，包括检定结核菌等。

2. 影像检查　包括 B 超、静脉肾盂造影、肾动脉造影、肾 CT 等有助于病因和定位诊断。

3. 膀胱镜检查也有助于血尿病因诊断。

（李瑞军）

第十九章　尿频、尿急与尿痛

尿频（frequent micturition）是指单位时间内排尿次数增多。正常成人白天排尿 4~6 次，夜间 0~2 次。平均每次尿量 200~400 mL。尿急（urgent micturition）是指患者一有尿意即迫不及待排尿，难以控制。尿痛（dysuria）是指患者排尿时感觉耻骨上区、会阴部和尿道内疼痛或烧灼感。尿频、尿急和尿痛合称为膀胱刺激征。

【病因与临床特点】

（一）尿频

1. 生理性尿频　见于饮水过多、精神紧张或气候寒冷时排尿次数增多，每次尿量不少，不伴有尿频、尿急等，属正常现象。

2. 病理性尿频　常见有以下几种情况。

（1）多尿性尿频：排尿次数增多而每次尿量不少，全日总尿量增多。见于糖尿病、尿崩症、急性肾衰竭的多尿期和精神性多饮。

（2）炎症性尿频：排尿次数增多而每次尿量少，常伴有尿急和尿痛，尿液镜检可见炎性细胞。见于膀胱炎、尿道炎、前列腺炎和尿道旁腺炎等。

（3）神经性尿频：排尿次数增多而每次尿量少，不伴尿急和尿痛，尿液镜检无炎性细胞。见于中枢及周围神经病变如神经源性膀胱（neurogenic bladder），即是一类由于神经系统病变导致的膀胱和（或）尿道功能障碍，即储尿和（或）排尿功能障碍，进而产生一系列下尿路症状及并发症。

（4）膀胱容量减少性尿频：表现为持续性尿频，药物治疗难以缓解，每次尿量少。见于膀胱占位性病变、妊娠子宫或卵巢囊肿等压迫膀胱、膀胱结核引起的膀胱纤维性缩窄。

（5）尿道口周围病变：尿道口息肉、处女膜伞和尿道旁腺囊肿等刺激尿道口引起尿频。

（二）尿急

1. 炎症　急性膀胱炎，尿道炎，特别是膀胱三角区和后尿道炎症，尿急症状特别明显；急性前列腺炎常有尿急，慢性前列腺炎因伴有腺体增生肥大，故有排尿困难，尿线细和尿流中断。

2. 结石和异物　膀胱和尿道结石或异物刺激黏膜产生尿频。

3. 肿瘤　膀胱癌和前列腺癌。

4. 神经源性膀胱。

5. 高温环境下尿液高度浓缩，酸性高的尿可刺激膀胱或尿道黏膜产生尿急。

（三）尿痛

引起尿急的病因几乎都可以引起尿痛。疼痛部位多在耻骨上区，会阴部和尿道内，尿痛性质可为灼痛或刺痛。尿道炎多在排尿开始时出现疼痛，后尿道炎、膀胱炎和前列腺炎常出现终末性尿痛。

【诊断思路】

（一）问诊要点

1. 诱因　是否有引发尿频、尿急、尿痛的诱因，如劳累、受凉、月经期、导尿、尿路器械检查或流产术和不洁性交史。

2. 尿频程度　单位时间排尿频率，如每小时或每天排尿次数，每次排尿间隔时间和每次排尿量。单纯尿频应逐一分析上述病因。

3. 尿痛的部位和时间　排尿时耻骨上区痛多为膀胱炎，排尿毕时尿道内或尿道口痛多为尿道炎。

4. 尿频伴随症状

（1）伴尿急和尿痛，三者皆有多为尿路炎症，见于膀胱炎和尿道炎。

（2）伴有全身症状，如发热、恶寒或寒战、腰痛、腹痛，见于急性上尿路感染

（3）伴有尿急和尿痛存在但不剧烈，而伴有双侧腰痛见于肾盂肾炎，伴有会阴部、腹股沟和睾丸胀痛见于急性前列腺炎。

（4）尿频、尿急伴有血尿，午后低热，乏力盗汗，见于膀胱结核。

（5）不伴尿急和尿痛，但伴有多饮多尿和口渴见于糖尿病、尿崩症、精神性多饮。

（6）尿频、尿急伴无痛性血尿见于膀胱癌。

（7）老年男性尿频伴有尿线细，进行性排尿困难见于前列腺增生。

（8）尿频、尿急、尿痛伴有尿流突然中断，见于膀胱结石堵住出口或后尿道结石嵌顿。

5. 有无慢性病史，如结核病、糖尿病、肾炎和尿路结石等尿路感染的易发和难治因素。有无尿路感染的反复发作史，发作间隔有多长，是否做过尿培养，细菌种类有哪些以及药物使用的种类和疗程。

（二）体格检查要点

在全身体格检查基础上重点进行泌尿生殖系统检查。注意有无输尿管压痛点压痛、肾区叩击痛，腹部有无肿块。尿路刺激征、发热伴有一侧或双侧肾区叩击痛应考虑急性肾盂肾炎，而膀胱炎一般无高热及肾区叩击痛。

（三）辅助检查要点

辅助检查包括尿液常规检查、尿沉渣检查、尿培养、相差显微镜检查，以及 B 超、静脉肾盂造影、肾动脉造影、肾 CT 等影像检查有助于病因和定位诊断。膀胱镜检查也有助于伴血尿的病因诊断。

（李瑞军）

第二十章 | 少尿、无尿与多尿

正常人 24 h 尿量为 1 000 ~ 2 000 mL。若 24 h 尿量小于 400 mL 或每小时尿量小于 17 mL 称为少尿（oliguria）；若 24 h 尿量小于 100 mL 或 12 h 完全无尿，称为无尿（anuria）；若 24 h 尿量大于 2 500 mL 称为多尿（polyuria）。

【病因与发生机制】

（一）少尿和无尿

病因包括肾前性、肾性和肾后性三类。

1. **肾前性** 是肾灌注减少导致血流动力学介导的肾小球滤过率降低，并无明显的肾实质损伤，若灌注量减少能在 48 ~ 72 h 得到纠正，则血流动力学损害可逆转，但若持续低灌注，则可发生肾小管上皮细胞明显损伤，发展为急性肾衰竭。

（1）有效血容量减少：见于各种原因的休克、大出血、重度失水、肾病综合征和肝肾综合征，导致有效动脉血容量减少，肾血流减少。

（2）心排血量减少：见于心功能不全、严重的心律失常、心肺复苏后，导致心排血量减少，肾血流减少。

（3）肾血管病变：见于肾动脉狭窄或大动脉炎、肾病综合征、狼疮性肾炎、肾动脉栓塞或血栓形成、高血压危象、妊娠期高血压等导致肾动脉持续痉挛，肾缺血。

2. **肾性**

（1）肾小球病变：见于重症急性肾炎、急进性肾炎和存在慢性肾炎急性加重因素，如感染、血压持续增高或肾毒性药物作用，导致肾缺血，肾功能急剧恶化。

（2）肾小管病变：见于药物（以抗生素、磺胺、造影剂及非甾体抗炎药最常见）、生物毒素、重金属或化学毒素、内源性毒素（如血红蛋白、肌红蛋白等）所致的急性肾小管坏死，严重的肾盂肾炎并发肾乳头坏死，其他因素所致的急性间质性肾炎。

3. **肾后性**

（1）各种原因引起的从肾盂到尿道的尿路梗阻：如结石、

血凝块、坏死组织阻塞输尿管、膀胱进出口或后尿道。

（2）尿路的外压：如肿瘤、腹膜后淋巴瘤、特发性腹膜后纤维化、前列腺肥大。

（3）其他：输尿管手术后，结核或溃疡愈合后瘢痕挛缩，肾严重下垂或游走肾所致的肾扭转，神经源性膀胱等。

（二）多尿

1. 暂时性多尿   短时内摄入过多水、饮料和含水分过多的食物；使用利尿剂后，可出现短时间多尿。

2. 持续性多尿

（1）内分泌代谢障碍：①垂体性尿崩症，因下丘脑 - 垂体病变使抗利尿激素（antidiuretic hormone，ADH）分泌减少或缺乏，肾远曲小管重吸收水分下降，排出低比重尿，量可达到 5 000 mL/d 以上。②糖尿病，尿内含糖多引起溶质性利尿，尿量增多。③原发性醛固酮增多症，导致血中高浓度钠，刺激渗透压感受器，摄入水分增多，排尿增多。④原发性甲状旁腺功能亢进，血液中过多的钙和尿中高浓度磷需要大量水分将其排出而形成多尿。

（2）肾疾病：①肾性尿崩症，肾远曲小管和集合管存在先天或获得性缺陷，对抗利尿激素反应性降低，水分重吸收减少而出现多尿。②肾小管浓缩功能不全，见于慢性肾炎，慢性肾盂肾炎，肾小球硬化，肾小管酸中毒，药物、化学物品或重金属对肾小管的损害。也可见于急性肾衰竭多尿期等。

（3）精神因素：自觉烦渴而大量饮水引起多尿。

【诊断思路】

（一）问诊要点

1. 针对少尿

（1）开始出现少尿症状的时间：肾功能在几小时至几周的短时间内突然下降出现的尿量减少属急性肾衰竭，超过 3 个月要考虑慢性肾衰竭。

（2）少尿程度：在准确测量和记录 24 h 尿量和液体摄入量的基础上，结合有关临床资料，如血肌酐、尿素氮升高，水电解质和酸碱平衡紊乱，评估有无肾衰竭。

（3）有无引起少尿的病因：理清少尿的肾前性、肾性和肾后性因素，特别注意少尿是否发生在危重疾病的基础上，重点是脓毒病、肾低灌注和肾毒性药物等因素。

（4）过去和现在是否有泌尿系统疾病、心血管疾病、糖尿病、自身免疫性疾病和肝硬化等。有否使用肾毒性药物。

（5）少尿伴随症状

1）伴血尿、蛋白尿、高血压和水肿，见于急性肾炎、急进性肾炎。

2）伴大量蛋白尿，水肿，高脂血症和低蛋白血症，见于肾病综合征。

3）伴肾绞痛，见于肾动脉血栓形成或栓塞，肾结石。

4）伴有发热腰痛，尿频、尿急、尿痛，见于急性肾盂肾炎。

5）少尿伴有排尿困难，见于前列腺肥大。

6）伴心悸、气短、胸闷、水肿、不能平卧，见于心功能不全。

7）伴脾大、腹水、黄疸，见于肝硬化合并肝肾综合征。

2. 针对多尿

（1）开始出现多尿症状的时间。

（2）多尿程度：应准确测量和记录 24 h 尿量和液体摄入量，有无烦渴多饮。

（3）有无引起多尿的病因，如摄入过多液体、使用利尿剂、糖尿病、垂体性尿崩症、肾小管疾病、使用损害肾小管的药物。

（4）诊疗经过问诊：患者进行了哪些检查及治疗，可为治疗提供线索。

（5）多尿伴随症状

1）伴有多饮多食和消瘦，见于糖尿病。

2）伴有烦渴多饮，排低比重尿，见于尿崩症。

3）伴有高血压、低血钾和周期性瘫痪，见于原发性醛固酮增多症。

4）伴有酸中毒、骨痛和肌麻痹，见于肾小管性酸中毒。

5）继少尿数日后出现的多尿，应考虑是否处于急性肾小管坏死恢复期。

（二）体检要点

1. 重视少尿或无尿发生在危重疾病基础上或原有慢性肾衰竭急性加重，因涉及多个系统并发症，故应全面体检，注意观察生命体征，测定和记录 24 h 出入量。

2. 多尿患者在全身体检基础上侧重检查心血管、泌尿系统和神经系统。

（三）辅助检查要点

1. 实验室检查　包括血常规、血肌酐和尿素氮、血糖、尿液检查（比重、蛋白、pH、渗透压、尿钠和镜检等）。

2. 尿路超声显像　有助于排除尿路梗阻，必要时选择逆行或下行性肾盂造影、CT 血管造影或 MRI。在排除了肾前性和肾后性原因后未明确肾缺血或肾毒性的致病因素，可考虑肾活检。

（李瑞军）

第二十一章 尿 失 禁

尿失禁（urinary incontinence）是指膀胱不能保持正常的控制排尿功能，尿液不受主观控制地从尿道口点滴溢出或流出。尿失禁可见于各种年龄，但以老年人更为常见。尿失禁可以是暂时性或持续性，尿量可以点滴流出或大量流出。

【病因和发生机制】

膀胱的正常排尿功能受大脑和骶髓的排尿中枢调节，靠膀胱逼尿肌与括约肌张力平衡来调节控制。当各种原因使逼尿肌异常收缩或膀胱过度充盈、膀胱内压升高超过正常尿道括约肌张力，或尿道括约肌麻痹或松弛，导致尿道阻力降低到一定程度，均可出现尿失禁。

（一）真性尿失禁

膀胱或尿道疾病是由于尿道括约肌过度松弛或膀胱逼尿肌过度收缩所致。

1. 膀胱及尿道炎症、结石、结核或肿瘤　为病变刺激使膀胱逼尿肌持续性张力增高，尿液不能控制而流出。

2. 输尿管结石　结石可导致上尿路梗阻，刺激输尿管使其蠕动增强，进而刺激膀胱三角肌区而致膀胱肌张力增高，出现尿失禁。

3. 外伤、手术、分娩等　造成尿道括约肌损伤，引起尿道括约肌过度松弛。

（二）假性尿失禁

假性尿失禁主要见于前列腺肥大、膀胱颈梗阻、肿瘤和尿道狭窄所致的下尿路梗阻或神经源性膀胱。由于各种原因使膀胱排尿出口梗阻或膀胱逼尿肌失去正常张力，引起尿液潴留，膀胱过度充盈，造成尿液从尿道不断溢出，又可称为"溢出性尿失禁"。

（三）压力性尿失禁

压力性尿失禁主要见于妊娠、分娩、经产妇、绝经期妇女和盆腔肿瘤等。由于肌肉和韧带松弛，使尿道阻力下降，当腹压骤然增高（如咳嗽、打喷嚏、跑跳、举重、体位改变等）

时，少量尿液不自主地由尿道口溢出。体检可能有膀胱瘘、直肠瘘或子宫脱垂。

（四）先天性尿失禁

先天性尿失禁见于各种先天性尿路畸形，如输尿管开口异位、尿道下裂或上裂、膀胱外翻、脐导管未闭等。

（五）尿瘘尿失禁

尿瘘尿失禁见于各种原因造成的膀胱－尿道－阴道瘘、膀胱－子宫瘘、膀胱－阴道瘘及输尿管－阴道瘘等。

【诊断思路】

（一）问诊要点

1. 排尿情况问诊　尿失禁出现时间、诱因、程度、间断性或持续性发作等。注意应与遗尿相鉴别：遗尿是在夜间睡熟后不自觉地排尿，并无器质性病变，多见于儿童。

2. 伴随症状问诊

（1）50岁以上男性，尿失禁伴进行性排尿困难，应考虑前列腺肥大或肿瘤。

（2）中年以上经产妇伴有压力性尿失禁，应考虑产伤或盆腔及会阴部手术损伤所致。

（3）由急性膀胱炎引起的尿失禁，常伴有尿频、尿急、尿痛等。

3. 诊疗经过问诊　患病以来进行哪些检查及治疗，可以为诊断提供线索。

4. 既往史　包括尿道手术史、外伤史、泌尿系统疾病史、糖尿病史、神经系统疾病和损伤史等重要病史。中年以上妇女应注意妊娠、分娩、产伤、盆腔或外阴手部术史。有无服用药物史。

（二）体格检查及辅助检查要点

1. 全身体格检查　注意患者精神状态、意识、认知、步态、生命体征等。

2. 泌尿生殖系统检查　腹部有无充盈的膀胱，有无压痛，前列腺有无增大，尿道生殖道有无畸形。是否存在膀胱－尿道－阴道瘘、膀胱－子宫瘘、膀胱－阴道瘘及输尿管－阴道瘘。

3. 神经系统检查　①脊髓损伤患者应检查躯体感觉平面、运动平面、脊髓损伤平面。②神经反射检查。③会阴部、鞍区及肛诊检查：以明确双侧 $S_2 \sim S_5$ 节段神经支配的完整性。感觉检查范围从肛门皮肤黏膜交界处至两侧坐骨结节之间，包括肛门黏膜皮肤交界处的感觉，通过肛门指诊检查直肠深感觉。运动功能检查是通过肛门指诊发现肛门括约肌张力、有无自主收缩。

（三）辅助检查要点

1. 实验室检查　尿比重，尿镜检红细胞、白细胞、蛋白水平，是否存在泌尿系感染等；血肌酐、尿素氮水平；尿细菌学检查。

2. 影像检查　包括B超、尿路造影等。通过超声检查可见膀胱大量剩余尿。

3. 尿道镜及膀胱镜检查。

4. 膀胱测压、尿流速度测定、测量膀胱残余尿量等尿动力学检查及相关电生理检查。

（李瑞军）

第二十二章 尿 潴 留

尿潴留（urine retention）是指由于排尿障碍导致尿液潴留在膀胱内。按尿潴留的程度分为完全性尿潴留和部分性尿潴留：前者是指尿液完全不能排出；后者是指尿液不能完全排出，残余尿量 > 10 mL。按发病速度分为急性尿潴留和慢性尿潴留。尿潴留可引起继发尿路感染及反流性肾病（return nephropathy）。

【病因和发生机制】

1. 尿路机械性梗阻　见于尿道狭窄、结石、肿瘤、异物，前列腺增生，子宫肌瘤或妊娠子宫嵌顿在盆腔等膀胱颈邻近器官病变。由于膀胱颈至尿道外口的某一部位存在梗阻性病变所致。梗阻早期，膀胱逼尿肌可通过代偿性收缩，使排尿困难不明显，但随着梗阻加重，逼尿肌逐渐失代偿，尿液不能完全排空，逐渐出现尿潴留，严重时可伴有尿失禁。

2. 神经源性膀胱　系因神经系统病变导致膀胱和（或）尿道功能障碍，即储尿（或）排尿功能障碍，进而产生一系列下尿路症状及并发症。

（1）脑桥上损伤：位于大脑皮质的丘脑、基底节、边缘系统、下丘脑和脑干网状结构参与调节排尿调控过程，而协调排尿反射的中枢位于脑桥。脑桥水平上下发生的疾病均可能出现排尿障碍。

（2）脊髓损伤：脊髓是控制逼尿肌和尿道内、外括约肌功能活动的初级排尿中枢所在，也是将膀胱尿道的感觉冲动传导至高级排尿中枢的上行神经纤维和将高级排尿中枢的冲动传导至脊髓初级排尿中枢的下行神经纤维的共同通路。

（3）外周神经病变：外周神经的病变，如糖尿病外周神经病变、盆底神经损伤、免疫性神经病等，累及支配膀胱的交感和副交感神经，或同时累及支配尿道括约肌的神经，导致逼尿肌收缩力减弱和（或）尿道内、外括约肌控尿能力减低，出现排尿困难或尿失禁。

3. 药物性　应用抗胆碱药（如阿托品、山莨菪碱等）、抗抑郁症药、抗组胺药和阿片制剂等，可出现尿潴留。

4. 精神因素等　如不习惯的排尿环境或方式、精神紧张等。

【诊断思路】

（一）问诊要点

1. 针对排尿情况问诊　询问每天排尿频率，每次排尿量，排尿是否通畅，有无排尿困难，有无尿路刺激征，有无尿流突然中断、分叉、变细等。

2. 伴随症状问诊

（1）伴排尿时尿流中断或尿流分叉，或伴排尿疼痛、肉眼血尿者，见于尿路结石、异物。

（2）伴有尿频、尿急、尿痛，见于膀胱炎症。

（3）50 岁以上男性，伴进行性排尿困难、尿频、尿急，见于前列腺增生或前列腺肿瘤

（4）伴有中枢神经系统或外周神经病变，多考虑为神经源性膀胱。特点为患者不能自主排尿，只有当膀胱内尿量达到 400 mL 以上时，才通过膀胱反射弧刺激排尿中枢排尿，但往往不能排空，造成部分尿潴留。

3. 诊疗经过问诊　患病以来进行了哪些检查及治疗，可为诊断提供线索。

4. 既往病史　包括泌尿系结石、肿瘤、外伤、手术史，前列腺疾病史、糖尿病史、中枢神经系统疾病及周围神经病变史，有使用相关药物史。

（二）体格检查及辅助检查要点

1. 全身体格检查　注意患者精神状态、意识、认知、步态等。

2. 泌尿生殖系统检查　腹部有无充盈的膀胱，有无压痛，前列腺有无增大。

3. 神经系统检查　①脊髓损伤患者应检查躯体感觉平面、运动平面、脊髓损伤平面。②神经反射检查。③会阴部、鞍区及肛诊检查：以明确双侧 $S_2 \sim S_5$ 节段神经支配的完整性。

（三）辅助检查要点

1. 实验室检查　尿比重，尿镜检红细胞、白细胞、蛋白水平，是否存在泌尿系感染等；血肌酐、尿素氮水平；尿细菌学检查。

2. 影像检查　包括 B 超、尿路造影等。通过超声检查可见膀胱大量剩余尿。

3. 尿道镜及膀胱镜检查。

4. 膀胱测压、尿流速度测定、测量膀胱残余尿量等尿动力学检查及相关电生理检查。

（李瑞军）

第二十三章 | 腰 背 痛

腰背痛（lumbodorsalgia）是指由创伤、炎症、肿瘤、理化因素及其他因素刺激腰背部的感觉神经纤维产生痛觉冲动，传至大脑皮质的痛觉中枢形成的疼痛感觉。

【发生机制】

1. 腰背部创伤　包括因各种直接或间接暴力所致的腰椎骨折、脱位或腰肌软组织等急性创伤；长期的不良体位、姿势，搬运重物等引起的慢性累积性损伤，犹在潮湿寒冷环境易促发。

2. 腰背部炎症性病变　包括感染性结核菌、化脓菌等引起的软组织的感染性炎症；无菌性炎症、寒冷、潮湿、变态反应引起骨及软组织炎症，导致骨膜、韧带、筋膜和肌纤维的渗出、变性。

3. 胸腰椎的退行性改变　包括中老年、过度活动等因素致胸腰椎纤维环及髓核组织退变，负重状态下髓核脱出，前后纵韧带和小关节随椎体松动而移位，引起韧带骨膜下出血、微血肿机化、骨化形成骨刺。髓核突出和骨刺可压迫或刺激神经引起疼痛。

4. 腰骶部先天性疾病　包括隐性脊柱裂、腰椎骶化或骶椎腰化、漂浮棘突、椎管狭窄和椎体畸形等。

5. 肿瘤侵犯　原发性或转移性肿瘤侵袭胸腰椎、神经根及软组织。

【病因分类】

1. 脊椎疾病　如脊椎骨折，椎间盘突出，增生性脊柱炎，感染性脊柱炎，脊椎肿瘤，先天性脊椎畸形等。

2. 脊柱旁软组织病变　如腰肌劳损，腰肌纤维组织炎，风湿性多肌炎。

3. 脊神经根病变　如脊髓压迫症，急性脊髓炎，腰骶神经炎，颈椎炎。

4. 内脏疾病引起的放射性腰背部疼痛　如肺胸膜病变引起

上背部疼痛，胰腺炎引起的腰背部放射性疼痛，肾及输尿管结石、炎症引起腰背部疼痛。

【诊断思路】

（一）问诊要点

1. 起病时间　外伤或感染患者可准确指出疼痛时间，慢性累积性腰部劳损可能难以准确表述起病时间。

2. 起病缓急　急性创伤、急性胰腺炎等起病急骤，腰椎结核、腰肌劳损等起病缓慢。

3. 疼痛部位　脊椎及其软组织病变引起的腰背痛多在病变部位；脏器病变放射性腰背痛具有相应神经节段分布区，如颈胸背部疼痛来自肺部胸膜病变；中腰背部疼痛应考虑胃肠胰腺及泌尿系统疾病；腰骶部疼痛则应注意前列腺炎、子宫、附件等病变。

4. 疼痛的性质　腰椎骨折和腰肌急性扭伤多为锐痛，肾结石则呈腰部绞痛，腰肌陈旧性损伤为钝痛。

5. 疼痛的程度　急性外伤、炎症、泌尿系统结石、脊椎肿瘤压迫神经根等的疼痛剧烈，腰肌慢性劳损、肌纤维组织炎引起的疼痛较轻。

6. 疼痛的诱因及缓解因素　重体力劳动、体育活动及湿冷环境易造成腰背损伤致痛。腰肌劳损多因劳累和活动过多时加重，休息时缓解；风湿性腰背痛常在天气变冷或潮湿阴冷的环境工作时诱发；盆腔妇科疾病常在月经期因充血而下腰部疼痛加重；腰椎间盘突出在咳嗽、喷嚏和用力时加重。胰腺炎取前倾抱膝坐位可减轻疼痛。

7. 疼痛的演变过程　慢性腰肌劳损、腰肌纤维组织炎，病情时重时轻；椎间盘突出、脊椎结核和肿瘤引起的疼痛则进行性加重。

8. 伴随症状　除腰背痛外，是否有相应脏器病变的症状。

（1）伴脊柱畸形：外伤后畸形多因脊柱骨折、错位所致，缓慢起病者见于脊柱结核和强直性脊柱炎，自幼则有畸形多为先天性脊柱疾病所致。

（2）伴活动受限：见于脊柱外伤、强直性脊柱炎、腰背部软组织损伤。

（3）伴长期发热：见于脊柱结核、类风湿关节炎，伴高热者见于化脓性脊柱炎和椎骨旁脓肿。

（4）伴尿频、尿急、排尿不尽：见于尿路感染、前列腺炎或前列腺肥大，腰背剧痛伴血尿，见于肾或输尿管结石。

（5）伴上腹痛：见于胃、十二指肠溃疡或胆胰疾病。

（6）腰痛伴月经异常、痛经、白带过多：见于宫颈炎、盆腔炎、卵巢及附件炎症或肿瘤。

（二）体格检查要点

在全身检查的基础上，重点检查：脊柱外形、弯曲度、活动度、叩击痛，神经系统感觉、运动和反射检查。

（三）辅助检查要点

1. 实验室检查　血象、炎性标志物（血沉、CRP）、自身抗体以及内脏疾病相应检查项目。

2. 脊柱影像学检查　X 线摄片、CT 和 MRI 等检查。

（李瑞军）

第二十四章 关 节 痛

关节痛（arthralgia）是关节炎症和结构破坏引起的疼痛，可以是单纯的关节病变，也可能是全身疾病的局部表现。关节痛根据病程分为急性和慢性。急性关节痛以关节及其周围组织的炎性反应为主，慢性关节痛则以关节囊肥厚及骨质增生为主。

【病因及发生机制】

（一）创伤

1. 急性损伤　因各种直接或间接暴力碰撞关节或使关节过度伸展、扭曲，关节骨质、肌肉、韧带等结构破坏，造成关节脱位或骨折，血管破裂出血，组织液渗出，关节肿胀疼痛。

2. 慢性损伤　持续的慢性机械性损伤，或急性创伤后关节面破损、长期摩擦，产生慢性损伤。关节长期负重，关节软骨及关节面破坏。关节活动过度，可造成关节软骨的累积性损伤。关节扭伤处理不当或骨折愈合不良，畸形愈合所致负重不平衡，造成关节慢性损伤。

（二）感染

1. 细菌直接侵入关节内，如外伤后细菌侵入关节。
2. 败血症时细菌经血液到达关节内。
3. 关节邻近骨髓炎、软组织炎症、脓肿蔓延至关节内。
4. 关节穿刺时消毒不严或将关节外细菌带入关节内。

常见的病原微生物有葡萄球菌、肺炎链球菌、脑膜炎球菌、结核杆菌和梅毒螺旋体等。

（三）变态反应和自身免疫

1. 因病原微生物及其产物、药物、异种血清与血液中的抗体形成免疫复合物，流经关节沉积在关节腔引起组织损伤和关节病变。见于类风湿关节炎，细菌性痢疾，过敏性紫癜和结核菌感染后反应性关节炎。

2. 外来抗原或理化因素使宿主组织成分改变，形成自身抗原刺激机体产生自身抗体，引起器官和非器官特异性自身免疫病。关节病变是全身性损害之一，表现为滑膜充血水肿，软骨进行性破坏，形成畸形。如类风湿关节炎，系统性红斑狼疮引起的关节病变。

（四）退行性关节病

退行性关节病又称增生性关节炎或肥大性关节炎，分原发性和继发性退行性关节病两种。

1. 原发性 无明显局部病因，多见于肥胖老人，女性多见，有家族史，常有多关节受累。

2. 继发性骨关节病变 多继发于创伤、感染或先天性骨关节畸形，可能与吸烟、肥胖和体力劳动有关。病理变化为关节软骨退化变薄，软骨细胞萎缩，碎裂坏死，软骨下组织硬化，骨小梁稀疏囊性变，骨关节边缘有骨赘形成，滑膜充血水肿。

（五）代谢性骨病

1. 维生素 D 代谢障碍所致的骨质软化性骨关节病，见于阳光照射不足、消化不良、维生素 D 缺乏和磷摄入不足等。

2. 骨质疏松性关节病，见于老年性、失用性骨质疏松。

3. 脂质代谢障碍所致的高脂血症性关节病，骨膜和关节腔组织脂蛋白转运代谢障碍性关节炎。

4. 嘌呤代谢障碍所致的痛风。

5. 糖尿病性骨病。

6. 皮质醇增多症性骨病。

7. 甲状腺或甲状旁腺疾病引起的骨关节病。

（六）骨关节肿瘤

1. 良性肿瘤 见于骨样骨瘤，骨软骨瘤，骨巨细胞瘤和骨纤维异常增殖症。

2. 恶性骨肿瘤 见于骨肉瘤，软骨肉瘤，骨纤维肉瘤，滑膜肉瘤和转移性骨肿瘤。

【诊断思路】

（一）问诊要点

1. 关节疼痛出现的时间 外伤性、化脓性关节炎常可问出起病的具体时间，慢性劳损、代谢性骨病等常难以陈述确切的起病时间。

2. 关节疼痛的诱因 重体力劳动、体育运动及湿冷环境易造成关节损伤，增生性关节炎常在关节过度负重、活动过多时诱发疼痛，痛风常在饮酒或高嘌呤饮食后诱发。

3. 疼痛部位 指、趾关节痛多见于类风湿关节炎，足踇趾和第一跖趾关节红肿热痛多为痛风，增生性关节炎常以膝关节多见，结核性关节炎多见于脊椎和髋关节，化脓性关节炎多为大关节和单关节发病。

4. 疼痛出现的缓急程度及性质 急性外伤、化脓性关节炎及痛风起病急剧，疼痛剧烈；骨关节肿瘤呈钝痛；系统性红斑狼疮、类风湿关节炎、增生性骨关节病等起病缓慢，呈酸痛胀痛。

5. 加重与缓解因素 类风湿关节炎常在天气变冷或潮湿阴冷的环境诱发或加重；痛风多因饮酒而加重，服用别嘌呤醇可减轻；关节肌肉劳损休息时疼痛减轻，活动则疼痛加重；增生性关节炎夜间卧床休息时，静脉回流不畅，骨内压力增高，疼痛加重，起床活动后静脉回流改善，疼痛缓解，但活动过多疼痛又会加重。

6. 伴随症状 包括局部症状如红肿灼热、功能障碍和肌肉萎缩，并询问有何全身症状，以便明确关节痛是否因全身疾病引起。

（1）伴高热畏寒，局部红肿灼热，见于化脓性关节炎。

（2）伴低热，乏力盗汗，消瘦、纳差，见于结核性关节炎。

（3）伴有晨僵和关节畸形的小关节对称性疼痛，见于类风湿关节炎。

（4）游走性关节疼痛伴有心肌炎、舞蹈病，见于风湿热。

（5）伴血尿酸升高、关节局部红肿灼热，见于痛风。

（6）伴皮肤红斑，光过敏，低热和多器官损害，见于系统性红斑狼疮。

（7）伴皮肤紫癜、腹痛，见于关节受累型过敏性紫癜。

7. 诊疗经过问诊　患病以来进行了哪些检查及治疗，可为诊断提供线索。

8. 既往病史　包括创伤、自身免疫性疾病、代谢性疾病、骨关节病、肿瘤、手术病史、有使用相关药物史。

（二）体格检查要点

在全身检查的基础上，重点检查：皮肤和肌肉，脊柱和全身关节外形、活动度、叩击痛，神经系统感觉、运动和反射检查。

（三）辅助检查要点

1. 实验室检查　血象、血糖、血脂、尿酸、甲状腺功能、血清钙和磷、炎性标志物（血沉、CRP）、自身抗体以及内脏疾病相应检查项目。

2. 脊柱、受累关节影像学检查　X 线摄片、CT 和 MRI 等检查。

（李瑞军）

第二十五章 意 识 障 碍

意识障碍（disturbance of consciousness）是指人对周围环境及自身状态的感知能力出现障碍。意识障碍包括觉醒度下降（嗜睡、昏睡和昏迷）及意识内容变化（意识模糊和谵妄）两方面。

【发生机制和病因】

意识的维持依赖大脑皮质的兴奋。脑干上行网状激活系统接受传入的各种感觉信息，发放冲动上传至丘脑，由此投射至大脑皮质，使之保持兴奋，维持觉醒状态。由于创伤、感染、代谢障碍、理化因素、肿瘤等各种因素导致脑组织损伤、缺血、缺氧、葡萄糖供给不足、酶代谢异常，从而导致脑干上行网状激活系统和大脑皮质结构损害和功能障碍，均可产生意识障碍。常见病因如下：

（一）颅脑疾病

1. 颅脑损伤　脑震荡、脑挫伤、外伤性颅内血肿、颅骨骨折等。

2. 感染性疾病　脑炎、脑膜炎、脑膜脑炎、脑寄生虫病、脑脓肿等。

3. 脑血管疾病　脑出血、脑梗死、蛛网膜下腔出血、高血压脑病等。

4. 脑肿瘤　脑肿瘤和脑转移瘤等。

5. 癫痫。

（二）全身性疾病

1. 急性重症感染　中毒性细菌性痢疾、大叶性肺炎、伤寒、斑疹伤寒、流行性出血热等。

2. 心血管疾病　心力衰竭、严重的心律失常、心搏骤停及休克等。

3. 内分泌和代谢障碍　糖尿病性昏迷、低血糖、甲状腺危象、甲状腺功能减退（黏液性水肿昏迷）、尿毒症、肺性脑病、肝性脑病、妊娠中毒症等。

4. 水、电解质及酸碱平衡紊乱　如低钠血症、低氯性碱中毒、高氯性酸中毒等。

5. 毒物或药物中毒　化学毒物如二硫化碳、硫化氢、砷、汞、有机磷杀虫药、一氧化碳、酒精等，药物如安眠药及镇静药等。

6. 物理性及缺氧性损害　高温中暑、日射病、触电、高山病等。

【临床类型】

意识障碍可有下列不同程度的表现。

（一）以觉醒度改变为主的意识障碍

1. 嗜睡（lethargy）　是最轻的意识障碍，患者睡眠时间过度延长，可被唤醒，并能回答简单问题和勉强配合检查，停止刺激后很快再度入睡。

2. 昏睡（stupor）　较嗜睡重的意识障碍，患者处于沉睡状态，不易唤醒。需强烈刺激（如压迫眶上神经）可被唤醒，但停止刺激后又很快入睡，醒时不能正确回答提问。

3. 昏迷（coma）　是严重的意识障碍，意识完全丧失。按其程度可分为三级：

（1）浅昏迷：意识丧失，可有较少的无意识动作，对声、光刺激及周围事物无反应，对强烈刺激如疼痛刺激可有痛苦表情或回避动作反应。角膜反射、瞳孔对光反射、眼球运动、咳嗽反射、吞咽反射等仍存在。生命体征无明显影响。

（2）中昏迷：对周围事物及各种刺激均无反应，对于剧烈刺激的防御反射、角膜反射减弱，瞳孔对光反射迟钝，眼球无转动。大小便失禁。生命体征已有改变。

（3）深昏迷：对任何刺激均无反应，各种反射消失，全身肌肉松弛。眼球固定，瞳孔散大，生命体征明显改变，如呼吸不规则，血压下降。

（二）以意识内容改变为主的意识障碍

1. 意识模糊（confusion）　患者对外界刺激可有反应，但低于正常水平。能保持简单的精神活动，但注意力减退，情感反应淡漠，时间、地点、人物的定向力障碍，活动减少，语言不连贯。

2. 谵妄（delirium）　系高级神经中枢急性活动失调状态，以兴奋性增高为主。患者表现为紧张、恐惧和兴奋不安，甚至有冲动和攻击行为。对周围事物的认识能力和反应能力均下降，认知、注意力、定向、记忆功能受损，思维迟钝，语言障碍，出现幻觉、错觉，睡眠觉醒周期紊乱。病情波动，日轻夜重。常见于脑炎、脑血管病、脑外伤及代谢性脑病神经系统疾病，以及高热、化学品中毒（如一氧化碳、重金属等）、水电解质紊乱等全身性疾病；药物过量或戒断后，如降压药、胰岛素、抗胆碱能药、抗癫痫药、抗帕金森病药、阿片类药、水杨酸类药、类固醇类药。

【诊断思路】

患者多神志不清或精神萎靡，表情淡漠，语无伦次，反应迟钝，生命体征不稳定。需快速通过患者亲友或知情人简要了解病史和进行重点查体，同时及时采取积极有效救治措施，待经初步处理病情基本稳定后，再进行详细问诊、完善检体和必要的辅助检查。

（一）问诊要点

1. 相关病史问诊　有无创伤、感染、代谢障碍、理化因素、肿瘤等各种因素等导致颅脑伤害的因素，以及高血压、糖尿病、肝肾疾病、肺源性心脏病等全身性疾病病史，有无接触化学毒品或药物，是否酗酒，了解居住环境是否有炉火（一氧化碳中毒可能）。

2. 针对意识障碍特点问诊

（1）询问患者起病的情况：发病前有无诱因，意识障碍的程度、持续的时间及病程演变。如脑卒中、脑外伤、癫痫、急性药物中毒起病急；脑瘤、某些中毒性和代谢性脑病患者起病较缓，且持久，未及时治疗者意识障碍可能进行性加重。

（2）针对伴随症状问诊：伴有发热时多为重症感染或颅内感染性疾病，伴有皮肤黏膜出血点、紫癜、瘀斑等见于严重感染和出血性疾病，伴抽搐多见于癫痫及 Adams-Strokes 综合征，伴剧烈头痛及呕吐见于脑膜炎和蛛网膜下腔出血。

（二）体格检查要点

意识障碍患者特别是昏迷患者往往病情危重，必须紧急诊治，检查应掌握轻重缓急，按一定顺序进行。

1. 快速检查生命体征，特别是呼吸状况和颈动脉等大动脉搏动情况。

2. 观察瞳孔大小及光反射、角膜反射，压迫眶上神经观察有否疼痛反应。

3. 测量血压、体温。

4. 注意眼睑的张力、眼球的位置和活动度、巩膜有无黄染、口角有无白沫或血迹、舌是否被咬破、有无大小便失禁或黑便。

5. 呼吸有无异味（酮味、肝臭、大蒜味等），皮肤黏膜的色泽、弹性、温度、湿度、皮疹、出血点及色素沉着等。

6. 观察眼底是否有视神经乳头水肿、视网膜血管变化。

7. 有无姿势异常、运动障碍、脑膜刺激征及病理反射等。

8. 简要的心肺听诊和腹部检查。待病情稳定后再做系统检查。

（三）辅助检查要点

重点体检后应有针对性地选择一些辅助检查以明确诊断，如血尿常规、肝肾功能、血糖、电解质等生化检测，血气分析，心电图、超声、头颅 X 线摄片、CT 等影像学检查，进一步考虑脑脊液检查、脑电图、脑诱发电位、脑血管造影、放射性核素脑血流测定等。

（杨昭徐）

第二十六章 | 头 痛

头痛（headache）是指外眦—外耳道—枕外隆突连线以上部位，即额、顶、颞及枕部的疼痛。

【发生机制】

头痛发生机制主要是颅内外疼痛敏感结构内的痛觉感受器受到机械、化学、生物等刺激，经痛觉传导通路传导到大脑皮质而引起。

（一）颅内敏感结构

1. 颅内血管　静脉窦（如矢状窦）、脑膜前动脉和中动脉、颈内动脉近端部分和邻近 Willis 环分支。各种原因引起颅内血管的收缩、扩张、牵引、挤压或伸展（如颅内占位性病变对血管的牵引、挤压）。

2. 脑膜　如颅底硬脑膜受刺激或牵拉。

3. 脑干中脑导水管周围灰质和丘脑感觉中继核受刺激或挤压。

4. 具有痛觉的脑神经　包括三叉神经（Ⅴ）、舌咽神经（Ⅸ）和迷走神经（Ⅹ）三对脑神经受到炎症、挤压或牵拉刺激。

（二）颅外敏感结构

1. 头部皮肤、皮下组织、帽状腱膜，头、颈部肌肉受到炎症刺激或创伤等刺激。

2. 颅外动脉受到刺激。

3. 第 2、3 颈神经受到刺激。

4. 眼、耳、鼻黏膜和鼻窦、牙齿、口咽部受到刺激。

【病因分类】

（一）原发性（特发性）头痛

1. 偏头痛　慢性神经血管性疾病，发作性偏侧头痛。

2. 紧张型头痛　又称肌收缩性头痛，双侧枕部或全头部紧缩性或压迫性头痛。

3. 丛集性头痛　慢性神经血管性疾病，发作性一侧眶周、眶上和颞部疼痛。

4. 其他原发性头痛 如低颅压性头痛。

（二）继发性头痛

1. 头颈部外伤 如脑震荡、脑挫伤、硬膜下血肿、颅内血肿、脑外伤后遗症。

2. 头颈部血管性疾病 如蛛网膜下腔出血、脑出血、脑梗死、高血压、脑供血不足、脑血管畸形、风湿性脑脉管炎和血栓闭塞性脑脉管炎等。

3. 颅内占位性疾病 如脑肿瘤、颅内转移瘤、颅内囊虫病或包虫病等。

4. 感染性疾病 如脑膜炎、脑膜脑炎、脑炎、脑脓肿等颅内感染，全身感染发热性疾病。

5. 神经痛 如三叉神经、舌咽神经及枕神经。

6. 头颅（如颅底凹入症、颅骨肿瘤）、颈部疾病（如颈椎病等），眼、耳、鼻黏膜和鼻窦、牙齿等疾病。

7. 中毒和药物不良反应 如铅、酒精、一氧化碳、有机磷中毒等外源性中毒，药物不良反应（如硝酸甘油、硝苯地平、复方利血平所致头痛）。

8. 内环境紊乱 尿毒症、糖尿病酮症、低血糖、贫血、肺性脑病、月经及绝经期头痛。

9. 神经症 如神经衰弱及癔症性头痛。

【**诊断思路**】

（一）问诊要点

1. 头痛相关疾病病史 有无外伤、肿瘤、感染、高血压、动脉硬化、代谢、癫痫病、中枢神经系统疾病神经症及眼、耳、鼻、齿等部位疾病史，职业特点，毒物接触史或服药史，家族史。原发性头痛多为良性病程，但需排除器质性疾病。继发性头痛则为器质性疾病所致。

2. 针对头痛特点问诊

（1）起病情况：急剧的头痛，持续不减，并有不同程度的意识障碍，提示颅内血管性疾病（如蛛网膜下腔出血、脑出血）；急性起病并有发热者常为感染性疾病所致；长期的反复发作头痛或搏动性头痛，多为神经血管性头痛（如偏头痛、丛集性头痛）。慢性进行性头痛并有颅内压增高的症状（如呕吐、缓脉、视神经乳头水肿）应注意颅内占位性病变。青壮年慢性头痛，但无颅内压增高，常因焦急、情绪紧张而发生，多为肌收缩性头痛（或称肌紧张性头痛）。

（2）头痛部位：了解头痛部位是单侧、双侧，局部或弥散，局部在前额、眶周、颞或枕部，颅内或颅外对病因的诊断有重要价值。如偏头痛多在一侧。颅内病变的头痛常为深在性且较弥散；高血压引起的头痛多在额部或整个头部；全身性或颅内感染性疾病的头痛，多为全头部痛。蛛网膜下腔出血或脑脊髓膜炎除头痛外尚有颈痛，丛集性头痛、眼源性头痛多局限于眼眶、前额或颞部，鼻源性或牙源性多为浅表性疼痛。

（3）头痛的程度与性质：头痛的程度一般分轻、中、重三级，但与病情的轻重不一定有平行关系。三叉神经痛、偏头痛及脑膜刺激的疼痛剧烈，脑肿瘤的痛多为中度或轻度。高血压性、血管性及发热性疾病的头痛，常呈搏动性；神经痛多呈电击样痛或刺痛；肌肉收缩性头痛多为重压感、紧箍感或钳夹样痛。

（4）头痛出现的时间与持续时间：某些头痛可发生在特定时间，如颅内占位性病变常在清晨加剧；鼻窦炎的头痛也常发生于清晨或上午；丛集性头痛常在晚间发生；女性偏头痛常与月经期有关；脑肿瘤的头痛多为持续性，可有长短不等的缓解期；药物不良反应所致头痛发生在服药期间，停药后消失。

（5）头痛的加重与缓解因素：咳嗽、打喷嚏、摇头、俯身可使颅内高压性头痛、血管性头痛、颅内感染性头痛及脑肿瘤性头痛加剧；丛集性头痛在直立时可缓解；颈肌急性炎症所致的头痛可因颈部运动而加剧；慢性或职业性的伏案工作促使颈肌痉挛所致的头痛，可因活动按摩颈肌而逐渐缓解；偏头痛在应用麦角胺后可获缓解。

3. 针对头痛伴随临床表现问诊

（1）伴发热：常见于感染性疾病，包括颅内或全身性感染。

（2）头痛伴剧烈呕吐：见于颅内压增高，头痛在呕吐后减轻者见于偏头痛。

（3）伴眩晕：见于小脑肿瘤、椎 – 基底动脉供血不足。

（4）慢性头痛突然加剧并有意识障碍者提示可能发生脑疝。

（5）慢性进行性头痛出现精神症状者应注意颅内肿瘤。

（6）伴视力障碍：可见于青光眼或脑肿瘤。

（7）头痛伴脑膜刺激征：提示有脑膜炎或蛛网膜下腔出血。

（8）头痛伴癫痫发作：见于脑血管畸形、脑内寄生虫病或脑肿瘤。

（9）头痛伴神经功能紊乱症状：可能是神经症性头痛。

（二）体格检查要点

在全面详尽的体格检查基础上，重点进行头颈、五官的检查和神经系统检查，有利于发现头痛的病变所在。

（三）辅助检查要点

1. 酌情选择头颅影像学检查，如头颅 X 线平片、数字减影血管造影（DSA）、计算机断层扫描术（CT）、CT 血管成像（CTA）、磁共振成像（MRI）、磁共振血管成像（MRA）等有利于排除脑血管疾病、颅内动脉瘤、占位性疾病；头部血管超声检查对头颈部血管病变特别是缺血性脑血管疾病诊断有重要意义。

2. 神经电生理检查，如脑电图是癫痫检查的客观手段。

3. 脑脊液测压、常规和生化等检查是有利于头痛诊断的重要辅助检查项目。

4. 根据病情选择其他相关辅助检查。

（杨昭徐）

第二十七章 眩 晕

眩晕（vertigo）是人体对空间关系的定向感觉障碍或平衡感觉障碍引起的自身或外物旋转的感觉，即运动性或位置性错觉。常伴站立不稳、下肢行动控制不灵、跌倒、复视、眼球震颤、错定物位、面色苍白、恶心、呕吐、出汗以及血压和心率的变化，一般无意识障碍。

【发生机制】

身体处在空间的定向功能或保持身体平衡的神经调节，主要是机体接受感觉刺激的信息通过视觉、本体觉和前庭器官分别经感觉神经传入小脑和皮质下中枢（前庭神经核、红核和后长束等），整合后作出位置的判断，通过运动神经传出，调节位置，保持平衡。外界的感觉刺激主要通过：①视网膜和眼肌的本体感受器。②内耳迷路的半规管和耳石。③头颈及下肢肌肉关节的本体感受器。其中任何传入环节功能异常均会导致判断错误，产生眩晕。

【病因分类】

按病变的解剖部位可将眩晕分为系统性眩晕和非系统性眩晕，前者由前庭神经系统病变引起，后者由前庭以外的病变引起。

（一）前庭神经系统病变

前庭神经系统病变引起的眩晕是眩晕的主要病因，按照病变部位和临床表现不同可分为中枢性眩晕和周围性眩晕。

1. 中枢性眩晕 指前庭神经颅内段、前庭神经核及其核上纤维、内侧纵束、小脑、大脑皮质等的病变所引起的眩晕。常见疾病包括：

（1）颅内血管性疾病：椎基底动脉短暂性脑缺血发作、锁骨下动脉盗血综合征、延髓外侧综合征、脑动脉粥样硬化、高血压脑病和小脑出血等。

（2）颅内感染性疾病：颅后凹蛛网膜炎、小脑脓肿。

（3）颅内占位性病变：听神经瘤、小脑肿瘤、第四脑室肿瘤、后颅凹肿瘤和其他部位肿瘤等。

（4）颅内脱髓鞘疾病及变性疾病：多发性硬化、延髓空洞症。

（5）颞叶癫痫。

（6）颈椎病。

（7）颅脑损伤：如颅底骨折或脑挫伤后遗症。

2. 周围性眩晕　是指内耳前庭至前庭神经颅外段（未出内听道）之间的病变所引起的眩晕。常见疾病包括：

（1）梅尼埃病（Meniere disease）。

（2）中耳炎、迷路炎。

（3）前庭神经元炎。

（4）内耳药物中毒：氨基苷类抗生素药物（如链霉素、庆大霉素等）、水杨酸制剂、奎宁、镇静安眠药（如氯丙嗪、哌替啶等）、抗肿瘤药（如顺铂、氮芥等）。

（5）晕动病：见于晕船、晕车等，常伴恶心、呕吐、面色苍白、出冷汗等。

（二）非前庭神经系统病变

1. 心血管疾病　低血压、高血压、心力衰竭、阵发性心动过速、房室传导阻滞等。

2. 血液病　各种原因所致贫血、出血等。

3. 中毒性　尿毒症、严重肝病、糖尿病等。

4. 眼部疾病　眼肌麻痹、屈光不正等。

5. 神经症。

【诊断思路】

（一）问诊要点

1. 眩晕相关疾病病史　有无中枢神经系统外伤、肿瘤、感染、动脉硬化、代谢、癫痫病病史及眼、耳、颈椎等部位疾病史，毒物接触史或服药史，有无晕车、晕船史。

2. 针对眩晕特点问诊

（1）区分中枢性眩晕和周围性眩晕

中枢性眩晕：症状轻，持续时间长；眼球震颤幅度大、形式多变、方向不一致；倾倒方向不定，与头位无一定关系；前庭功能试验反应正常；听觉损伤不明显；可有脑神经损害、瘫痪和抽搐等。

周围性眩晕：症状重，持续时间短；眼球震颤幅度小、多水平眼震或水平眼震加旋转、眼震快相向健侧或慢相向病灶测；倾倒方向与眼震慢相一致，与头位有关；前庭功能试验无反应或反应减弱；伴耳鸣、听力减退；多有自主神经症状（恶心、呕吐、出汗、面色苍白等）、无脑功能损害。

（2）发病诱因：急性起病并有发热者常为感染性疾病所致，如前庭神经元炎多在发热或上呼吸道感染后突然出现眩晕，伴恶心、呕吐（一般无耳鸣及听力减退）。眩晕发生与仰头、转颈、起卧、翻身有固定关系，见于颅内血管性疾病（如椎基底动脉短暂性脑缺血发作）、第四脑室及颅后凹肿瘤和颈椎病。起病前有某些药物应用史或在用药期间出现的眩晕应注意药物引起的内耳中毒，多为渐进性眩晕伴耳鸣、听力减退，常先有口周及四肢发麻等。乘车、乘船、乘飞机或乘电梯时出现的眩晕为晕动病。

（3）发作时间与病程：注意眩晕出现的时间与持续时间有无复发性特点。梅尼埃病呈突然发作性眩晕伴耳鸣、听力减退及眼球震颤为主要特点，严重时可伴有恶心、呕吐、面色苍白和出汗，发作多短暂，一般持续数小时至 2 天，很少超过 2 周，具有复发性特点。前庭神经元炎呈急性起病，眩晕持续时间较长，可达 6 周，痊愈后很少复发。椎基底动脉短暂性脑缺血发作症状一般持续 10～20 min，多在 1 h 内缓解。良性位置性眩晕则发生在体位改变时，保持不动可以很快缓解，一般不超过 2 min。慢性进行性加重的眩晕并有颅内压增高的临床表现（如呕吐、缓脉、视神经乳头水肿）应注意颅内占位性病变。

（4）眩晕的加重与缓解因素：咳嗽、打喷嚏、俯身可使颅内高压引发的眩晕加剧。小脑肿瘤、颈椎病所致的眩晕可因颈部活动而加剧。视觉障碍引起的眩晕闭上眼睛可缓解，本体感觉障碍引起的眩晕用视力代偿，可使症状缓解或消失。

3. 针对眩晕伴随临床表现问诊

（1）伴发热：常见于感染性疾病，包括颅内或全身性感染。

（2）伴眼球震颤：见于脑干病变和梅尼埃病，垂直性眼震几为前庭神经核损害，梅尼埃病眼震只在眩晕发作时明显。

（3）伴共济失调：可见于小脑、颅后凹或脑干病变，如颅后凹肿瘤、蛛网膜炎以及椎基底动脉短暂性脑缺血发作。

（4）伴恶心、呕吐：可见于梅尼埃病、晕动病；伴剧烈呕吐者应警惕颅内压增高，尤其是肿瘤直接压迫第四脑室底。

（5）伴癫痫发作：可见于脑血管畸形、脑内寄生虫病或脑肿瘤。

（6）伴复视：见于眼外肌麻痹、脑干疾病。

（7）伴耳鸣、听力下降：可见于前庭器官疾病、第Ⅷ脑神经病及肿瘤。

（8）伴鼓膜穿孔：有助于中耳炎诊断。

（9）椎－基底动脉系统短暂缺血发作很少出现孤立的眩晕，可伴有跌倒发作、短暂性皮质盲和短暂性全面性遗忘症。

（二）体格检查重点

在全面详尽的体格检查基础上，重点进行头颈、五官的检查和神经系统检查有利于发现眩晕的病变所在。重要的体征包括构音不清、眼震、眼球运动障碍、皮质盲、鼓膜穿孔、听力障碍、Romber 征阳性、偏瘫和共济失调等。

（三）辅助检查要点

1. 酌情选择头颅影像学检查，如头颅、乳突、颈椎 X 线摄片，数字减影血管造影（DSA）、计算机断层扫描术（CT）、CT 血管成像（CTA）、磁共振成像（MRI）、磁共振血管成像（MRA）等有利于排除脑血管疾病、颅内动脉瘤、占位性疾病；头部血管超声检查对头颈部血管病变特别是缺血性脑血管疾病诊断有重要意义。

2. 神经电生理检查，如脑电图是癫痫检查的客观手段。心电图检查有利于判断严重心律失常。

3. 脑脊液测压、常规和生化等检查是有利于头痛诊断的重要辅助检查项目。

4. 根据病情选择视力、听力和前庭功能以及其他相关辅助检查。

（杨昭徐）

第二十八章 | 晕 厥

晕厥（syncope）是脑血流灌注短暂全面不足引起的一过性意识丧失和跌倒。发作前常有先兆症状，如头晕、恶心、大汗、无力、面色苍白、眼前发黑、心动过速；晕厥期意识丧失、脉弱不规则和瞳孔散大、心动过速转为心动过缓；晕厥引起的意识丧失极少超过 15 s，以意识迅速恢复并完全清醒为特点。及时处理很快恢复后，可留有头晕、恶心、乏力、面色苍白等症状，一般经休息可完全消失。

【发生机制与病因】

（一）血管舒缩障碍

1. 血管抑制性晕厥（单纯性晕厥） 由于各种刺激通过迷走神经反射，引起广泛的短暂的血管扩张，回心血量减少，心输出量减少，血压下降导致脑部供血不足。常见的刺激因素包括恐惧、疼痛、情绪紧张、创伤、见血、静脉或胸膜穿刺、胸膜腔或腹膜腔放液过快过多、药物（如亚硝酸盐）等，尤其在环境闷热、空气污浊、疲劳、饥饿、失眠、发热、妊娠或有慢性消耗性疾病时更易发生。

2. 直立性低血压（体位性低血压） 晕厥发生于卧位或蹲位转为直立时，由于下肢静脉张力低，血液蓄积于下肢（体位性）、周围血管扩张、淤血或血循环反射调节障碍等因素，使回心血量减少、心输出量减少、血压下降导致脑供血不足。诱发因素包括：长时间站立及长期卧床者，服用药物（如亚硝酸盐药物、氯丙嗪、左旋多巴、胍乙啶等），患有脊髓空洞症、多发性神经根炎、急性传染病恢复期、慢性消耗性疾病等。

3. 颈动脉窦综合征 由于颈动脉窦附近病变，如局部动脉硬化、动脉炎、颈动脉窦周围淋巴结炎或淋巴结肿大、肿瘤以及瘢痕压迫或颈动脉窦受刺激，致迷走神经兴奋、心率减慢、心输出量减少、血压下降致脑供血不足。常见的诱因包括：用手压迫颈动脉窦、突然转颈、衣领过紧等。

4. 排尿性晕厥 综合机制包括自身自主神经功能不稳定，夜间起床体位骤变，排尿时屏气动作或通过迷走神经反射致心输出量减少，血压下降，脑供血不足。多见于青年男性，在排尿中或排尿结束时发作。

5. 咳嗽性晕厥　机制可能是剧咳时胸腔内压力增加，静脉血回流受阻，心输出量降低，血压下降，脑供血不足；或剧烈咳嗽时脑脊液压力迅速升高，对大脑产生震荡作用所致。

（二）心源性晕厥

1. 严重心律失常　如阵发性心动过速、阵发性心房颤动、完全性房室传导阻滞（引发急性心源性脑缺血综合征即 Adams-Stokes syndrome）、病态窦房结综合征（冠心病、心肌炎等引起的窦房结供血不足）等。

2. 心肌缺血　如心绞痛与急性心肌梗死。

3. 心脏排血受阻或左心室输出量减少　主动脉瓣狭窄、先天性心脏病（如 Fallot 四联症、原发性肺动脉高压症、动脉导管未闭）、原发性肥厚型心肌病、左心房黏液瘤、心力衰竭等。

（三）脑源性晕厥

脑源性晕厥系因脑部血管或主要供应脑部的血管发生血液循环障碍导致一时性广泛脑供血不足。见于脑动脉硬化（引起血管腔变窄或闭塞）、高血压（引起脑动脉痉挛）、短暂性脑缺血发作、基底动脉型偏头痛或颈椎病引发的椎 – 基底动脉舒缩障碍，各种原因所致的脑动脉微栓塞、多发性大动脉炎等病变。

（四）血液成分异常

1. 低血糖综合征　是由于血糖低而影响大脑的能量供应所致，表现为头晕、乏力、饥饿感、恶心、出汗、震颤、神志恍惚、晕厥甚至昏迷。

2. 过度换气综合征　是由于下列因素引起过度换气，CO_2 排出的速度超过生成速度，导致 CO_2 减少，PCO_2 下降，呼吸性碱中毒，刺激神经肌肉兴奋性增高引发抽搐，脑部毛细血管收缩，脑部供血不足，引发晕厥：①非低氧因素所致：脑部外伤、药物中毒（水杨酸盐、副醛等）、体温过高、高温环境、肝性脑病、癔症等；②低氧因素所致：高原、高空、潜水或剧烈运动等缺氧，慢性阻塞性肺疾病，胸膜及胸廓疾病，心力衰竭等。

3. 贫血　是由于重度贫血或发绀类先天性心脏病（主要是 Fallot 四联症），动脉血氧饱和度低导致脑部供血不足，在劳力时发生晕厥；或血氧低下刺激呼吸中枢而导致过度换气。

4. 高原　因环境缺氧可导致晕厥。

【诊断思路】

（一）问诊要点

1. 相关病史问诊　既往有无相同发作的情况，有无慢性心脑血管病、糖尿病和贫血等病史，有无应用镇静、催眠、抗抑郁和麻醉药等药物。

2. 针对晕厥特点问诊

（1）发作的诱因：晕厥多有明显的诱因，如久站、剧痛、见血、情绪激动和严寒等，胸腔内压力急剧增高（如咳嗽、哭泣、大笑、憋气、用力、排便和排尿），或有发生晕厥的环境背景，尤其在疲劳、饥饿、失眠、发热等状态下易于发生。由卧位或蹲位突然站立时易诱发体位性低血压，突然转颈可诱发颈动脉窦晕厥；剧烈咳嗽或排尿可诱发剧咳后或排尿性晕厥。

（2）晕厥发生的时间、速度：排尿性晕厥多发生在夜间睡眠或午睡后；反射性晕厥持续时间短，一般为数秒钟，心源性晕厥持续时间略长；而低血糖晕厥发生缓慢，恢复亦慢。

（3）与体位的关系：由卧位或蹲位突然站立时易诱发体位性低血压，突然转颈可诱发颈动脉窦晕厥。

3. 针对晕厥伴随临床表现问诊

（1）伴有抽搐及大小便失禁，见于中枢神经系统疾病、心源性晕厥。

（2）伴有头痛、呕吐、视听障碍者，提示中枢神经系统疾病。

（3）伴有面色苍白、发绀、呼吸困难，提示急性左心衰竭所致心源性晕厥。

（4）伴有心率和心律明显改变，见于心源性晕厥。

（5）伴有明显的自主神经功能障碍（如面色苍白、出冷汗、恶心、乏力等）者，多见于血管抑制性晕厥或低血糖性晕厥。

（6）伴有发热、水肿、杵状指者，提示心肺疾病。

（7）伴有呼吸深而快、手足发麻，见于过度换气综合征、癔症等。

（二）体格检查要点

体检重点：应立即给晕厥患者测量脉搏、心率、心律、血压及呼吸，作心脏和神经系统等进一步检查。

（三）辅助检查要点

1. 并常规进行心电图检查，必要时选择动态心电图和超声心动图检查。

2. 疑为脑源性晕厥时还应选择头颅 CT、MRI 等检查。

3. 对可疑低血糖、低二氧化碳血症者可行血糖测定和血气分析。

（杨昭徐）

第二十九章 | 抽搐与惊厥

抽搐（tic）是指全身或局部骨骼肌群不自主的抽动或强烈收缩。惊厥（convulsion）是指全身对称性的骨骼肌群不自主的强直性和阵挛性收缩，伴有或不伴有意识丧失。抽搐与惊厥均属于不随意运动。

【发生机制】

抽搐与惊厥发生机制复杂，尚未完全明了，可能与神经元的异常放电的起源、传播和终止有关。神经元的异常放电可能由于各种致病因素导致离子通道蛋白和神经递质异常或递质调节异常，出现离子通道结构和功能改变，引起异常跨膜运动所致。这些激发因素包括代谢、内分泌、遗传、免疫、营养、精神因素，以及脑部肿物、血管畸形或外伤性瘢痕等。

【病因分类】

（一）脑部疾病

1. 外伤　颅脑外伤、产伤等。

2. 血管疾病　脑出血、蛛网膜下腔出血、高血压脑病、脑梗死等。

3. 肿瘤　原发性脑肿瘤、脑转移瘤。

4. 感染　如脑炎、脑膜炎、脑脓肿、脑结核瘤、脑灰质炎等。

5. 寄生虫病　脑型疟疾、脑血吸虫病、脑包虫病、脑囊虫病等。

6. 其他　脑部先天异常及变性疾病等。

（二）全身性疾病

1. 感染　中毒型细菌性痢疾、狂犬病、破伤风、小儿高热惊厥等。

2. 心血管疾病　高血压脑病、Adams-Stokes 综合征等。

3. 代谢障碍　如低血糖、低钙血症、低镁血症、甲状旁腺功能减退症、子痫等。

4. 风湿病 系统性红斑狼疮等。

5. 中毒 内源性中毒，如尿毒症、肝性脑病、卟啉病；外源性中毒，如酒精、苯、铅、砷、汞、一氧化碳、有机磷、毒蕈类等中毒。

6. 药物中毒、过敏或撤停 药物过量引起中毒，如乌头类中药（川乌、草乌、附子等）、氯喹、阿托品、洋地黄等中毒；药物过敏，如青霉素、链霉素过敏等；长期使用某些药物突然撤停可发生癫痫样发作，如巴比妥等安眠药。

7. 神经症 癔症。

【诊断思路】

（一）问诊要点

1. 相关病史问诊 既往有无相同发作的情况，有无引发抽搐与惊厥的基础疾病：颅脑外伤、脑血管病、脑占位性疾病、脑炎脑膜炎或先天性疾病、心脏疾病、高血压、糖尿病、肝肾疾病、风湿病、寄生虫病；有无接触毒物、使用药物等；有无血吸虫疫区河水接触史；母亲妊娠期有无异常用药史，围生期是否有异常。难产史，家族有无癫痫、苯丙酮尿症病、偏头痛史。

对伴有意识障碍的发作患者，应详尽询问患者的亲属或目击者。

2. 针对惊厥和抽搐特点问诊

（1）发作的诱因：如高热、犬咬伤史、近期外伤、接触毒物或情绪波动等诱因。发作前有剧烈头痛，可见于高血压、急性感染、蛛网膜下腔出血、颅脑外伤、颅内占位性病变等。

（2）发作形式、发作频率：全面强直阵挛性发作，突然意识模糊或丧失，出现全身强直、呼吸暂停，继而四肢发生阵挛性抽搐、呼吸不规则、发绀、尿便失禁，发作数秒钟或数分钟，也可反复发作或呈持续状态。如同一患者反复发作、突然发作、突然终止的刻板重复的表现，多考虑为癫痫；不具上述特点的反复发作者应除外低血糖症、短暂性脑缺血发作（TIA）、癔症样发作等。

部分运动性发作：以身体某一局部的抽动，常见于手足、口角、眼睑等，也可表现为半侧肢体抽动。见于癫痫，也可见于低血钙性的手足搐搦症、破伤风、狂犬病、中暑（热痉挛）。

3. 针对抽搐与惊厥发作伴随临床表现问诊

（1）伴意识丧失（多有尿便失禁）：见于癫痫、重症颅脑疾病等。

（2）伴发热：多见于小儿的急性感染，也可见于胃肠功能紊乱、重度失水等。但应注意惊厥也可引起发热。

（3）伴血压增高：见于高血压、肾炎、子痫、铅中毒等。

（4）伴脑膜刺激征：见于脑膜炎、脑膜脑炎、蛛网膜下腔出血等。

（5）伴瞳孔扩大与舌咬伤：见于癫痫。

（二）体格检查要点

体检重点：应立即测量脉搏、心率、心律、血压及呼吸，重视神经系统和心脏等检查。患者发作时有无瞳孔散大、对光反射消失或迟钝、病理反射阳性等。

（三）辅助检查要点

1. 脑电图（EEG）检查是诊断癫痫最重要的检查，有助于明确其分型和确定特殊综合征。24 h长程脑电监测和视频脑电图（video-EEG）可提高痫性放电的检出率，有助于明确发作性症状与脑电图变化之间的关系。

2. 头颅 CT 及 MRI 神经影像学检查有助于确定脑结构异常或病变。

3. 选择心电图、动态心电图和超声心动图检查。

4. 对可疑低血糖、低血钙、低血镁、低二氧化碳血症者可行相应血生化检测和血气分析。

（杨昭徐）

第二篇

体格检查

第一章 | 基本检查方法

体格检查（physical examination）是指医生运用自己的感官和借助于传统或简便的检查工具，如体温表、血压计、听诊器、叩诊锤、检眼镜等，客观地了解和评估受检者身体状况的一系列最基本的检查方法。许多疾病通过体格检查再结合病史就可以作出临床诊断。医生进行全面体格检查后，对受检者健康状况和疾病状态提出的临床判断称为检体诊断（physical diagnosis）。

体格检查的基本方法有五种：视诊、触诊、叩诊、听诊和嗅诊。为能熟练、全面、规范、有序和正确地进行体格检查，既需要扎实的医学基本知识，更需要反复的临床实践取得丰富的临床经验。体格检查的过程既是基本技能的训练过程，也是临床经验的积累过程，是与患者交流、沟通、建立良好医患关系的过程。

体格检查一般在采集病史后进行，环境应安静、温暖，在自然光线下进行。体格检查时应注意：

1. 检查医生应仪表端庄，举止大方，态度诚恳和蔼，工作服整洁。检查者应以患者为中心，要关心、体贴患者，要有高度的责任感和良好的医德修养。

2. 检查患者前，应有礼貌地对病人做自我介绍，并说明体格检查的原因、目的和要求，便于更好地取得患者密切配合。检查过程也是互相交流、沟通、建立良好医患关系的过程。检查结束应对病人的配合与协作表示感谢。

3. 检查医生应站在患者右侧操作。检查者手法应规范、准确。被检查部位暴露应充分，检查过程中，应注意避免交叉感染。

4. 体格检查要按一定顺序进行，避免重复和遗漏，避免反复翻动患者。通常首先进行生命征和一般检查，然后按头、颈、胸、腹、脊柱、四肢和神经系统的顺序进行检查，必要时进行生殖器、肛门和直肠检查。在体格检查过程中，应注意左右、上下及相邻部位等的对照检查。要求在系统、完整的基础上突出重点。在局部检查时要注意全身表现，以利于及时发现病情变化。根据病情轻重、缓急可调整检查顺序，避免影响检查结果。对病情危重者体检应从简或适当延缓，便于及时抢救和处理。或边救治边重点检查，待病情稳定后再进行必要的补充检查。

5. 应根据病情变化及时进行复查，这样才能有助于病情观察，有助于补充和修正诊断。

第一节 视 诊

视诊（inspection）是医生用眼睛观察病人全身或局部表现的诊断方法，可用于观察患者的一般状态和许多体征，如年龄、发育、营养、意识状态、面容、表情、体位、姿势、步态等。局部视诊可了解病人身体各部分的改变，如皮肤、黏膜、眼、耳、鼻、口、舌、头颈、胸廓、腹形、肌肉、骨骼、关节外形等。一些特殊部位的视诊需借助于某些检查器械如耳镜、鼻镜、检眼镜及内镜等协助完成。

视诊具有快捷、简单、应用广泛的特点，它可为临床提供重要诊断线索和资料，有时仅用视诊就"一目了然"，初步明确一些疾病的诊断。但视诊又是一种常被忽略的诊断和检查方法，对重要体征"视而不见"。检查者必须要反复临床实践，既用眼又用脑，细致、敏锐地观察，才能将视诊与其他检查方法紧密结合起来，将局部征象与全身表现结合起来，发现并确定具有重要诊断意义的临床征象。

第二节 触 诊

触诊（palpation）是通过手接触被检查部位时的感觉来进行判断局部或器官特征的一种方法。它可以进一步检查视诊发现的异常征象，也可以明确视诊所不能明确的体征，如体温、湿度、震颤、波动、压痛、摩擦感以及包块的位置、大小、轮廓、表面性质、硬度、移动度等。

触诊的适用范围很广，可用于身体各个部分，但在腹部检查中更为重要。按检查部位和目的的需要，可用不同手法及患者采取不同体位予以配合。手指指腹对触觉较为敏感，掌指关节部掌面皮肤对震动较为敏感，手背皮肤对温度较为敏感，因此触诊时多用这些部位。

一、触 诊 方 法

由于触诊部位、目的不同，所用方法及压力亦有所不同。触诊可分为浅部触诊法和深部触诊法。

1. 浅部触诊法（light palpation） 适用于体表浅在病变触诊，如关节、软组织、浅部动脉、静脉、神经、阴囊、精索等的检查和评估。

触诊时，将右手手指掌面放在被检查部位，利用手掌配合掌指关节和腕关节的协同动作以旋转或滑动方式轻压触摸。浅部触诊一般不引起病人痛苦或痛苦较轻，也多不引起肌肉紧张，因此有利于检查腹部有无压痛、抵抗感、搏动、包块和某些肿大脏器等。浅部触诊也常在深部触诊前进行，有利于病人做好接受深部触诊检查的心理准备（图 2-1-1）。腹部浅部触诊可触及的深度约为 1 cm。

2. 深部触诊法（deep palpation） 主要用于检查腹腔脏器和腹部病变情况。检查时可用单手或两手重叠由浅入深（图 2-1-2），逐渐加压以达到深部触诊的目的，触诊深度常常在 2 cm 以上，有时可达 4~5 cm。根据检查目的和手法不同可分为以下几种：

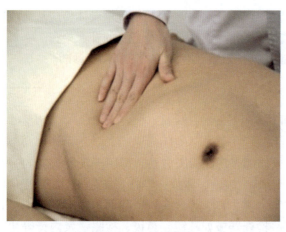 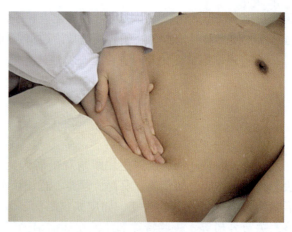

图 2-1-1 浅部触诊　　　　　　　　　　　图 2-1-2 深部触诊

（1）深部滑行触诊法（deep slipping palpation）：常用于腹腔深部包块和胃肠病变的检查。检查时嘱病人张口平静呼吸，尽量使腹肌松弛。医师用右手并拢的二、三、四指平放在腹壁上，以指端逐渐由浅入深触向腹腔的脏器或包块，在被触及的包块上作上下左右滑动触摸，如为肠管或索条状包块，应向与包块长轴相垂直的方向进行滑动触诊。

（2）双手触诊法（bimanual palpation）：用于肝、脾、肾和腹腔肿物的检查。检查者将左手掌置于被检查脏器或包块的背后部并向右手方向推托，使被检查的脏器或包块位于双手之间，并更接近体表，有利于右手触诊检查。右手中间三指并拢平置于腹壁被检查部位，进行滑动触诊（图 2-1-3）。

（3）深压触诊法（deep press palpation）：此法用于探查腹腔深在部位的病变或确定腹腔压痛点，如阑尾压痛点、胆囊压痛点、输尿管压痛点等。检查者用一个或两个手指并拢逐渐垂直深压腹壁被检查部位，检查反跳痛时，在手指深压的基础上迅速将手抬起，观察患者是否出现痛苦表情并询问病人是否感觉疼痛加重（图 2-1-4）。

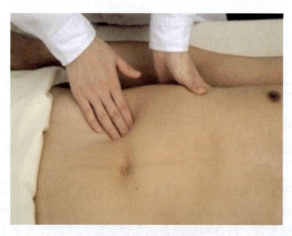 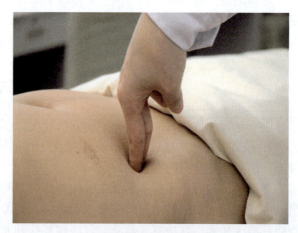

图 2-1-3 双手触诊　　　　　　　　　　　图 2-1-4 深压触诊

（4）冲击触诊法（ballottement）：又称为浮沉触诊法，用于检查大量腹水时肝、脾或腹腔包块难以触及者。检查者右手示、中、环三个手指并拢取 70°～90° 角，在待检部位作数次快速而有力的冲击动作，腹水在脏器或包块表面暂时移去，故指端会有腹腔脏器应手或包块浮沉的感觉（图 2-1-5）。

注意这种方法手指急速冲击时，冲击触诊会使病人感到不适，操作时应避免用力过猛。

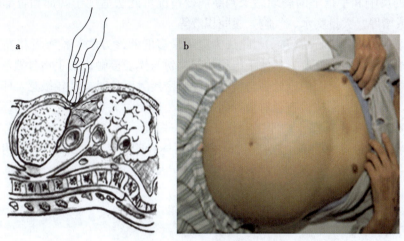

图 2-1-5 冲击触诊法
用以检查大量腹水患者腹腔包块，如肝癌

二、触诊注意事项

1. 检查前医师要向病人讲清触诊的目的，消除病人的紧张情绪，取得病人的密切配合。

2. 触诊时为获得满意检查效果，嘱患者取仰卧位，双手置于体侧，双腿屈膝，使腹肌尽可能放松。必要时请患者采取适当体位以便触到待检的脏器，如检查脾时采取右侧卧位，检查肾时采取坐位或立位。

3. 检查时应充分暴露检查部位，医生手应温暖，动作应轻柔，以免引起受检者肌肉紧张，影响检查效果。在检查过程中，应随时观察病人表情。一般规律是先左后右，先下后上按逆时针方向进行触诊，腹痛患者应该先健侧部位后患侧部位触诊，以免因疼痛引起腹肌紧张影响检查顺利进行。

4. 触诊下腹部时，应嘱患者排尿、排便，以免将充盈的膀胱或结肠误认为腹腔包块。

5. 触诊时医师应手脑并用，边检查边思索。应注意病变的部位、特点、毗邻关系，以明确病变的性质和来源。

第三节 叩 诊

叩诊（percussion）是用手指叩击身体表面某一部位，使之震动而产生的音响，根据震动音响的特点来判断待检部位有无异常的一种方法。叩诊在胸部和腹部的检查尤为重要。可通过叩诊确定肺尖宽度、肺下界位置、心界大小与形状、纵隔宽度、肝脾的边界、有无腹水等情况。

一、叩 诊 方 法

根据叩诊的目的和叩诊的手法不同又分为直接叩诊法和间接叩诊法两种。

1. 直接叩诊法（direct percussion）　检查者右手中间三指并拢，用指端或掌面直接拍击被检查部位，借助于拍击的反响和手指下的震动感来判断病变情况。此法适用于胸部和腹部范围较广泛的病变，如胸膜粘连或增厚、大量胸水、气胸、腹腔积液等。

2. 间接叩诊法（indirect percussion）　此法为应用最多的叩诊方法。检查者将左手中指远端指间关节作为叩诊板指紧贴于叩诊部位，其他手指稍抬起，勿与体表接触；右手指自然弯曲，用中指指尖叩击左手板指远端指间关节，因为该处易与待检部位紧密接触而且对震动较敏感。叩击方向应与叩诊部位的体表垂直。叩诊时应保持检查者右前臂固定不动，避免肘关节和肩关节参与运动。用腕关节与掌指关节的有节奏地动作进行操作，叩击动作要灵活、短促、富有弹性。每次叩击后右手中指应立即抬起，以免影响对叩诊音的判断。在同一部位叩诊可连续叩击2~3下，音响不明时可再连续叩击2~3下（图2-1-6）。应避免不间断地连续地快速叩击，因为这不利于叩诊音的分辨。

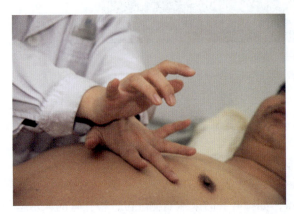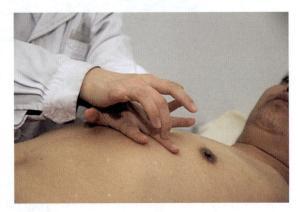

图 2-1-6　间接叩诊法
用腕关节与掌指关节短促、富有弹性、有节奏的动作进行操作

检查肝、脾、肾区有无叩击痛也属叩诊范围。方法是检查者将左手掌平置于待检部位，右手握拳，并用其尺侧叩击左手手背，询问或观察病人是否疼痛（图2-1-7）。

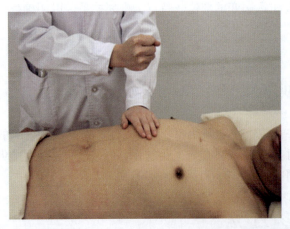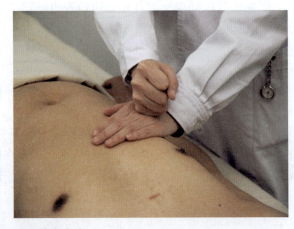

图 2-1-7　肝区叩击痛检查方法

二、叩 诊 音

叩诊时被叩击部位产生的反响称为叩诊音（percussion sound）。叩诊音性质的不同取决于被叩击部位组织或器官的致密度、弹性、含气量及与体表的间距。叩诊音根据音响的频率（高音者调高，低音者调低）、振幅（大者音响强，小者音响弱）的不同，可分为清音、浊音、鼓音、实音、过清音五种。

1. 清音（resonance）　是正常肺部的叩诊音。它是一种频率为每秒 100~128 次、音调较低、音响较强、振动持续时间较长的音，提示肺组织的弹性、含气量、致密度均正常。

2. 鼓音（tympany）　在叩击含有大量气体的空腔脏器时出现。鼓音如同击鼓声，音响比清音更强，振动持续时间也较长。正常情况下可见于胃泡区和腹部，病理情况下见于肺内空洞、气胸、气腹等。

3. 过清音（hyperresonance）　介于清音与鼓音之间，是属于鼓音范畴的一种变音，音调较清音低，音响较清音强。在正常成人不会出现，而正常儿童因胸壁薄可叩出相对过清音。临床上见于肺组织含气量增多、弹性减弱时，如肺气肿等。

4. 浊音（dullness）　是一种音调较高，音响较弱，振动持续时间较短的叩诊音。在叩击被少量含气组织覆盖的实质脏器时，如叩击心脏或肝被肺段边缘所覆盖的部分产生。在病理状态下，如肺炎病灶肺组织含气量减少，叩诊呈浊音。

5. 实音（flatness）　是一种音调较浊音更高，音响更弱、振动持续时间更短的一种叩诊音。叩击心、肝、脾等实质脏器即产生实音。在病理状态下可见于大量胸腔积液或肺实变等。

三、叩诊注意事项

1. 环境应安静，避免影响叩诊音的判断。

2. 因叩诊部位的不同，患者应采取适当体位，如叩诊胸部时，可取坐位或卧位；叩诊腹部时常取仰卧位；如需确定有无少量腹水，患者可采取肘膝位。

3. 叩诊顺序应自上而下、由远而近、由外向内。注意左右、上下、内外对称部位的比较与鉴别。

4. 叩诊操作应规范，用力要均匀适当，使产生的音响一致。一般叩诊可达到的深度为 5~7 cm。叩诊力量应视不同的检查部位、病变组织性质、范围大小或位置深浅等情况而定。病灶或检查部位范围小或位置浅，如确定心脏、肝相对浊音界及叩诊脾界时，应宜采取轻叩诊；当待检部位范围较大或位置较深时，如确定心脏、肝绝对浊音界，则需要用中度力量叩诊；若病灶位置深在（距体表达 7 cm 左右）叩诊力度宜适当加大。

第四节　听　诊

听诊（auscultation）是通过用耳或借助听诊器听取人体有关部分活动时发出的声音判断正常与否的一种诊断方法，是临床医生诊断疾病的一项基本技能和重要手段。听诊对诊断心脏、肺部疾病尤为重要，如正常与病理呼吸音、各种心音、心脏杂音、心律失常、肠鸣音等。

广义的听诊包括话语声、呼吸声、咳嗽声、关节活动音及骨擦音，以及呃逆、嗳气、呻吟、啼哭、呼叫发出的声音，有时可作为诊断线索。

一、听诊方法

听诊可分为直接听诊和间接听诊两种方法。

1. 直接听诊法（direct auscultation） 医生用耳直接听到的声音，包括语音、咳嗽声、啼哭、呻吟、嗳气、呃逆以及关节活动音、骨擦音等。检查者可将耳直接贴附于受检查者的体壁上进行听诊，这种方法所能听到的体内声音较弱，效果较差。

2. 间接听诊法（indirect auscultation） 这是用听诊器（stethoscope）进行听诊的一种检查法。因听诊器对器官活动的声音有放大作用，受环境中的噪音干扰小。使用方便，可以在任何体位听诊时应用，听诊效果好。应用范围广。常用于心、肺、腹部的听诊，以及血管音、皮下气肿音、肌束颤动音、关节活动音、骨折面摩擦音等。

二、听诊注意事项

1. 听诊环境要安静、温暖，以避免外界声音干扰及患者肌束颤动而产生的附加音。

2. 受检者应充分暴露检查部位，听诊器体件应直接接触皮肤以获取确切的听诊结果，切忌隔着衣服听诊。

3. 应根据病情和听诊的需要，嘱病人采取适当的体位。

4. 要正确使用听诊器。听诊器由耳件、体件和软管三部分组成。体件有钟型和膜型两种类型（图2-1-8），钟型体件适用于听取低调声音，如二尖瓣狭窄的隆隆样舒张期杂音，使用时应轻触体表被检查部位，但应注意避免体件与皮肤摩擦而产生的附加音；膜型体件适用于听取高调声音，如主动脉瓣关闭不全的杂音及呼吸音、肠鸣音等，使用时应紧触体表被检查部位。听诊前应注意检查听诊器，包括耳件方向是否正确，硬管和软管的管腔是否通畅，有无破裂漏气，长度是否合适（长度应与医师手臂长度相适应）。

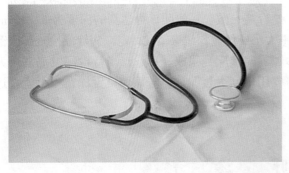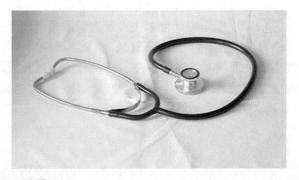

图2-1-8 听诊器
左：膜型，右：钟型

5. 听诊时必须注意力集中、摒除各种干扰。肺部听诊时要摒除心音的干扰，听心音时要摒除呼吸音的干扰，必要时嘱病人控制呼吸配合听诊。

用听诊器进行听诊是临床医师的一项基本技能，是许多疾病，尤其是心肺疾病诊断的重要手段。听诊是体格检查基本方法中的重点和难点，必须要勤学苦练、反复实践、积累心得、善于比较体会，才能达到切实掌握和熟练应用的目的。

第五节　嗅　诊

嗅诊（olfactory examination）是医生通过嗅觉来判断来自患者的异常气味与疾病之间关系的一种方法。来自患者皮肤、黏膜、口腔、呼吸道、胃肠道、呕吐物、排泄物、分泌物、脓液和血液等的气味，根据疾病的不同，其特点和性质也不一样。常见异常气味的临床特点如下：

汗液：正常汗液无明显气味。酸性汗液可见于风湿热和长期服用水杨酸、阿司匹林等解热镇痛药物的患者，特殊的狐臭味见于腋臭等患者。

痰液：正常痰液无特殊气味，若伴有呈恶臭味，提示厌氧菌感染，见于支气管扩张症或肺脓肿；恶臭的脓液可见于气性坏疽；血性痰液有血腥气味。

呕吐物：单纯饮食性胃内容物可略带酸味。呕吐物出现粪便味可见于长期剧烈呕吐或肠梗阻患者；呕吐物杂有脓液并有令人恶心的烂苹果味，可见于胃坏疽。

粪便：粪便具有腐败性臭味见于消化不良或胰腺功能不良者，腥臭味粪便见于细菌性痢疾，肝腥味粪便见于阿米巴性痢疾。

尿液：尿呈浓烈氨味见于膀胱炎或尿毒症患者，由于尿液在膀胱内被细菌发酵所致。

呼气：呼吸呈刺激性蒜味见于有机磷杀虫药中毒，烂苹果味见于糖尿病酮症酸中毒者，氨味见于尿毒症患者，肝腥味见于肝性脑病者。

在临床工作中，嗅诊可迅速提供具有重要意义的诊断线索，但必须要结合其他检查才能做出正确的诊断。

（李瑞军）

第二章　一般检查

一般检查是整个体格检查过程中的第一步，是检查者对患者全身状态的概括性观察，以视诊为主，配合触诊、听诊和嗅诊进行检查。

一般检查的内容包括性别、年龄、体温、脉搏、血压、发育与营养、意识状态、语调语态、面容表情、体位姿势、步态、皮肤及淋巴结。

第一节　全身状态检查

一、性　别

正常人的性征很明显，因此性别（sex）不难判断。性征的正常发育，在男性仅与雄激素有关。男性受雄激素的影响出现睾丸、阴茎的发育，腋毛多，阴毛呈菱形分布，声音低而洪亮、喉结突出、皮脂腺分泌多出现痤疮。而女性的性征除受雌激素影响外，亦和雄激素有关。女性受雌激素的影响出现乳房、女阴、子宫及卵巢的发育，受雄激素的影响出现大阴唇与阴蒂的发育，腋毛、阴毛生长，阴毛呈倒三角形分布，并可出现痤疮。而雌激素与孕激素共同维持月经周期。

临床上有些疾病的发生与性别有一定的关系，某些疾病可引起性征发生改变，常见的有：

1. 某些疾病的发病与性别有密切关系　据临床统计甲状腺疾病和系统性红斑狼疮多发于女性，痛风、胃癌多发生于男性，而血友病 A 则仅见于男性。

2. 某些疾病对性征有影响　如肾上腺皮质肿瘤或长期应用肾上腺皮质激素时，可致女性患者产生男性化；肝硬化患者由于雌激素水平增高可致男性患者乳房发育及其他第二性征改变.表现为毛发、皮肤、声音改变及脂肪分布改变等。

3. 性染色体异常对性别特征的影响　性染色体数量、结构异常可影响性发育和性特征，导致两性畸形。

二、年　龄

年龄（age）与疾病的发生、预后关系密切，与临床药物用量及诊断治疗方法的选择均有密切联系。佝偻病、麻疹、白喉等多发生于幼儿及儿童；结核病、风湿热多发生于少年与青年；动脉硬化性疾病则多发生于中老年。随着年龄的增长，机体出现生长发育、成熟、衰老等一系列改变，同时智力、心理、情感等状态亦有所变化。医生在诊疗过程中应考虑患者年龄特点，便于综合分析。

年龄大小一般通过问诊即可得知，但在某些特殊情况下，如昏迷、死亡或隐瞒年龄时则需通过细致观察进行判断。分析年龄的方法一般以皮肤的弹性与光泽、肌肉的状态、毛发的颜色和分布、面部与颈部皮肤皱纹、牙齿状态等为参考进行大体上的判断。

三、生　命　征

生命征（vital sign）是评价生命活动存在与否及其质量的重要指标，内容包括体温、脉搏、呼吸和血压，它是及时了解患者病情变化的指标，为体格检查时必须检查的项目之首。测量之后应及时而准确地记录于病历和体温记录单上。

（一）体温（temperature）

1. **体温测量及正常范围**　每次体格检查均应测量、记录体温，国内一般按摄氏法进行记录。测量体温通常有三种测量方法。

（1）口测法：正常值为36.3~37.2℃。方法是将消毒后的体温计汞柱端置于患者舌下，紧闭口唇，用鼻呼吸以免冷空气进入口腔影响测量结果，5 min后取出读数。此方法结果较为准确，但不能用于婴幼儿及神志不清者。患者在检查前10 min内应禁食及饮用冷热水，以免影响测量准确性。

（2）肛测法：正常值为36.5~37.7℃。方法是患者取侧卧位，将肛门体温计汞柱端涂以润滑剂后，缓慢插入肛门内达体温计长度的一半为止，5 min后取出并读数。肛测法一般较口测法读数高0.3~0.5℃。此方法测值稳定，适用于婴幼儿及神志不清者。此方法宜排便后10 min再测，以免影响结果。

（3）腋测法：正常值36~37℃。方法是将体温计汞柱端置于患者腋窝中央顶部，患者用上臂将体温计夹紧，10 min后取出读数。此方法安全、简便，不易发生交叉感染，是临床应用最广泛的体温测量方法。在测量时应注意腋窝处应无致热或降温物品，并应将腋窝汗液擦干，以免影响测定结果。

生理情况下，体温在24 h内有一定的波动。早晨体温略低，下午略高，但波动幅度一般不超过1℃；运动、进食后体温略升高；月经期前或妊娠期妇女体温略高，老年人体温略低。

体温高于正常称为发热，见于感染、大面积烧伤、恶性肿瘤、药物热等。体温低于正常称为体温过低，见于严重营养不良、慢性消耗性疾病、甲状腺功能减退、休克等。

2. **体温的记录方法**　将体温的测定结果，按时记录于体温记录单上，连接绘制出体温曲线。多数发热性疾病，其体温曲线的变化具有一定的规律性，称为热型，详见第一篇第一章。

3. **体温测量出现误差的常见原因**　在临床工作中如出现体温测量结果与患者的全身状态不一致时，应仔细分析原因，以免导致诊断和处理上的错误。发生误差的常见原因有以下几个方面：

（1）测体温前未将体温计的汞柱甩至35℃以下，使测量结果高于实际体温。

（2）采用腋测法时，患者因过于消瘦、病情危重或神志不清而不能将体温计夹紧，致使测量结果低于实际体温，导致误差。

（3）局部检查部位存在冷热物品，造成测定结果出现误差，如进食冷、热食物（水）、局部放置冰袋或热水袋等。

（二）脉搏（pulse）

检查者以示指、中指、环指三指并拢，指腹平放于患者手腕的桡动脉处，以适当压力触诊桡动脉的搏动至少30 s，并计算出每分钟搏动次数，即脉搏（图2-2-1）。如脉搏不规律则应延长触诊时间以掌握其规律性。临床检查脉搏以桡动脉处最为多用，此外还可触颞动脉、颈动脉，肱动脉、股动脉和足背动脉等部位。

正常成人脉率60～100次/min，脉搏的快慢与性别、年龄、运动、情绪等多种因素有关，女性较快，老年人较慢。婴幼儿脉搏可达130次/min，儿童约为90次/min。每日脉搏也有所波动，夜间睡眠时脉搏较慢，而餐后、活动以及情绪激动等情况

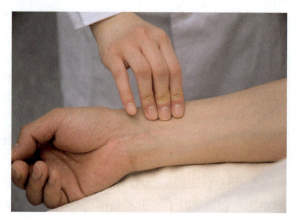

图 2-2-1　脉搏检查

下则较快，一些病理情况及药物因素亦可影响脉率，如服用普萘洛尔后脉搏减慢，服用山莨菪碱后脉率增快。多次动态测定脉率对判断内出血很有帮助，可每半小时测定一次，脉率递增提示内出血。

触诊时除注意频率外，还应观察脉搏节律、强弱、动脉壁的弹性以及呼吸对脉搏的影响等（详见第二篇第五章第七节心脏检查）。

（三）呼吸（respiration）

检查者通过视诊观察患者呼吸，计数1 min患者呼吸次数。同时还应观察患者呼吸运动的类型、节律、呼吸深度及其他异常情况。为避免患者主观因素对呼吸的影响，检查者在计数脉搏之后右手三指仍置于患者桡动脉处，在无暗示的情况下观察患者胸廓或腹部自然伴随呼吸运动情况。

正常男性和儿童的呼吸以膈肌运动为主，形成腹式呼吸；女性的呼吸以肋间肌运动为主，形成胸式呼吸。实际上两种呼吸类型在每个人均程度不同地同时存在着。正常成人安静情况下呼吸频率为12～20次/min，新生儿为44次/min左右，随着年龄的增长呼吸频率则逐渐减慢。正常成人呼吸节律、幅度在安静情况下是均匀而整齐的，在病理情况下则会出现各种不同的呼吸节律的改变（详见第二篇第五章第五节肺和胸膜检查）。

（四）血压

血压是指动脉血压，是重要的生命征之一。

1. 测量方法　检测血压的方法有直接测量法和间接测量法。

直接测量法：是将特制导管经皮肤穿刺由周围动脉送至主动脉，导管的末端接监护测压系统，自动显示血压数值。本法检测血压不受外周动脉收缩的影响，较为准确。但需要专用设备，技术要求较高，且有一定创伤，故仅适用某些危重、疑难等特殊病例。

间接测量法：是临床上最为常用的血压测量方法，用血压计进行测量。本法优点为简便、易行、无创伤性、不需特殊设备、可用于任何患者和健康体检者。但间接测量法所测血压数值易受周围动脉

收缩等因素的影响，检查数值常有变化。同时检查者操作是否规范亦会直接影响检查结果。血压计目前有汞柱式、弹簧式（表式）、电子血压计。汞柱式血压计测量血压的方法：

（1）检查前 30 min 内禁止被检查者吸烟、饮用酒或咖啡，排空膀胱，并在安静环境下休息 5 ~ 10 min。

（2）受检查者取仰卧位或坐位，被测上肢裸露（通常是右上肢），伸开并外展 45° 角；肘部与血压计、心脏应在同一水平，仰卧位时平腋中线，坐位时平第四肋软骨（图 2-2-2，1）。

（3）将血压计汞柱开关打开，检查血压计汞柱凸面是否在零。将袖带缚于上臂，袖带中点对准肱动脉，袖带松紧以恰能放进一个手指为宜，袖带下缘距肘窝横纹 2 ~ 3 cm（图 2-2-2，2）。

（4）检查者在肘窝部肱二头肌内侧触及肱动脉搏动后将听诊器体件轻置于其上准备听诊，听诊器听件不得接触袖带下缘（图 2-2-2，3）。

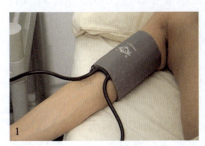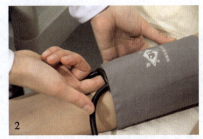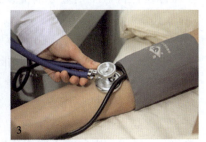

图 2-2-2　测量血压时袖带放置位置
袖带下缘位于肘横纹上 2 ~ 3 指，松紧可放入 1 指，听诊器不接触袖带下缘

（5）向袖带气囊充气，同时听诊肱动脉波动，观察汞柱上升高度。待肱动脉搏动音消失再继续充气升高 20 ~ 30 mmHg。

（6）松开气球上的放气旋钮使气囊缓慢放气，汞柱下降速度每秒以 2 ~ 4 mmHg 为宜，心率慢者，放气速率应更慢些。获得舒张压读数后可快速放气至零。检查者观察汞柱下降过程应水平注视汞柱的凸面水平。

（7）按 Korotkoff 分期法，当听到第一次肱动脉搏动音时汞柱所显示数值为收缩压（第一期），随汞柱下降搏动音渐加强（第二期），继而出现吹风样杂音（第三期），然后声音突然变小而低沉（第四期），最终声音消失（第五期）。声音消失时汞柱所示数值为舒张压。同样方法测血压两次，取检查平均值为血压值。如舒张压或收缩压的两次读数相差 5 mmHg 以上，应再次测量，取三次测量的平均值记录。

（8）检查完毕后，将排空气囊气体，卷好袖带并平整放入血压计中，将血压计向右倾斜使玻璃管中汞柱完全进入汞槽内，关闭血压计汞柱开关及血压计。

2. 测量血压注意事项

（1）血压可随季节、环境、昼夜、情绪、运动等的影响而波动，有时相差较大，所以应动态观察血压波动范围、变化趋势。

（2）首诊应测量双上臂血压，以后通常测量较高读数一侧的上臂血压。

（3）测量时应使用合适大小的气囊袖带，气囊至少应包裹 80% 上臂。大多数成年人的臂围为 25 ~ 35 cm，可使用长 22 ~ 26 cm，宽 12 cm 的标准袖带。肥胖者或臂围大者应使用大规格气囊袖带，儿童应使用小规格气囊袖带。如气囊过窄过短易导致血压测值偏高，反之如过宽则易导致血压测值偏低。

（4）血压测量时第二期有时为无声，称为"听音间隙"，该现象可致高估舒张压或低估收缩压，造成误差。

（5）重复测血压时应将气袖内的气体全部放尽 2 min 后再测或放气后嘱被检者举高上臂以减轻静脉充血，这样可以减少误差，避免听音间隙，提高测量结果的准确度。

（6）应注意缓慢放气。当气囊放气过快（超过 4 mmHg/s 的下降速度）时，收缩压测定值会偏低，而舒张压偏高。

（7）通常 Korotkoff 第四期（声音突然变小而低沉）约持续 5~10 mmHg，如大于 20 mmHg，应将变音时的汞柱数值和声音消失时的汞柱数值分别记录（如 150/92/72 mmHg）。如变音持续而不消失，应以变音处的汞柱高度记为舒张压（如 130/68~0 mmHg）。

（8）多发性大动脉炎时应做双上肢血压的对比检查；主动脉炎时应同时检查下肢血压；如患者存在体位性低血压则应分别检查卧位、坐位和站立位血压，站立位血压应在卧位改为站立位后间隔 1 min 和 5 min 时测量。

3. 血压标准　根据《2010 年中国高血压防治指南（第三版）》，对于血压水平的分类标准是：正常血压：收缩压 < 120 mmHg 和舒张压 < 80 mmHg；正常高值：收缩压 120~139 mmHg 和（或）舒张压 80~89 mmHg；高血压：收缩压 ≥ 140 mmHg 和（或）舒张压 ≥ 90 mmHg；血压 < 90/60 mmHg 为低血压。

4. 血压变化的临床意义

（1）高血压（hypertension）：即血压超过正常标准。因为影响血压测量值的因素有很多如紧张、激动、运动等，因此在未服用药物情况下需非同日三次测量血压达到高血压标准方可诊断。临床上多数高血压原因不明，称为原发性高血压（essential hypertension），而继发于其他疾病，高血压仅是其临床症状之一者称为症状性或继发性高血压（secondary hypertension），见于慢性肾炎、肾动脉狭窄、嗜铬细胞瘤等疾病。

（2）低血压（hypotension）：即血压低于 90/60 mmHg，见于各种原因所致的休克（shock）和极度衰弱者等。此外低血压也可有体质因素，即血压偏低但无临床症状。

（3）两侧上肢血压差异：正常人右上肢血压可较左上肢高 5~10 mmHg。多发性大动脉炎、先天性动脉畸形、血栓闭塞性脉管炎等疾病患者双上肢血压差异大于 10 mmHg。

（4）上下肢血压差异：正常下肢血压高于上肢血压 20~40 mmHg。下肢血压等于或低于上肢血压可见于主动脉狭窄、胸腹主动脉型大动脉炎、髂动脉或股动脉栓塞等。

（5）脉压异常：收缩压与舒张压之差称为脉压，正常为 30~40 mmHg。脉压 > 40 mmHg 为脉压增大，可见于甲状腺功能亢进、主动脉瓣关闭不全等。脉压 < 30 mmHg 为脉压减小，可见于主动脉瓣狭窄、心包积液、缩窄性心包炎以及心力衰竭等患者。

（6）血压的体位差异：正常人在平卧位与坐位时一般血压无明显差异，站立位时收缩压可暂时下降（一般在 20 mmHg 以内），而舒张压不变；因直立反射在站立 30~40 s 收缩压可回升至原水平。如站立位血压下降幅度 > 50 mmHg，且持久不回升，称之为直立性低血压（orthostatic hypotension），可见于自主神经功能失调、肾上腺皮质功能减退、营养不良、体弱及某些药物反应等。

四、发育与体型

（一）发育

发育（development）情况应通过年龄、智力和体格成长状态之间的关系进行综合评价，后者包括身高、体重、头颈和躯干形态、肢体长短比例、肌肉脂肪发育以及第二性征等。发育正常者，其年龄、智力与体格的成长状态应是均衡一致的。

成人发育正常的指标包括：①头部的长度约为身高的 1/7。②胸围为身高的 1/2。③双上肢展开后，左右指端的距离约等于身高。④坐高约等于下肢的长度。正常人各年龄组的身高与体重之间存在一定的对应关系。

机体的发育与种族遗传、内分泌、营养代谢、生活条件及生存环境、体育锻炼等许多因素有关。正常的发育状态是在出生后的 2 年内身体生长速度较快，以后逐渐减慢，至青春期又出现一段生长速度加快的青春期急速成长期，在此期中出现男女第二性征的发育，男性出现肌肉、骨骼细胞数增多、体积增大、体重增加、男性性征发育，在女性出现脂肪细胞增多、脂肪量增加、臀部增大、女性性征发育等。

临床上的病态发育与内分泌的改变密切相关。在发育成熟前，如出现垂体前叶功能亢进可导致巨人症（gigantism），表现为体格异常高大；如发生垂体功能减退，可致垂体性侏儒症（pituitary dwarfism），表现为体格异常矮小。甲状腺对体格发育亦具有促进作用。如发育成熟前患甲状腺功能亢进，可因代谢增强、食欲亢进，导致体格发育有所改变；如出现甲状腺功能减退，可导致呆小病（cretinism），表现为体格矮小和智力低下。

性激素决定第二性征的发育，当性激素分泌受损，临床可出现第二性征的病理改变。男性患者出现阉人征即无睾症（anorchidism），表现为上、下肢过长、无胡须、毛发稀少、发音女声、皮下脂肪丰满、骨盆宽大、外生殖器发育不良等；女性患者则出现乳房发育不良、闭经、体格男性化、多毛、皮下脂肪减少、发音男声等。婴幼儿时期营养不良亦可影响发育，如维生素 D 缺乏时可致佝偻病。

（二）体型

体型（habitus）是身体各部发育在外观上的表现，包括骨骼、肌肉的生长与脂肪分布的状态等。成年人的体型可分为以下 3 种。

1. 正力型（匀称型）（orthotonic type）　表现为身体各个部分结构匀称适中，腹上角 90° 左右，见于多数正常成人。

2. 超力型（矮胖型）（sthenic type）　表现为体格粗壮、颈部粗短、面红、肩宽平、胸围大、腹上角大于 90°。

3. 无力型（瘦长型）（asthenic type）　表现为躯干四肢细长、颈部细长、肩窄下垂、胸廓扁平、腹上角小于 90°。

五、营养状态

营养状态（state of nutrition）与食物的摄入、消化、吸收以及代谢等多种因素密切相关。

（一）营养状态的评价

临床对营养状态的评价，通常根据皮肤、毛发、皮下脂肪、肌肉的发育情况再结合身高、体重计及年龄进行综合判断，以良好、中等、不良三个等级对营养状态进行描述。

1. 良好　黏膜红润，皮肤光泽有弹性，皮下脂肪丰满，肌肉结实，指甲、毛发润泽，锁骨上窝及肋间隙深浅适中，肩胛部和股部肌肉丰满，体重及体重指数正常或稍增高。

2. 不良　皮肤黏膜干燥且弹性降低，皮下脂肪菲薄，肌肉松弛无力，指甲粗糙、毛发稀疏，锁骨上窝及肋间隙凹陷，肩胛骨和髂骨嶙峋突出，体重和体重指数明显低于正常。

3. 中等　介于良好与不良之间。

（二）营养状态异常

临床上常见的营养状态异常包括营养不良和营养过度两个方面。

1. 营养不良　因摄食不足或（和）消耗增多引起，多见于长期或严重的慢性疾病。体重减轻低于标准体重 10% 时称为消瘦（emaciation），极度消瘦者称为恶病质（cachexia）。引起营养不良的常见原因有：

（1）摄食障碍：常见于因消化道疾病，神经系统疾病及肝、肾功能不全等引起的严重恶心、呕吐等。

（2）消化障碍：常见于胃肠道、胰腺、肝及胆道系统疾病引起消化液或酶的合成和分泌减少，影响机体消化及吸收功能。

（3）消耗增多：慢性消耗性疾病和严重神经精神因素的影响，如慢性活动性肺结核、恶性肿瘤、代谢性疾病等，导致糖、脂肪和蛋白质的分解代谢过多。

2. 营养过度　是体内中性脂肪积聚过多所致，主要表现为体重增加，如体重超过标准体重的 20% 则称为肥胖（obesity）。根据 WHO 的标准，体重指数（body mass index，BMI）［体重（kg）/身高的平方（m²）］，男性大于 27，女性大于 25 即为肥胖症。肥胖与内分泌、遗传、生活方式、运动和精神等多种因素有关，但最常见原因是热量摄入过多，超过机体消耗量。根据病因可将肥胖分为外源性和内源性两种。

（1）外源性肥胖：为摄入热量过多所致，表现为全身脂肪均匀性增多，身体各个部位无异常改变，常有一定的遗传倾向，常有家族史或营养过度史。儿童期患者表现为生长较快，青少年患者可伴有外生殖器发育迟缓。

（2）内源性肥胖：主要由某些内分泌疾病所致。如皮质醇性肥胖、甲状腺功能减退、药物性肥胖等，可引起具有一定特征性的肥胖，某些疾病尚可伴有性功能障碍。

六、意 识 状 态

意识（consciousness）是大脑高级神经中枢功能活动的综合表现，是人对周围环境和自身状态的认知能力。意识状态包括认知（cognitive）、思维（thought）、情感（affection）、记忆（memory）和定向力（orientation）五个方面。正常人意识清晰，反应敏锐精确，定向力正常，思维和情感正常，语言流畅，吐字清晰，表达能力良好。

意识障碍（disturbance of consciousness）是指人对周围环境及自身状态的认知能力出现障碍。凡能影响大脑功能活动的疾病均可引起不同程度的意识障碍。意识障碍包括觉醒度下降（嗜睡、昏睡和昏迷）及意识内容变化（意识模糊和谵妄）两方面（参见第一篇第二十五章）。

患者多神志不清或精神委靡，表情淡漠，语无伦次，反应迟钝，生命体征不稳定。需快速通过患者亲友或知情人简要了解病史、进行重点问诊和查体，同时及时采取积极有效救治措施，待经初步处理病情基本稳定后，再进详细问诊和完善检体和必要的辅助检查。

首先快速观察患者的生命体征，特别是呼吸状况和颈动脉等大动脉搏动情况；观察瞳孔大小及光反射、角膜反射，压迫眶上神经观察有否反应；测量血压、体温；注意眼睑的张力、眼球的位置和活动度、巩膜有无黄染、口角有无白沫或血迹、舌是否被咬破、有无大小便失禁或黑便；注意患者呼吸有无异味（酮味、肝臭、大蒜味等）、皮肤黏膜的色泽、弹性、温度、湿度，皮疹，出血点及色素沉着等；还要特别观察眼底是否有视神经乳头水肿、视网膜血管变化；有无姿势异常、运动障碍、脑膜刺激征及病理反射等；简要的心肺听诊和腹部检查。待病情稳定后再做系统检查。

七、语调与语态

语调（tone）指言语过程中的音调。神经和发音器官发生病变可出现语调改变，这种改变对某些疾病具有重要意义。如声音嘶哑可见于喉返神经麻痹、喉部炎症、结核和肿瘤等疾病，脑血管疾病可引起音调变浊和发音困难。语音障碍可分为失音（不能发音）、失语（不能言语，包括运动性失语和感觉性失语）和口吃。

语态（voice）指言语过程中的节奏和速度。语态异常表现为语言节奏紊乱，出现快慢不均、音节不清、语言不畅，可见于帕金森病、舞蹈症、手足徐动症等疾病。

八、面容与表情

面容（facial features）是指面部所表现的状态，表情（expression）是情感在面部或姿态上的反映。健康人表情自然，神态平和。患病后因病痛所致常出现痛苦、忧虑或疲惫的面容与表情，对疾病的诊断具有重要价值。临床上常见的病态面容有以下两种：①急性发热面容，表现为面色潮红、表情烦躁、痛苦、呼吸急促、鼻翼扇动，有时口周可出现疱疹。多见于肺炎、疟疾、流行性脑脊髓膜炎等急性感染性疾病。②慢性病容，表情忧虑，面容憔悴，面色苍白或晦暗无光，目光暗淡呆滞。见于恶性肿瘤晚期、肝硬化失代偿期、严重结核病等慢性消耗性疾病。在某些疾病还会出现特征性的病态面容，举例如下：

1. 贫血面容（anemic facies） 面色苍白，唇舌色淡，表情倦怠。见于各种原因所致的贫血。

2. 二尖瓣面容（mitral facies） 面色晦暗，双颊紫红，口唇发绀。见于风湿性心脏病二尖瓣狭窄患者。

3. 肝病面容（hepatic facies） 面色晦暗，忧虑憔悴，疲惫无华。见于慢性肝疾病。

4. 肾病面容（nephrotic facies） 眼睑、颜面水肿，面色苍白，唇舌色淡且舌缘多有齿痕。见于慢性肾疾病。

5. 肢端肥大症面容（acromegaly facies） 头大、脸长，眉弓及两颧骨隆起，耳鼻增大，嘴唇肥厚，下颌肥大而向前突出。见于肢端肥大症。

6. 黏液性水肿面容（myxedema facies） 目光呆滞，表情倦怠，反应迟钝，面色苍黄，头发稀疏干枯，眉毛脱落，颜面水肿，睑厚面宽，唇厚，舌淡而大舌。见于甲状腺功能减退症。

7. 甲状腺功能亢进症（甲亢）面容 表情惊愕，眼球凸出，目光炯炯，眼裂增宽，兴奋不安，烦躁易怒。见于甲状腺功能亢进症。

8. 满月面容（moon facies） 面圆如满月，皮肤发红，双颊肥胖将鼻翼内挤，颊唇沟深长，唇有小须，面部常伴痤疮。见于 Cushing 综合征及长期应用糖皮质激素者。

9. 药疹面容 多由磺胺类、解热止痛类、抗生素等引起，如大疱性表皮松解型药疹累及面部，呈弥漫性紫红色或暗红色斑片，起于腋和腹股沟并波及全身，很快为大小不等的松弛性水疱，易成糜烂面。

10. 黄疸面容 皮肤、巩膜呈现黄色，面部易被察觉。见于肝细胞性、溶血性、胆汁淤积性及先天性黄疸等多种疾病。

11. 面瘫面容　面神经是第 7 对脑神经，主要支配面部表情肌，一侧面神经病变出现同侧面部表情肌全部瘫痪：睑裂扩大、额纹消失、鼻唇沟变浅、闭目不紧、口角牵向健侧。

12. 病危面容　面部消瘦，面色灰暗，目光无神，眼窝深陷，表情淡漠。见于脱水、各种原因导致的严重休克、急性腹膜炎等疾病。

九、体　　位

体位（position）是指患者身体所处的状态。体位的改变对某些疾病的诊断具有重要意义。常见的体位有：

1. 自主体位（active position）　身体活动自如，不受任何限制。见于正常人、轻症和疾病早期患者。

2. 被动体位（passive position）　因被疾病所迫，患者不能自己调整或变换身体的位置。见于极度衰竭或意识丧失者。

3. 强迫体位（compulsive position）　患者为减轻痛苦，被迫采取的特殊体位。临床上常见的强迫体位有：

（1）强迫仰卧位：患者仰卧，双腿屈曲，借以减轻腹部肌肉的紧张程度，借以减轻腹痛。见于急性腹膜炎患者。

（2）强迫俯卧位：为减轻轻脊背肌肉的紧张程度患者多采取俯卧位。见于脊柱疾病患者。

（3）强迫侧卧位：患胸膜疾病者多采取患侧卧位，可限制患侧胸廓活动而减轻疼痛，并有利于健侧代偿呼吸。见于一侧胸膜炎和大量胸腔积液患者。

（4）强迫坐位：亦称端坐呼吸（orthopnea），患者坐于床沿双腿下垂，两手撑于膝盖或扶持床边。该体位可使膈肌下降，加大膈肌活动度，使肺通气量增加，并减少回心血量和减轻心脏负担及呼吸困难。见于心、肺功能不全患者。

（5）强迫蹲位（compulsive squatting）：患者在走路或其他活动过程中，因呼吸困难和心悸而停止活动并采取双手抱膝蹲下，双足并拢双膝贴胸的蹲位以缓解症状。见于先天性发绀型心脏病患者。

（6）强迫停立位（forced standing position）：在步行或其他活动时心前区疼痛突然发作，患者常被迫原位停止，并以右手按抚心前区部位，待症状稍缓解后才离开原位继续行走。见于心绞痛患者。

（7）辗转体位（alternative position）：患者在腹绞痛发作时辗转反侧，坐卧不安，有些患者用手揣按痛处。见于肾绞痛、胆石症、胆道蛔虫症等患者。

（8）角弓反张位（opisthotonus position）：患者颈及脊背肌肉强直，使头向后仰，胸腹前凸，背过伸，躯干呈弓形改变。见于破伤风及小儿脑膜炎患者。

十、姿　　势

姿势（posture）是患者举止的状态。正常的姿势主要依靠骨骼结构和各部分肌肉的紧张度来保持，同时亦受机体健康状态和精神状态的影响。健康成人的姿势为躯干端正，肢体灵活、协调适度。当机体疲劳或情绪低沉时可出现肩垂、弯背、步态拖拉蹒跚等。临床上某些特征性的姿势对疾病的诊断有重要意义，如颈部动受限提示颈椎疾病；躯干前驱，捧腹而行提示腹痛；而充血性心力衰竭者多愿采取坐位；头前倾、躯干前驱、肘关节屈曲、腕关节伸直、手指关节活动呈搓丸状者提示帕金森病。

十一、步 态

步态（gait）是指走动时所表现的姿态。健康人的步态受年龄、机体状态和所受训练等因素的影响而有所不同，如小儿喜急行或小跑，青壮年步态矫健快速，老年人则多为小步慢行。当患某些疾病时可伴有特征性的步态改变，认真观察患者步态，有助于疾病的诊断。常见的典型异常步态有：

1. 蹒跚步态（waddling gait） 走路时身体左右摇摆，形如鸭步。见于佝偻病、进行性肌营养不良、大骨节病或先天性双侧髋关节脱位等。

2. 醉酒步态（drunken gait） 行走时躯干重心不稳，步态紊乱不准确，直行困难如醉酒状。见于小脑疾病、酒精中毒及巴比妥中毒等。

3. 共济失调步态（ataxic gait） 起步时一脚高抬，骤然垂落，且呈高一脚、低一脚，着地过重状，两脚间距宽，双眼向下注视，以防身体倾斜，闭目时身体摇晃不能保持平衡。见于脊髓痨患者。

4. 慌张步态（festinating gait） 起步后小步急速前行，身体前倾，双足擦地越走越快，有难以止步之势。见于帕金森病患者。

5. 跨阈步态（steppage gait） 踝部肌腱、肌肉弛缓使患足下垂，故在行走时必须抬高下肢才能起步。见于腓总神经麻痹患者。

6. 剪刀步态（scissors gait） 行走时下肢内收过度，两腿交叉呈剪刀状，由双下肢肌张力增高，尤以伸肌和内收肌张力增高明显所致。见于脑性瘫痪与截瘫患者。

7. 间歇性跛行（intermittent claudication） 患者在行走中，因下肢突发性酸痛无力而被迫停止行进，需稍休息后方能继续行进。见于高血压、动脉硬化患者。

第二节 皮 肤 检 查

皮肤覆于人体表面，它使体内各种组织和器官免受外界各种因素的侵袭。皮肤改变部分是皮肤本身疾病所致，另一部分是其他系统疾病累及皮肤的病变，是全身疾病的皮肤表现，这些表现可以是全身的，也可以是局部的。所以应通过视诊结合触诊认真、细致地检查全身皮肤，为疾病诊断提供依据。

一、颜 色

皮肤颜色（skin color）与皮下脂肪厚度、表皮内色素含量、毛细血管分布、血液充盈程度、血红蛋白高低及皮种族遗传因素有关，同一人身体的不同部位其肤色也不相同。在检查时综合分析，对比检查。

1. 苍白（pallor） 全身皮肤、黏膜苍白可由贫血、末梢毛细血管痉挛或充盈不足所致，如休克、虚脱、主动脉瓣关闭不全或寒冷、惊恐、剧痛等。若仅见肢端苍白，可能与肢体动脉痉挛或阻塞有关，如血栓闭塞性脉管炎、雷诺病（Raynaud disease）等。

2. 发红（redness） 是由于毛细血管扩张充血、血流加速及红细胞量增多所致，生理情况下见于日晒、运动、饮酒及兴奋激动时；病理情况下见于发热性疾病，如肺炎球菌肺炎、猩红热、肺结核等，亦可见于阿托品及一氧化碳中毒。皮肤持久性发红见于 Cushing 综合征、长期服用肾上腺皮质激素患者及真性红细胞增多症患者，某些皮肤病患者也可出现局部皮肤发红。

3. 发绀（cyanosis） 是皮肤呈青紫色（图1-7-1），于口唇、耳廓、面颊、肢端、甲床等含色素较少、毛细血管较丰富部位最为明显，见于还原血红蛋白增多或异常血红蛋白血症，如心、肺疾病、药物中毒、异常血红蛋白血症、高铁血红蛋白血症、硫化血红蛋白血症等。

4. 黄染（stained yellow） 皮肤、黏膜发黄称为黄染，常见的原因有：

（1）黄疸（jaundice）：由于血清内胆红素浓度增高，使皮肤、黏膜乃至体液及其他组织黄染的现象为黄疸。当血清总胆红素浓度超过34 μmol/L时，可出现黄疸。黄疸首先出现于巩膜、硬腭后部及软腭黏膜上，随着血中胆红素浓度的增高，黏膜黄染更加明显，皮肤亦逐渐出现黄染。黄疸导致的巩膜黄染是连续的，近角巩膜缘处黄染较轻、黄色较淡，远角巩膜缘处黄染较重、黄色较深（图1-16-1）。

（2）胡萝卜素增高：进食过多胡萝卜、南瓜、橘子或引用过多橘汁等可引起血中胡萝卜素增高，当超过2.5 g/L时，也可出现皮肤黄染。黄染首先出现于手掌、足底、前额及鼻部皮肤，巩膜和口腔黏膜一般不出现黄染。当停止食用富含胡萝卜素的蔬菜或果汁后，皮肤黄染逐渐消退。血中胆红素正常可与黄疸鉴别。

（3）长期服用含有黄色素的药物，如米帕林（阿的平）、呋喃类等药物也可引起皮肤黄染。其特点是：黄染首先出现于皮肤，严重者可出现于巩膜；巩膜黄染的特点是近角巩膜缘处黄染较重，颜色较深；远离角巩膜缘处，黄染较轻，黄色较淡，这一点是与黄疸的重要区别。

5. 色素沉着（pigmentation，图2-2-3） 是因表皮基底层黑色素增多所致的部分或全身皮肤色泽加深。在正常情况下，身体的外露部分，以及乳头、腋窝、关节、生殖器官、肛门周围等处皮肤颜色较深，妊娠期妇女乳头、乳晕及外生殖器等处颜色更深。妇女妊娠期面部、额部可出现棕褐色对称性色素斑，称为妊娠斑。老年人于面部或全身出现散在色素斑，称为老年斑。病理情况见于内分泌疾病（如库欣病）、肝硬化、代谢疾病（如血色病、肝豆状核变性）。药物引起的皮肤色素沉着并不少见，由炎症性皮肤病所致扁平苔藓样药疹常常导致色素沉着。固定型药疹可留下特征性环形色素沉着斑，可引起色素沉着的药物包括胺碘酮、四环素、博来霉素、环磷酰胺，抗疟药氯喹和喹宁，氯丙嗪及其他吩噻嗪类药物可引起暴露部位皮肤灰蓝色色素改变。当使用含有金和铋的药物时，由于金属在皮肤组织中沉积，导致皮肤颜色改变。

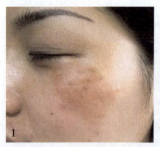 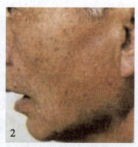 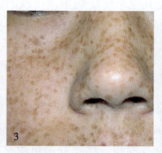 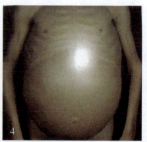

图2-2-3 色素沉着

1. 面部妊娠斑 2. 面部老年斑 3. 面部色素斑 4. 血色病全身性色素沉着

6. 色素脱失 表现为部分或全身皮肤色素脱失，颜色变浅。临床常见的色素脱失有白癜风、白斑及白化病等，主因体内缺乏酪氨酸酶使酪氨酸不能转化为多巴和多巴醌，使黑色素生成减少（图2-2-4）。

（1）白癜风（vitiligo）：为形状不同、大小不等的色素脱失斑片，可发生于身体各个部位，但以面、眼、鼻、口周等外露部位多发。发生后可逐渐扩大，但进展缓慢，无自觉症状，不引起生理功能改变。多见于白癜风患者，偶见于肾上腺皮质功能减退、甲状腺功能亢进及恶性贫血患者。

（2）白化病（albinism）：为全身性皮肤和毛发的色素脱失，属遗传性疾病，为先天性酪氨酸酶合成障碍所致。

（3）白斑（leukoplakia）：表现为圆形或椭圆形的色素脱失斑片，面积一般不大，常发生于口腔黏膜及女性外阴部，部分白斑可发生癌变，应随诊观察。

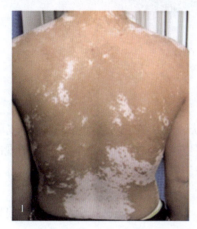
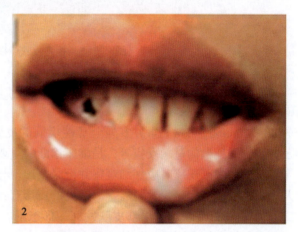

图 2-2-4　色素脱失征象
1. 白癜风　2. 口腔黏膜白斑

二、湿　度

皮肤湿度（humidity of skin）与皮肤汗腺及皮脂腺分泌功能有关，且与自主神经功能、环境温度、湿度、药物、精神状态等因素有关。在气温高、湿度大的环境中出汗增多，皮肤湿润，是生理调节的结果。在病理情况下，可发生出汗增多或无汗，对疾病的诊断具有重要价值。如风湿病、结核病和布氏菌病出汗较多。夜间睡眠中出汗而醒后汗止成为"盗汗"，是活动性结核的体征性症状。甲状腺功能亢进、肾上腺功能亢进、佝偻病也经常伴有多汗。手足皮肤发凉但大汗淋漓称为冷汗，见于休克和虚脱患者。毛果芸香碱中毒和某些药物中毒也可出现全身多汗。中枢神经系统病变瘫痪期可出现患侧肢体局部多汗。全身皮肤干燥、无汗可见于甲状腺功能减退、脱水、中暑及硬皮病等患者及阿托品中毒者。

三、弹　性

皮肤弹性（elasticity of skin）与年龄、营养状态、皮下脂肪厚度及组织间隙所含液体量有关。正常儿童及青少年皮肤紧张富有弹性，中年以后则皮肤织逐渐松弛，弹性减弱；老年人皮肤组织萎缩，皮下脂肪减少，皮肤弹性减退。检查皮肤弹性常选择上臂内侧或手背，检查者以拇指和示指将皮肤捏起，1～2 s后松手观察皮肤皱褶平复速度，迅速回复者为弹性良好（图 2-2-5）。如皱褶平复缓慢为弹性减弱，见于长期消耗性疾病、营养不良及严重脱水患者。

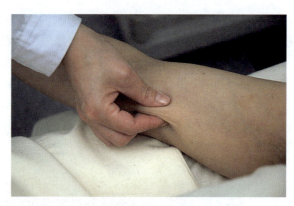

图 2-2-5　检查皮肤弹性方法

四、皮　疹

皮疹（skin eruption，skin rash）多为全身性疾病的皮肤表现，常见于某些传染病、皮肤病、食物、药物及其他物质所致的过敏反应等，是临床诊断的重要依据。皮疹的种类很多，其出现的规律和形态有一定特征性，发现皮疹时应仔细观察并记录其出现与消失时间、出现部位、形态特征、发展顺序、颜色及表面特征、有无瘙痒及脱屑等。常见的皮疹有：

1. 红斑（erythema）　表现为局部皮肤发红、形态不一、一般不凸出皮肤表面的皮肤损害。见于斑疹伤寒、丹毒、风湿性多形性红斑等（图 2-2-6，1）。

2. 玫瑰疹（roseola）　为鲜红色小圆形斑疹，直径 2～3 mm，多出现于胸腹部。检查时拉紧附近皮肤或以手指按压皮肤可使皮疹消退，松开时皮疹又复出现，是伤寒和副伤寒的特征性皮疹。系由菌体 O 抗原和表面 Vi 抗原以及鞭毛的 H 抗原导致的 Ⅰ 型超敏反应所致。

3. 丘疹（papule）　除局部皮肤发红外，病灶凸出皮肤表面。见于药物疹（drug eruption）、麻疹、猩红热及湿疹（eczema）等（图 2-2-6，2）。

4. 斑丘疹（maculopapule）　在丘疹周围合并有皮肤发红的斑疹底盘称为斑丘疹。可见于风疹（rubella）、猩红热和药物疹等（图 2-2-6，3）。

5. 荨麻疹（urticaria）　为高出皮肤表面的苍白色或红色的局限性水肿，为暂时性，可大小不一，形态不等，属速发性皮肤变态反应，消退后不留痕迹，见于药物、昆虫咬伤、花粉等各种物质的过敏反应（图 2-2-6，4）。

6. 疱疹（herpes）　为局限性高于皮肤表面的腔液性皮肤损害（图 2-2-6，5）。水疱（vesicle）的直径 < 1 cm，疱内含血清液，可见于单纯疱疹（herpes simplex）和水痘（varicella）患者。若疱疹直径 > 1 cm 为大疱，如疱内含脓液称为脓疱（pustule）（图 2-2-6，6），可原发或由水疱或丘疹演变而来，多发于手、足部位，见于糖尿病患者，可能与糖代谢障碍有关。

五、脱　屑

皮肤脱屑（desquamation）在正常生理情况下由于皮肤表层不断角化和更新脱落所致，因数量很少，一般不易察觉。病理状态下可见皮肤大量脱屑，如患麻疹时可见米糠样脱屑，患猩红热可见片状脱屑，患银屑病可见银白色鳞状脱屑（图 2-2-7）。

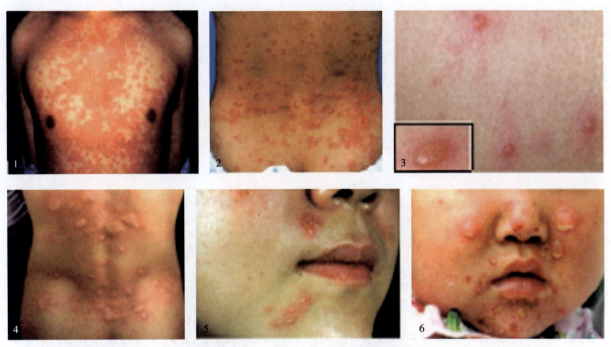

图 2-2-6 皮疹

1. 红斑 2. 丘疹 3. 斑丘疹 4. 荨麻疹 5. 疱疹 6. 脓疱

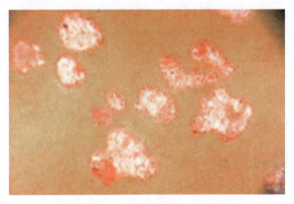

图 2-2-7 银屑病白色鳞状脱屑

六、皮下出血

根据皮下出血（subcutaneous hemorrhage）的直径大小及伴随情况可分为：瘀点（petechia），直径小于 2 mm；紫癜（purpura），直径 3～5 mm；瘀斑（ecchymosis），直径大于 5 mm；血肿（hematoma），片状出血并伴有皮肤显著隆起。检查时，应注意较小的瘀点与红色的皮疹或小红痣进行鉴别：皮疹在受压时可褪色或消失，瘀点和小红痣受压时不褪色，但小红痣于触诊时表面光滑，稍高于皮肤表面。皮下出血常见于造血系统疾病、血管损害性疾病、重症感染以及毒物或药物中毒等。

七、蜘蛛痣与肝掌

蜘蛛痣（spider angioma）是由皮肤小动脉末端分支性扩张所形成的血管痣，形似蜘蛛，故称为蜘蛛痣（图 2-2-8）。检查时如压迫蜘蛛痣的中心，其辐射状小血管网立即消失，去除压力后又回复出现。蜘蛛痣多出现于上腔静脉分布的区域内，如面、颈、手背、上臂、前胸和肩部等处，其大小不等，蜘蛛痣的出现与肝对雌激素的灭活减少有关，常见于急、慢性肝炎或肝硬化患者。慢性肝病患者手掌大、小鱼际及指腹处常发红，加压后褪色，称为肝掌（liver palms），发生机制与蜘蛛痣相同（图 2-2-8）。

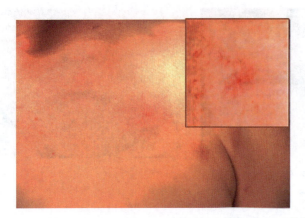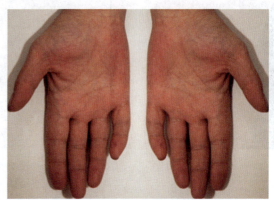

图 2-2-8 蜘蛛痣与肝掌

八、水 肿

水肿（edema）是皮下组织的细胞内及组织间隙内液体积聚过多。通常以视诊和触诊相结合，确定及分辨水肿的程度，如仅凭视诊虽可诊断明显水肿，但不易发现轻度水肿。辨别水肿常用的检查方法是：检查者指压皮肤 3～5 s（通常检查胫骨前内侧），如加压部位出现凹陷称为压凹性水肿，常见于心源性、肾源性、肝源性及营养不良性水肿（见图 1-3-1）。

1. 压凹性水肿　分为轻、中、重三度（图 2-2-9）。

轻度：水肿仅见于眼睑、眶下软组织、胫骨前及踝部皮下组织，指压后组织轻度下陷，且平复较快。

中度：全身疏松组织均见明显水肿，指压后出现明显的或较深的组织凹陷，平复缓慢。

重度：全身组织严重水肿，尤以身体低垂部位明显，皮肤紧张发亮，甚至有液体渗出。有时伴胸腔、腹腔等浆膜腔积液，外阴部亦可见严重水肿。

2. 非压凹性水肿

（1）黏液性水肿：全身水肿特别是颜面、锁骨上、胫骨前内侧及手、足背的皮肤水肿，但指压时无凹陷性变化。同时伴有皮肤苍白、粗糙，见于甲状腺功能减退患者（图 2-2-9）。

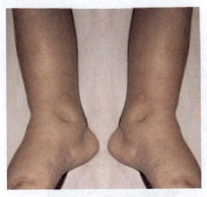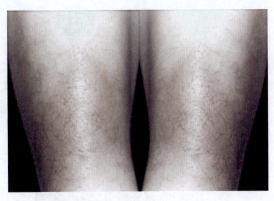

图 2-2-9 下肢压凹性水肿与黏液性水肿

（2）象皮肿：因淋巴液回流受阻所致，单侧下肢出现皮肤增厚，毛孔增大，粗硬严重时似皮革，可出现皮肤皱褶及深的沟纹，但指压时无凹陷性改变。见于丝虫病（filariasis）及慢性淋巴管炎（chronic lymphangitis）患者。

九、皮下结节

皮下结节（subcutaneous nodules）是指位于皮下较硬、圆形或椭圆形的组织结构，大多无痛，直径为 0.2 ~ 10 cm 大小。较大的皮下结节通过视诊即可发现，对较小的结节则须触诊方能查及。无论大小结节均应触诊检查，注意其部位、大小、数目、硬度、活动度、有无压痛及表面皮肤情况等。常见的皮下结节列举如下（图 2-2-10）。

1. 类风湿结节　是血管炎的一种表现，常见于关节伸侧受压部位的皮下组织。结节中心为纤维素样坏死组织，周围有上皮样细胞浸润，排列成环状，外被以肉芽组织。其特点为质较硬如橡皮，多无压痛，大小为数毫米至 2 cm 不等，与皮肤粘连或不粘连。

2. 囊尾蚴结节　为躯干、四肢、皮下或肌肉内出现的黄豆至核桃大小的结节，常见猪肉绦虫囊尾蚴结节，其特点为圆形或椭圆形，表面平滑，无压痛，与皮肤无粘连，可推动，质韧，但有一定弹性，数目多少不一（少则 1 ~ 2 个，多至数百个），这种结节亦可见于颈部、乳房及阴部皮下。

3. 痛风结节　也称痛风石（tophus），是血液尿酸浓度过高，或在酸性环境下尿酸析出于骨关节、肾和皮下组织，引起慢性异物样反应所致。一般以跖趾、指（趾）关节及掌指关节、耳轮、外耳的对耳轮等部位多见。为大小不一（小至小米粒，大至 1 ~ 2 cm）黄白色结节，或无症状，或有疼痛。

4. Osler 小结　分布于指尖、足趾、大小鱼际肌腱部位，粉红色，伴有压痛，是循环中的致病菌在微血管局部形成的微栓子或血管炎。见于感染性心内膜炎患者。

无明显局部炎症但生长迅速的皮下结节，多见于肿瘤所致皮下转移，如胃癌转移至腹部皮下等。

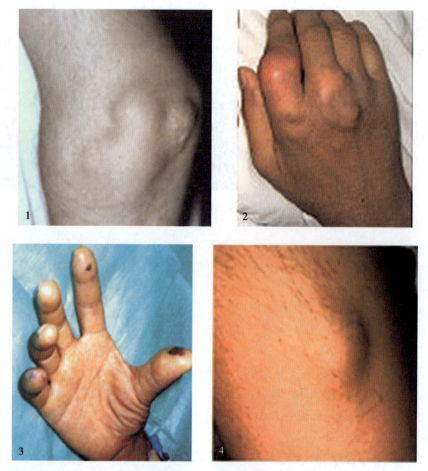

图 2-2-10 皮下结节
1. 肘关节类风湿结节 2. 手痛风结节 3. 右示指、拇指 Osler 结节 4. 猪囊尾蚴结节

十、瘢 痕

瘢痕（scar）指真皮或深部组织外伤或手术切口愈合后结缔组织增生形成的斑块。瘢痕部位表皮薄，无皮肤的正常结构。外伤、手术及感染等均可在皮肤上遗留瘢痕，为曾患某些疾病提供诊断线索。如颈淋巴结结核破溃愈合后的患者常遗留颈部皮肤瘢痕；手术切口愈合后会留下切口瘢痕，患过天花者，在其面部或其他部位有多数大小类似的瘢痕。

十一、毛 发

毛发（hair）包括头发、胡须、腋毛、毳毛、阴毛、眉毛、耳毛、鼻毛等。毛发的颜色、曲直、多少、分布与种族、遗传有关，亦受性别、年龄、营养、精神状态的影响。正常人毛发的多少有一定差异，一般男性体毛较多而女性体毛较少，男性阴毛呈菱形分布，以耻骨部最宽，上方尖端可到脐部，下方尖端可达肛门前方；女性阴毛多呈倒三角形分布。中年以后由于毛发根部的血运和细胞代谢功能减退，头发可逐渐减少或色素脱失，形成秃顶或白发。

毛发的变化对临床诊断有辅助意义。毛发增多常见于某些内分泌疾病，如 Cushing 综合征及长期使用肾上腺皮质激素及性激素者，女性患者可同时伴有生长胡须。病理性毛发脱落（图 2-2-11）常见于：

1. **局部皮肤疾病** 如脂溢性皮炎、头癣、麻风、梅毒等，可呈不规则脱发，以顶部为著。
2. **神经营养障碍性疾病** 如斑秃，脱发多为圆形，范围大小不等，发生突然，可以再生。
3. **内分泌疾病** 如甲状腺功能减退、垂体功能减退、性腺功能减退等。
4. **某些发热性疾病** 如伤寒等。
5. **理化因素性脱发** 如应用抗癌药物如环磷酰胺、顺铂等，或接触过量的放射线等。

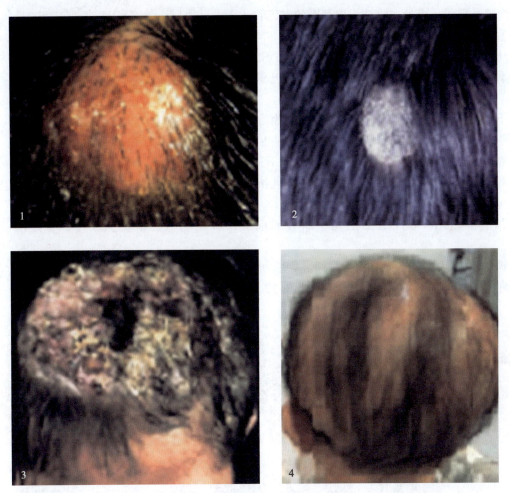

图 2-2-11 脱发
1. 脂溢性脱发 2. 斑秃 3. 头癣 4. 化疗药脱发

第三节 淋 巴 结

淋巴结分布于全身各处，一般体格检查仅能检查身体各部位表浅的淋巴结。正常情况下，表浅淋巴结较小，直径多在 0.2～0.5 cm 之间，质地柔软，表面光滑，无压痛，与毗邻组织无粘连，通常不易触及。

一、表浅淋巴结分布

（一）头颈部淋巴结分布

1. **耳前淋巴结**　位于耳屏前方，收纳同侧面部淋巴管（图 2-2-12）。

2. **耳后淋巴结**　亦称乳突淋巴结，位于耳后乳突表面、胸锁乳突肌止点处，收纳头皮范围的淋巴管（图 2-2-12）。

3. **枕后淋巴结**　位于枕部皮下，斜方肌起点与胸锁乳突肌止点之间，收纳头皮范围淋巴管（图 2-2-12）。

4. **下颌下淋巴结**　位于下颌下腺附近，在颏部与下颌角之间，收纳口、颊、牙龈等处淋巴管（图 2-2-12）。

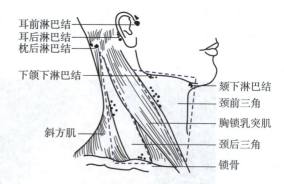

图 2-2-12　头颈部淋巴结分布示意图

5. **颏下淋巴结**　位于颏下三角内，收纳颏下三角区内组织、舌、唇部的淋巴管（图 2-2-12）。

6. **颈前淋巴结**　位于颈前三角，胸锁乳突肌表面及下颌角处，收纳鼻、咽部淋巴管（图 2-2-12）。

7. **颈后淋巴结**　位于颈后三角，斜方肌前缘，收纳咽喉、甲状腺、气管等处淋巴管（图 2-2-12）。

8. **锁骨上淋巴结**　位于锁骨与胸锁乳突肌所形成的夹角处，左侧收纳食管、胃等器官淋巴管，右侧收纳气管、肺、胸膜等处淋巴管（图 2-2-12）。

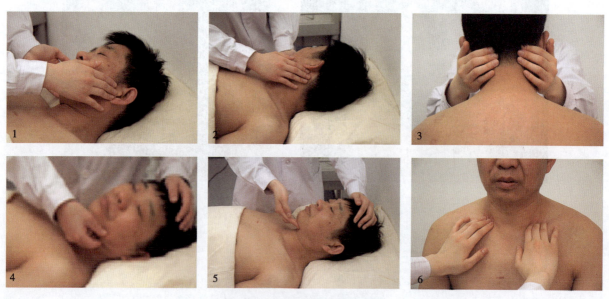

图 2-2-13　头颈部淋巴结检查
1. 耳前　2. 耳后　3. 枕部　4. 下颌下　5. 颏下　6. 锁骨上

头颈部淋巴结检查方法见图 2-2-13。

（二）上肢淋巴结分布

1. 腋窝淋巴结 是上肢最大的淋巴结组群，可分为五群，收纳躯干上部、胸壁、乳腺等处淋巴管。

（1）前群：位于前锯肌表面、胸小肌下缘，收纳胸前外侧壁、乳房中央和外侧部的淋巴管。

（2）中央群：位于腋窝内侧壁中央，腋筋膜深面对脂肪组织中，收纳外侧群、前群和后群输出管，其输出管至腋尖群。

（3）后群：位于腋窝后壁，沿肩胛下血管走向分布，收纳躯干背部大部分浅、深淋巴管。

（4）外侧群：位于腋窝外侧壁，排列于腋静脉内侧，收纳除与头静脉伴行的部分淋巴管以外的上肢浅深淋巴管。

（5）尖群：位于腋窝顶部，及胸小肌上部和深面，收纳中央群、锁骨下淋巴结输出管及乳房上部的淋巴管。

2. 滑车上淋巴结 位于肱骨内上髁上方 3~4 cm 处，肱二头肌与肱三头肌之间的肌间沟内，收纳手尺侧半和前臂尺侧半的部分淋巴管。该淋巴结很小，但手和前壁尺侧部感染时，常肿大而被触及。

上肢淋巴结检查方法见图 2-2-14。

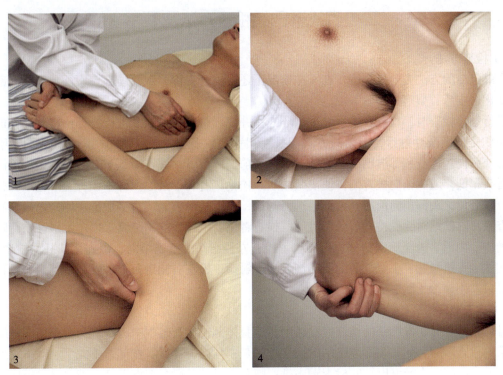

图 2-2-14 上肢淋巴结检查
1. 腋窝内侧（前、中央、后群） 2. 腋窝外侧 3. 腋窝顶部 4. 滑车上

（三）下肢淋巴结分布

1. 腹股沟淋巴结 位于腹股沟韧带下方股三角内，分为上、下两群，收纳下肢（除足外侧缘及小腿后外侧部的浅淋巴管外）、会阴等处淋巴管（图 2-2-15）。

（1）上群：位于腹股沟韧带下方，与该韧带平行排列，故又称为腹股沟韧带横组或水平组。

（2）下群：位于大隐静脉上端，沿静脉走向纵向排列，故又称为腹股沟淋巴结纵组或垂直组。

2. 腘窝淋巴结　位于小隐静脉和腘静脉的汇合处，收纳足外侧缘及小腿后外侧部的浅淋巴管（图2-2-15）。

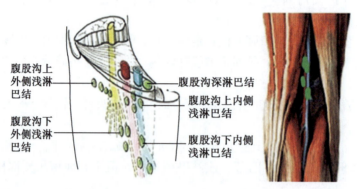

图 2-2-15　腹股沟淋巴结（左图）与腘窝淋巴结（右图）分布示意图

二、表浅淋巴结检查方法及顺序

（一）检查方法

检查淋巴结的方法主要是触诊，在某些情况下还应配合视诊，观察局部表面征象，如局部皮肤有无颜色变化、皮疹、瘢痕、瘘管等。

在进行触诊检查时，检查者将示、中、环三指并拢，将指腹平放于被检查部位皮肤上，进行皮肤与皮下组织之间的滑动触诊，滑动的方式应是互相垂直的多个方向或转动式滑动，以利于鉴别淋巴结、血管或肌肉。检查颈部淋巴结时可站在受检者前面或背后；检查下颌下、颏下及颈部淋巴结时可嘱受检者头稍低，或头偏向检查侧，使皮肤或肌肉松弛，有利于触诊。检查锁骨上淋巴结时，被检查者取坐位或卧位，头部稍向前屈，用双手进行触诊，左手触诊右侧，右手触诊左侧，由浅渐深进行触诊。检查腋窝淋巴结时，受检者前臂稍外展，检查者以右手触诊左侧腋窝，以左手触诊右侧腋窝，由内前、内中、内后、外至腋窝顶部进行检查。检查左侧滑车上淋巴结时，以左手扶托受检者左前臂，以右手在肱二头肌与肱三头肌之间的肌间沟处滑行触诊；检查右侧滑车上淋巴结时，用右手托起受检者右前臂以左手触诊（图2-2-14）。

（二）检查顺序

全身体格检查时，淋巴结的检查应穿插于相应身体部位检查过程中进行。为避免遗漏，应特别注意淋巴结的检查顺序，如头颈部淋巴结的检查顺序是：耳前、耳后、枕部、下颌下、颏下、颈前、颈后、锁骨上淋巴结。上肢淋巴结的检查顺序是：腋窝淋巴结、滑车上淋巴结。腋窝淋巴结应按内侧群（前群、中央群、后群）、外侧群和尖群的顺序进行。下肢淋巴结的检查顺序是：腹股沟部、腘窝部。腹股沟淋巴结先查上群，后查下群。

（三）检查内容

发现淋巴结肿大时，应注意其部位、数目、大小、硬度、压痛、活动度、表面是否光滑、与周围组织有无粘连，局部皮肤有无红肿、瘢痕、瘘管等。同时应注意寻找引起淋巴结肿大的原发病灶。

三、淋巴结肿大病因及表现

淋巴结肿大可分为局限性和全身性两类。

（一）局限性淋巴结肿大

1. 非特异性淋巴结炎　急性炎症初期，肿大的淋巴结质软至中，表面光滑、伴有压痛，肿大至一定程度可渐消退。慢性炎症时，淋巴结较硬，最终淋巴结可缩小或消退。非特异性淋巴结炎多见于引流区域的急、慢性炎症，如急性化脓性扁桃体炎、牙龈炎可引起颈部淋巴结肿大，乳腺、胸壁炎症可致腋窝淋巴结肿大，下肢炎症可引起腹股沟淋巴结肿大。

2. 淋巴结结核　常发生于颈部血管周围，多发性，大小不等，质地较硬，可相互粘连或与周围组织粘连，当发生干酪性坏死时还可触及波动感。晚期破溃后不易愈合而形成瘘管，愈合后则形成瘢痕。

3. 恶性肿瘤淋巴结转移　恶性肿瘤转移所致肿大的淋巴结一般无压痛，质地坚硬或呈橡皮样感，表面可光滑或凹凸不平，与周围组织粘连，不易推动。胃癌多向左侧锁骨上窝淋巴结群转移，此处是胸导管进颈静脉的入口，这种肿大的淋巴结称为 Virchow 淋巴结，是胃癌或食管癌转移的标志。胸部肿瘤如肺癌则向右侧锁骨上淋巴结转移。

（二）全身性淋巴结肿大

1. 感染性疾病　包括病毒、细菌、螺旋体等感染，如传染性单核细胞增多症、艾滋病（acquired immunodeficiency syndrome，AIDS）、血行播散型肺结核、梅毒、钩端螺旋体病等。

2. 非感染性疾病

（1）结缔组织疾病：如系统性红斑狼疮、结节病、干燥综合征等。

（2）血液系统疾病：如急、慢性白血病，恶性组织细胞病，淋巴瘤等。

（李瑞军）

第三章　头部检查

头部及其器官是人体最重要的外形特征之一，检查者应全面、仔细地进行视诊、触诊，必要时借助视力表、检眼镜、音叉等检查工具为临床诊断提供充分依据。

第一节　头发和头皮

检查头发（hair）要注意其颜色、分布、疏密度及脱发的类型与特点。头发的颜色、疏密度可因种族遗传因素和年龄而不同。老年人头发变白是正常表现。脱发可由疾病引起，如伤寒、甲状腺功能减退、脂溢性皮炎等，也可由物理与化学因素引起，如抗癌药物治疗或接触过多放射线等（见图 2-2-11），检查时要注意其发生部位、形状与头发改变的特点。

检查头皮（scalp）时应用双手分开头发观察，注意头皮颜色，有无头癣、皮屑、疖痈、外伤、血肿及瘢痕等，触诊有无压痛、肿块等。

第二节　头　颅

头颅（skull）检查视诊应注意其大小、外形变化和有无异常活动。触诊需用双手仔细触摸头颅的每一个部位，了解其外形有无异常隆起及有无压痛。头颅的大小以头围来衡量，测量时用软尺自眉间环绕颅骨后面通过枕外隆凸。头围在发育阶段的变化为：新生生儿约 34 cm，出生后的前半年增加 8 cm，后半年增加 3 cm，第二年增加 2 cm，第三、四年内约增加 1.5 cm，4~10 岁共增加约 1.5 cm，到 18 岁可达 53 cm 或以上，此后基本不再变化。矢状缝和其他颅缝大多在出生后 6 个月内骨化，骨化过早会影响颅脑的发育。

头颅的大小异常或畸形可成为一些疾病的典型体征（图 2-3-1），临床常见类型有：

1. 小头畸形（microcephaly）　小儿囟门多在出生后 12～18 个月内闭合，如过早闭合可形成小头畸形，多伴有智力发育障碍。

2. 尖头畸形（oxycephaly）　由于矢状缝与冠状缝过早闭合所致。患者头顶部尖突高起，造成与颜面的比例异常，故亦称塔颅（tower skull）（图 2-3-1，1），常见于先天性疾患尖头并指（趾）畸形（acro-cephalosyndactylia），即 Apert 综合征。

3. 方头（square end）　前额左右突出，头顶平坦呈方形（图 2-3-1，2），见于小儿佝偻病、先天性梅毒。

4. 大头畸形（macrocephaly）　额、顶、颞及枕部突出膨大呈圆形，颈部静脉充盈，与头部对比，颜面部显得很小（图 2-3-1，3）。由于颅内压增高，压迫眼球，形成双目下视、巩膜外露的特殊面容，称落日现象（setting sun phenomenon），见于脑积水（图 2-3-1，4）。

5. 长头（dolichocephalia）　自颅顶至下颌部的长度明显增大，见于 Marfan 综合征及肢端肥大症患者。

6. 变形颅（deforming skull）　以颅骨增大变形为特征，同时伴有长骨的骨质增厚与弯曲，常发生于中年人，见于变形性骨炎（又称 Paget 骨病）。

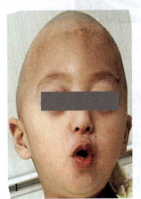 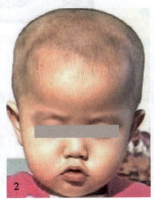 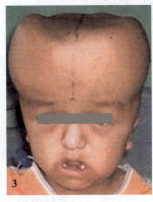 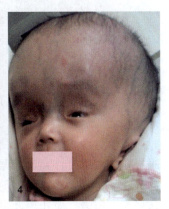

图 2-3-1　头颅异常
1. 尖头畸形　2. 方头　3. 大头畸形　4. 脑积水

常见的头部异常运动有：头部活动受限，见于颈椎疾患；头部不随意地颤动，见于帕金森（Parkinson）病；与颈动脉搏动一致的点头运动，见于严重主动脉瓣关闭不全，称 Musset 征。

第三节　颜面及其器官

颜面（face）为头部前面不被头发遮盖的部分，其特征性较强，一般可概括为椭圆形、三角形及方形三个类型。面部有丰富的血管和神经，面部肌群是构成表情的基础，特征性的面容与表情变化可以为临床诊断提供依据（详见第二篇第二章第一节）。除面部器官本身的疾病外，许多全身性疾病在面部及其器官上有特征性改变，故面部及其器官的检查对某些疾病的诊断具有重要意义。

一、眼

眼的检查包括视功能、外眼、眼前节和内眼四部分（图 2-3-2，图 2-3-3）。视功能包括视力、视野、色觉和立体视觉检查；外眼包括眼眉、眼睑、泪器、结膜、眼球和眼压检查；眼前节包括角膜、巩膜、前房、虹膜、瞳孔和晶状体检查；内眼，即眼球后部，包括玻璃体和眼底，需用检眼镜在暗室内进行检查。

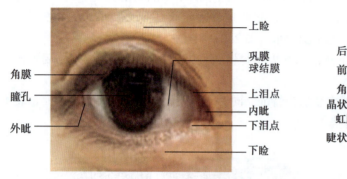

图 2-3-2　眼（右）外部结构图

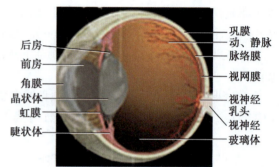

图 2-3-3　眼球矢状面图

（一）眼的功能检查

1. 视力（visual acuity）　分为远视力和近视力，后者指阅读视力。视力检查通常采用远、近国际标准视力表进行。

（1）远距离视力表：受检者距视力表 5 m 远，两眼分别检查，一般先右后左。用干净的卡片或遮眼板盖于左眼，注意勿使眼球受压。受检者从上至下指出"E"形视标开口的方向，记录其所能看清的最小一行视力读数，即为该眼的远视力。能看清"5.0"行视标者为正常视力。如在 5 m 处不能辨认最大一行者，应让患者走近视力表，直至看清最大一行为止并记录距离。如在 1 m 处仍不能辨认最大一行视标时，检查者任意伸出几个手指，从 1 m 处逐渐移近，嘱患者说出手指的数目，记录患者能辨认手指的距离。如手指移近眼前 5 cm 处仍不能识别，则改为用手指在病人眼前左右晃动，如能看到，记录为手动/距离。不能看到眼前手动者，则到暗室中用手电筒照射被检眼，测试是否感觉光亮，记录有无光感。

（2）近距离视力表：在距视力表 33 cm 处，能看清"5.0"行视标者为正常视力。近视力检查可了解眼的调节能力，与远视力检查配合则可初步诊断是否有屈光不正、老视或器质性病变，如白内障、眼底病变等。

2. 视野（visual field）　是当眼球向正前方固视不动时所到的空间范围，是检查黄斑中心凹以外的视网膜功能。以检查者的正常视野与受检者的视野对比，用对照法粗略测定视野，可大致确定受检者的视野是否正常。检查方法为：受检者与检查者相对而坐，间距约 1 m，两眼分别检查。如检查右眼，则受检者用手遮住左眼，右眼注视检查者的左眼，检查者遮盖右眼，左眼注视受试者右眼；检查者将其手指置于二人中间等距离处，分别自上、下、左、右等不同的方位从外周逐渐向眼的中央部移动，受检者在发现手指时，立即示意。如被检者能在各方向与检查者同时看到手指，则视野属大致正常。该方法不需借助仪器，但不够精确。若对比检查法结果异常或疑有视野缺失，可利用视野计作精确的视野测定。

向心性视野狭小是指视野在各方向均缩小。视野的左或右一半缺失，称为偏盲。双眼视野颞侧偏盲或象限偏盲，见于视交叉以后的中枢病变，单侧不规则的视野缺损见于视神经和视网膜病变（见图2-9-2）。

3. 色觉（color sensation）　正常人能分辨各种颜色，如不能准确辨别颜色者称为色觉障碍，包括色弱和色盲两种。色弱是对某种颜色的识别能力减低，色盲是对某种颜色的识别能力丧失。色盲又分先天性与后天性两种，先天性色盲是遗传性疾病，包括红色盲、绿色盲和全色盲，以红绿色盲最常见，男性发病率明显高于女性，全色盲较罕见。后天获得性色盲多由视网膜病变、视神经萎缩或球后视神经炎引起。色觉障碍的患者不宜从事交通运输、服兵役、警察、医疗、印染、美术等工作。

色觉检查要在适宜的光线下进行，让被检者在50 cm距离处读出色盲表上的数字或图像，如5~10 s内不能读出表上的彩色数字或图像，则可按色盲表的说明判断为某种色盲或色弱。

4. 立体视觉（stereoscopic vision）　也称深度觉，是感知物体立体形状及不同物体相互远近关系的能力，是由双眼视网膜成像的水平差异造成的，检查时需利用立体视觉图谱或同视机检查。

（二）外眼检查

1. 眼睑（eyelids）

（1）眼睑水肿（blepharoedema）：眼睑皮下组织疏松，许多疾病引起水肿初期都可以在眼睑表现出来。常见原因为肾小球肾炎、营养不良、血管神经性水肿等（图2-3-4，1）。

（2）睑内翻（entropion）：由于瘢痕形成使睑缘向内翻转，当睑内翻达到一定程度时，可造成睫毛倒向眼球，称为倒睫（见图2-3-6，3），常见于沙眼。

（3）上睑下垂（ptosis）：双侧上睑下垂见于先天性上睑下垂、重症肌无力；单侧上睑下垂见于脑炎、蛛网膜下腔出血、白喉、脑脓肿、外伤等引起的动眼神经麻痹（图2-3-4，2）。如一侧上睑下垂，并伴同侧眼球内陷、瞳孔缩小、面部无汗称为霍纳（Horner）综合征，是由颈、胸部交感神经结麻痹引起。

（4）眼睑闭合障碍：双侧眼睑闭合障碍，见于甲状腺功能亢进症（图2-3-4，3）；单侧眼睑闭合障碍见于周围性面瘫（见图2-9-11A）。

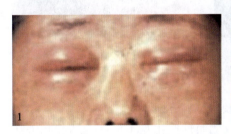 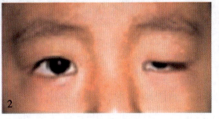 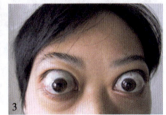

图2-3-4　眼睑病征
1. 眼睑水肿　2. 上睑下垂（左）　3. 眼睑闭合障碍（甲亢）

2. 泪囊（lacrimal sac）　被检者双眼向上看，检查者用双手拇指轻轻按压患者双眼内眦下方，即骨性眶缘下内侧，挤压泪囊，观察有无分泌物或泪液溢出。若有黏液或黏液脓性分泌物流出，多为慢性泪囊炎所致。有急性炎症时应避免作此检查。

3. 结膜（conjunctiva）　结膜分睑结膜、穹隆部结膜与球结膜三部分。检查时应注意有无充血、苍白、出血点及滤泡等。检查上睑结膜时需翻转眼睑。检查者用右手检查左眼，左手检查右眼。翻转要领为：嘱被检者向下看，检查者以示指、拇指捏住上睑中外 1/3 交界处的边缘，轻轻向前下方牵拉，示指将上睑轻轻下压，拇指将上睑皮肤向上捻转即可将上睑翻开。翻眼睑时动作要轻巧、柔和，以免引起被检查者的痛苦和流泪。检查后，嘱被检者向上看，轻轻向前下牵拉上睑，即可使眼睑恢复正常位置。检查下睑时检查者用双手拇指将下睑边缘向下牵引，并嘱受检者向上看，下睑结膜即可露出（图 2-3-5）。

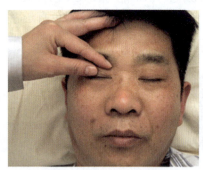
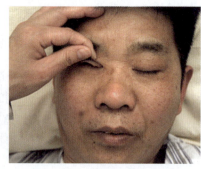
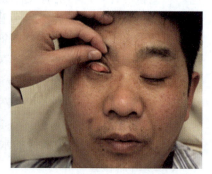

图 2-3-5　翻转眼睑检查结膜

结膜常见病变有：结膜充血见于结膜炎、角膜炎；结膜苍白见于贫血；颗粒与滤泡见于沙眼；结膜发黄见于黄疸；结膜下出血见于严重结膜炎、高血压、动脉硬化、出血性疾病等；若有多少不等散在的出血点，可见于感染性心内膜炎；除沙眼、春季卡他性结膜炎外，几乎所有的结膜炎症在下睑结膜的表现都比上睑结膜更明显（图 2-3-6）。

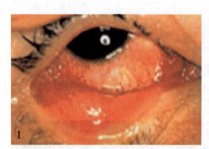
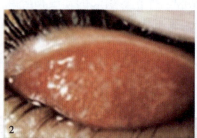
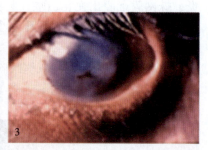

图 2-3-6　结膜病变案例
1. 急性出血性结膜炎　2. 滤泡性沙眼　3. 慢性结膜炎睑内翻倒睫

4. 眼球（eyeball）　检查时注意眼球外形，有无突出与凹陷及眼球各方向运动。

（1）眼球突出（exophthalmos）：指眼球突出于眉弓之外。双侧眼球突出见于甲状腺功能亢进症（见图 2-3-4，3）。患者除突眼外还有四个眼征：① Stellwag 征：瞬目减少；② Graefe 征：眼球下转时上睑不能相应下垂；③ Mobius 征：表现为集合运动减弱，即目标由远渐近向眼球方向移动时，眼球不能内聚；④ Joffroy 征：上视时无额纹出现。

单侧眼球突出多为局部炎症或眶内占位性病变所致，如眼球肿瘤、颅内病变等。

（2）眼球下陷（enophthalmos）：双侧下陷见于严重脱水、慢性消耗性疾病或老年人眶内脂肪萎缩；单侧下陷，见于 Horner 综合征和眶尖骨折。

（3）眼球运动：是检查双侧 3 对眼外肌的运动功能（参见第二篇第九章第一节及图 2-9-6，图

2-9-7）。检查者用手指置于受检者眼前 30 ~ 40 cm 处，嘱患者头部固定，双眼直视指尖，视线随指尖移动。检查者手指一般按左→左上→左下，右→右上→右下 6 个方向顺序进行，每一方向代表双眼的一对配偶肌的功能，检查者在移动手指时每个方向都应从中位出发。若有某一方向运动受限则提示该对配偶肌功能障碍，此时尚伴有复视（diplopia）。眼球运动受动眼、滑车、展三对脑神经支配，由支配眼肌运动的神经麻痹所引起的斜视，称为麻痹性斜视（paralytic strabismus），多由脑炎、脑膜炎、颅脑外伤、脑血管病变所引起。

（4）眼球震颤（nystagmus）：是双侧眼球发生的一系列有规律的、不自主的快速水平或垂直、旋转往返运动，以水平运动最为常见。运动的速度起始时缓慢，称为慢相；复原时迅速，称为快相。检查方法是，嘱被检者眼球随医师手指水平或垂直运动数次，观察是否出现震颤。自发的眼球震颤见于耳源性眩晕、小脑疾患和视力严重低下等。

（5）眼内压（intraocular pressure）：眼内压可采用触诊法或眼压计来检查。前者是检查者凭手指的感觉判断其眼压程度，是最简单的定性评估方法，虽不够准确，但简便易行，有临床应用的价值。检查时，让被检者睁眼向下看，检查者双手示指尖放在上睑的眉弓和睑板上缘之间，其他手指放在额部和颊部，然后两手示指交替地轻压眼球，感觉眼球的张力，判断其软硬度。眼内压降低时双眼球凹陷，见于眼球萎缩或严重脱水。眼内压增高见于如青光眼。

（三）眼前节检查

1. 角膜（cornea） 正常角膜透明，表面光滑，没有血管，表面有丰富的感觉神经末梢，因此角膜的感觉十分灵敏。检查时用斜照光更有助于观察其透明度，注意有无云翳、白斑、软化、溃疡、新生血管等（图 2-3-7）。云翳与白斑如发生在角膜的瞳孔部位可以引起不同程度的视力障碍；角膜周边的血管增生由严重沙眼所所致，角膜溃疡多见于感染和外伤。

婴幼儿营养不良、维生素 A 缺乏可出现角膜软化。老年人类脂质沉积可在角膜边缘及周围出现灰白色混浊环，称为老年环（arcus senilis），该环不影响视力，亦无自觉症状。肝豆状核变性（Wilson 病）时在角膜边缘可出现黄色或棕褐色的色素环，外缘较清晰，内缘较模糊，称为 Kayser-Fleischer 环（图 2-3-7），是铜代谢障碍的结果。

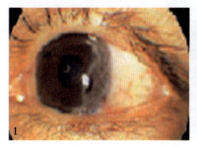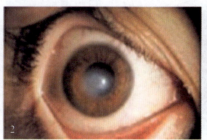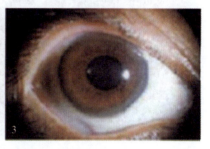

图 2-3-7 角膜病变征象
1. 角膜溃疡 2. 角膜白斑 3. 肝豆状核变性角膜 Kayser-Fleischer 环

2. 巩膜（sclera） 巩膜瓷白色不透明，黄疸时，巩膜比其他部位最先出现黄染。这种黄染在巩膜是连续的，近角膜缘较轻，越远离角膜颜色越黄。检查时，可让患者下视，暴露其巩膜的外上部分更容易发现黄疸（见图 1-16-1）。中年以后在内眦部可出现黄色斑块，为脂肪沉着所致，这种斑块呈不均匀性分布，应与黄疸鉴别。血液中其他黄色色素成分（如胡萝卜素等）增多时，也可引起皮肤黏膜黄染，但只在角膜周围出现。

3. 虹膜（iris）　虹膜是眼球葡萄膜的最前部分，中央有一圆形孔洞即瞳孔，虹膜内有瞳孔括约肌与瞳孔扩大肌，起到调节瞳孔大小的作用。正常虹膜纹理近瞳孔部分呈放射状排列，周边呈环形排列。虹膜炎症、水肿和萎缩可致纹理模糊或消失。虹膜后粘连、外伤、先天性虹膜缺损可致形态异常或出现裂孔。

4. 瞳孔（pupil）　瞳孔是虹膜中央的孔洞。动眼神经和副交感神经纤维支配瞳孔括约肌，其收缩使瞳孔缩小；交感神经支配瞳孔扩大肌，其收缩使瞳孔扩大。对瞳孔的检查应注意瞳孔的形状、大小、位置，双侧是否等圆、等大，对光及集合反射等。

（1）瞳孔的形状与大小：正常为圆形，双侧等大，直径为 2～5 mm。青光眼或眼内肿瘤可使瞳孔呈椭圆形；虹膜粘连时形状可不规则。引起瞳孔大小改变的因素很多，生理情况下，老年人和婴幼儿瞳孔较小，在光亮处瞳孔较小，青少年瞳孔较大，在暗处或兴奋瞳孔扩大。病理情况下，瞳孔缩小见于虹膜炎症，有机磷类农药中毒，毛果芸香碱、吗啡、氯丙嗪等药物反应。瞳孔扩大见于外伤、颈交感神经刺激、青光眼绝对期、视神经萎缩、阿托品、可卡因等药物影响。双侧瞳孔散大伴对光反射消失为濒死状态的表现。

（2）双侧瞳孔大小不等：常提示有颅内病变，如脑外伤、脑肿瘤、脑疝等。如双侧瞳孔大小不等且伴有对光反射减弱或消失，多是中脑功能损害，提示病情垂危。

（3）瞳孔对光反射（pupillary light reflex）：用于检查瞳孔功能。反应灵敏，表明第 2 对脑神经（视神经）和第 3 对脑神经（动眼神经）正常。直接对光反射：让受检者向远方平视，检查者用手电筒由侧方对准瞳孔照射。正常情况下，突然的光线刺激使双侧瞳孔缩小，当光源离开后瞳孔迅速恢复原。检查间接对光反射时，检查者用手掌将双眼隔开以避免光线直接照射被检查瞳孔，用手电筒照射一侧瞳孔时观察另一侧瞳孔立即缩小，光源离开后瞳孔迅速恢复。深度昏迷患者瞳孔对光反射迟钝或消失。注意检查对光反射时，勿使光线同时照射双眼，并嘱受检者不能注视光源（图 2-3-8）。

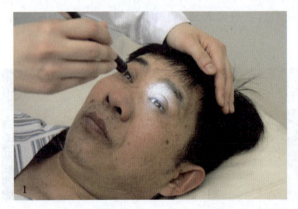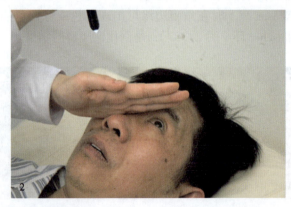

图 2-3-8　瞳孔对光反射检查方法
1. 直接对光反射　2. 间接对光反射

（4）调节反射和辐辏反射：检查方法包括：①嘱受检者保持头部不动，双眼注视 1 m 以外的目标（通常是检查者的示指尖），然后将目标迅速移动至距离眼球 5～10 cm 处，正常反应是两侧瞳孔缩小，称为调节反射（accommodation reflex）；②重复上述检查，但示指缓慢移动至距离眼球 5～10 cm 处，此时正常反应为两侧眼球同时向内聚合，称为辐辏反射（convergence reflex）。神经通路：视网膜节细胞（一级神经元）→视神经→鞍前视交叉→视束→大脑脚外侧→外侧膝状体（二级神经元）→内囊后肢后部→枕叶（三级神经元）→联合纤维至额叶→皮质脑干束→动眼神经运动核→动眼神经→支配上直肌、下直肌、下斜肌、内直肌、瞳孔括约肌、上睑提肌。故该神经通路的任何环节受损均可出现该二反射消失。常见于脑炎（损害中脑）和动眼神经损害。

（四）眼底检查

眼底检查需借助检眼镜。正常眼底（见图2-9-3）的视神经乳头为卵圆形或圆形，边缘清楚，色淡红，颞侧较鼻侧稍淡，中央凹陷。动脉呈鲜红色，静脉呈暗红色，动静脉宽度的正常比例为2：3。检查时应重点观察视神经乳头的颜色、边缘、大小、形状，视网膜血管比例及有无出血、渗出动脉硬化，视网膜各象限、黄斑区等。

视神经乳头水肿常见于颅脑创伤、脑出血、颅内肿瘤、脑炎、脑膜炎、脑脓肿等引起颅内压增高时（见图2-9-4）。

许多全身性疾病可以引起眼底的改变，几种常见疾病的眼底改变见表2-3-1。

表2-3-1　常见疾病的眼底改变

常见疾病	眼底改变
高血压动脉硬化	早期视网膜动脉痉挛；硬化期视网膜动脉变细、反光增强、动静脉交叉压迫征；晚期视网膜渗出、出血、视神经乳头水肿
糖尿病	视网膜静脉扩张迂曲、点状出血、片状深层出血
肾疾病	急性肾小球肾炎：视网膜血管痉挛、出血、渗出；慢性肾炎：视网膜水肿，棉絮状渗出物、出血，视神经乳头充血、水肿
妊娠高血压综合征	视网膜动脉痉挛、水肿、渗出
感染性心内膜炎	视网膜中央动脉阻塞、视神经乳头水肿、出血和渗出
白血病	视网膜静脉扩张迂曲，血管色淡、渗出、Roth斑（中心白色的出血斑）

高血压眼底改变目前国际上多采用Keith-Wagener-Barker眼底分级法，共分四级：Ⅰ级，视网膜动脉变细，提示功能性狭窄或伴有轻度硬化，此种改变主要发生于第二分支及以下的分支；Ⅱ级，视网膜动脉狭窄不均，并有动静脉交叉压迫征；Ⅲ级，除视网膜动脉狭窄与硬化外，尚有视网膜水肿、棉絮状斑、硬性白斑、出血斑等视网膜病变；Ⅳ级，出血或渗出物伴视神经乳头水肿（图2-3-9）。

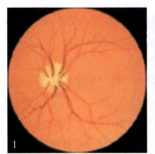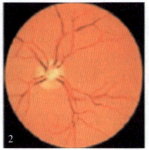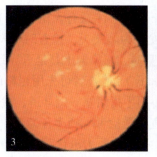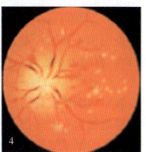

图2-3-9　高血压眼底改变分级示意图

1. Ⅰ级　2. Ⅱ级　3. Ⅲ级　4. Ⅳ级

二、耳

耳是听觉和平衡器官，分为外耳、中耳和内耳三个部分（图 2-3-10）。

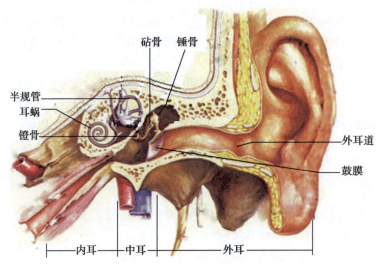

图 2-3-10   耳解剖示意图

1. 外耳

（1）耳廓（auricle）：注意耳廓的外形、大小、位置和对称性，有无畸形、瘢痕、红肿、瘘口、结节等。痛风患者可在耳廓上可触及痛性小结节，为尿酸钠沉积的结果。耳部感染时可出现局部红肿、发热，牵拉耳廓时伴有疼痛。

（2）外耳道（external acoustic meatus）：检查时应注意皮肤是否正常，有无红肿、溢液。外耳道炎时可见有黄色液体流出，多伴有局部痒痛；外耳道疖肿时除局部红肿、疼痛外，耳廓伴牵拉痛。外耳道有脓液流出并有全身症状，多为急性中耳炎所致。当外耳道有血液或脑脊液流出时则应考虑到颅底骨折。部分耳鸣患者是由于外耳道瘢痕狭窄、耵聍或异物堵塞引起。

2. 中耳（middle ear）   中耳检查可借助耳镜。观察时应注意鼓膜有无穿孔及穿孔的位置，如有溢脓并有恶臭，可能为胆脂瘤。

3. 乳突（mastoid process）   注意有无压痛、红肿、瘘管。乳突内腔与中耳道相连。患化脓性中耳炎引流不畅时可蔓延发展为乳突炎，检查时可发现耳廓后方皮肤有红肿，乳突压痛明显（图 2-3-11），有时可见瘘管。严重时，感染向上蔓延可导致耳源性脑脓肿或化脓性脑膜炎。

4. 听力（auditory acuity）   检查者可先用粗略的方法了初步了解受检者的听力，检测方法为：在安静室内嘱被检者闭目，用手指堵塞一侧耳道，检查者拇指与示指互相摩擦或持手表，自 1 m 以外逐渐移近被检查者耳部，直至受检者听到声音为止，记录距离，同样方法检查另一耳（图 2-3-12）。比较两耳的测试结果并与检查者的听力进行对照。正常人一般在 1 m 处可闻及捻指声、机械表声。

若粗测发现受检者有听力减退，需借助音叉和电测听进一步测定听力（见图 2-9-12，图 2-9-13）。传导性聋非神经系统疾患，如中耳炎、外耳道病变等。感音性聋主要见于内耳或耳蜗神经病变。某些药物可致感音性聋，特点是常导致双侧听力障碍，如氨基糖苷类（链霉素、庆大霉素、新霉素等）、奎宁等。

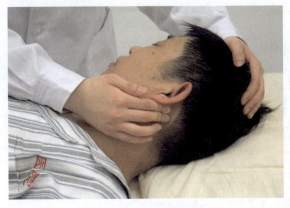

图 2-3-11　乳突部

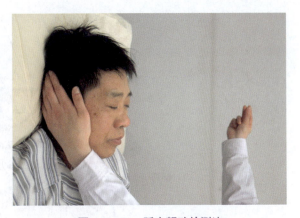

图 2-3-12　听力粗略检测法

三、鼻

1. **鼻的外形**　视诊时注意鼻部皮肤颜色和鼻外形的改变（图 2-3-13）。如在鼻尖和鼻翼出现发红的皮肤损害，并有毛细血管扩张和组织肥厚，称为酒渣鼻（rosacea）。鼻梁部皮肤出现高于皮面红色斑块，并向两侧面颊部扩展呈蝶形红斑，见于系统性红斑狼疮。鼻腔完全堵塞、外界变形、鼻翼扩大、鼻梁增宽如蛙状，称为蛙状鼻，见于肥大的鼻息肉患者。鞍鼻（saddle nose）是由于鼻骨破坏、鼻梁塌陷所致，见于鼻骨骨折、鼻骨发育不良、先天性梅毒和麻风病等。鼻骨骨折是较为常见的骨折之一，凡鼻外伤引起鼻出血患者均应仔细检查有无鼻骨或鼻软骨的骨折或移位。鼻翼扇动（flaring of alae nasi）：吸气时鼻孔张大，呼气时鼻孔回缩，见于支气管哮喘、心源性哮喘发作或伴有呼吸困难的高热性疾病如大叶性肺炎等。

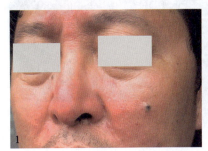
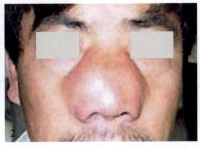
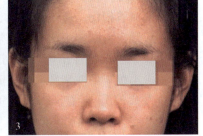

图 2-3-13　鼻外形异常

1. 酒渣鼻　2. 蛙状鼻　3. 鞍鼻

2. **鼻腔**　检查时应注意鼻腔黏膜、鼻中隔、鼻出血鼻、分泌物等。

（1）鼻腔黏膜：不使用器械，检查者只能视诊鼻前庭、鼻底和部分下鼻甲（图 2-3-14，图 2-3-15）；使用鼻镜则可检查中鼻甲、中鼻道、嗅裂和鼻中隔上部。鼻腔黏膜充血、渗出、水肿，并伴有鼻塞、流涕，多为炎症充血所致，见于急性鼻炎。慢性鼻炎是鼻黏膜肿胀，黏膜组织肥厚，分泌物增多。鼻黏膜萎缩、鼻甲缩小、鼻腔宽大、鼻腔分泌物减少、嗅觉减退或丧失，见于慢性萎缩性鼻炎。

（2）鼻中隔：正常成人的鼻中隔多数稍有偏曲，如偏曲明显可致一侧鼻腔狭窄，引起呼吸障碍，称为鼻中隔偏曲，严重的高位鼻中隔偏曲可压迫鼻甲，引起神经性头痛和鼻黏膜出血。鼻中隔出现孔

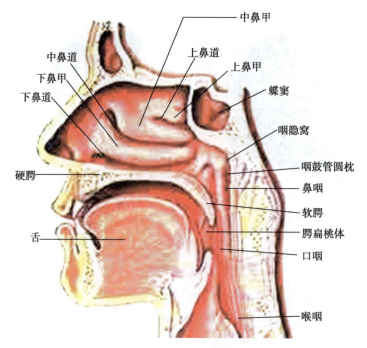

中鼻甲

中鼻道

下鼻甲

下鼻道

硬腭

舌

上鼻道

上鼻甲

蝶窦

咽隐窝

咽鼓管圆枕

鼻咽

软腭

腭扁桃体

口咽

喉咽

图 2-3-14　鼻、口、咽、喉矢状面

洞称为鼻中隔穿孔，患者在呼吸时可听到鼻腔中有哨声，检查时用手电照射一侧鼻孔，可见对侧有亮光透入。穿孔多为鼻腔慢性炎症、外伤等引起。

（3）鼻出血（epistaxis）：可由鼻部本身疾病或全身性疾病引起。单侧出血较为常见，见于外伤、局部血管损伤、鼻中隔偏曲、鼻腔感染、鼻咽癌等。双侧出血则多由全身性疾病引起，如某些发热性传染病（流行性出血热、伤寒等）、血液系统疾病（血小板减少性紫癜、再生障碍性贫血、白血病、血友病等）、高血压、肝疾病等。妇女周期性鼻出血可能为子宫内膜异位症。

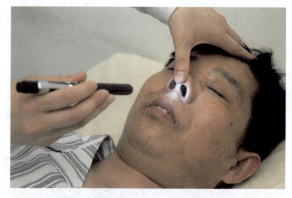

图 2-3-15　鼻腔检查

（4）鼻腔分泌物：鼻黏膜受到各种刺激时会产生过多的分泌物。清稀无色的分泌物为卡他性炎症，分泌物黏稠发黄或发绿则是由鼻或鼻窦的化脓性炎症引起。

3. 鼻窦（nasal sinus）　鼻窦为鼻腔周围含气的骨质空腔，有 4 对，都有窦口与鼻腔相通（图 2-3-16A），当引流不畅时，易发生炎症。鼻窦炎时出现鼻塞、流涕、头痛和鼻窦压痛。

鼻窦检查顺序为额窦、筛窦、上颌窦，蝶窦因解剖位置较深，不能在体表检查。各鼻窦区压痛检查法如下。

（1）额窦（frontal sinus）：检查者两手固定头部，双手拇指置于眼眶上缘内侧向后、向上按压，也可用中指叩击该区，询问有无压痛和叩击痛，并比较两侧差异（图 2-3-16，1）。

（2）筛窦（ethmoid sinus）：检查者双手固定患者两侧耳后，双侧拇指分别置于鼻根部与眼内眦之间向后方按压，询问有无压痛（图 2-3-16，2）。

（3）上颌窦（maxillary sinus）：医师双手固定于患者的两侧耳后，双手拇指分别置于左右颧部向后按压，也可用中指叩击颧部，询问有无压痛及叩击痛，并比较两侧差异（图2-3-16，3）。

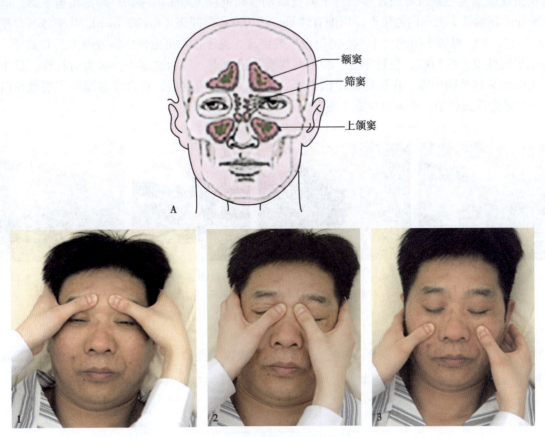

图 2-3-16　鼻窦区压痛检查法
A. 鼻窦部位示意图　1. 额窦压痛　2. 筛窦压痛　3. 上颌窦压痛

四、口

口（mouth）的检查包括口唇、口腔内器官和组织以及口腔气味等。

（一）口唇

检查内容包括口唇颜色，有无口角糜烂、疱疹及口角歪斜等。口唇的毛细血管十分丰富，正常人口唇红润光泽，当血红蛋白含量降低或毛细血管充盈不足，口唇可显苍白，见于贫血、虚脱、主动脉瓣关闭不全等；口唇颜色深红见于急性发热性疾病。口唇发绀是血液中还原血红蛋白增加所致（见图1-7-1），见于呼吸衰竭和心力衰竭等。口唇干燥甚至出现皲裂，见于严重脱水患者。口唇疱疹（图2-3-17，1）为口唇黏膜与皮肤交界处发生的成簇的小水泡，半透明，多为单纯疱疹病毒感染引起，常伴发于感冒、大叶性肺炎、流行性脑脊髓膜炎、疟疾等。口角糜烂（图2-3-17，2）见于维生素 B_2 缺乏症。口唇肥厚增大见于黏液性水肿、肢端肥大症和呆小病等。口唇有红色斑片，加压即退色，见于遗传性出血性毛细血管扩张症（见图1-2-1）。口唇歪斜见于中枢性或周围性面瘫（图2-9-11）。

（二）口腔黏膜

正常口腔黏膜光洁呈粉红色。检查口腔黏膜应在充分的自然光线下进行，也可用手电筒照明。口腔黏膜出现蓝黑色色素沉着斑片多为肾上腺皮质功能减退症（Addison病）；若在相当于第二磨牙的颊黏膜处出现帽针头大小白色斑点，周围有红晕，称为麻疹黏膜斑（Koplik spot），为麻疹的早期特征（图2-3-17，3）。黏膜下出现大小不等的出血点或瘀斑，见于各种出血性疾病或维生素C缺乏。黏膜溃疡见于慢性复发性口疮。黏膜充血、肿胀并伴有小出血点，称为黏膜疹，多为对称性，见于猩红热、风疹和某些药物中毒。在长期使用抗生素、激素、抗癌药物后，在口腔黏膜可出现散在白色斑点，为白色念珠菌感染，称为鹅口疮（图2-3-17，4）

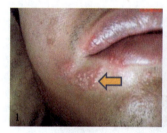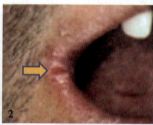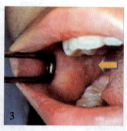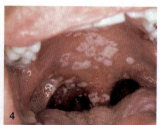

图 2-3-17　口唇及口腔黏膜病征
1. 口唇疱疹　2. 口角糜烂　3. Koplik斑　4. 鹅口疮

（三）牙齿（teeth）

检查时应注意有无龋齿（图2-3-19，1）、义齿、缺齿、残根等。如发现牙疾患，应按下列记录格式标明所在部位（图2-3-18）。如 $\underline{1}|$ 为右上中切牙，$\overline{4}|$ 为右下第一前磨牙，$\frac{5}{7}$ 示右上第二前磨牙及左下第二磨牙为某种病变的部位。

$$
\begin{array}{c}
\text{上}\\
右\ \underline{\quad 8\ 7\ 6\ 5\ 4\ 3\ 2\ 1\ |\ 1\ 2\ 3\ 4\ 5\ 6\ 7\ 8\quad}\ 左\\
8\ 7\ 6\ 5\ 4\ 3\ 2\ 1\ |\ 1\ 2\ 3\ 4\ 5\ 6\ 7\ 8\\
\text{下}
\end{array}
$$

图 2-3-18　病牙部位记录标注格式
1. 中切牙　2. 侧切牙　3. 尖牙　4. 第一前磨牙　5. 第二前磨牙　6. 第一磨牙　7. 第二磨牙　8. 第三磨牙

正常牙齿呈瓷白色。如牙齿呈黄褐色称斑釉牙（图2-3-19，3），为长期饮用含氟量过高的水所引起；儿童长期服用四环素可使牙齿呈灰黄色，失去光泽，称四环素牙（图2-3-19，2）。中切牙切缘呈月牙形凹陷且牙间隙分离过宽，称为Hutchinson牙（图2-3-19，4），为先天性梅毒的重要体征之一。单纯牙间隙过宽见于肢端肥大症。

（四）牙龈（gum）

正常牙龈呈粉红色，质坚韧且与牙颈部紧密贴合。牙周组织包括牙龈、牙周膜、牙槽骨三部分结构。牙周炎是菌斑微生物引起的牙周组织炎症性破坏性疾病。其主要临床特征为牙龈水肿、充血、挤压后溢脓、牙齿松动甚至脱落（图2-3-19，5）。牙龈出血常可为口腔内局部因素引起，如牙石、牙周炎等，也可由全身性疾病所致，如血液系统疾病、肝疾病或维生素C缺乏症等。牙龈的游离缘出现蓝灰色点线称为铅线,是铅中毒的特征。在铋、汞、砷等中毒时可出现类似的黑褐色点线状色素沉着,应结合病史注意鉴别。

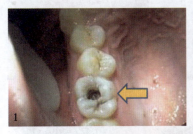
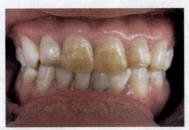
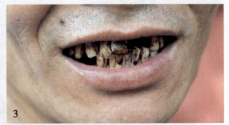
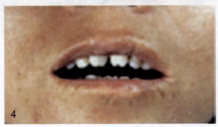
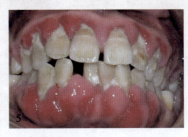

图 2-3-19 牙齿与牙龈病征案例
1. 龋齿 2. 四环素牙 3. 慢性氟中毒斑釉牙 4. 梅毒 Hutchinson 牙 5. 牙周炎

(五)舌(tongue)

某些局部或全身疾病均可使舌的形态、感觉与运动发生变化,能为临床提供重要的诊断依据。检查时应注意舌的形态、舌质、舌苔及运动情况等。

1. 舌质、舌苔 正常人舌质红润、苔薄白。舌质与舌苔改变可见于:

(1)干燥舌:轻度干燥舌不伴外形改变;明显干燥见于伴张口呼吸的鼻部疾患、大量吸烟、某些药物(如阿托品)作用、放射治疗后等;严重的干燥舌可见舌体缩小,伴有纵沟口唇干燥,见于严重脱水患者(图 2-3-20,1)。

(2)地图样舌(geographic tongue):患者在舌面上出现黄色上皮细胞堆积而成的隆起部分,形如地图(图 2-3-20,2)。舌面的上皮隆起部分边缘不规则,数日即可剥脱恢复正常,如再形成新的黄色隆起部分,称移行性舌炎(migratory glossitis)。地图样舌发生原因尚不明确,也可由维生素 B_2 缺乏引起。

(3)舌质发绀:见于心肺功能不全患者(图 2-3-20,3)。

(4)裂纹舌(fissured tongue):横向裂纹见于唐氏综合征(Down syndrome)与维生素 B_2 缺乏,后者有舌痛;纵向裂纹舌见于梅毒性舌炎(图 2-3-20,4)。

(5)草莓舌(strawberry tongue):舌乳头肿胀、突起呈鲜红色,类似草莓,见于猩红热或长期发热患者(图 2-3-20,5)。

(6)镜面舌:亦称光滑舌(smooth tongue),舌乳头萎缩,舌体较小,呈粉红色或红色,舌面光滑,几乎无苔(图 2-3-20,6),见于恶性贫血、缺铁性贫血及慢性萎缩性胃炎。

(7)牛肉舌(beefy tongue):舌面绛红如生牛肉状,见于烟酸缺乏之糙皮病(图 2-3-20,7)。

(8)毛舌(hairy tongue):也称黑舌,舌面满布黑色或黄褐色毛,故称毛舌(图 2-3-20,8),见于极度衰弱或长期使用广谱抗生素、激素患者,为丝状乳头缠绕了真菌丝以及其上皮细胞角化所形成。

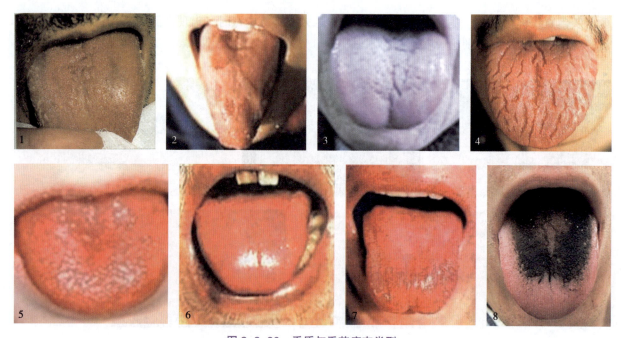

图 2-3-20　舌质与舌苔病态类型
1. 干燥舌　2. 地图样舌　3. 发绀舌　4. 裂纹舌　5. 草莓舌　6. 镜面舌　7. 牛肉舌　8. 毛舌

2. 舌体增大　暂时性舌体增大见于口腔炎、舌炎、脓肿、血肿、血管神经性水肿等。慢性的舌体增大见于黏液性水肿、呆小病和唐氏综合征、舌肿瘤、淀粉样变性等。

3. 舌体缩小　出现裂纹、舌体缩小可于严重脱水患者。

4. 舌运动异常　舌下神经核下性病变病变侧舌肌瘫痪，伸舌偏向患侧（见图 2-9-16）；舌下神经核上性病变，伸舌偏向病灶对侧（见图 2-9-17）。震颤见于甲状腺功能亢进症。

（六）咽部及扁桃体

咽部分为鼻咽、口咽、喉咽三部分（图 2-3-14）。

1. 鼻咽（nasopharynx）　位于软腭平面之上、鼻腔的后方。

2. 口咽（oropharynx）　位于软腭平面之下、会厌上缘的上方，前方直对口腔，软腭向下延续形成前后两层黏膜皱襞，前面的皱襞称为舌腭弓，后面称为咽腭弓。扁桃体位于舌腭弓和咽腭弓之间的扁桃体窝中。咽腭弓的后方称咽后壁。一般咽部检查指口咽部检查。

咽部的检查方法：被检者取坐位，头稍后仰，口张大并发"啊"音，检查者用压舌板在舌的前 2/3 与后 1/3 交界处迅速下压，此时软腭上抬，在照明的配合下即可见软腭、腭垂（悬雍垂）、软腭弓、扁桃体、咽后壁等，观察有无充血、水肿、分泌物增多等。

注意观察两侧软腭抬举是否一致，一侧麻痹时，病侧腭弓低垂，软腭上提差、悬雍垂偏向健侧（见图 2-9-14）。双侧麻痹时，悬雍垂虽然居中，但双侧软腭抬举受限或完全不能抬举，可伴饮水时呛咳。

咽反射检查方法及临床意义见第二篇第九章第一节。

咽部黏膜充血、红肿、分泌增多，见于急性咽炎。若咽部黏膜充血、表面粗糙，咽后壁可见淋巴滤泡呈簇状增殖，见于慢性咽炎。腺体红肿、增大见于急性扁桃体炎，此时在扁桃体表面或隐窝处有时可见黄白色分泌物或渗出物。渗出物可形成苔片状假膜，很易剥离，可与白喉鉴别（白喉假膜不易剥离，若强行剥离则易引起出血）。

扁桃体肿大（图 2-3-21）分为三度：Ⅰ度肿大不超过咽腭弓；Ⅱ度肿大超过咽腭弓但未达到咽后壁中线；Ⅲ度肿大时达到或超过咽后壁中线。

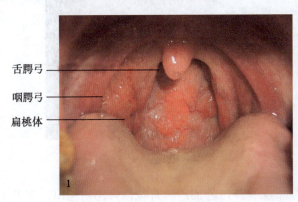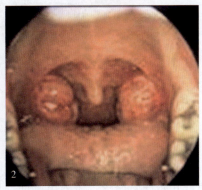

舌腭弓
咽腭弓
扁桃体

图 2-3-21　扁桃体肿大
1. 扁桃体Ⅱ度肿大　2. 急性化脓性扁桃体炎

3. 喉咽（laryngopharynx）　位于口咽之下，也称下咽部，其前方通喉腔，下端通食管，此部分的检查需用间接或直接喉镜才能进行。

（七）喉（larynx）

喉是呼吸的主要通道，位于喉咽之下，向下连接气管，为软骨、肌肉、韧带、纤维组织及黏膜所组成的一个管腔结构，是发音的主要器官。检查患者发音是否有声音嘶哑、带鼻音或完全失音，必要时喉镜检查。急性嘶哑或失音常见于急性炎症，慢性失音应考虑喉癌或喉结核。喉上神经与喉返神经受损时，可引起声带麻痹以至失音，见于纵隔或喉肿瘤患者，但声音的协调和语言的构成还需肺、气管、咽部、口腔、鼻腔、鼻窦等多方面的配合才能完成。以上任何部分发生病损时都会使声音发生变化。

（八）口腔的气味

健康人口腔无特殊气味，如因疾病原因导致口腔特殊气味称为口臭，可由口腔局部、胃肠道或其他全身性疾病引起。

口腔疾病：如牙龈炎、龋齿、牙周炎可产生臭味，牙龈出血为血腥味，牙槽脓肿为腥臭味。

非口腔疾病：糖尿病酮症酸中毒患者可出现烂苹果味，尿毒症患者口腔有尿味，肝硬化、肝坏死患者可有肝臭味，肺脓肿患者呼吸时可发出组织坏死的臭味，有机磷农药中毒的患者口腔中能闻到大蒜味，有些慢性胃炎、消化不良患者也可出现口臭。

（九）腮腺

腮腺（parotid gland）位于耳屏、下颌角、颧弓所构成的三角区内，正常腮腺体薄而软，不能触到。腮腺肿大时可见到以耳垂为中心的隆起，并可触及边缘不明显的包块（图 2-3-22）。腮腺管位于颧骨下 1.5 cm 处，横过嚼肌表面，开口相当于上颌第二磨牙对面的颊黏膜上。检查时应注意腮腺管开口有无分泌物。

腮腺肿大见于：

1. 急性流行性腮腺炎　一侧或双侧腮腺肿大，伴有压痛，是病毒感染后发生的腮腺非化脓性炎症，急性期可能累及胰腺、睾丸或卵巢。

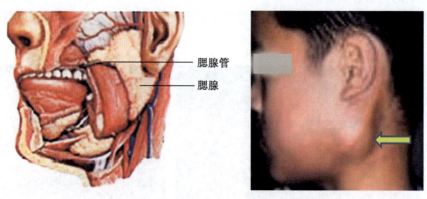

图 2-3-22　急性腮腺炎（左侧腮腺肿大）

2. 急性化脓性腮腺炎　多为单侧性，在腮腺管开口处加压后有脓性分泌物流出，多见于胃肠道术后及口腔卫生不良者。

3. 腮腺肿瘤　混合瘤边界清楚，结节状，质韧，可有移动性；恶性肿瘤质硬，发展迅速，与周围组织有粘连，有压痛，肿瘤侵犯面神经时可伴有面瘫。

（李瑞军　杨昭徐）

第四章 颈部检查

检查颈部（neck）应在平静、自然的状态下进行，被检查者最好取舒适坐位或仰卧位，解开内衣，暴露颈部和肩部。检查时手法应轻柔，当怀疑颈椎有疾患时更应注意。

一、颈部外形与分区

正常人颈部直立，两侧对称，瘦长者较细长，矮胖者较粗短。甲状软骨男性比较突出，女性平坦不显著，转头时可见对侧胸锁乳突肌突起。头稍后仰时更易观察颈部有无包块、瘢痕和两侧是否对称。正常人在静坐时颈部血管不显露。

为便于描述和标记颈部病变的部位，根据解剖结构，颈部每侧可分为两个大三角区域：颈前三角和颈后三角。颈前三角为胸锁乳突肌内缘、下颌骨下缘与前正中线之间的区域。颈后三角为胸锁乳突肌的后缘、锁骨上缘与斜方肌前缘之间的区域（见图 2-2-12）。

二、颈部姿势与运动

正常人坐位时颈部直立，伸屈、转动自如，检查时应注意颈部静态与动态时的改变：如头不能抬起，可由颈肌衰弱无力引起，见于严重消耗性疾病的晚期、重症肌无力、脊髓前角细胞炎、进行性肌萎缩等。头向一侧偏斜称为斜颈，见于颈肌外伤、瘢痕收缩、先天性颈肌挛缩和斜颈。先天性斜颈者的胸锁乳突肌粗短，如两侧胸锁乳突肌差别不明显，可嘱病人把头位复正，此时病侧胸锁乳突肌的胸骨端会立即隆起，为本病诊断的特征性表现。颈部运动受限并伴有疼痛，可见于颈肌扭伤、软组织炎症、肥大性脊椎炎、颈椎结核或肿瘤等。颈部强直为脑膜受刺激的特征（见图 2-9-34 ~ 图 2-9-36），见于各种脑膜炎、蛛网膜下腔出血等。

三、颈部皮肤与包块

1. 颈部皮肤　检查时注意有无蜘蛛痣、瘢痕、瘘管、皮疹、脱屑、感染等。

2. 颈部包块　检查时应注意其部位、数目、形状、大小、质地、活动度、与邻近器官的关系、表面皮肤改变和有无压痛等特点（图 2-4-1）。颈部包块如呈圆形、表面光滑、有囊样感、弹性大又无全身症状，则应考虑囊肿的可能。如质地较硬、且伴有纵隔、胸腔或腹腔病变的症状或体征，多为恶性肿瘤的淋巴结转移；如为全身性、无痛性淋巴结肿大，则多见于血液系统疾病，如淋巴瘤。颈部淋巴结结核特点是多发性，大小不等，质地较硬，可相互粘连或与周围组织粘连（详见第二篇第二章第三节）。肿大的甲状腺和甲状腺来源的包块在做吞咽动作时可随吞咽向上移动，以此可与颈前其他包块鉴别。

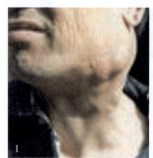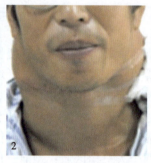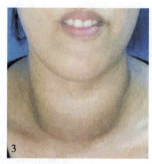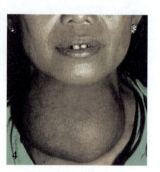

图 2-4-1　颈部常见包块
1. 颈淋巴结结核　2. 淋巴瘤　3. 甲状腺功能亢进症　4. 地方性甲状腺肿

四、颈部血管

正常人坐位或立位时颈静脉常不显露，平卧时可稍见充盈，但充盈的水平不超过锁骨上缘至下颌角距离的下 2/3。在坐位或半坐位（上身与水平成 45°）时，如颈静脉明显充盈、怒张或搏动，提示颈静脉压升高（图 2-4-2），见于右心功能不全、缩窄性心包炎、心包积液、上腔静脉阻塞综合征以

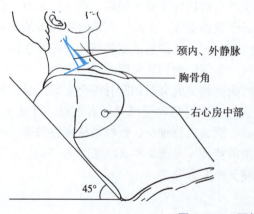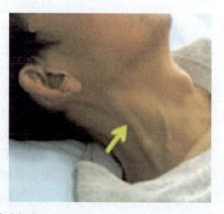

颈内、外静脉
胸骨角
右心房中部
45°

图 2-4-2　颈静脉怒张

及胸腔、腹腔压力增加等情况。右无名静脉是上腔静脉的直接延续，且较左无名静脉为短，因此随着右心房压力的改变，右侧颈静脉充盈程度变化较左侧颈部明显，检查中仅从左侧颈部推测静脉压可能导致错误。平卧位时若看不到颈静脉充盈，提示低血容量状态。

正常情况下看不到颈静脉搏动。如可见颈静脉搏动提示三尖瓣关闭不全等。

正常人在剧烈活动、心搏出量增加时可见颈动脉的搏动，但很微弱。如在安静状态下出现颈动脉的明显搏动，则为病理体征，见于主动脉瓣关闭不全、高血压、甲状腺功能亢进症及严重贫血患者。因颈动脉和颈静脉都可能发生搏动，且部位相近，故应鉴别。静脉搏动一般柔和，范围弥散，触诊时无搏动感；动脉搏动比较强劲，为膨胀性，触诊搏动感明显。

听诊颈部血管，患者一般取坐位，用钟型听诊器听诊，如发现杂音，应注意杂音的部位、出现时间、强度、性质、音调和传播方向等，以及体位和呼吸等对杂音的影响。如在颈部大血管区听到血管性杂音，应考虑颈动脉或椎动脉狭窄。颈动脉狭窄的典型杂音发自颈动脉分叉部，出现于收缩中期，呈高调吹风样，向下颌部放射。这种杂音往往提示强劲的颈动脉血流和颈动脉粥样硬化狭窄，如同时在健侧听到杂音则可能是代偿性血流增快的原因。锁骨下动脉狭窄时可在锁骨上窝处听到杂音，见于颈肋压迫。颈静脉杂音最常出现于右侧颈下部，它随体位变动、转颈、呼吸等改变其性质，故可与动脉杂音鉴别。当颈静脉血流快速流入上腔静脉口径较宽的球部时，会产生低调、柔和、连续性的杂音，检查时可在右锁骨上窝听到。这种静脉音是生理性的，用手指压迫颈静脉后即可消失。

五、甲　状　腺

甲状腺（thyroid gland）位于甲状软骨下方和两侧，正常 20 ~ 25 g，表面光滑，柔软不易触及。随着吞咽动作可上下移动，以此可与颈部其他包块鉴别。

（一）甲状腺检查法

1. 视诊　观察甲状腺的大小和对称性。正常人甲状腺外观不突出，女性在青春发育期可略饱满。检查时嘱被检者做吞咽动作，甲状腺肿大时可见甲状腺随吞咽动作而向上移动，如不易辨认时，再嘱被检查者两手放于枕后，头向后仰，再进行观察则较易看清。

2. 触诊　触诊比视诊更能明确甲状腺的轮廓及病变的性质。触诊包括甲状腺峡部和甲状腺侧叶的检查（图 2-4-3）。

（1）甲状腺侧叶：①从受检者前面触诊：一手拇指推压于一侧甲状软骨，将气管推向对侧，另一手示、中指在对侧胸锁乳突肌后缘向前推挤甲状腺侧叶，拇指在胸锁乳突肌前缘触诊，配合吞咽动作，重复检查，可触及被推挤的甲状腺。用同样方法检查另一侧甲状腺。②从受检者后面触诊：类似从受检者前面触诊。一手示、中指推压于一侧甲状软骨，将气管推向对侧，另一手拇指在对侧胸锁乳突肌后缘向前推挤甲状腺，示、中指在其前缘触诊甲状腺。配合吞咽动作，重复检查。用同样方法检查另一侧甲状腺（图 2-4-3）。

（2）甲状腺峡部：甲状腺峡部位于环状软骨下方第二至第四气管环前面。在检查甲状腺双侧叶后，检查者面对受检者顺势用拇指从胸骨上切迹向上触摸，或站于受检者后面顺势用示指、中指触诊，可触及到气管前软组织，判断有无增厚，请受检者做吞咽动作，可感到此软组织在手指下滑动，判断有无增大和肿块（图 2-4-3）。

3. 听诊　当触到甲状腺肿大时，用钟型听诊器直接放在肿大的甲状腺上，如听到低调、连续性静脉"嗡鸣"音，有助于诊断甲状腺功能亢进症的诊断。该杂音为甲状腺功能亢进，腺体增大、血管增粗、血流加速所致。另外，在弥漫性甲状腺肿伴功能亢进者还可听到收缩期动脉杂音。

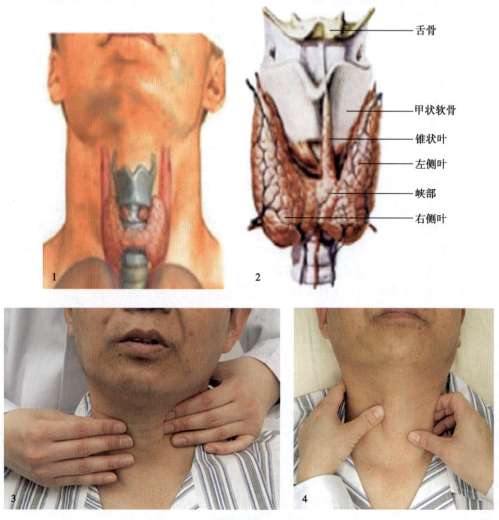

舌骨

甲状软骨

锥状叶

左侧叶

峡部

右侧叶

图 2-4-3　甲状腺解剖部位与触诊方法

1、2. 解剖示意图　3. 从受检者后面触诊方法　4. 从受检者前面触诊方法

（二）甲状腺肿大分度

甲状腺肿大可分三度：不能看出肿大但能触及者为Ⅰ度；能看到肿大又能触及，但未超过胸锁乳突肌后缘者为Ⅱ度（见图 2-4-1，3）；超过胸锁乳突肌后缘者为Ⅲ度（见图 2-4-1，4）。

（三）甲状腺肿大的常见疾病

1. 甲状腺功能亢进症　甲状腺对称性、弥漫性肿大，质地柔软，触诊时可有震颤，听诊能听到"嗡鸣"样血管杂音，是血管增多、增粗、血流增速的结果。临床伴有甲状腺功能亢进症状和体征。

2. 单纯性甲状腺肿　腺体肿大明显，可为弥漫性或结节性，质地柔软无压痛，不伴有甲状腺功能亢进体征。

3. 甲状腺癌　触诊时包块质硬，有不规则结节感。因发展较慢，体积有时不大，临床应与甲状腺腺瘤、颈前淋巴结肿大鉴别。

4. 慢性淋巴细胞性甲状腺炎　又称桥本甲状腺炎，甲状腺呈弥漫性或结节性肿大，质韧或硬，有时伴有压痛，易与甲状腺癌相混淆。鉴别要点是：由于慢性淋巴细胞性甲状腺炎时肿大的炎性腺体将颈总动脉向后方推移，因而在腺体后缘可以摸到颈总动脉搏动；甲状腺癌则往往将颈总动脉包绕其中，触诊时摸不到颈总动脉搏动，可借此加以鉴别。

5. 甲状旁腺腺瘤　甲状旁腺位于甲状腺之后，发生腺瘤时可使甲状腺突出，检查时也随吞咽移动，故需结合甲状旁腺功能亢进的临床表现加以鉴别。

六、气　管

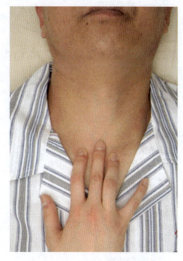

正常人气管（trachea）位于颈前正中部。检查时让患者取舒适坐位或仰卧位，双肩在水平位且两侧等高。检查者将示指与环指分别置于两侧胸锁关节上，然后将中指自甲状软骨向下移动触摸气管，感觉中指是否位于示指、环指间居中位置（图 2-4-4）；或将示指与中指置于气管与两侧胸锁乳突肌之间的间隙，以两侧间隙是否等宽来判断气管位置。根据气管的偏移方向可判断病变的性质，如大量胸腔积液、积气、纵隔肿瘤以及单侧甲状腺肿大可将气管推向健侧，而肺不张、肺硬化、胸膜粘连可将气管拉向患侧。

主动脉弓动脉瘤时，心脏收缩时膨大的瘤体可将气管压向后下，因而每随心脏搏动可以触到气管的向下牵动，称为 Oliver 征。检查方法为：被检者坐直或站立，仰头，闭口。检查者以拇指、示指轻轻捏住甲状软骨，并稍向上牵引，如手指感到气管随心脏搏动同步的向下、向胸腔内的牵拉动作，即为该征阳性。

图 2-4-4　气管检查方法

（李瑞军）

第五章 | 胸 部 检 查

胸部是介于颈部和腹部之间的区域。胸廓由 12 个胸椎和 12 对肋骨、锁骨及胸骨组成（图 2-5-1）。其前部较短，背部略长。胸部检查的内容包括胸廓外形、胸壁、乳房、胸壁血管、纵隔、支气管、肺、胸膜、心脏和淋巴结等。胸部检查应在适宜的温度和充足的光线环境中进行。尽可能暴露受检者全部胸廓，采取坐位或卧位。检查方法包括视诊、触诊、叩诊和听诊。一般先检查前胸部及两侧胸部，然后再检查背部。

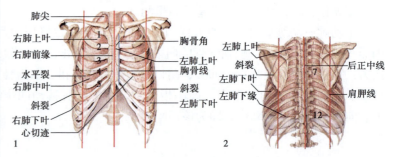

图 2-5-1　胸部的骨骼结构和肺叶间裂在胸壁的投影
1. 正面观　2. 背面观

第一节　胸部的体表标志和人工划线

胸部包含心、肺等重要脏器，胸廓内各脏器的位置可通过体表简略查及。为标记、表述和记录正常胸廓内部脏器的轮廓和位置，以及异常体征的部位和范围，应熟悉胸廓上的体表自然标志和人工划线（图 2-5-1，图 2-5-2）。

一、骨 骼 标 志

胸骨上切迹（suprasternal notch）：位于胸骨柄的上方。正常情况下气管位于切迹正中。

胸骨柄（manubrium sterni）：为胸骨上端略呈六角形的骨

块。其上部两侧与左、右锁骨的胸骨端相连接，下方则与胸骨体相连。

胸骨角（sternal angle）：又称 Louis 角。位于胸骨上切迹下约 5 cm，由胸骨柄与胸骨体的连接处向前突起而成。其两侧分别与左右第 2 肋软骨连接，是计数肋骨和肋间隙顺序的主要标志。胸骨角相当于第 5 胸椎的水平，而且是支气管分叉、心房上缘和上、下纵隔交界的标志。

腹上角：两侧的第 7～10 肋软骨相互连接而成左、右肋弓，两侧肋弓在胸骨下端会合处所形成的夹角即腹上角，又称胸骨下角（infrasternal angle），相当于横膈的穹隆部。正常 70°～110°，体型瘦长者角度较小，矮胖者较大，深吸气时可稍增宽。

剑突（xiphoid process）：为胸骨体下端的突出部分，呈三角形，其底部与胸骨体相连。正常人剑突的长短有差异。

肋骨（rib）：共 12 对。于背部与相应的胸椎相连，由后上方向前下方倾斜，其倾斜度上方略小，下方稍大。第 1～7 肋骨在前胸部与各自的肋软骨连接，第 8～10 肋骨与 3 个联合一起的肋软骨连接后，再与胸骨相连，构成胸廓的骨性支架。第 11～12 肋骨不与胸骨相连，其前端为游离缘，称为浮肋（free ribs）。

肋间隙（intercostal space）：为两个肋骨之间的空隙，用以标记病变的水平位置。第 1 肋骨下面的间隙为第 1 肋间隙，第 2 肋骨下面的间隙为第 2 肋间隙，以此类推计数。除第 1 对肋骨前部因与锁骨相重叠外，其余肋骨可在胸壁上触及。

肩胛骨（scapula）：位于后胸壁第 2～8 肋骨之间。肩胛冈及其肩峰端均易触及。肩胛骨的最下端称肩胛下角。被检查者取直立位两上肢自然下垂时，肩胛下角可作为第 7 或第 8 肋骨水平的标志，或相当于第 8 胸椎的水平。此可作为后胸部计数肋骨的标志。

脊柱棘突（spinous process）：是后正中线的标志。位于颈根部的第 7 颈椎棘突最为突出，其下即为胸椎的起点，常以此处作为计数胸椎的标志。

肋脊角（costal spinal angle）：为第 12 肋骨与脊柱构成的夹角。其前为肾和输尿管上端所在的区域。

二、人工划线

垂直标志划线见图 2-5-2。

前正中线（anterior midline）：即胸骨中线，为通过胸骨正中的垂直线，即其上端位于胸骨柄上缘的中点，向下通过剑突中央的垂直线。

锁骨中线（midclavicular line）（左、右）：为通过锁骨的肩峰端与胸骨端两者中点的垂直线，即通过锁骨中点向下的垂直线。

胸骨线（sternal line）（左、右）：为沿胸骨边缘与前正中线平行的垂直线。

腋前线（anterior axillary line）（左、右）：为通过腋窝前皱襞沿前侧胸壁向下的垂直线。

腋后线（posterior axillary line）（左、右）：为通过腋窝后皱襞沿后侧胸壁向下的垂直线。

腋中线（midaxillary line）（左、右）：为自腋窝顶端于腋前线和腋后线之间向下的垂直线。

肩胛线（scapular line）（左、右）：为双臂下垂时通过肩胛下角与后正中线平行的垂直线。

后正中线（posterior midline）：即脊柱中线。为通过椎骨棘突，或沿脊柱正中下行的垂直线。

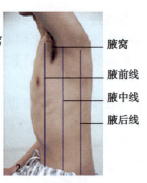
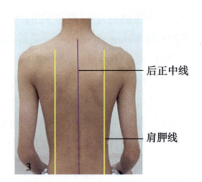

图 2-5-2　胸部的体表人工划线
1. 正面　2. 左侧面　3. 背面

三、自然陷窝和解剖区域

腋窝（axillary fossa）（左、右）：为上肢内侧与胸壁相连的凹陷部。

胸骨上窝（suprasternal fossa）：为胸骨柄上方的凹陷部，正常气管位于其后。

锁骨上窝（supraclavicular fossa）（左、右）：为锁骨上方的凹陷部，相当于两肺上叶肺尖的上部。

锁骨下窝（infraclavicular fossa）（左、右）：为锁骨下方的凹陷部，下界为第 3 肋骨下缘。相当于两肺上叶肺尖的下部。

肩胛上区（suprascapular region）（左、右）：为肩胛冈以上的区域，其外上界为斜方肌的上缘。相当于上叶肺尖的下部。

肩胛下区（infrascapular region）（左、右）：为两肩胛下角的连线与第 12 胸椎水平线之间的区域。后正中线将此区分为左、右两部。

肩胛间区（interscapular region）（左、右）：为两肩胛骨内缘之间的区域。后正中线将此区分为左、右两部。

第二节　肺和胸膜的解剖结构和体表投影

气管自颈前部正中在食管前方下行进入胸廓内，在平胸骨角即胸椎 4、5 水平处分为左、右主支气管分别进入左、右肺内。左主支气管细长而倾斜，右主支气管粗短而陡直。左主支气管又分为 2 支，分别进入左肺的上、下 2 个肺叶；右主支气管又分为 3 支，分别进入右肺的上、中、下 3 个肺叶。以后各自再分支形成支气管、细支气管分别进入相应的肺段。每一呼吸性细支气管终末为一肺泡管，由此再分出许多肺泡囊（图 2-5-3）。两侧肺部外形相似，但左胸前内部由心脏占据。

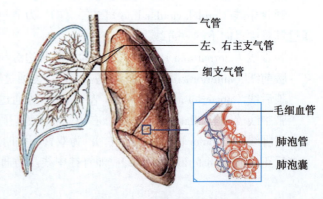

图 2-5-3　呼吸系统主要结构

　　每个肺叶在胸壁上的投影有一定的位置，了解其投影的部位，对肺部疾病的定位诊断具有重要的意义（见图 2-5-1，图 2-5-4）。

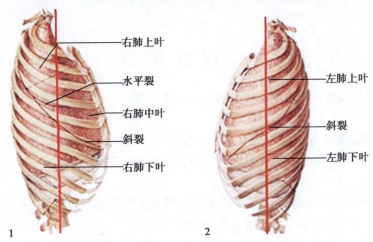

图 2-5-4　肺叶和叶间裂在胸壁的投影
1. 右侧面观　2. 左侧面观

　　肺尖：突出于锁骨之上，其最高点近锁骨的胸骨端，达第 1 胸椎的水平，距锁骨上缘约 3 cm。

　　肺上界：于前胸壁的投影呈一向上凸起的弧线。然后转折向下至锁骨中 1/3 与内 1/3 交界处。呼吸系统气道始于胸锁关节向上至第 1 胸椎水平，

　　肺外侧界：由肺上界向下延伸而成，与侧胸壁的内部表面相接触。

　　肺内侧界：自胸锁关节处下行，于胸骨角水平左右两肺内界近乎贴近。然后分别沿前正中线两旁下行，至第 4 肋软骨水平处分开，右侧几乎呈直线继续向下，至第 6 肋软骨水平处转折向右，下行与右肺下界连接。左侧在第 4 肋软骨水平向左达第 4 肋骨前端，沿第 4~6 肋骨的前面向下，至第 6 肋软骨水平处再向左，下行与左肺下界连接。

　　肺下界左右两侧肺下界的位置基本相似。前胸部的肺下界始于第 6 肋骨，向两侧斜行向下，于锁骨中线处达第 6 肋间隙，至腋中线处达第 8 肋间隙。后胸壁的肺下界几乎在同一水平线，于肩胛线处位于第 10 肋骨水平。

　　叶间肺界两肺的叶与叶之间由胸膜脏层分开，称为叶间隙。右肺上叶和中叶与下叶之间的叶间隙和左肺上、下叶之间的叶间隙称为斜裂。两者均始于后正中线第 3 胸椎，向外下方斜行，在腋后线上与第 4 肋骨相交，然后向前下方延伸，止于第 6 肋骨与肋软骨的连接处。右肺下叶的前上面则与中叶的下面相接触。右肺上叶与中叶的分界呈水平位，称为水平裂。始于腋后线第 4 肋骨，终于第 3 肋间隙的胸骨右缘（图 2-5-1，图 2-5-4）。

　　胸膜覆盖在肺表面的胸膜称为脏层胸膜，覆盖在胸廓内面、膈上面及纵隔的胸膜称为壁层胸膜。胸膜的脏、壁两层在肺根部互相反折延续，围成左右两个完全封闭的胸膜腔。腔内为负压，使两层胸膜紧密相贴，构成一个潜在的无气空腔。胸膜腔内有少量浆液，以减少呼吸时两层胸膜之间的摩擦。每侧的肋胸膜与膈胸膜于肺下界以下的转折处称为肋膈窦，有二三个肋间高度。由于其位置最低，当深吸气时也不能完全被扩张的肺所充满。

第三节　胸壁和胸廓检查

一、胸壁检查

胸壁（chest wall）检查，除应注意营养状态、皮肤、淋巴结和骨骼肌发育的一般检查外，着重检查以下各项。

1. 静脉　正常胸壁无明显静脉可见，当上腔静脉或下腔静脉血流受阻建立侧支循环时，胸壁静脉可充盈或曲张。上腔静脉阻塞时，静脉血流方向自上而下；下腔静脉阻塞时，血流方向则自下而上（参阅第二篇第六章第二节）。

2. 皮下气肿（subcutaneous emphysema）　是指胸部皮下组织有气体积存。以手按压皮下气肿的皮肤，引起气体在皮下组织内移动，可出现捻发感或握雪感（图2-5-5，1）。用听诊器按压皮下气肿部位时，可听到类似捻动头发的声音。胸部皮下气肿系因肺、气管或胸膜受损后，气体自病变部位逸出，积存于皮下所致。亦偶见于局部产气杆菌感染而发生。严重者气体可由胸壁皮下向颈部、腹部或其他部位的皮下蔓延。

3. 胸壁压痛　正常情况下胸壁无压痛（图2-5-5，2）。肋间神经炎、肋软骨炎、胸壁软组织炎及肋骨骨折的患者，胸壁受累的局部可有压痛。骨髓异常增生者，常有胸骨压痛和叩击痛，见于白血病患者。

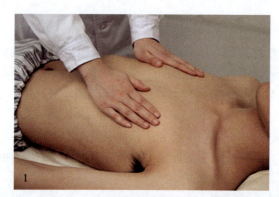
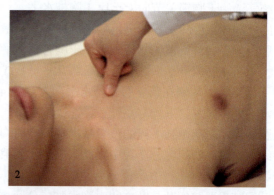

图 2-5-5　皮下气肿（1）及胸壁压痛（2）检查方法

4. 肋间隙　必须注意肋间隙有无回缩或膨隆。吸气时肋间隙回缩提示呼吸道阻塞使吸气时气体不能自由地进入肺内。肋间隙膨隆见于大量胸腔积液、张力性气胸或严重肺气肿患者用力呼气时。此外，胸壁肿瘤、主动脉瘤或婴儿和儿童时期心脏明显肿大者，其相应局部的肋间隙亦常膨出。

二、胸廓检查

正常胸廓的大小和外形个体间具有一些差异。一般来说两侧大致对称，呈椭圆形。双肩基本在同一水平上。锁骨稍突出，锁骨上、下稍下陷。惯用右手的人右侧胸大肌常较左侧发达，惯用左手者则相反。成年人胸廓的前后径较左右径为短，两者的比例约为1:1.5。常见的胸廓外形改变见图2-5-6。

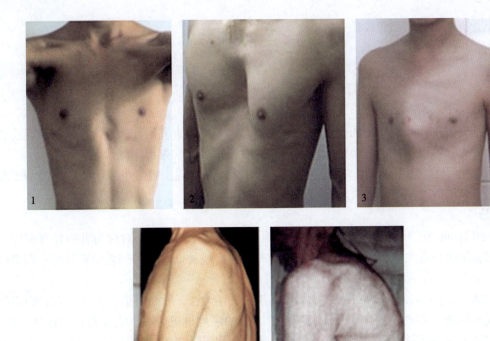

图 2-5-6　胸廓外形改变举例
1. 扁平胸　2. 漏斗胸　3. 鸡胸　4. 桶状胸　5. 脊柱后凸

1. 扁平胸（flat chest）　胸廓呈扁平，其前后径不及左右径的一半。见于瘦长体型者，亦可见于慢性消耗性疾病，如肺结核等。

2. 桶状胸（barrel chest）　胸廓前后径增加，有时与左右径几乎相等，甚或超过左右径，故呈圆桶状。肋骨的斜度变小，其与脊柱的夹角常大于45°。肋间隙增宽且饱满。腹上角增大，且呼吸时改变不明显。见于严重肺气肿的患者，亦可发生于老年或矮胖体型者。

3. 佝偻病胸（rachitic chest）　系指佝偻病所致的胸廓改变，多见于儿童。沿胸骨两侧各肋软骨与肋骨交界处常隆起，形成串珠状，谓之佝偻病串珠（rachitic rosary）。下胸部前面的肋骨常外翻，沿膈附着的部位其胸壁向内凹陷形成的沟状带，称为肋膈沟（Harrison's groove）。若胸骨剑突处显著内陷，形似漏斗，谓之漏斗胸（funnel chest）。胸廓的前后径略长于左右径，其上下距离较短，胸骨下端常前突，胸廓前侧壁肋骨凹陷，称为鸡胸（pigeon chest）。

4. 胸廓一侧变形　胸廓一侧膨隆多见于大量胸腔积液、气胸、或一侧严重代偿性肺气肿。胸廓一侧平坦或下陷常见于肺不张、肺纤维化、广泛性胸膜增厚和粘连等。

5. 脊柱畸形引起的胸廓改变　严重者因脊柱前凸、后凸或侧弯，导致胸廓两侧不对称，肋间隙增宽或变窄。胸腔内器官与表面标志的关系发生改变。严重脊柱畸形所致的胸廓外形改变可引起呼吸、循环功能障碍。常见于脊柱结核等（参见第二篇第八章第一节）。

6. 胸廓局部隆起　见于心脏明显肿大、大量心包积液、主动脉瘤及胸内或胸壁肿瘤等。此外，还见于肋软骨炎和肋骨骨折等，前者于肋软骨突起处常有压痛，后者于前后挤压胸廓时，局部常出现剧痛，还可于骨折断端处查到骨摩擦音。

第四节　乳 房 检 查

乳房的检查应按正确的程序全面检查，以免发生漏诊，除检查乳房外，还应包括引流乳房部位的淋巴结。受检者充分暴露胸部，取坐位或仰卧位。一般先作视诊检查再作触诊。

正常儿童及男子乳房（breast）一般不明显，乳头位置大约位于锁骨中线第4肋间隙。正常女性乳房在青春期逐渐增大，呈半球形，乳头也逐渐长大呈圆柱形。

（一）视诊

1. 对称性（symmetry）　正常女性坐位时两侧乳房基本对称，轻度不对称为乳房发育程度不相同的结果。一侧乳房明显增大见于先天畸形、囊肿形成、炎症或肿瘤等。一侧乳房明显缩小则多因发育不全之故。

2. 表观情况（superficial appearance）　注意乳房皮肤有无红、肿、溃疡、色素沉着和瘢痕等。乳房皮肤发红提示局部炎症或乳腺癌累及浅表淋巴管引起的癌性淋巴管炎。炎症常伴局部红、肿、痛、热，乳腺癌局部皮肤呈深红色，不伴热痛，可予鉴别。乳房肿瘤时常因血供增加，皮肤浅表血管可见。

乳房水肿使毛囊和毛囊开口变得明显可见，见于乳腺癌和炎症。癌肿引起的水肿为癌细胞浸润阻塞皮肤淋巴管所致，称之为淋巴水肿。此时，因毛囊及毛囊孔明显下陷，故局部皮肤外观呈"橘皮"样（图2-5-7，1）。

孕妇及哺乳期妇女乳房明显增大，向前突出或下垂，乳晕（areola）扩大，色素加深，腋下丰满，乳房皮肤可见浅表静脉扩张。有时乳房组织可扩展至腋窝顶部，此系乳房组织肥大，以供哺乳之故。乳晕不明原因糜烂应警惕是否乳腺癌。

3. 乳头（nipple）　必须注意乳头的位置、大小，两侧是否对称，有无倒置或内翻（inversion）。乳头回缩，如系自幼发生，为发育异常；如为近期发生则可能为乳腺癌。乳头出现分泌物提示乳腺导管有病变，分泌物可呈浆液性，黄色、绿色或血性。出血最常见于导管内良性乳突状瘤所引起，但亦见于乳腺癌的患者。乳头分泌物由清亮变为绿色或黄色，常见于慢性囊性乳腺炎。妊娠时乳头及其活动度均增大，肾上腺皮质功能减退时乳晕可出现明显色素沉着。

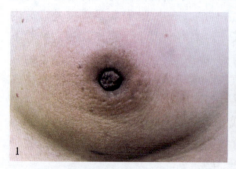 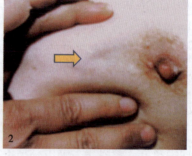 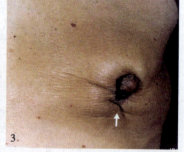

图 2-5-7　乳腺癌病变征象
1. 橘皮样外观　2. 皮肤回缩　3. 乳头回缩、凹陷

4. 皮肤回缩（skin retraction） 乳房皮肤回缩可由于外伤或炎症，使局部脂肪坏死，成纤维细胞增生，造成受累区域乳房表层和深层之间悬韧带纤维缩短之故。但邻近乳头或乳晕的癌肿因侵入乳管使之缩短，将乳头牵向一侧可使乳头扁平、回缩、凹陷（图2-5-7，2、3）。为了能发现早期乳房皮肤回缩的现象，检查时应请患者接受各种能使前胸肌收缩、乳房悬韧带拉紧的上肢动作，如双手上举超过头部，或相互推压双手掌面或双手推压两侧髋部等，均有助于查见乳房皮肤或乳头回缩的征象。

5. 腋窝和锁骨上窝 完整的乳房视诊还应包括乳房淋巴引流最重要的区域。必须详细观察腋窝和锁骨上窝有无红肿、包块、溃疡、瘘管和瘢痕等。

（二）触诊

乳房触诊时，受检者取坐位，先两臂下垂，然后双臂高举超过头部或双手叉腰再行检查。当仰卧位检查时，可垫以小枕头抬高肩部使乳房能较对称地位于胸壁上，以便进行详细的检查。以乳头为中心作一垂直线和水平线，可将乳房分为4个象限，便于记录病变部位（图2-5-8）。乳房的上界是第2或第3肋骨，下界是第6或第7肋骨，内界起自胸骨缘，外界止于腋前线。

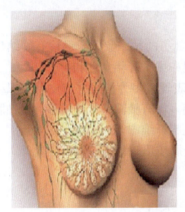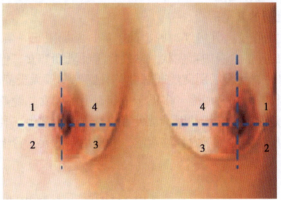

图 2-5-8 乳房分四个象限触诊

触诊乳房先查健侧，后查患侧。检查者的手指和手掌应平置在乳房上，应用指腹，轻施压力，以旋转或来回滑动进行触诊。检查左侧乳房时由外上象限开始，然后顺时针方向进行由浅入深逐个触诊4个象限，最后触诊乳头。以同样方式检查右侧乳房，沿逆时针方向进行。触诊乳房时应着重注意有无红肿热痛和包块。乳头有无硬结、弹性消失和分泌物。

正常乳房呈模糊的颗粒感和柔韧感，皮下脂肪组织的多寡影响对乳房的触觉，青年人乳房柔软，质地均匀一致，而老年人则多呈纤维和结节感。乳房是由腺体组织的小叶所组成，触及小叶勿误为肿块。月经期乳房小叶充血，乳房有紧张感，月经后充血迅即消退。妊娠期乳房增大并有柔韧感，而哺乳期则呈结节感。触诊乳房时注意下列特点。

1. 硬度和弹性（consistency and elasticity） 硬度增加和弹性消失提示皮下组织被炎症或新生物所浸润。此外，还应注意乳头的硬度和弹性，当乳晕下有癌肿存在时，该区域皮肤的弹性常消失。

2. 压痛（tenderness） 乳房的某一区域压痛提示其下有炎症存在。月经期乳房亦较敏感，而恶性病变则甚少有压痛。

3. 包块（masses） 如有包块存在应注意下列特征。

（1）部位（location）：必须指明包块的确切部位。一般包块的定位方法是以乳头为中心，按时钟的方位和轴向予以描述（图2-5-8）。此外还应作出包块与乳头间距离的记录，使包块的定位确切无误。

（2）大小（size）：必须描写其长度、宽度和厚度，以便为将来包块增大或缩小时进行比较。

（3）外形（contour）：包块的外形是否规则，边缘境界是否清楚或与周围组织粘连固定。良性肿瘤表面多光滑规整，恶性肿瘤则凹凸不平，周边多固定。炎性病变亦有外形不规则者。

（4）硬度（consistency）：一般可描写为柔软、囊性的、中等硬度或坚硬等。良性肿瘤多呈柔软或囊性感觉，恶性病变多坚硬伴表面不规则。炎性病变有时亦可表现坚硬。

（5）压痛（tenderness）：必须确定包块是否具有压痛及其程度。一般炎性病变常表现为中度至重度压痛，而大多数恶性病变压痛则不明显。

（6）活动度（mobility）：确定病变是否可移动，应明确包块系固定于皮肤、乳腺周围组织抑或固定于深部结构。大多数良性包块其活动度大，炎性病变则较固定，而恶性包块早期可活动，晚期则趋于固定。

乳房触诊应包括触诊腋窝、锁骨上窝及颈部淋巴结，因为这些部位常为乳房炎症淋巴管回纳或恶性肿瘤扩展和转移之处。

（三）乳房的常见病变

1. 急性乳腺炎　乳房红、肿、热、痛，常局限于一侧乳房的某一象限。触诊有硬结包块，伴寒战、发热及出汗等全身中毒症状，常发生于哺乳期妇女，但亦见于青年女性和男子。

2. 乳腺肿瘤　应区别良性或恶性，乳腺癌一般无炎症表现，多为单发并与皮下组织粘连，局部皮肤呈橘皮样，乳头常回缩。多见于中年以上的妇女，晚期多伴有腋窝淋巴结转移。良性肿瘤则质较软，界限清楚并有一定活动度，常见者有乳腺囊性增生、乳腺纤维瘤等。

男性乳房增生常见于内分泌紊乱，如使用雌激素、肾上腺皮质功能亢进及肝硬化等。

第五节　肺和胸膜检查

肺和胸膜的检查包括视、触、叩、听四个部分。检查胸部采取坐位或仰卧位，脱去上衣，使腰部以上的胸部能得到充分暴露。室内环境要舒适温暖，当卧位检查前胸壁时，光线应从上方直接照射受检者前面，而检查后胸时，光线宜投照在受检者背面，检查两侧胸壁时，可用同样的光线投照方向进行检查。

一、视　诊

（一）呼吸运动

健康人在静息状态下呼吸运动稳定而有节律，此系通过中枢神经和神经反射的调节予以实现。呼吸运动是借膈和肋间肌的收缩和松弛来完成的，胸廓随呼吸运动的扩大和缩小，从而带动肺的扩张和收缩。正常情况下吸气为主动运动，此时胸廓增大，胸膜腔内负压增高，肺扩张，空气经上呼吸道进入肺内。一般成人静息呼吸时，潮气量约为 500 mL。呼气为被动运动，此时肺弹力回缩，胸廓缩小，胸膜腔内负压降低，肺内气体随之呼出。因此，吸气和呼气与胸膜腔内负压、进出肺的气流以及胸内压力的变化密切相关。吸气时可见胸廓前部肋骨向上外方移动，膈肌收缩使腹部向外隆起，而呼气时则前部肋骨向下内方移动，膈肌松弛，腹部回缩。

正常男性和儿童的呼吸以膈肌运动为主，胸廓下部及上腹部的动度较大，而形成腹式呼吸；女性的呼吸则以肋间肌的运动为主，故形成胸式呼吸。该两种呼吸运动实际上均不同程度同时存在。某些疾病可使呼吸运动发生改变，肺或胸膜疾病如肺炎、重症肺结核和胸膜炎等，或胸壁疾病如肋间神经痛，肋骨骨折等，均可使胸式呼吸减弱而腹式呼吸增强。腹膜炎、大量腹水，肝脾极度肿大，腹腔内巨大肿瘤及妊娠晚期时，膈肌向下运动受限，则腹式呼吸减弱，而代之以胸式呼吸。

上呼吸道部分阻塞患者，因气流不能顺利进入肺，故当吸气时呼吸肌收缩，造成肺内负压极度增高，从而引起胸骨上窝、锁骨上窝及肋间隙向内凹陷，称为"三凹征"（three depressions sign）。因吸气时间延长，又称之为吸气性呼吸困难，常见于气管阻塞，如气管肿瘤、异物等。反之，下呼吸道阻塞患者，因气流呼出不畅，呼气需要用力，从而引起肋间隙膨隆，因呼气时间延长，又称之为呼气性呼吸困难，常见于支气管哮喘和阻塞性肺气肿。

（二）呼吸频率

正常成人静息状态下，呼吸为 12～20 次 /min，呼吸与脉搏之比为 1：4。新生儿呼吸约 44 次 /min，随着年龄的增长而逐渐减慢。常见的呼吸类型及特点见图 2-5-9。

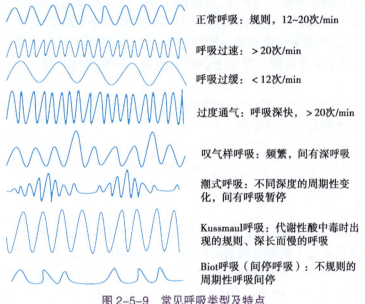

正常呼吸：规则，12~20次/min

呼吸过速：>20次/min

呼吸过缓：<12次/min

过度通气：呼吸深快，>20次/min

叹气样呼吸：频繁，间有深呼吸

潮式呼吸：不同深度的周期性变化，间有呼吸暂停

Kussmaul呼吸：代谢性酸中毒时出现的规则、深长而慢的呼吸

Biot呼吸（间停呼吸）：不规则的周期性呼吸间停

图 2-5-9　常见呼吸类型及特点

1. 呼吸过速（tachypnea）　指呼吸频率超过 20 次 /min。见于发热、疼痛、贫血、甲状腺功能亢进及心力衰竭等。一般体温升高 1℃，呼吸大约增加 4 次 /min。

2. 呼吸过缓（bradypnea）　指呼吸频率低于 12 次 /min。呼吸浅慢见于麻醉剂或镇静剂过量和颅内压增高等。

3. 呼吸深度的变化　呼吸浅快，见于呼吸肌麻痹、严重鼓肠、腹水和肥胖等，以及肺部疾病，如肺炎、胸膜炎、胸腔积液和气胸等。呼吸深快，见于剧烈运动时，因机体供氧量增加需要增加肺内气体交换之故。此外，当情绪激动或过度紧张时，亦常出现呼吸深快，并有过度通气的现象，此时动脉血二氧化碳分压降低，引起呼吸性碱中毒，患者常感口周及肢端发麻，严重者可发生手足搐搦及呼吸暂停。当严重代谢性酸中毒时，亦出现深而慢的呼吸，此因细胞外液碳酸氢不足，pH 降低，通过肺排出 CO_2，进行代偿，以调节细胞外酸碱平衡之故，见于糖尿病酮症酸中毒和尿毒症酸中毒等，此种深长的呼吸又称为库斯莫尔（Kussmaul）呼吸（图 2-5-9）。

（三）呼吸节律

正常成人静息状态下，呼吸的节律基本上是均匀而整齐的。当病理状态下，往往会出现各种呼吸节律的变化（图 2-5-9）。

1. 潮式呼吸　又称 Cheyne-Stokes 呼吸，是一种由浅慢逐渐变为深快，然后再由深快转为浅慢，随之出现一段呼吸暂停后，又开始如上变化的周期性呼吸。潮式呼吸周期可长达 30 s 至 2 min，暂停期可持续 5~30 s，所以要较长时间仔细观察才能了解周期性节律变化的全过程。

2. 间停呼吸　又称比奥（Biot）呼吸。表现为有规律呼吸几次后，突然停止一段时间，又开始呼吸，即周而复始的间停呼吸。

以上两种周期性呼吸节律变化的机制是由于呼吸中枢的兴奋性降低，使调节呼吸的反馈系统失常。只有缺氧严重，二氧化碳潴留至一定程度时，才能刺激呼吸中枢，促使呼吸恢复和加强；当积聚的二氧化碳呼出后，呼吸中枢又失去有效的兴奋性，使呼吸又再次减弱进而暂停。这种呼吸节律的变化多发生于中枢神经系统疾病，如脑炎、脑膜炎、颅内压增高及某些中毒，如糖尿病酮症酸中毒、巴比妥中毒等。间停呼吸较潮式呼吸更为严重，预后多不良，常在临终前发生。然而，必须注意有些老年人深睡时亦可出现潮式呼吸，此为脑动脉硬化，中枢神经供血不足的表现。

3. 抑制性呼吸　此为胸部发生剧烈疼痛所致的吸气相突然中断，呼吸运动短暂地突然受到抑制，患者表情痛苦，呼吸较正常浅而快。常见于急性胸膜炎、胸膜恶性肿瘤、肋骨骨折及胸部严重外伤等。

4. 叹气样呼吸　表现在一段正常呼吸节律中插入一次深大呼吸，并常伴有叹息声。此多为功能性改变，见于神经衰弱、精神紧张或抑郁症。

二、触　诊

（一）胸廓扩张度

胸廓扩张度（thoracic expansion）即呼吸时的胸廓动度。因胸廓前下部呼吸时动度较大，故常在此处操作检查。检查者两手置于胸廓下面的前侧部，左、右拇指分别沿两侧肋缘指向剑突，拇指尖在前正中线两侧对称部位，而手掌和伸展的手指置于前侧胸壁。后胸廓扩张度的测定，则将两手平置于患者背部，约于第 10 肋骨水平，拇指与中线平行，并将两侧皮肤向中线轻推。嘱患者做深呼吸运动，观察比较两手的动度是否一致（图 2-5-10）。若一侧胸廓扩张受限，见于大量胸腔积液、气胸、胸膜增厚和肺不张等。

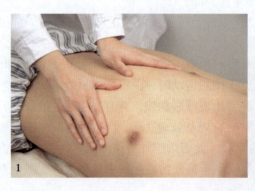
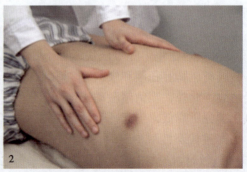

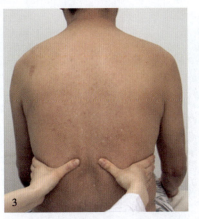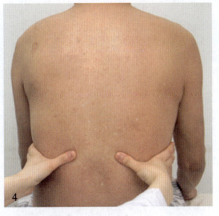

图 2-5-10　胸廓扩张度测定

1. 前侧，呼气　2. 前侧，吸气　3. 背侧，呼气　4. 背侧，吸气

（二）语音震颤

语音震颤（vocal fremitus）受检者喉部发出的语音，沿气管、支气管及肺泡，传到胸壁所引起共鸣的振动，可被检查者的手触及，故又称触觉震颤（tactile fremitus）。根据其振动的增强或减弱，可辅助判断胸内病变的性质。

检查者将双手掌的尺侧缘或掌面分别轻放于受检者两侧胸壁的对称部位，嘱其用同等的强度重复发"yi"长音，自上至下，从内到外比较两侧相应部位语音震颤的异同，注意有无增强或减弱，语音震颤检查的方法、部位和顺序分别见图 2-5-11 和图 2-5-12。

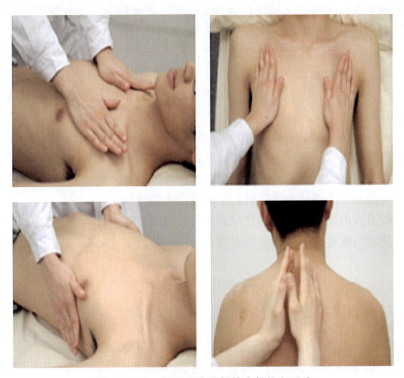

图 2-5-11　触觉语音震颤检查部位和手法

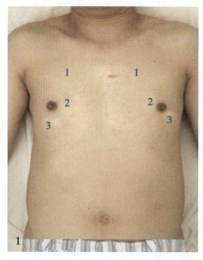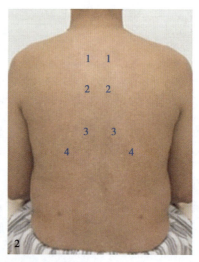

图 2-5-12　语音震颤检查部位和顺序

1. 前胸　2. 后胸

语音震颤的强弱主要取决于发音的强弱，音调的高低，气道是否通畅、胸壁的厚薄以及支气管至胸壁距离等因素的影响。一般来说，发音强、音调低、胸壁薄及支气管至胸壁的距离近者语音震颤强，反之则弱。此外，语音震颤在两侧前后的上胸部和沿着气管和支气管前后走向的区域，即肩胛间区及左右胸骨旁第 1、2 肋间隙部位最强，于肺底最弱。正常男性、成人、消瘦者，较女性、儿童、肥胖者为强；前胸上部和右胸上部较前胸下部和左胸上部为强。

语音震颤减弱或消失，主要见于肺泡内含气量过多，如肺气肿；支气管阻塞，如阻塞性肺不张；大量胸腔积液或气胸；胸膜增厚粘连；胸壁皮下气肿。

语音震颤增强，主要见于：肺泡内有炎症浸润，因肺组织实变使语颤传导良好，如大叶性肺炎实变期、大片肺梗死等；接近胸膜的肺内巨大空腔，声波在空洞内产生共鸣，尤其是当空洞周围有炎性浸润并与胸壁粘连时，则更有利于声波传导，使语音震颤增强，如空洞型肺结核、肺脓肿等。

（三）胸膜摩擦感

胸膜摩擦感（pleural friction fremitus）指当急性胸膜炎时，因纤维蛋白沉着于两层胸膜，使其表面变为粗糙，呼吸时脏层和壁层胸膜相互摩擦，可被检查者的手感觉到，故称为胸膜摩擦感。通常于呼、吸两相均可触及，但以吸气相末两层胸膜更贴近而感知明显，犹如皮革相互摩擦的感觉。该征象常于胸廓的下前侧部触及，因该处为呼吸时胸廓动度最大的区域。

当空气通过呼吸道内的黏稠渗出物或狭窄的气管、支气管时，亦可产生震颤传至胸壁，勿误为胸膜摩擦，前者可在患者咳嗽后而消失，而后者则否。

三、叩　　诊

（一）叩诊的方法

用于胸廓或肺部的叩诊方法有间接叩诊法和直接叩诊法两种。

1. 间接叩诊法（indirect percussion）　检查者一手的中指第 1 和第 2 指节作为叩诊板，置于欲叩诊的部位上，另一手的中指指端作为叩诊锤，以垂直的方向叩击于板指上，判断由胸壁及其下面的结构发出的声音。该法常用。

2. 直接叩诊法（direct percussion）　检查者将手指稍并拢以其指尖对胸壁进行叩击，从而显示不同部位叩诊音的改变。

胸部叩诊时，被检查者取坐位或仰卧位，放松肌肉，两臂垂放，呼吸均匀。首先检查前胸，胸部稍向前挺，叩诊由锁骨上窝开始，然后沿锁骨中线、腋前线自第 1 肋间隙从上至下逐一肋间隙进行叩诊。其次检查侧胸壁，嘱受检者举起上臂置于头部，自腋窝开始沿腋中线、腋后线叩诊，向下检查至肋弓。最后检查背部，受检者向前稍低头，双手交叉抱肘，尽可能使肩胛骨移向外侧方，上半身略向前倾，叩诊自肺尖开始，叩肺尖峡部宽度，再沿肩胛线逐一肋间隙向下叩诊检查，直至肺底膈活动范围被确定为止。并作左右、上下、内外进行对比，倾听并比较叩诊音的变化。

叩诊时板指应平贴于肋间隙并与肋骨平行，叩击力量要均匀，轻重应适宜，以右手中指的指尖短而稍快的速度，重复叩击作为诊板手指第 2 节指骨前端上，每次叩击 2~3 下，正确的叩诊前臂应尽量固定不动，主要由腕关节的运动予以实现（图 2-5-13）。

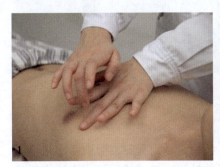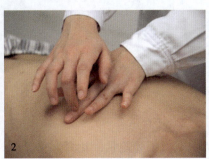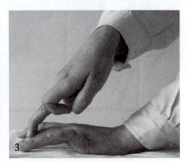

图 2-5-13　间接叩诊的正确手法和错误手法
1 和 2. 为正确手法　3. 为错误手法

（二）影响叩诊音的因素

胸壁组织增厚，如皮下脂肪较多，肌肉层较厚，乳房较大和水肿等，均可使叩诊音变浊。胸壁骨骼支架较大者，可加强共鸣作用。肋软骨钙化，胸廓变硬，可使叩诊的震动向四方散播的范围增大，因而定界叩诊较难得出准确的结果。胸腔内积液，可影响叩诊的震动及声音的传播。肺内含气量、肺泡的张力、弹性等，均可影响叩诊音。如深吸气时，肺泡张力增加，叩诊音调亦增高。

（三）叩诊音的分类

胸部叩诊音可分为清音、过清音、鼓音、浊音和实音，在强度、音调、时限和性质方面具有各自的特点。

1. 清音　正常肺部的叩诊音。声音响亮，音调低，时限长，呈空响音。

2. 过清音　过清音极响亮，音调极低，时限较长，呈回响音。常见于肺气肿，系因肺的含气量增加。

3. 鼓音　由于叩诊部位的下方完全含气，强度响亮，音调高，时限中等，呈鼓响样音。

4. 浊音　由于叩诊区域下方肺脏含气量下降或肺与实体器官重叠所致。强度中等，音调较高，时限中等，呈重击声样。

5. 实音　由于叩诊区域下方完全不含气所致。实音强度弱，音调高，时限短，呈低顿音。

（四）正常叩诊音

1. 正常胸部叩诊音　正常胸部叩诊为清音，其音响强弱和高低与肺的含气量的多少、胸壁的厚薄以及邻近器官的影响有关。由于肺上叶的体积较下叶小，含气量较少，且上胸部的肌肉较厚，故前胸上部较下部叩诊音相对稍浊；因右肺上叶较左肺上叶为小，且惯用右手者右侧胸大肌较左侧为厚，故右肺上部叩诊音亦相对稍浊；由于背部的肌肉、骨骼层次较多，故背部的叩诊音较前胸部稍浊；右侧腋下部因受肝的影响叩诊音稍浊，而左侧腋前线右方有胃泡的存在，故叩诊呈鼓音，称 Traube 鼓音区（图 2-5-14）。

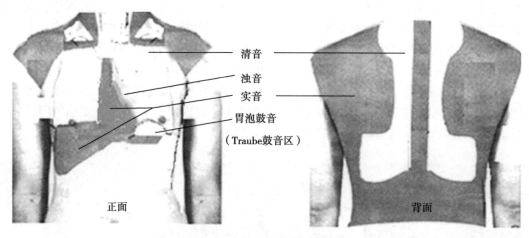

清音
浊音
实音
胃泡鼓音
（Traube鼓音区）
正面
背面

图 2-5-14　正常胸部叩诊音

2. 肺界的叩诊

（1）肺上界：即肺尖的上界，其内侧为颈肌，外侧为肩胛带。叩诊方法：自斜方肌前缘中央部开始叩诊为清音，逐渐叩向外侧，当由清音变为浊音时，即为肺上界的外侧边界。然后再由上述中央部叩向内侧，直至清音变为浊音时，即为肺上界的内侧边界。该清音带的宽度即为肺尖的宽度，正常为 5 cm，又称 Kronig 峡。肺上界变狭或叩诊浊音，常见于肺结核所致的肺尖浸润，纤维性变及萎缩。

（2）肺前界：正常的肺前界相当于心脏的绝对浊音界。右肺前界相当于胸骨线的位置。左肺前界则相当于胸骨旁线自第 4 至第 6 肋间隙的位置。当心脏扩大、心包积液、心肌肥厚、主动脉瘤、肺门淋巴结明显肿大时，可使左、右两肺前界间的浊音区扩大。肺气肿时则可使其缩小。

（3）肺下界：两侧肺下界大致相同，平静呼吸时位于锁骨中线第 6 肋间隙，腋中线第 8 肋间隙，肩胛线第 10 肋间隙。正常肺下界的位置可因体型、发育情况的不同而有所差异，如矮胖者的肺下界可上升 1 肋间隙，瘦长者可下降 1 肋间隙。病理情况下，肺下界降低见于肺气肿、腹腔内脏下垂，肺下界上升见于肺不张、腹内压升高使膈上升，如鼓肠、腹水、气腹、肝脾大、腹腔内巨大肿瘤及膈肌麻痹等。

3. 肺下界的移动范围　即相当于呼吸时膈肌的移动范围。叩诊方法是：首先在平静呼吸时，于肩胛线上叩出肺下界的位置，嘱受检者作深吸气后在屏住呼吸的同时，沿该线继续向下叩诊，当由清音变为浊音时，即为肩胛线上肺下界的最低点。当受检者恢复平静呼吸后，同样先于肩胛线上叩出平静呼吸时的肺下界，再嘱作深呼气并屏住呼吸，然后再由上向下叩诊，直至清音变为浊音时，即为肩胛线上肺下界的最高点。最高至最低两点间的距离即为肺下界的移动范围（图 2-5-15）。双侧锁骨中线和腋中线的肺下界可由同样的方法叩得。正常人肺下界的移动范围为 6～8 cm。移动范围的多寡与肋膈窦的大小有关，故不同部位肺下界移动范围亦稍有差异，一般腋中线及腋后线上的移动度最大。

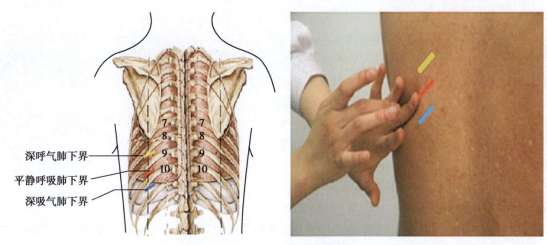

图 2-5-15　肺下界移动度测定

肺下界移动度减弱见于肺组织弹性消失，如肺气肿等；肺组织萎缩，如肺不张和肺纤维化等；肺组织炎症和水肿。当胸腔大量积液、积气及广泛胸膜增厚粘连时肺下界及其移动度不能叩得。膈神经麻痹患者，肺下界移动度亦消失。

（五）胸部异常叩诊音

正常肺的清音区范围内，如出现浊音、实音、过清音或鼓音时则为异常叩诊音，提示肺、胸膜、膈或胸壁有病变存在。异常叩诊音的类型取决于病变性质、范围及部位和深度。直径小于 3 cm 的小病灶、距胸部表面 5 cm 以上的深在病灶或少量胸腔积液，常不易发现叩诊音的改变。

1. 正常清音区变为浊音或实音　见于：①肺部大面积含气量减少的病变，如肺炎、肺水肿、肺不张、肺结核、肺梗死及肺硬化等；②肺内不含气的占位病变，如肺肿瘤、肺棘球蚴病或囊尾蚴病、未液化的肺脓肿等；③胸腔积液，胸膜增厚等病变。

2. 正常清音区变为鼓音　见于：①肺张力减弱和含气量增多，如肺气肿等，叩诊呈过清音（hyperresonance）；②肺内空腔性病灶腔径大于 3 cm 且贴近胸壁，如空洞型肺结核、液化的肺脓肿和肺囊肿等；③胸膜腔积气，如气胸时；④空洞巨大、表浅、腔壁光滑或张力性气胸，叩诊呈鼓音伴金属性回响，称为空瓮音（amphorophony）。

3. 正常清音区变为浊鼓音　见于肺泡壁松弛，肺泡含气量减少，如肺不张、肺炎充血期或消散期以及肺水肿等，叩诊音兼有浊音和鼓音特点的混合性音质。

四、听　诊

受检者取坐位或卧位。听诊的顺序一般由肺尖开始，自上而下分别检查前胸部、侧胸部和背部，听诊双侧前、侧胸部呼吸音（包括左右两侧锁骨上窝，锁骨中线上、中、下部，腋前线上、下部，腋中线上、下部，共 16 个部位）。要在上下、左右对称的部位进行对比。一般进行平静呼吸，必要时可作较深的呼吸或咳嗽数声后立即听诊，以便察觉呼吸音及附加音的变化。

（一）正常呼吸音

正常呼吸音（normal breath sound）有以下几种（图 2-5-16）。

1. 气管呼吸音（tracheal breath sound）　是空气进出气管所发出的声音，粗糙、响亮且高调，吸气与呼气相几乎相等，于胸外气管上面可听及。

2. 支气管呼吸音（bronchial breath sound） 正常人于喉部、胸骨上窝、背部第6、7颈椎及第1、2胸椎附近均可听到支气管呼吸音。为吸入的空气在声门、气管或主支气管形成湍流所产生的声音，颇似抬舌后经口腔呼气时所发出"ha"的音响。特点是音响强而高调。吸气末与呼气始之间有极短暂的间隙。

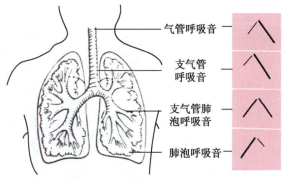

图 2-5-16 正常呼吸音特征示意图

3. 肺泡呼吸音（vesicular breath sound） 是叹息样的或柔和吹风样的"fu-fu"声，在大部分肺野内均可听及。是由于空气在细支气管和肺泡内进出移动的结果。特点是音调相对较低。吸气时音响较强，音调较高，时相较长。呼气时音响较弱，音调较低，时相较短。

正常人肺泡呼吸音的强弱与性别、年龄、呼吸的深浅、肺组织弹性及胸壁的厚度等有关。男性肺泡呼吸音较女性为强；儿童的肺泡呼吸音较老年人强；胸壁肌肉较薄的部位，如乳房下部及肩胛下部肺泡呼吸音最强，其次为腋窝下部，而肺尖及肺下缘区域则较弱；矮胖体型者肺泡呼吸音亦较瘦长者为弱。

4. 支气管肺泡呼吸音（bronchovesicular breath sound） 为兼有支气管呼吸音和肺泡呼吸音特点的混合性呼吸音。其吸气音的性质与正常肺泡呼吸音相似，但音调较高且较响亮。其呼气音的性质与支气管呼吸音相似，但强度稍弱，音调稍低，管样性质少和呼气相短，在吸气和呼气之间有极短暂的间隙。支气管肺泡呼吸音的吸气相与呼气相大致相同。

正常人于胸骨两侧第1、2肋间隙，肩胛间区第3、4胸椎水平以及肺尖前后部可听及支气管肺泡呼吸音。当其他部位听及支气管肺泡呼吸音时，均属异常，提示有病变存在。

（二）异常呼吸音

异常呼吸音（abnormal breath sound）有以下几种。

1. 异常肺泡呼吸音

（1）肺泡呼吸音减弱或消失：系因肺泡内的空气流量减少或进入肺内的空气流速减慢及呼吸音传导障碍。可在局部，单侧或双肺出现。见于：①支气管阻塞，如阻塞性肺气肿、支气管狭窄等；②呼吸肌疾病，如重症肌无力、膈肌瘫痪和膈肌升高等；③压迫性肺膨胀不全，如胸腔积液或气胸等；④胸廓活动受限，如胸痛、肋软骨骨化和肋骨切除等；⑤腹部疾病，如大量腹水、腹部巨大肿瘤等。

（2）肺泡呼吸音增强：双侧肺泡呼吸音增强，系因呼吸运动及通气功能增强，使进入肺泡的空气流量增多或进入肺内的空气流速加快。见于：①机体需氧量增加，引起呼吸深长和增快，如发热或代谢亢进等；②缺氧导致呼吸中枢兴奋，呼吸运动增强，如贫血等；③血液酸度增高，刺激呼吸中枢，使呼吸深长，如酸中毒等。一侧肺泡呼吸音增强，见于一侧肺胸病变引起肺泡呼吸音减弱而致健侧肺代偿性肺泡呼吸音增强。

（3）呼气音延长：因下呼吸道部分阻塞、痉挛或狭窄，如支气管炎、支气管哮喘等，导致呼气的阻力增加，或由于肺组织弹性减退，使呼气的驱动力减弱，如慢性阻塞性肺气肿等，均可引起呼气音延长。

（4）断续性呼吸音：肺内局部性炎症或支气管狭窄，使空气不能均匀地进入肺泡，可引起断续性呼吸音，因伴短促的不规则间歇，故又称齿轮呼吸音（cogwheel breath sound），见于肺结核和肺炎等。

当寒冷、疼痛和精神紧张时，或可听及断续性肌肉收缩的附加音，与呼吸运动无关，应予鉴别。

（5）粗糙性呼吸音：为支气管黏膜轻度水肿或炎症浸润造成不光滑或狭窄，使气流进出不畅所形成的粗糙呼吸音，见于支气管或肺部炎症的早期。

2. 异常支气管呼吸音　　如在正常肺泡呼吸音部位听到支气管呼吸音，则为异常的支气管呼吸音，或称管样呼吸音，可由下列因素引起。

（1）肺组织实变：使支气管呼吸音通过较致密的肺实变部分，易于传导被听到。常见于大叶性肺炎的实变期，其支气管呼吸音强而高调，而且近耳。支气管呼吸音的部位、范围和强弱，与病变的部位、大小和深浅有关。实变的范围越大、越浅，其声音越强，反之则较弱。

（2）肺内大空腔：当肺内大空洞与支气管相通，且其周围肺组织又有实变存在时，音响在空腔内共鸣，并通过实变组织的良好传导，故可闻及清晰的支气管呼吸音，见于肺脓肿或空洞型肺结核。

（3）压迫性肺不张：胸腔积液压迫肺时，发生压迫性肺不张，致密的肺组织有利于支气管音的传导，可在积液区上方听到支气管呼吸音，其强度较弱而且遥远。

3. 异常支气管肺泡呼吸音　　为在正常肺泡呼吸音的区域内听到的支气管肺泡呼吸音。系因肺部实变区域较小且与正常含气肺组织混合存在，或肺实变部位较深并被正常肺组织所覆盖之故。见于支气管肺炎、肺结核、大叶性肺炎初期，或在胸腔积液上方肺膨胀不全的区域听及。

（三）啰音

啰音（crackles，rales）是呼吸音以外的附加音（adventitious sound），该音正常情况下并不存在，故非呼吸音的改变，按性质的不同可分为下列几种（图2-5-17）。

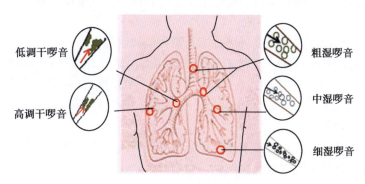

低调干啰音　　　　　　　　　　　　粗湿啰音

高调干啰音　　　　　　　　　　　　中湿啰音

　　　　　　　　　　　　　　　　　细湿啰音

图2-5-17　啰音发生机制示意图

1. 湿啰音（moist crackles）　　又称水泡音（bubble sound），是吸气时气流通过呼吸道内的分泌物如渗出液、痰液、血液、黏液和脓液等，形成的水泡破裂所产生的声音。湿啰音常一次连续多个出现，断续而短暂，于吸气相出现，尤其是吸气末期更明显，呼气早期也可出现，部位较恒定，性质不易变，咳嗽后往往不能消失。

按呼吸道管径大小和腔内渗出物的多少分为以下几种：

（1）粗湿啰音（coarse crackles）：又称大水泡音。吸气相早期发生的类似于大量水泡破裂的声音，发生于气管、主支气管或空洞部位。见于支气管扩张、急性左心衰及肺结核空洞等。

（2）中湿啰音（medium crackles）：发生于中等大小的支气管，又称中水泡音，吸气中期多见。见于支气管炎、支气管肺炎等。

（3）细湿啰音（fine crackles）：又称小水泡音。发生于小支气管，多在吸气末出现，高调、不连续，持续时间短。常见于细支气管炎、肺炎、肺淤血和肺梗死等。弥漫性肺间质纤维化患者吸气后期双肺底可出现高调、密集、近耳的细湿啰音，性质颇似撕开尼龙扣带时发出的声音，谓之 Velcro 啰音，又称爆裂音。

（4）捻发音（crepitus）：是一种极细而均匀一致的湿啰音，多出现在吸气终末，性质颇似用手指捻搓一束头发时所发出的声音。发生机制是由于细支气管内腔和肺泡因分泌物存在而粘闭，吸气时被气流冲开重新开放，是高音调、高频率的细小爆裂音。常见于细支气管和肺泡炎症、肺淤血等。老年人或长期卧床者于肺底也可闻及捻发音，在深呼吸或咳嗽后消失，一般临床上无意义。

肺部局限性湿啰音，常见于肺部的局部病变，如肺炎、肺结核或支气管扩张等。双侧肺底湿啰音，多见于心力衰竭所致肺淤血、支气管肺炎等，心衰所导致的湿罗音可随体位而发生变化，而支气管扩张所引起的湿罗音是固定的，不受体位和咳嗽影响。双肺满布湿性啰音，见于急性肺水肿和重症支气管肺炎。昏迷或濒死的患者因无力排出呼吸道分泌物，于气管处可听及粗湿啰音，有时不用听诊器亦可听到，谓之痰鸣。

2. 干啰音（wheezes, rhonchi）　由于气管、支气管、细支气管狭窄或部分阻塞，空气吸入或呼出时发生湍流所产生的声音。呼吸道狭窄或部分阻塞的原因包括：炎症引起的黏膜充血水肿和分泌物增加，支气管平滑肌痉挛，管腔内肿瘤或异物阻塞，管壁被管外肿大的淋巴结或纵隔肿瘤压迫引起的管腔狭窄等。

（1）干啰音的特点：干啰音是一种持续时间较长带乐性的呼吸附加音，音调较高，基音频率300 ~ 500 Hz，持续时间较长，吸气和呼气时均可听及，但以呼气时明显，干啰音的强度、性质和部位易改变，在短时间内数量可明显增减。发生于主支气管以上大气道的干啰音，有时不用听诊器亦可闻及，称之喘鸣。

（2）干啰音的分类：根据音调的高低可分为高调和低调两种。

高调干啰音（sibilant wheezes）：又称哨笛音。音调高，其基音频率可达 500 Hz 以上，呈短促的"zhi-zhi"声或带音乐性。用力呼气时其音质常呈上升性，多起源于较小的支气管或细支气管。

低调干啰音（sonorous wheezes）：又称鼾音。音调低，其基音频率为 100 ~ 200 Hz，呈呻吟声或鼾声的性质，多发生于气管或主支气管。

广泛性干啰音，常见于支气管哮喘、慢性喘息型支气管炎和心源性哮喘等。局限性干啰音，由于局部支气管狭窄所致，常见于支气管内膜结核、肿瘤等。

（四）语音共振（vocal resonance）

嘱被检查者重复发"yi"长音，声音经过气管、支气管、肺泡传至胸壁引起震动，通过听诊可以进行检查。语音共振一般在气管和大支气管附近最强，在肺底较弱。语音共振减弱见于支气管阻塞、肺充气过度、胸膜病变及胸壁增厚等疾病。听诊部位与语音震颤触诊部位相同。

在病理情况下，语音共振的性质发生改变，根据听诊音的差异可分为以下几种：

1. 支气管语音（bronchiloquy）　语音共振的强度和清晰度均增加，见于肺组织实变。

2. 胸语音（pectoriloquy）　较支气管语音来说更强、更响亮和较近耳，言词清晰可辨，容易听及，见于大范围的肺实变区域。

3. 羊鸣音（egophony）　嘱被检查者发"yi"音，往往听到的是"a"，不仅语音的强度增加，而且性质改变，带有鼻音性质。常出现在中等量胸腔积液上方的肺组织，肺叶不完全实变，肺实变合并胸腔积液，肺梗死部位。

4. 耳语音（whispered）　嘱被检者用耳语声调发"1、2、3"音，在胸壁清楚地闻及音调较高的耳语音，见于肺实变。

（五）胸膜摩擦音（pleural friction rub）

正常胸膜表面光滑，胸膜腔内有微量液体存在，呼吸时脏层和壁层之间相互滑动并无音响发生。当胸膜由于炎症、纤维素渗出而变得粗糙时，随着呼吸便可出现胸膜摩擦音。其声音就像用一手掩耳，以另一手指在其手背上摩擦时所听到的声音。胸膜摩擦音在吸气相和呼气相均可闻及，在呼吸运动幅度最大的下侧胸部明显，第5、6肋间位置，与胸膜摩擦感部位相同。屏气时即可消失，可与心包摩擦音鉴别。当胸腔积液较多时，两层胸膜被分开，摩擦音可消失，积液吸收过程中可再出现。胸膜摩擦音常发生于纤维素性胸膜炎、肺梗死、胸膜肿瘤及尿毒症等患者。

第六节 呼吸系统常见疾病的主要体征

通过胸部正确的检体可以发现肺实变、肺不张、肺气肿、胸腔积液和气胸等呼吸系统典型的常见病变，结合病史和X线、CT、B超等影像学检查和其他必要的辅助检查，为疾病诊断提供诊断线索和依据。

一、肺 实 变

肺实变（pulmonary consolidation）是指各种原因引起的肺泡腔内积聚浆液、纤维蛋白和细胞成分等，导致肺泡含气量减少、肺实质致密化。病变部位的肺容积无明显改变，肺含气量下降，传导增强，通气功能基本丧失。典型体征会出现以下表现：

视诊：胸廓对称，病侧呼吸动度减弱。

触诊：气管无偏移，病侧语音震颤增强。

叩诊：病变部位呈浊音或实音。

听诊：病变部位可闻及支气管呼吸音和湿啰音，语音共振增强。如病变累及胸膜，可闻及胸膜摩擦音。

常见疾病有大叶性肺炎、干酪性肺炎、肺炎型细支气管肺泡癌等（图2-5-18）。

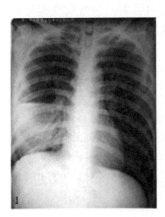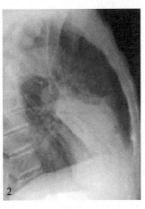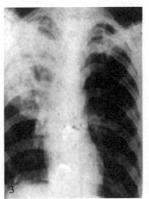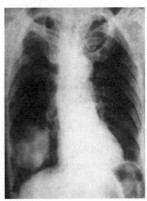

图2-5-18 肺实变案例X线胸片

1、2. 大叶性肺炎正位和侧位片　3. 干酪性肺炎　4. 肺炎型细支气管肺泡癌

如大叶性肺炎是指沿大叶性分布的肺炎性病变，病理改变可分为充血期、实变期和消散期。充血期病变局部呼吸动度减弱，语音震颤稍增强，叩诊浊音，并可听及捻发音。当发展为大叶实变时，语音震颤和语音共振明显增强，叩诊为浊音或实音，并可听到支气管呼吸音。如病变累及胸膜，则可听及胸膜摩擦音。当病变进入消散期时，病变局部叩诊逐渐变为清音，支气管呼吸音亦逐渐减弱，代之以湿性啰音，最后湿啰音亦逐渐消失，呼吸音恢复正常。

二、肺　不　张

肺不张（atelectasis）是指不同病因所引起的肺充气减少、容积缩小病理改变，可发生在肺的一侧、一叶、一段。病变发展到一定程度，体检才可发现相应的体征。主要分为两种类型：阻塞性肺不张和压迫性肺不张。

1. **阻塞性肺不张（obstructive atelectasis）** 是由于支气管内肿瘤、异物等导致支气管阻塞引起的，远端肺组织中的气体逐渐被吸收（图2-5-19）。临床表现包括原发病和肺不张的临床表现。主要症状为呼吸困难，程度取决于病变所累及的范围和发生的速度，发生速度快，阻塞的支气管较大，则呼吸困难发生快而且程度严重。反之，如果肺不张发生缓慢，或者阻塞范围较小，则可能没有症状或

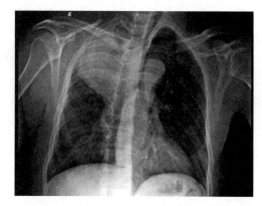

图 2-5-19　右上肺不张

症状轻微。主要病变特征为肺容积缩小，导致邻近脏器的移位，病变部位含气量减少，由于支气管阻塞，导致传导减弱，病变部位的通气功能丧失。典型体征有：

视诊：患侧胸廓塌陷，肋间隙变窄，呼吸动度减弱。

触诊：气管向患侧移位，患侧语音震颤减弱。

叩诊：病变部位浊音或实音，心界向患侧移位。

听诊：病变部位呼吸音减弱或消失，语音共振减弱或消失。

若肺不张时间长，肺局部体积缩小，周围肺泡代偿性扩张，叩诊不一定出现浊音，呼吸音不一定减弱。

2. **压迫性肺不张（compressive atelectasis）** 是由于胸腔积液、气胸和肺内巨大占位性病变等导致胸腔内负压减小，从而对肺的牵拉力下降，肺因弹性回缩力而萎陷。压迫性肺不张主要表现为原发病的症状和体征。

三、肺　气　肿

肺气肿（emphysema）是指终末细支气管远端气腔发生持久性扩张，并伴有气腔壁结构的破坏而无明显的纤维化。病理上分为小叶中央型、全小叶型和混合型三种。

肺气肿的主要病变特征表现为肺容积增加，肺含气量增加（图2-5-20），传导减弱，通气功能显著减退，因此肺气肿的典型体征表现为：

视诊：桶状胸（见图2-5-6,4），肋间隙增宽，呼吸动度减弱，呼气相增长。

触诊：气管居中，双侧语音震颤减弱。

叩诊：两肺过清音，肺下界降低，肺下界移动度减小，心浊音界减小，肝浊音界下移。

听诊：肺泡呼吸音减弱，呼气延长，或可闻及干湿啰音，语音共振减弱，心音遥远。

肺气肿常常由慢性支气管炎发展而来，常见于中老年人，表现为进行性加重的呼吸困难，活动耐量逐渐下降。

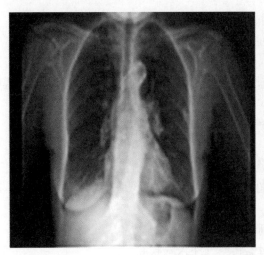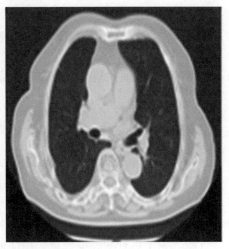

图 2-5-20　肺气肿胸部 X 线平片和 CT

四、胸 腔 积 液

正常情况下，胸膜壁层与脏层之间有微量液体保持润滑，液体不断产生和不断吸收，保持动态平衡。任何病理因素使其液体产生增加和吸收减少时，均可导致胸腔积液。

1. 胸膜毛细血管内静水压增高，如心力衰竭等。

2. 胶体渗透压降低，如肝硬化、肾病综合征、营养不良等所致的低蛋白血症。

3. 胸膜毛细血管壁通透性增加，如结核病、肺炎、胸膜炎、肿瘤、肺栓塞等。

4. 胸膜淋巴引流障碍。

胸腔积液的体征与积液量的多少有关（图 2-5-21）。小量胸腔积液常常没有明显的体征。中等量

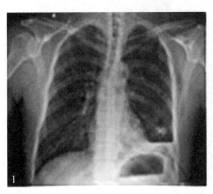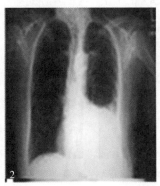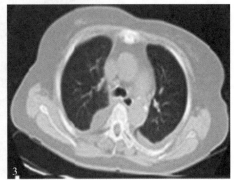

图 2-5-21　胸腔积液胸部 X 线平片和 CT

1. 左侧少量胸腔积液　2. 左侧中量胸腔积液　3. 双侧胸腔积液，左侧部分包裹

胸腔积液主要病变特征为积液部位不含气，传导性能减弱，呼吸运动受限；而积液以上部位的特征，与压迫性肺不张相同。大量胸腔积液还可导致邻近脏器移位，表现为气管和心界向健侧移位。胸腔积液的典型体征表现为：

视诊：患者喜患侧卧位，患侧胸廓饱满，肋间隙增宽，呼吸动度受限、减弱，呼吸浅快，心尖搏动向健侧移位。

触诊：气管向健侧移位，患侧呼吸运动减弱，患侧语音震颤消失。

叩诊：患侧积液区呈浊音或实音，左侧胸腔积液时心界叩不出。右侧胸腔积液时心界向左侧移位。

听诊：患侧呼吸音减弱或消失，语音共振减弱或消失。纤维素性胸膜炎早期可听到胸膜摩擦音。

五、气　胸

气胸（pneumothorax）是指空气通过破损的胸膜进入胸膜腔。病因包括：

1. 自发性气胸　常见于胸膜下肺大疱、慢性阻塞性肺疾病患者，脏层胸膜破裂，气体进入胸腔发生气胸。

2. 外伤性气胸　常见于针灸、刀刺伤等，刺破脏胸膜发生气胸。

3. 人工气胸　为了进行胸腔镜检查，用注射器将空气注入胸膜腔。

气胸的主要病变特征表现为胸膜腔被大量气体占据，负压消失，患侧肺受压萎陷，导致患侧胸廓扩张，胸部含气量增加，传导减弱，呼吸运动减弱或消失（图 2-5-22）。少量气胸可无明显体征。典型气胸的体征为：

视诊：不能平卧或强迫性向健侧卧位，肋间隙增宽，患侧呼吸动度减弱或消失，胸廓饱满。

触诊：气管向健侧移位，患侧语音震颤减弱或消失。

叩诊：患侧叩诊呈过清音或鼓音，左侧气胸时，心浊音界变小或叩不出，右侧气胸时肝浊音界下移。

听诊：患侧呼吸音减弱或消失，语音共振减弱或消失。

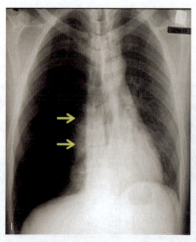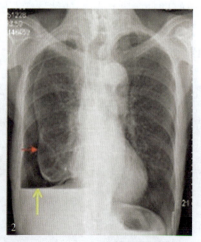

图 2-5-22　右侧气胸（1）与右侧气液胸（2）胸部 X 线平片

第七节 心 脏 检 查

心脏检查是全身体格检查的重要组成部分。虽然现代医学检查方法进展很快，但是作为临床医生，日常和患者直接接触，所采用的视诊、触诊、叩诊和听诊基本方法不仅是快捷获取患者基本信息必不可少的手段和程序，也能对进一步正确地选辅助检查提供了依据。而且各种辅助检查结果往往需要结合病史和体检，进行综合分析后才能对疾病作出正确的诊断。其中某些心血管方面的检体所见，如心音的改变、心杂音、奔马律、毛细血管搏动征等重要的体征，是目前常规仪器检查所不能发现的。心脏增大、原有心音的异常变化、心脏杂音、心包摩擦音、额外心音、心律失常、脉搏的异常变化、动脉杂音和"枪击音"、颈静脉怒张、颈部血管的异常搏动等重要体征，对于心脏瓣膜病、先天性心脏病、心包炎、心力衰竭和心律失常的诊断具有特异性。

一、视　诊

检查室的温度不低于20℃，光线明亮，来自左前方。受检者取仰卧位，其胸部应充分袒露，但应注意其他部位的保暖。心脏视诊检查常和触诊检查紧密结合交叉进行，因为视诊所见也常为触诊所及，有时视诊检查不到之处可通过触诊进一步补充和验证。检查内容包括胸廓外形、心尖搏动和心前区异常搏动。

（一）胸廓外形

心前区（precardium）为胸部的一部分。正常人心前区与右侧对应部分对称，无异常隆起与凹陷。检查心前区是否有局限性隆起改变时，采取切线位观察，使视线与胸廓同高（图 2-5-23）。

心前区胸壁局限性隆起常见于：先天性心脏病所致心脏明显增大，如法洛四联症、肺动脉瓣狭窄等的右心室肥大等，常表现为胸骨下段及胸骨左缘第 3、4、5 肋间的局部隆起；儿童期风湿性心瓣膜病的二尖瓣狭窄所致的右心室肥大；各种原因所致大量心包积液；主动脉弓动脉瘤或

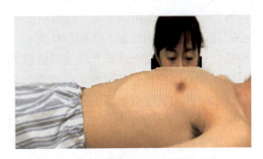

图 2-5-23　心脏视诊采取切线位观察

升主动脉扩张，可致胸骨右缘第 2 肋间局部隆起，常伴有收缩期搏动。

鸡胸、漏斗胸、脊柱畸形可能影响心脏位置，也提示存在某种心脏疾病的可能性。如脊柱后凸侧弯可引起肺源性心脏病，鸡胸提示可能伴有马方综合征（Marfan syndrome）（图 2-5-24）。

（二）心尖搏动

心尖搏动（apical impulse）是心室的收缩运动，是心脏在等容收缩期由后向前冲击胸壁所能观察到的最大搏动点。检查时，检查者在受检者右侧，其视线与受检者前胸部同高，与心尖部呈切线位（图 2-5-23），观察心尖搏动的位置、范围和强度。心尖搏动一般在呼气末观察较清楚。正常成年人心尖搏动位于第 5 肋间，左锁骨中线内侧 0.5 ~ 1.0 cm，搏动范围直径为 2.0 ~ 2.5 cm。超过 3 cm，提示左心室肥大。

1. **心尖搏动移位**　心尖搏动位置的改变可受多种生理性和病理性因素的影响。

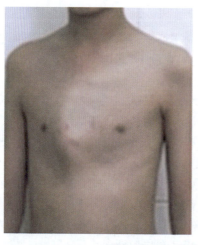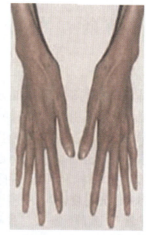

图 2-5-24　马方综合征
该例鸡胸伴蜘蛛指、主动脉夹层

（1）影响心尖搏动的生理性因素：正常仰卧时心尖搏动略上移；妊娠时横膈抬高，心脏向左侧移位，心尖搏动接近左锁骨中线。肥胖体型及小儿心脏横位，心尖搏动向上外移，可在第 4 肋间接近左锁骨中线或其略偏外处。体型瘦长者横膈下移，心脏呈垂位，心尖搏动移向内下，可达第 6 肋间。

（2）病理性因素：心尖搏动位置受心脏本身疾病（如心脏增大）或心脏以外因素（如纵隔、横膈位置改变）的影响：①心脏增大可使心尖搏动位置发生改变。如左心室增大时心尖搏动向左下方移位；右心室增大时心尖搏动向左侧略向上移位；左、右心室均增大时，心尖搏动向左下移位。②先天性右位心（dextrocardia）或全内脏反位（situs inversus viscerum）者其心尖搏动位于胸骨右侧，与正常心尖搏动相对应的位置。③胸部疾病：一侧胸膜粘连或一侧肺不张纵隔向患侧移位，心尖搏动亦向患侧移位；一侧胸腔积液或气胸使纵隔被推移而移向健侧，心尖搏动向健侧移位。④有胸廓或脊柱畸形时，正常心脏位置受其影响也会改变，心尖搏动位置随之改变。⑤腹腔内病变如腹腔内巨大肿物、大量腹水可使心脏随被抬高的膈而上移，心尖搏动相应上移。

2. 心尖搏动强度与范围的改变　也受生理和病理情况的影响。

正常情况下，仰卧时心尖搏动略上移；左侧卧位，心尖搏动向左移 2.0～3.0 cm，若其未向外移则表明心脏未扩大；右侧卧位可向右移 1.0～2.5 cm。心尖搏动不应出现在一个肋间以上区域。胸壁肥厚、乳房悬垂或肋间隙狭窄时心尖搏动较弱，搏动范围缩小。胸壁薄、肋间隙增宽或情绪激动、剧烈运动时心尖搏动相应增强，范围也较大。

病理情况下，心尖搏动增强、范围扩大见于左心室肥大、严重贫血、高热、甲状腺功能亢进等患者。与此相反，心肌收缩力降低（如急性心肌梗死、扩张型心肌病等）或心脏与前胸壁距离增大（如心包积液、缩窄性心包炎、左侧大量胸腔积液、气胸、肺气肿等）可导致心尖搏动减弱，甚至消失。心脏收缩时，心尖搏动反而内陷者，称为负性心尖搏动（inward impulse），即 Broadbent 征，见于 90% 以上的粘连性心包炎患者，系因心包与周围组织广泛粘连所致。另外，重度右室肥大可导致心脏顺钟向转位，使左心室向后移位也可引起负性心尖搏动。

（三）心前区异常搏动

1. 胸骨左缘第 2 肋间（肺动脉瓣区）搏动　收缩期搏动，多见于肺动脉扩张或肺动脉高压，也可见于少数正常青年人在体力活动或情绪激动时出现。

2. 胸骨右缘第 2 肋间（主动脉瓣区）搏动　多为主动脉弓动脉瘤或升主动脉扩张。

3. 胸骨左缘第 3~4 肋间搏动　多见于先天性心脏病所致的右心室肥厚，如房间隔缺损等。

4. 剑突下搏动　该搏动可能是右心室收缩期搏动（如肺源性心脏病右心室肥大者），也可由腹主动脉搏动产生（如腹主动脉瘤等）。此时应配合触诊鉴别是右心室肥大还是腹主动脉引起的搏动，具体的方法为：检查者用示指、中指、环指三手指并拢平放于剑突下，指端指向剑突，向上后方加压，若搏动冲击指尖并在吸气时增强，为右心室搏动；若搏动冲击手指掌面并在吸气时减弱，则为腹主动脉搏动。某些正常人如消瘦者以及发热、贫血和甲状腺功能亢进的患者，剑突下可见到和触及正常的腹主动脉搏动。

二、触　诊

心脏触诊主要内容包括：心尖搏动及心前区搏动，有无震颤和心包摩擦感。触诊应与视诊检查交相配合，能起互补效果。触诊方法是检查者先用右手全手掌开始检查，置于心前区，然后逐渐缩小到用手掌尺侧（小鱼际）或示指和中指指腹并拢同时触诊（图 2-5-25），必要时也可单指指腹触诊。

（一）心尖搏动及心前区搏动

1. 心尖搏动（apical impulse）　在视诊心尖搏动后，用触诊方法有助于进一步确定心尖搏动位置、强度和范围、心脏搏动的速率及节律变化以及有无抬举性心尖搏动（图 2-5-25）。触诊时，心尖搏动冲击胸壁的时间标志着心室收缩期的开始，相当于心脏听诊第一心音。抬举性搏动是在触诊时检查者手指被强有力的心尖搏动抬起，并持续至第二心音开始，与此同时心尖搏动范围也增大，为左心室肥厚的体征。而胸骨左下缘收缩期抬举性搏动是右心室肥厚的可靠指征。对视诊所发现的心前区其他异常搏动也可运用触诊进一步确定或鉴别。对于心律失常患者，心尖搏动的触诊结合听诊，有助于判断第一、第二心音或收缩期、舒张期。

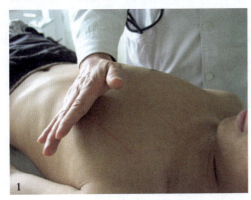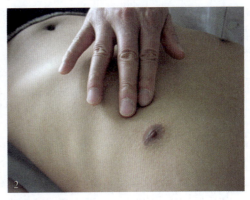

图 2-5-25　心尖搏动触诊方法
1. 右手全手掌检查后用手掌尺侧（小鱼际）检查　2. 示指和中指指腹触诊

2. 心前区其他部位的搏动

（1）胸骨左缘第 2 肋间搏动：该部位收缩期搏动提示肺动脉高压或肺动脉扩张，多由肺动脉瓣在压力增加时关闭所致。消瘦者在此区也可触及搏动。

（2）胸骨右缘第 2 肋间搏动：包括主动脉瓣区及胸骨上窝收缩期搏动，见于主动脉弓动脉瘤、主动脉弓扩张、升主动脉瘤、升主动脉扩张、主动脉瓣关闭不全、甲状腺功能亢进症和贫血患者。

（3）胸骨左缘第3、4肋间搏动：见于右心室肥大。右心室肥大时，心脏顺时针转位，左心室向后转位，使正常心尖搏动难以触及，代之以胸骨左缘第3、4肋间搏动，其范围较正常心尖搏动范围大。慢性阻塞性肺病患者不但在胸骨左缘第3、4肋间可触及搏动，而且在上腹部、胸骨下端亦可触及搏动。

（4）剑突下搏动：为右心室搏动或是腹主动脉搏动产生。前者见于右心室肥大，后者见于腹主动脉瘤或正常的腹主动脉搏动。

（二）震颤

震颤（thrill, tremor）为触诊时手掌感到的一种细小震动感，类似于在猫喉部摸到的由其呼吸发出的震颤的感觉，故又称猫喘，是器质性心脏病的重要体征之一。除右心（三尖瓣及肺动脉瓣）所产生的震颤外，震颤在深呼气后较易触及。震颤的发生机制与杂音产生机制相同，为血液经口径狭窄的部位，或循异常的方向流动而形成湍流，使瓣膜、心腔壁或血管壁震动传至胸壁所致。触诊有震颤者，在听诊时多可闻及响亮的杂音。触诊震颤时应注意其应确定部位及来源（瓣膜、大血管或间隔缺损）、时相（收缩期、舒张期或连续性），并结合听诊检查分析其临床意义。

震颤的强弱与血流的速度、通道的狭窄程度、狭窄两段的压力阶差和胸壁的厚度密切相关。狭窄口过小，通过血流量很少时可无震颤。

触及震颤提示有心脏器质性病变。震颤多见于某些先天性心血管病或狭窄性瓣膜病变，在瓣膜关闭不全时，则较少有震颤，仅在房室瓣重度关闭不全时可触及震颤。触诊通常对低频震动较敏感，而听诊对高频震动较敏感，因此对于某些低音调的舒张期杂音（如二尖瓣狭窄），可以触到震颤，但该杂音不响亮或几乎听不到，故触诊应与听诊相互结合和互补。

（三）心包摩擦感

心包摩擦感（sensation of pericardial friction）是由于心包发生炎症时，渗出的纤维素使其表面变得粗糙，当心脏搏动时心包的脏层与壁层摩擦产生的振动传到胸壁被触及。随渗液的增多，使心包脏层与壁层分离，摩擦感则消失。因胸骨左缘第4肋间心脏表面无肺覆盖，故在此处较易触及。心包摩擦感收缩期和舒张期皆可触及，而以收缩期、前倾体位和呼气末（使心脏靠近胸壁）更为明显。心包摩擦感和胸膜摩擦感的区别是：①触诊部位不同：前者为胸骨左缘第4肋间，后者为胸廓两侧呼吸运动最大部位。②心包摩擦感不会因屏气而消失。

三、叩　　诊

通过叩诊可粗略判断心界大小及其外形轮廓。心脏是一个实质性器官，心浊音界包括相对浊音界及绝对浊音界（图2-5-26）。不被肺覆盖的部分叩诊呈实音，又称为绝对浊音（absolute dullness），其边界即心脏绝对浊音界；心脏两侧被肺覆盖的部分叩诊呈浊音，又称为相对浊音（relative dullness），其边界即心脏相对浊音界，反映心脏的实际大小。心包积液量较多时，绝对与相对浊音界较为接近，早期右心室肥大相对浊音界改变不大，一般叩诊心界即叩诊心脏相对浊音界。

（一）叩诊方法

心脏叩诊采用间接叩诊法，受检者取坐位或仰卧位。取仰卧位时，以左手中指作为叩诊板指，应与心缘垂直（肋间平行放置）。取坐位时，板指可与心缘平行（与肋间垂直），但对瘦体型者亦可与肋间平行。必要时可分别进行坐、卧位叩诊，并注意两种体位时心浊音界的不同改变。叩诊时，以右手中指及右腕关节活动轻叩板指。通常是先叩左界，后叩右界。左侧从心尖搏动最强点外2～3 cm处开始，由外向内，沿肋间逐步徐缓移动叩诊，板指每次移动距离不宜过大，当叩诊音由清音变为浊音时，此处可确定为心浊音界，此时翻动板指（不离开胸壁）并在与板指位点与胸壁接触点作标记（图2-5-27）。然后由下而上至第2肋间，逐个肋间叩并分别叩诊和标记。叩诊右侧心界时，先在右锁骨中线自上而下逐一肋间叩诊，当叩诊音由清音变为浊音处为肝上界，从其上一肋间（多为第4肋间）开始，由下而上分别在第4肋间、第3肋间和第2肋间由外向内叩出浊音界并予标记。标出前正中线和左侧锁骨中线，用直尺测量左锁骨中线至前正中线的垂直距离，以及左右各肋间标记点至胸骨中线的垂直距离（图2-5-28）。叩诊左侧相对浊音界时宜采用轻叩诊法较为准确，而右侧叩诊宜使用较重的叩诊法，并根据患者胖瘦程度等调整力度，并保持用力均匀。在发现声音由清变浊时，可进一步复核叩诊几次，力求准确叩诊心界。

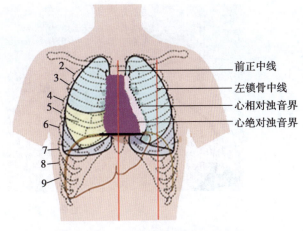

前正中线
左锁骨中线
心相对浊音界
心绝对浊音界

图 2-5-26 心绝对浊音界与相对浊音界

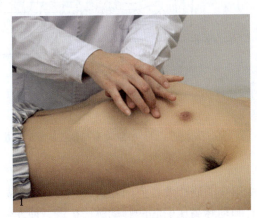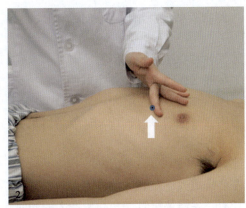

图 2-5-27 心界叩诊及标记方法

1. 心界叩诊方法　2. 确定心浊音界时翻动板指并在此点标记（箭头所指）

（二）正常心浊音界

正常心脏左界在第2肋间与胸骨左缘几乎一致，第3肋间以下逐渐向外形成一外凸弧形，直至第5肋间距前正中线最远。右界各肋间几乎与胸骨右缘一致，仅第4肋间稍超过胸骨右缘（图2-5-26）。测量各个肋间叩得的浊音界标记点与前正中线的垂直距离（非胸壁的弧线距离）。按图2-5-28中表的格式记录所测定的数据，并标出胸骨中线与左锁骨中线的间距。

（三）心浊音界各部的组成

正常人心脏左界在第2肋间相当于肺动脉段。左第3肋间为左心耳，第4~5肋间为左心室。右界第2肋间相当于升主动脉和上腔静脉，右侧第3肋间以下为右心房。主动脉与左心室交接处向内凹陷，形成心腰。第2肋间以上的部分称为心底，相当于肺动脉和主动脉。心脏下缘由右心室与左心室的心尖部构成（图2-5-29）。

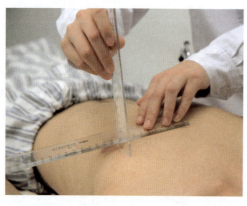

正常成人心相对浊音界		
右界（cm）	肋间	左界（cm）
2～3	2	2～3
2～3	3	3.5～4.5
3～4	4	5.0～6.0
	5	7.0～9.0

（左锁骨中线距前正中线为8～10 cm）

图 2-5-28　心相对浊音界测量

（四）心浊音界改变及其临床意义

心浊音界改变可因心脏本身病变或心脏以外因素的影响而发生变化。

1. 心脏以外因素

（1）一侧大量胸腔积液或气胸可使心界移向健侧，患侧心界可叩不出。

（2）一侧胸膜粘连、增厚与肺不张则使心界移向患侧。

（3）肺气肿时心浊音界变小。

（4）大量腹水或腹腔巨大肿瘤可使横膈抬高、心脏横位，叩诊时心界向左增大。

（5）胃内含气量增多时，Traube 鼓音区扩大，可影响心左下界叩诊。

2. 心脏本身病变

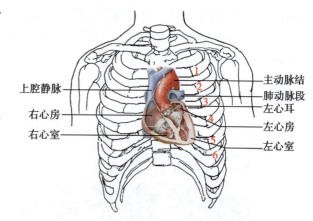

图 2-5-29　心脏重要部位在胸壁的投影

（1）左心房增大：左心房显著增大时，胸骨左缘第 3 肋间心浊音界向左扩大，心腰消失甚至反向膨出。在伴有二尖瓣狭窄时，左心房增大的同时伴有肺动脉高压引起的肺动脉段扩大，使左侧第 3 肋间原心腰部分心浊音界更显丰满膨大，心浊音界外形呈梨形，称为"二尖瓣型"（图 2-5-30）。

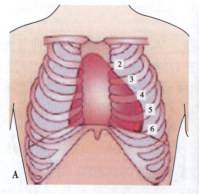
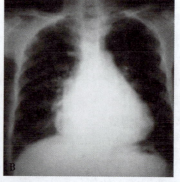

图 2-5-30　二尖瓣狭窄心浊音界
A. 叩诊心界（梨形心）　B. 胸部 X 线片对照

（2）左心室增大：心浊音界向左下扩大，心腰加深，接近直角，使心脏相对浊音界外形呈靴形，称为"主动脉型"（图2-5-31），见于主动脉瓣关闭不全、高血压心脏病等。

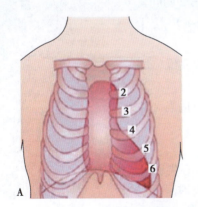 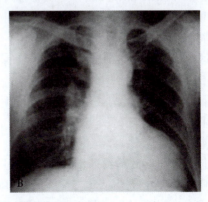

图 2-5-31　主动脉瓣关闭不全心浊音界
A. 叩诊心界（靴形心）　B. 胸部 X 线片对照

（3）右心室增大：轻度增大时仅使绝对浊音界增大，而相对浊音界增大不明显。当右心室显著增大时，心浊音界向两侧扩大；由于心脏同时有顺时钟向转位，左心室向左向后转位，使心界向左扩大明显。右心室增大见于肺源性心脏病等。

（4）左、右心室增大：心浊音界向两侧扩大而且心左界向左下扩大，称"普大型"。常见于扩张型心肌病、重症心肌炎和全心衰竭等。

（5）心包积液：心包积液时心浊音界向两侧扩大，相对浊音界与绝对浊音界几乎相同。心脏浊音界还可随体位变动而变化：坐位时因心包积液的重力关系，浊音界呈三角形烧瓶样，卧位时心底部浊音界明显增宽，心尖部浊音区可缩小，此为心包积液的特有体征，可用来鉴别心包积液和全心扩大。

（6）第1、2肋间浊音界增宽：见于升主动脉瘤、主动脉扩张和胸部甲状腺等。

四、听　　诊

心脏听诊是心血管系统物理诊断中可获取信息最多、最重要的诊断方法。检查内容包括心率、心律、心音、额外心音、杂音和心包摩擦音。听诊应在安静环境下进行，受检者应充分暴露胸部，不可隔着衣服进行心脏听诊。患者多取卧位或坐位，必要时酌情变换体位，如对疑有二尖瓣狭窄者，宜嘱患者取左侧卧位；对疑有主动脉瓣关闭不全者宜取坐位前倾。为更好地听清及辨别心音或杂音，可在深呼气后屏住呼吸听诊。钟型体件适合于听低音调声音，如二尖瓣舒张期隆隆样杂音；膜型体件可滤过部分低音调声音而适用于听高音调声音，如主动脉瓣舒张期叹气样杂音。

（一）心脏瓣膜听诊区

心脏瓣膜的开闭所产生的声波按一定方向传至体表，听诊最清晰的部位称为心脏瓣膜听诊区，简称某瓣膜区。因受血流方向等影响，瓣膜听诊区与其解剖部位不完全一致。临床常用的心脏瓣膜听诊区有五个（图2-5-32），它们分别为：

1. 二尖瓣区（mitral valve area）　位于心尖搏动最强处，又称心尖区。

2. 肺动脉瓣区（pulmonary valve area） 位于胸骨左缘第 2 肋间。

3. 主动脉瓣区（aortic valve area） 位于胸骨右缘第 2 肋间。

4. 主动脉瓣第二听诊区（the second aortic valve area） 位于胸骨左缘第 3 肋间，又称 Erb 区。

5. 三尖瓣区（tricuspid valve area） 位于胸骨下端左缘，即胸骨左缘第 4、5 肋间。

以上这些听诊区在心脏结构或位置发生改变时，可适当调整听诊部位和范围。

（二）听诊顺序

为使听诊能突出重点又不致遗漏，临床多习惯从心尖区开始，逆时针方向顺序听诊：心尖区（二尖瓣区）、肺动脉瓣区、主动脉瓣区、主动脉瓣第二听诊区，最后是三尖瓣区（图 2-5-32）。

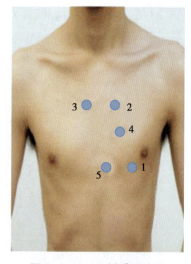

图 2-5-32　心瓣膜听诊区
1. 二尖瓣区　2. 肺动脉瓣区　3. 主动脉瓣区　4. 主动脉瓣第二听诊区　5. 三尖瓣区

（三）听诊内容

听诊内容包括心率、心律、心音、杂音、额外心音和心包摩擦音。

1. 心率（heart rate） 指每分钟的心搏次数。一般在心尖部听诊，计数 1 min。正常成人在安静、清醒的情况下心率范围为 60～100 次 /min，儿童较快，女性稍快，老年人偏慢。婴幼儿多在 100 次 /min 以上。凡成人心率超过 100 次 /min，婴幼儿心率超过 150 次 /min 称为心动过速（tachycardia）。生理因素如运动、紧张、激动、兴奋等可使心率增快大 100～150 次 /min。如心率增快达 160～240 次 /min，则多由室上性心动过速引起。器质性心脏病可发生多种心动过速，如心率持续增快较长时间则可诱发心力衰竭。心率低于 60 次 /min 称为心动过缓（bradycardia）。心动过缓可见于迷走神经张力过高、梗阻性黄疸、颅内压增高、病态窦房结综合征、甲状腺功能减退以及服用某些药物（如 β 受体阻滞剂）等。运动员、长期从事体力劳动者安静时心率也可低于 60 次 /min，但无临床意义。

2. 心律（cardiac rhythm） 指心脏搏动的节律。正常人心律基本规则，有些青少年可出现随呼吸改变的心律，吸气时心率增快，呼气时减慢，称呼吸性窦性心律不齐（respiratory sinus arrhythmia），是因吸气相交感神经系统张力较呼气相增高所致，一般无临床意义。听诊所能发现的最常见的心律失常是期前收缩（premature systole）和心房颤动（atrial fibrillation）。

期前收缩又称过早搏动，是指在规则心律基础上，突然提前出现一次心搏，其后有一较长间歇。根据其发生频率的多少可分为偶发（＜6 次 /min）和频发（≥6 次 /min）。如果期前收缩规律出现，可形成联律，如果每次窦性搏动后出现一次期前收缩，称二联律（bigeminy），每两次窦性搏动后出现一次期前收缩则称为三联律（trigeminy），以此类推。各种器质性心脏病以及生理因素如过度疲劳、大量饮酒或浓茶、精神刺激均可引起期前收缩。单纯听诊不能判断期前收缩的来源，心电图检查可准确判断。

心房颤动（简称房颤）的听诊特点是心律绝对不规则、第一心音强弱不等和脉率少于心率即脉搏短绌（pulse deficit）。房颤时心房肌失去正常规则而有力的收缩，代之以迅速、微弱、不规则的颤动，且这些颤动大部分不能下传致心室，因而使心室收缩极不规则，因心室舒张期长短不一而使心音强弱不等。一些较弱的搏动使心输出量显著下降，不能使周围血管产生搏动或搏动微弱，而发生脉搏短绌。心房颤动见于各种器质性心脏病，如二尖瓣狭窄、高血压、冠心病和甲状腺功能亢进症等，少数原因不明者则称为特发性心房颤动。

3. 心音（heart sound）　心脏像泵一样日夜不停工作，它每收缩和舒张一次构成一个心动周期。正常的心动周期包括心房和心室的协同活动。心室的收缩是推动血流的主要力量，心室舒缩的起止是心动周期的标志。每个时期均伴随着心内压与血管内压、心房与心室容积、心内瓣膜的开启关闭、血流速度的周期变化，驱使血液在血管内沿着一定的方向流动。同时它还伴有心电图、心音图和动静脉搏动等的周期性变化，反映着心脏的功能状态。一旦出现异常，常常可作为诊断心血管疾病的重要依据。了解心动周期的变化规律有重要意义（图2-5-33）。

在每个心动周期中，根据被听到心音出现的先后顺序，依次命名为第一心音（first heart sound，S_1）、第二心音（second heart sound，S_2）、第三心音（third heart sound，S_3）和第四心音（fourth heart sound，S_4）。通常情况下，正常人只能听到第一、第二心音。第三心音可在部分儿童和青少年中闻及。第四心音一般听不到，如听到第四心音，属病理性。

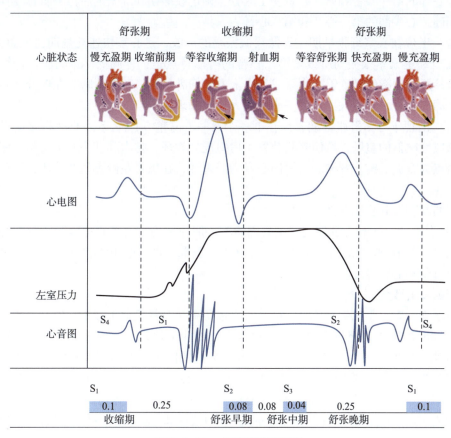

图 2-5-33　心动周期示意图

（1）正常心音

第一心音：第一心音标志着心室收缩的开始，它主要是由于二尖瓣和三尖瓣（主要为二尖瓣）关闭时瓣叶突然拉紧产生的振动所致。第一心音的听诊特点为音调较低钝，音响较响，历时较长（持续约0.1 s），与心尖搏动和颈动脉搏动同时出现，在心尖区最响。

第二心音：第二心音出现在心室的等容舒张期，标志着心室舒张期的开始，它主要是由于主动脉瓣和肺动脉瓣突然关闭时振动所致。第二心音中的主动脉瓣成分称为 A_2，关闭在前，在主动脉瓣区最响，可向颈部、肺动脉瓣区和心尖区传导。第二心音中的肺动脉瓣成分称为 P_2，关闭在后，在肺动脉瓣区最易被听到，它的范围较局限，不传导到主动脉瓣区。第二心音的听诊特点为音调较高，音响较弱，性质清脆，历时较短（约 0.08 s），在心尖搏动后出现，在心底部最响。

听诊心音时首先要正确区分第一和第二心音，由此才能进一步正确判断收缩期和舒张期，确定杂音或额外心音所处的心动周期时相。第一心音和第二心音的辨别要点是：①第一心音音调低而时间长，第二心音则音调较高而时间较短。②第一心音在心尖部最响，第二心音在心底部最响。③第一心音与第二心音的间距较短，而第二心音与第一心音间的时间较长。④第一心音与心尖搏动同时出现，与颈动脉搏动几乎同时出现。一般情况下第一心音和第二心音的辨别并不困难，但在心率加快等某些病理情况下，心脏的舒张期缩短，第一、第二心音的间隔差别不明显，同时音调也不易区别，则需利用心音是否与心尖搏动或颈动脉搏动一致来加以辨别。如仍有困难，可先听心底部即肺动脉瓣区和主动脉瓣区，心底部的第一心音和第二心音易于区分，确定收缩期和舒张期后再将听诊器体件缓慢移向心尖部，进而确定心尖部的第一心音和第二心音。

第三心音：出现在心室舒张早期，为低频低振幅的声波，是心室快速充盈期血流急促冲击室壁，使室壁、乳头肌和腱索紧张振动所致。第三心音的听诊特点是：音调低，音响弱，持续时间短（约 0.04 s），用听诊器钟型胸件轻置于心尖区或其内上方，仰卧位呼气时较清晰。在部分儿童和青少年中可闻及生理性第三心音，若成人出现第三心音则大多属病理性。

第四心音：出现于心室舒张末期，约在下一个第一心音前 0.1 s，系因心房收缩增强时进入心室的血液遇到顺应性减低的室壁，致使瓣膜装置（房室瓣、瓣环、腱索和乳头肌）突然紧张振动。第四心音的听诊特点为音调低钝，音响弱。第四心音为病理性，在患者左侧卧位及使用钟型胸件听诊时较易听清。

（2）心音的改变及其临床意义

1）心音强度改变：影响心音强度的主要因素有心肌收缩力、心室充盈程度（影响心室内压增加的速率），瓣膜位置，瓣膜的结构、活动性等。此外，胸廓厚度、肺组织含气量的多少及心脏与胸壁之间的距离也可影响心音强度。

第一心音强度的改变：

第一心音增强：常见于二尖瓣狭窄。因左心室前负荷（容量负荷）减小，使心室收缩开始时二尖瓣位置低垂，同时由于心室充盈减少，使心室收缩期相应缩短，左室内压上升加速，造成瓣膜关闭幅度大、速度快，导致第一心音亢进。但二尖瓣狭窄如果伴有严重的瓣叶病变，瓣叶显著纤维化或钙化，使瓣叶增厚、僵硬，瓣膜活动明显受限，则第一心音反而减弱。在心肌收缩力增强和心动过速时，如精神紧张、体力活动、严重贫血、高热、甲状腺功能亢进等情况下第一心音均可增强。完全性房室传导阻滞时房室分离，当心房、心室几乎同时收缩时第一心音明显增强，故又称"大炮音"（cannon sound）。

第一心音减弱：当左心室前负荷（容量负荷）过高时，过度充盈的左室使二尖瓣飘浮到较高位置，二尖瓣处于半关闭状态，关闭时振幅小，因而第一心音减弱。临床见于二尖瓣关闭不全，主动脉瓣关闭不全和一度房室传导阻滞等。当心肌收缩力减弱时如心肌炎、心肌病、心肌梗死或心力衰竭时，第一心音亦相应减弱。

第一心音强弱不等：心房颤动时因每个心动周期长短不等，心室充盈程度不等，二尖瓣位置高低不等，致使第一心音强弱不等。完全性房室传导阻滞时，完全性房室分离，心室收缩距其前的心房收缩时间长短不等，使心室充盈程度各不相等，致使第一心音强弱不等。

第二心音强度的改变：主动脉、肺动脉半月瓣的活动度与完整性、体肺循环阻力大小和主肺动脉内压力高低决定着第二心音的强度。第二心音有两个主要部分：主动脉瓣部分（A_2）和肺动脉瓣部分（P_2），通常 A_2 在主动脉瓣区最清楚，P_2 在肺动脉瓣区最清晰。一般情况下，青少年 $P_2 > A_2$，成年人 $P_2 = A_2$，而老年人 $P_2 < A_2$。

第二心音增强：体循环阻力增大，主动脉内压增高时，主动脉瓣关闭有力，振动大，可在主动脉瓣区听到亢进的第二心音，亢进的第二心音还可向心尖及肺动脉瓣区传导，常见于高血压、主动脉硬化等疾病。肺循环阻力增大、肺动脉高压时，常在肺动脉瓣区听到亢进的第二心音，并可向胸骨左缘第 3 肋间传导，但不向心尖传导，常见于肺心病、二尖瓣狭窄伴肺动脉高压、左心衰竭和左向右分流的先天性心脏病等。

第二心音减弱：体循环、肺循环压力减低、阻力减小时可分别导致第二心音的 A_2 或 P_2 减弱，见于低血压、主动脉瓣或肺动脉瓣狭窄等疾病。

2）心音性质改变：心肌严重病变时，第一心音失去原有性质，且第一心音和第二心音同时减弱且性质极相似，形成"单音律"（monotone rhythm）。当心率明显增快，致收缩期和舒张期时限相近时，可听到类似钟摆声，故又称"钟摆律"（pendular rhythm）或"胎心律"（embryocardia rhythm），提示病情重笃，见于大面积急性心肌梗死或重症心肌炎等。

3）心音分裂（splitting of heart sounds）：正常生理条件下，心室收缩与舒张时两个房室瓣与两个半月瓣的关闭并不同步，两者之间分别相差 0.02 ~ 0.03 s，上述时间差不能被人耳分辨，听诊仍为单一的声音。当第一心音或第二心音的两个主要成分之间的间距延长，导致听诊闻及一个心音分解为两个声音的现象称心音分裂。

第一心音分裂：当左、右心室收缩明显不同步时，三尖瓣较二尖瓣关闭延迟 > 0.03 s 时，可出现第一心音分裂，在心尖或胸骨左下缘可闻及第一心音分裂。当左、右心室收缩明显不同步时右心室排血量较左心室排血量高时（由左向右分流、肺动脉高压等）或完全性右束支传导阻滞时，可出现病理性第一心音分裂。第一心音分裂一般并不因呼吸而有变化。

第二心音分裂：临床上较常见，以肺动脉瓣区明显。见于下列情况（图 2-5-34）：

生理性分裂（physiologic splitting）：在深吸气末时因胸腔负压增大，腔静脉向右心血液回流增加，右心室排血时间延长，使肺动脉瓣关闭延迟，在深吸气时如肺动脉瓣关闭明显迟于主动脉瓣关闭，则可出现第二心音分裂，即 A_2 和 P_2 被分别听到，尤其是在青少年更常见。

通常分裂（general splitting）：是临床上最为常见的 S_2 分裂，也受呼吸影响，见于右心室排血时间明显延长致肺动脉瓣延迟关闭，如完全性右束支传导阻滞、肺动脉瓣狭窄、二尖瓣狭窄等；或左心室排血时间明显缩短，致主动脉瓣提前关闭，如二尖瓣关闭不全、室间隔缺损等。

固定分裂（fixed splitting）：指第二心音分裂程度几乎不受吸气、呼气相等影响，第二心音分裂的两个成分时距较固定。可见于先天性房间隔缺损，当患者吸气时腔静脉回流至右心血量增多，但同时右心充盈过度使左向右的分流减少抵消了吸气导致的

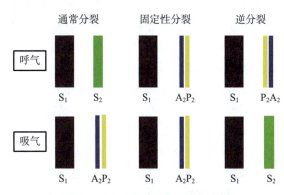

图 2-5-34　第二心音分裂示意图

A_2：第二心音主动脉瓣成分　P_2：第二心音肺动脉瓣成分

右心血流增加的改变；呼气时腔静脉回心血量减少，但左向右的分流增多使右心血流仍然增加，排血时间延长，肺动脉瓣关闭仍明显延迟，结果是分裂的时距不因呼吸而改变。

反常分裂（paradoxical splitting）：又称逆分裂（reversed splitting），指主动脉瓣关闭反常地迟于肺动脉瓣，吸气时分裂变窄，呼气时变宽。S_2 逆分裂是病理性体征，见于完全性左束支传导阻滞。重度高血压或主动脉瓣狭窄者，左心室排血时间明显延长时，也可闻及 S_2 逆分裂。

4. 额外心音（extra cardiac sound） 是指除原有的第一、第二心音外，额外出现的病理性附加心音，多数情况下出现在第二心音之后即舒张期，与原有的第一、第二心音构成三音律（triple rhythm），如奔马律、开瓣音和心包叩击音等；也可出现在第一心音之后即收缩期，如收缩期喷射音。少数可出现两个附加心音，则构成四音律（quadruple rhythm）。

（1）舒张期额外心音

1）奔马律（gallop rhythm）：是一种发生在舒张期的额外心音构成的三音心律，由于同时常存在的心率增快，额外心音与原有的第一、第二心音组成类似马奔跑时的蹄声，故称奔马律。奔马律是心肌严重损害的体征。根据出现时间的不同，奔马律可分三种：

舒张早期奔马律（proto-diastolic gallop）：临床最为常见，出现在舒张早期，是一短促低调的额外音。当心室前负荷过重且心肌病变使心室壁顺应性减退时，由心室舒张中期血液快速充盈导致僵硬壁振动产生，故也称室性奔马律（ventricular gallop）。其出现时间和发生机制与第三心音相似，故又称第三心音奔马律。它与生理性第三心音的主要区别是：①生理性第三心音可见于健康人，尤其是儿童和青少年，舒张期奔马律见于器质性心脏病；②生理性第三心音在心率缓慢时易听到，舒张期奔马律常心率大于 100 次 /min；③第三心音与第二心音的间距短于第一心音与第二心音的间距，舒张期奔马律则 3 个心音间距大致相同；④第三心音左侧卧位及呼气末明显，取坐位或立位时第三心音可消失，舒张早期奔马律则不受体位的影响。根据舒张早期奔马律不同来源又可分为左室奔马律与右室奔马律，以左室奔马律占多数。左室奔马律用钟型胸件轻置于心尖区或其内侧时易于闻及，特别在患者轻微活动后立即左侧卧位时更易听清楚。右室奔马律则在剑突下或胸骨左缘第 5 肋间，吸气时响亮。舒张早期奔马律的出现，提示有严重器质性心脏病，如心力衰竭、急性心肌梗死、扩张性心肌病、重症心肌炎等，是心肌严重受损的重要体征之一。经治疗后，随心功能的好转，奔马律可消失。临床上奔马律的消失，可作为病情好转的标志之一。

舒张晚期奔马律（late diastolic gallop）：又称收缩期前奔马律或房性奔马律（atrial gallop），发生于第四心音出现的时间，为增强的第四心音。该奔马律是由于心室舒张末期压力增高或顺应性减退，心房代偿性加强收缩，使心室舒张末期血液冲击僵硬的室壁，使其振动所产生的异常心房音。多见于心室后负荷过重引起心室肥厚的心脏病，如高血压心脏病、肥厚型心肌病、主动脉瓣狭窄等。听诊特点为音调较低，强度较弱，距第二心音较远，较接近第一心音（在第一心音前约 0.1 s），在心尖部稍内侧听诊最清楚。

重叠型奔马律（summation gallop）：为舒张早期和晚期奔马律在心动过速或房室传导时间延长时，在心室舒张中期重叠出现，产生一个较响亮的额外音。当心率较慢时，两种奔马律可没有重叠，则听诊为 4 个心音，称舒张期四音律，常见于心肌病、左心衰竭、右心衰竭伴心动过速者。

2）开瓣音（opening snap）：又称二尖瓣开放拍击声，是在二尖瓣狭窄而瓣膜弹性及活动度尚好时，在第二心音后闻及高调、响亮、短促、清脆的额外心音，在心尖部及其内上方较清楚，呼气时增强。其成因是舒张早期血液自左心房通过狭窄二尖瓣口急速流入左心室，二尖瓣突然开放后又突然停止导致瓣膜振动所致。当瓣膜病变严重粘连、硬化、钙化或伴有二尖瓣关闭不全时则不能再闻及开瓣音。开瓣音的存在可作为二尖瓣瓣叶弹性及活动尚好的间接指标，是二尖瓣分离术适应证的重要参考条件。

3）心包叩击音（pericardial knock）：缩窄性心包炎者因心包粘连增厚、缩窄，严重限制心室舒张，致使舒张早期快速充盈阶段室壁扩张骤然停止，其振动产生的中频、较响而短促的额外心音。此额外音在第二心音后 0.09 ~ 0.12 s 出现，在心尖区和胸骨下段左缘易听到。

4）肿瘤扑落音（tumor plop）：左房黏液瘤者在心尖区或其内侧胸骨左缘第 3、4 肋间，可闻及一音调较低的额外音，在第一心音后 0.08 ~ 0.12 s 出现。其成因为舒张期瘤体碰撞房、室壁和瓣膜以及瘤蒂突然拉紧导致的振动所致。肿瘤扑落音可随体位而改变。

（2）收缩期额外心音：心脏在收缩期也可出现额外心音，可分别发生于收缩早期或中、晚期，其临床意义较小。

1）收缩早期喷射音（early systolic ejection sound）：又称收缩早期喀喇音（early systolic ejection click），是仅接于第一心音的高调、短促、清脆、爆裂样额外音，在心底部听诊最清楚。在正常心脏心室收缩时，血液被喷射到主动脉、肺动脉时所产生的振动很弱不能闻及。而当主动脉或肺动脉内压增高或扩张时，扩大的主动脉或肺动脉在心室射血时动脉壁振动，以及在主、肺动脉阻力增高的情况下半月瓣瓣叶用力开启，或狭窄的瓣叶在开启时突然受限产生振动则可被听到，形成收缩早期喷射音。根据发生部位可分为主动脉收缩期喷射音和肺动脉收缩期喷射音。①主动脉收缩期喷射音：在胸骨右缘第 2、3 肋间最响，可向心尖传导，不受呼吸影响。见于高血压、主动脉瓣狭窄、主动脉瘤、主动脉瓣关闭不全等。当瓣膜钙化和活动减弱时，此喷射音可消失。②肺动脉收缩期喷射音：在胸骨左缘第 2、3 肋间最响，不向心尖传导，呼气时增强，吸气时减弱或消失。见于肺动脉高压、原发性肺动脉扩张、轻中度肺动脉瓣狭窄、房间隔缺损、室间隔缺损和动脉导管未闭等。

2）收缩中、晚期喀喇音（mid and late systolic click）：喀喇音出现在第一心音后 0.08 s 者称收缩中期喀喇音，0.08 s 以上者为收缩晚期喀喇音，是一种高调、短促、清脆，如关门落锁的 Ka-Ta 样声音，在心尖区及其稍内侧最清楚，改变体位可使喀喇音发生改变。其发生机制为：黏液样变性的二尖瓣伴腱索延长，在收缩晚期松弛的瓣膜脱入左心房，引起瓣叶或腱索被突然拉紧振动所致。临床称为二尖瓣脱垂（mitral valve prolapse），因半数以上二尖瓣脱垂合并二尖瓣关闭不全，故可伴有收缩晚期杂音。收缩中、晚期喀喇音合并收缩晚期杂音也称二尖瓣脱垂综合征。

（3）医源性额外音：由于心血管病治疗技术的发展，人工器材植入心脏，可导致额外心音。常见的主要有两种：人工心脏瓣膜音和人工心脏起搏音。

人工心脏瓣膜（artificial heart valve）音：在人工机械瓣置换术后，可产生瓣膜开关时碰撞金属支架所产生的喀喇音，为高调、短促、响亮的金属乐音。人工二尖瓣关瓣音在心尖部最响而开瓣音在胸骨左下缘最明显。人工主动脉瓣开瓣音在心底及心尖部均可听到，而关瓣音则仅在心底部闻及。

人工心脏起搏（artificial pacemaker）音：安置起搏器后有可能出现两种额外音：①起搏音：为起搏电极发放的脉冲电流刺激心内膜或心外膜电极附近的神经组织，引起局部肌肉收缩和起搏电极导管在心腔内摆动引起的振动所致。发生在第一心音前 0.08 ~ 0.12 s 处，为高频、短促、带喀喇音性质。在心尖内侧或胸骨左下缘最清楚。②膈肌音：发生在第一心音之前，伴上腹部肌肉收缩，为起搏电极发放的脉冲电流刺激膈肌或膈神经引起膈肌收缩所产生。

5. 心脏杂音（cardiac murmurs）　心音和额外心音均是频率有规律变化的乐音。心脏杂音是在心音和额外心音之外，一种不同频率、不同强度、持续时间较长的噪音。杂音性质的判断对于心脏病的诊断具有重要的参考价值。

（1）杂音产生的机制：正常情况下血液在心血管腔内呈层流（laminar flow）状态，不产生杂音。当在某些病理生理状况下血流从层流转变为湍流（turbulent flow）或涡流（vortex flow）冲击心壁、瓣膜、腱索以及大血管壁发生不规则的振动而产生杂音（图 2-5-35）。

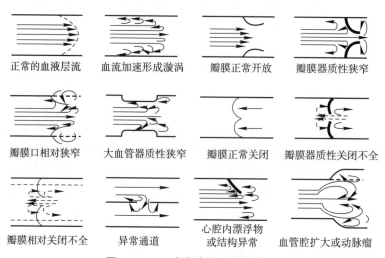

正常的血液层流　　血流加速形成漩涡　　瓣膜正常开放　　瓣膜器质性狭窄

瓣膜口相对狭窄　　大血管器质性狭窄　　瓣膜正常关闭　　瓣膜器质性关闭不全

瓣膜相对关闭不全　　异常通道　　心腔内漂浮物或结构异常　　血管腔扩大或动脉瘤

图 2-5-35　杂音产生机制示意图

1）血流加速：血液和所有其他流体一样，流动速度越快，就越容易产生旋涡，杂音也越响。例如剧烈运动后、严重贫血、甲状腺功能亢进、高热等高动力循环状态，血流明显加速时，即使没有瓣膜或血管病变也可产生杂音，或使原有杂音增强。

2）瓣膜或大动脉狭窄：血流通过狭窄处会产生湍流而形成杂音，是形成杂音的常见原因。如二尖瓣狭窄、肺动脉瓣狭窄、主动脉瓣狭窄、先天性主动脉缩窄等。此外，也可由于心腔扩大或大血管扩张导致的瓣口相对狭窄，血流通过时也可产生旋涡，形成湍流而出现杂音。

3）瓣膜关闭不全：由于心脏瓣膜关闭不全或心腔扩大导致的相对性关闭不全，血液反流经过关闭不全的部位会产生旋涡而出现杂音，也是产生杂音的常见原因。如主动脉瓣关闭不全的主动脉瓣区舒张期杂音、高血压心脏病左心室扩大导致的二尖瓣相对关闭不全的心尖区收缩期杂音等。

4）异常血流通道：在心腔内或大血管间存在异常通道，血流经过这些异常通道时会形成旋涡而产生杂音，如室间隔缺损、动脉导管未闭、动静脉瘘等。

5）心腔内漂浮物或异常结构：心室内乳头肌、腱索断裂的残端或带蒂的赘生物、血栓等在心腔内漂浮，均可干扰血流产生湍流。

6）大血管瘤样扩张：血液在正常血管腔流入明显扩张的管腔时，可产生湍流，如主动脉瘤。

（2）杂音的特性与听诊要点：杂音的听诊有一定的难度，应根据以下要点仔细、专心、全面听诊，判断其临床意义。

1）最响部位：杂音最响部位常与病变部位有关。通常杂音在某瓣膜听诊区最响，则提示该部位有病变，如杂音在心尖区、主动脉瓣区或肺动脉瓣区最响，分别提示二尖瓣、主动脉瓣或肺动脉瓣病变，除瓣膜病变外，心脏其他病变及心脏附近大血管的病变所产生的杂音，也有相对应的听诊部位。如室间隔缺损产生收缩期杂音在胸骨左缘第 3、4 肋间最强。先天性主动脉缩窄的收缩期杂音在背部肩胛间区听得最清楚。

2）时期：不同时期的杂音反映不同的病变。发生在第一与第二心音之间的杂音，称为收缩期杂音（systolic murmur，SM）。发生在第二心音与下一个第一心音之间的杂音，称为舒张期杂音（diastolic murmur，DM）。在收缩期与舒张期分别出现的两个杂音，称为双期杂音。在收缩期与舒张期不间断的一个杂音，称为连续性杂音（continuous murmur）。如二尖瓣狭窄同时又有关闭不全时可在心尖部闻及双期杂音。根据杂音在收缩期或舒张期出现的早晚、持续时间的长短，又进一步分为早期、中期、晚期或全期杂音。如主动脉瓣或肺动脉瓣狭窄的杂音常为收缩中期杂音；主动脉瓣关闭不全的杂音为舒张全期杂音，可持续至第一心音；二尖瓣器质性狭窄的杂音常为舒张中晚期杂音；二尖瓣关闭不全的杂音占据整个收缩期，甚至可遮盖第一心音，为全期杂音。临床上舒张期及连续性杂音均为病理性；而收缩期杂音则有病理性和生理性两种可能，必须根据其强度、性质等进一步分析。

3）性质：根据杂音音调、音色的不同，临床常用柔和、粗糙、吹风样、叹气样（哈气样）、隆隆样（滚筒样、雷鸣样）、机器样、喷射样、乐音样和鸟鸣样等来形容描记。不同性质的杂音，反映不同的病理改变。杂音的频率常与形成杂音的血流速度成正比，心血管腔狭窄所致的杂音多为低调性，而瓣膜关闭不全所致的反流性杂音多为高调性。器质性杂音多较粗糙，而功能性杂音多较柔和。临床上可根据杂音的性质推断不同的病变。如心尖区舒张期隆隆样杂音，提示二尖瓣狭窄；心尖区粗糙的吹风样全收缩期杂音，见于二尖瓣关闭不全；心尖区柔和而高调的吹风样杂音，则多为功能性杂音；主动脉瓣第二听诊区舒张期叹气样杂音，为主动脉瓣关闭不全等。乐音样杂音为高调具有音乐性质的杂音，多由于乳头肌或腱索断裂、瓣膜穿孔所致，见于感染性心内膜炎等。随着疾病的发展，杂音的性质也可发生变化，如在短时间内杂音的性质发生了变化，则提示为感染性心内膜炎。

4）强度：杂音的强度取决于血流速度、狭窄程度、瓣膜关闭不全的程度、压力阶差、心肌收缩力、血液反流量、分流量等因素。血流速度增快时杂音可增强；狭窄越重，杂音越强，当狭窄严重到仅能通过极少量血流时，杂音反而减弱或消失。狭窄两侧压力差越大，杂音越强。因舒张期杂音具有明确的临床意义，故仅区分为轻、中、重度三级即可。而收缩期杂音则根据Levine分级法细分为六级：

1级 极轻很柔和，占时很短，在非常安静环境仔细听诊时才能听到。

2级 轻度、较容易到。

3级 中度，较明显，容易听到。

4级 响亮。

5级 很响，有震耳的感觉，只需将听诊器胸件一侧边缘接触胸壁即可听到。

6级 极响，听诊器胸件靠近而不接触胸壁亦可听到。

杂音强度具体描述方法是：以杂音的响度分级为分子，以6为分母表示六级分类法，分别记录为1/6、2/6、3/6、4/6、5/6和6/6级。如杂音强度为3级，则记录为3/6级杂音。一般认为>3/6级收缩期杂音多为病理性，而1/6、2/6级多为功能性，无病理意义。>3/6级杂音在触诊时常可发现震颤，震颤越明显，杂音也越响亮。一般血流通过狭窄口和异常通道的杂音容易产生震颤，反流性杂音往往不伴震颤。

杂音强度有多种变化类型，在心音图上可显示一定形态，常见的杂音形态有5种（图2-5-36）：①递增型杂音（crescendo murmur）：杂音开始时较弱而渐增强，如二尖瓣狭窄的舒张期隆隆样杂音。②递减型杂音（decrescendo murmur）：杂音开始时较强而渐减弱，如主动脉瓣关闭不全时的舒张期叹气样杂音。③递增-递减型杂音（crescendo-decrescendo murmur）：又称菱形杂音，即杂音开始时弱渐增强后又渐减弱，如主动脉瓣狭窄的收缩期杂音。④连续性杂音：杂音由收缩期开始，逐渐增强，高峰在第二心音处，在舒张期逐渐减弱，直到下一心动的第一心音前消失，其形态为跨越收缩期和舒张期的大菱形杂音，菱峰位于第二心音处，如动脉导管未闭的连续性杂音。⑤一贯型杂音（plateau murmur）：杂音强度始终基本不变，如二尖瓣关闭不全的全收缩期杂音。

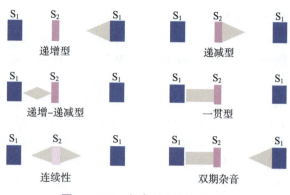

图 2-5-36　各类型心杂音示意图

5）传导：杂音常沿着产生杂音的血流方向传导，也可借周围组织向四周传导。因杂音的来源不同，听诊的最强部位和传导方向均有所不同。听诊时应先找出杂音的最响部位，再寻找其传导方向，并确定其范围。借此可有助于判断杂音的来源和病变性质。

二尖瓣关闭不全时血流从左心室向左心房方向反流，故杂音多向左腋下或左肩胛下区传导；而二尖瓣狭窄时血流由左心房流向左心室受阻，因此所产生的舒张期杂音则局限于心尖部。主动脉瓣狭窄的杂音沿血流方向可传导到颈部、胸骨上窝；主动脉瓣关闭不全的舒张期杂音多沿胸骨左缘下传并可到达心尖区。由于经肺动脉瓣的血流进入肺循环后血流速度较慢，因此肺动脉瓣狭窄的收缩期杂音虽可向周围传导，但范围较局限，不能传导到颈部；肺动脉瓣关闭不全的舒张期杂音向下传导的距离也较短，仅可传导到第三、四肋间处，但右心室扩大显著时亦可传导至心尖部。三尖瓣关闭不全时的收缩期杂音可传至心尖部；三尖瓣狭窄很少见，其杂音亦可传导至心尖部。

由于许多杂音具有传导性，因此在心脏任何听诊区听到的杂音除考虑相应的瓣膜病变外，还应考虑是否由其他部位杂音传导所致。一般杂音随着传导距离的增大，其声音将变得越弱，但性质始终保持不变。检查者可将听诊器自某一听诊区逐渐移向另一听诊区，若杂音逐渐减弱，只在某一听诊区最响，则可能仅是这一听诊区相应的瓣膜或部位有病变，其他听诊区的杂音是传导而来的。若移动时，杂音先逐渐减弱，而移近另一听诊区时杂音有增强且性质不相同，应考虑两个瓣膜或部位均有病变。

6）体位、呼吸和运动对杂音的影响：体位改变、运动、深呼气或吸气、屏气等生理动作，可导致回心血量、血液分布以及血流速度等改变，致使某些杂音增强或减弱，有助于对杂音临床意义的判断。①体位改变：受检者取卧位时，回心血量增多，通过各瓣膜口血流量增多，常使瓣膜狭窄和关闭不全的杂音增强，如左侧卧位可使二尖瓣狭窄的舒张期隆隆样杂音更明显。从卧位迅速站立时，瞬间回心血量减少，从而使二尖瓣、三尖瓣、主动脉瓣关闭不全及肺动脉瓣狭窄与关闭不全的杂音均减轻，而梗阻性肥厚型心肌病左室流出道狭窄加重，使胸骨左缘第3、4肋间收缩期粗糙杂音增强。前倾坐位时，主动脉瓣关闭不全瓣口反流量增多，使舒张期叹气样杂音增强。②呼吸影响：深吸气时，胸腔负压增加，回心血量增加，右心室排血量增多，从而使与之相关的杂音增强，如三尖瓣或肺动脉瓣狭窄与关闭不全。深呼气时，特别是呼气末屏气并做呼气动作（Valsalva动作）时，胸腔压力增高，腔静脉回心血量减少，经瓣膜产生的杂音一般都减轻，而梗阻性肥厚型心肌病的杂音则增强。③运动：使心率增快，心搏增强，在一定的心率范围内可使杂音增强。

（3）杂音的临床意义：心脏杂音是物理诊断中重要体征之一，对心血管疾病的诊断与鉴别诊断有重要价值。但闻及杂音不一定患有心脏病，甚至可以没有任何疾病；而有些心脏病也可无心脏杂音。心脏杂音的分类命名较繁杂，如根据产生杂音的心脏部位是否有器质性病变，杂音可分为器质性杂音与功能性杂音；根据杂音的临床意义，有些杂音提示受检者患有疾病，称为病理性杂音。有些杂音出现在正常健康人，称为生理性杂音或无害性杂音。器质性杂音是指杂音产生部位有器质性病变存在，而功能性杂音包括：①生理性杂音；②全身性疾病造成的血流加速产生的杂音（如甲状腺功能亢进、严重贫血等）；③相对性杂音：有心脏病理意义的相对性关闭不全或狭窄引起的杂音。相对性杂音与器质性杂音又可合称为病理性杂音。舒张期杂音绝大多数为器质性杂音，因此仅将收缩期杂音分为功能性和器质性杂音。收缩期生理性与器质性杂音的鉴别如表2-5-1。

表 2-5-1　收缩期生理性与器质性杂音的鉴别要点

鉴别要点	生理性	器质性
年龄	儿童或青少年多见	不确定
部位	胸骨左缘、心尖部	不确定
性质	柔和，吹风样	粗糙，多种性质
持续时间	短促	较长，可持续至全收缩期
强度	1/6 或 2/6 级	3/6 级或以上
震颤	无	常伴有震颤
传导	局限，无传导或传导不远	沿血流方向传导
心音、脉搏	正常	可能有异常
心脏大小	正常	可能增大
心脏形态	正常	可能有异常
心电图	正常	可能有异常

临床常见杂音的分类和临床意义（图2-5-37）分述如下：

1）收缩期杂音

二尖瓣区：①器质性杂音：见于风湿性心脏病二尖瓣关闭不全、二尖瓣脱垂综合征等。杂音高调、性质粗糙、吹风样，强度多≥3/6级，持续时间长，可为持续全收缩期、甚至遮盖第一心音，并可向心前区及左腋下广泛传导。②相对性杂音：见于冠心病、高血压心脏病、扩张型心肌病等。左心室腔扩大及房室瓣环扩大可导致二尖瓣相对关闭不全，出现反流性杂音。特点为较柔和的吹风样杂音，左室缩小后杂音可减弱。③心外因素性杂音：包括生理性（如运动、妊娠）和病理性（如发热、贫血、甲状腺功能亢进等）因素，使血液流速加快所致。杂音为柔和、吹风样、时限短、强度＜3/6

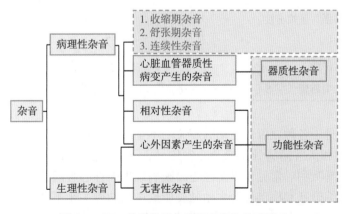

图 2-5-37　临床常见杂音的分类和临床意义

级，不传导。当心外因素解除后，杂音也随之消失。

主动脉瓣区：①器质性杂音：见于多种原因所致的主动脉瓣狭窄。特点为粗糙喷射性或吹风样收缩中期杂音，性质粗糙，向颈部等处传导，常伴有震颤，多伴 A_2 减弱。②相对性杂音：见于高血压、主动脉粥样硬化等。当升主动脉扩张时，产生柔和、吹风样杂音，常伴 A_2 亢进。

肺动脉瓣区：①器质性杂音：见于肺动脉瓣狭窄。特点为收缩中期喷射性杂音，性质粗糙、强度 $\geq 3/6$ 级，常伴有震颤，且 P_2 减弱。②相对性杂音：见于二尖瓣狭窄、先天性心脏病房间隔缺损等。肺循环血量明显增多或肺动脉高压，导致肺动脉扩张，使肺动脉瓣相对狭窄，产生较柔和的杂音，伴 P_2 增强。③生理性杂音：多见于青少年及儿童，特点为呈柔和、吹风样杂音，强度在 2/6 级以下，时限较短。

三尖瓣区：①器质性杂音：极少见，特点类似于器质性二尖瓣关闭不全，但不向腋下传导。可伴颈静脉和肝收缩期搏动。②相对性杂音：多见于肺心病、二尖瓣狭窄等患者，因右心室腔扩大导致三尖瓣相对关闭不全，出现反流性杂音，其特点为柔和、吹风样，吸气时增强，强度多在 3/6 级以下，可向心尖部传导，随病情好转、心腔缩小可减弱或消失。需注意与二尖瓣关闭不全的杂音鉴别。

其他部位：室间隔缺损在胸骨左缘第 3、4 肋间常出现粗糙响亮的收缩期杂音，并伴震颤，有时呈喷射性。梗阻性肥厚型心肌病在胸骨左缘第 3、4 肋间常出现粗糙响亮的收缩期杂音。

2）舒张期杂音

二尖瓣区：①器质性杂音：主要见于风湿性心脏病二尖瓣狭窄，特点为心尖部舒张中、晚期隆隆样、递增型杂音，音调较低，局限于心尖部，平卧或左侧卧位易闻及，常伴舒张期震颤及第一心音亢进或开瓣音。②相对性杂音：见于主动脉瓣关闭不全引起的相对性二尖瓣狭窄。当左心室舒张时主动脉瓣重度反流，使左心室内容量急剧增多，导致二尖瓣处于半关闭状态，产生相对狭窄性杂音，称为 Austin Flint 杂音。其特点为舒张早中期隆隆样递减型杂音，性质柔和，不伴有震颤和第一心音亢进。应注意与器质性二尖瓣狭窄的杂音鉴别。两类杂音鉴别如表 2-5-2。

表 2-5-2　二尖瓣区舒张期器质性与相对性杂音的鉴别

鉴别要点	器质性	相对性
时期	舒张中、晚期，递增型	舒张中期，递减型
杂音性质	粗糙、隆隆样	柔和、隆隆样
震颤	常伴震颤	无震颤
第一心音	常增强，呈拍击性	常减弱
开瓣音	可有	无
心律	常有房颤	常为窦性
X 线心影	呈二尖瓣型"梨形心"，右室、左房肥大	主动脉型"靴形心"，左室肥大，心腰明显

主动脉瓣区：主要见于各种原因的主动脉瓣关闭不全所致的器质性杂音。杂音为舒张早期叹气样的递减型杂音，音调柔和，常向胸骨左缘及心尖传导，于主动脉瓣第二听诊区听诊较清楚、前倾坐位、深呼气后屏气时更易听到。常见于风湿性心瓣膜病或先天性心脏病的主动脉瓣关闭不全、特发性主动脉瓣脱垂、Marfan 综合征和梅毒性升主动脉炎所致主动脉瓣关闭不全等。

肺动脉瓣区：绝大多数为相对性，器质性病变引起者极少，肺动脉扩张时半月瓣相对关闭不全。

杂音呈吹风样、递减型，音调柔和，较局限，于吸气末增强，常合并 P$_2$ 亢进，称为 Graham Steell 杂音。常见于二尖瓣狭窄伴明显肺动脉高压。

三尖瓣区：局限于胸骨左缘第 4、5 肋间，舒张期低调隆隆样杂音，深吸气末杂音增强，为器质性三尖瓣狭窄所致，极为少见。

3）连续性杂音（continuous murmur）：先天性心脏病动脉导管未闭患者存在连续性心血管腔左向右分流，在肺动脉瓣区及其附近可闻及连续性杂音。其性质粗糙、响亮似机器转动样，故又称为机器样杂音（machinery murmur，Gibson 杂音）。杂音持续于整个收缩与舒张期，先呈递增型，至收缩晚期达高峰，此后在舒张期递减，掩盖第二心音，常伴有震颤。此外，先天性心脏病主肺动脉间隔缺损也可有类似杂音，但位置偏内下，在胸骨左缘第 3 肋间最响。冠状动静脉瘘、冠状动脉窦瘤破裂也可出现连续性杂音，但前者杂音较柔和，后者有冠状动脉窦瘤破裂的急性病史。

6. 心包摩擦音（pericardial friction sound）　指心包脏层与壁层之间由于生物性或理化因素致纤维蛋白沉积而粗糙，导致在心脏搏动时产生摩擦而出现的声音。心包摩擦音音质调高而粗糙、搔抓样，类似纸张摩擦的声音，与心搏一致，收缩期与舒张期均可听到或仅在收缩期易听到。于胸骨左缘第3、4 肋间（心脏前无肺遮盖的裸区）最清楚，坐位前倾及呼气末更明显。屏气时摩擦音仍存在，可据此与胸膜摩擦音相鉴别。见于各种感染性心包炎及急性心肌梗死、心脏损伤后综合征、尿毒症和系统性红斑狼疮等非感染性情况。当心包腔有一定积液量后，摩擦音可消失。

第八节　血管检查

血管检查包括脉搏、血压、血管杂音和周围血管征等。认真、仔细的心血管检查可为临床疾病的诊断提供有价值的依据。

一、脉搏

检查脉搏主要用触诊，检查时习惯上先检查桡动脉，必要时也可选择耳前动脉、肱动脉、股动脉、腘动脉、颈动脉及足背动脉等检查。当患者心搏微弱或骤停时应检查近心大动脉如颈动脉。检查时用示指、中指、环指的指腹平放于受检者腕关节近端的桡动脉处，需双侧对比检查，在生理情况下两侧几无差异（图 2-5-38）。在某些疾病，如主动脉缩窄和无脉性多发性大动脉炎时，两侧脉搏可明显不同。检查脉搏时应注意脉搏脉率、节律、紧张度和动脉壁弹性、强弱和波形变化。

（一）脉率

脉率即脉搏的速率，其影响因素类似于心率。通常脉率与心率一致，但在某些心律失常时如心房颤动和频发期前收缩时，由于部分心搏的搏出量显著下降，不能使周围动脉产生搏动或搏动较弱不能察觉，发生少于心率的情况，称脉搏短绌。

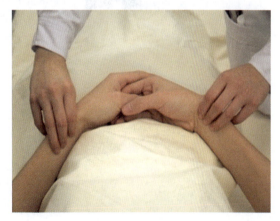

图 2-5-38　脉搏检查

（二）脉律

脉搏的节律反映左心室的节律。正常人脉搏规则。许多心律失常可表现为脉律异常，如期前收缩呈二联律、三联律者相应出现二联脉、三联脉；二度窦房或房室传导阻滞者，有些心房激动不能下传至心室，使心搏脱落，脉搏也相应脱漏，称为脱落脉（dropped pulse）；心房颤动时脉律绝对不规则，可出现脉短绌。

（三）紧张度与动脉壁状态

脉搏的紧张度与动脉硬化的程度有关，通常用三指触诊法检查。检查时将近端手指指腹置于桡动脉上，逐渐加压阻断血流，使远心端手指触不到脉搏，通过施加压力的大小及感觉的血管壁弹性状态判断脉搏紧张度。如所触及的动脉呈条索状、迂曲或结节状、硬度增加而弹性减弱，则提示动脉硬化。

（四）强弱

脉搏的强弱取决于心搏量、脉压和外周血管阻力。心搏量大、脉压大、外周阻力低时，脉搏强、振幅大，见于甲状腺功能亢进、高热以及主动脉瓣关闭不全等。心搏量小、脉压小和外围阻力高时，脉搏弱、振幅低，见于休克、心力衰竭、主动脉瓣狭窄以及重度二尖瓣狭窄等。

（五）脉波

脉搏波形最好用无创性脉波描记仪作描记（图2-5-39），但手指触诊时可根据动脉内压力变化情况作出粗略估计。仔细地触诊动脉可发现各种脉波异常的脉搏，有助于心血管疾病的诊断。

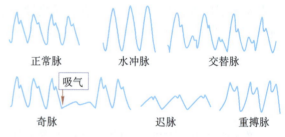

图 2-5-39　各种脉波波形

1. 正常脉波　由升支、波峰和降支三部分组成。升支发生在左室收缩早期，由左室射血冲击主动脉壁所致。波峰出现在收缩中、晚期，为血液向动脉远端运行的同时，部分逆返，冲击动脉壁引起，是血管内压力的最高点。左心室舒张动脉内压力下降形成降支。在降支上有一小切迹，是由于主动脉瓣关闭，主动脉弹性回缩所致，所形成的小波，称为重搏波。在明显主动脉硬化时，重搏波减弱。

2. 水冲脉（water hammer pulse）　升支、降支骤起骤落，幅度增大，急促有力，故名水冲脉，是由于脉压明显增大所致，如甲状腺功能亢进、严重贫血、主动脉瓣关闭不全、先天性心脏病动脉导管未闭、动静脉瘘等。检查者握紧患者手腕掌面，将其前臂高举过头部，可明显感知桡动脉犹如水冲脉搏（图2-5-40）。

3. 交替脉（pulsus alternans）　系节律规则而强弱交替的脉搏，多认为是左心室收缩力强弱交替所致，为左心衰竭的重要体征之一。常见于高血压性心脏病、急性心肌梗死和主动脉瓣关闭不全等。

4. 奇脉（paradoxical pulse）　又称"吸停脉"，是指吸气时脉搏明显减弱或消失。正常人吸气时胸腔负压增大，肺静脉回流至左心的血量减少，左心室搏血量减少，但同时腔静脉回流到右心血量增加、使肺循环血量也相应增加，因此左心室搏出血量减少不明显。当心脏压塞或缩窄时，右心室舒张受限，腔静脉回心血流减少，右心室排入肺循环的血量减少，使左心室搏出量明显减少，导致吸气时脉搏减弱甚至难以触及。明显的奇脉触诊时即可

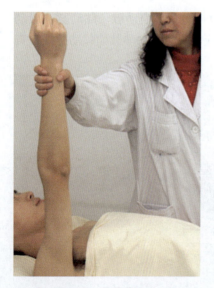

图 2-5-40　水冲脉检查方法

按知，不明显的可用血压计检测，深吸气时收缩压较呼气时降低 10 mmHg 以上，即可判断为奇脉。

5. 迟脉（pulse tardus）　是指脉搏升支、降支均缓慢、波幅低、波顶平宽。见于严重的主动脉瓣狭窄。

6. 重搏脉（dicrotic pulse）　正常情况下，脉搏计记录到的重脉波不能被触及。在梗阻性肥厚型心肌病患者或长期发热且周围血管紧张度降低时，此波增高而被触及，即称为重搏脉。

7. 无脉（pulseless）　即触及不到脉搏，见于严重休克及多发性大动脉炎，后者系由于某一部位动脉闭塞而导致相应部位脉搏消失。

二、血　压

血压（blood pressure，BP）是血流对血管壁的侧压力，通常是指动脉压，是重要的生命体征。

（一）测量方法

1. 直接测量法　即经皮穿刺将测压导管送至动脉内，将压力值及其变化曲线显示在监测屏上。直接测量法检测数值准确，且能连续观察，并不受外周动脉收缩的影响，但为有创方式且费用较昂贵，临床仅适用于心血管病介入诊断及危重病监测。

2. 间接测量法　即袖带加压法，用血压计测量，血压计有汞柱式血压计、电子血压计和弹簧式血压计，后者因准确性稍差，现已较少使用。间接测量法的优点为简便易行，但易受多种因素影响，尤其是周围动脉舒缩变化的影响。

血压测量的具体方法及注意事项详见第二篇第二章第一节。

（二）测量原理

充气的血压计袖带从肢体外部施加压力，当其压力高于血管内压力时，血流即被阻断，此时在其远端靠听诊或压力感受器不能检出动脉搏动。当袖带放气逐渐减压，直至血流刚刚能通过动脉，即心脏收缩期动脉内压力刚刚超过袖带压力是血流得以通过时，在远端可听到声音，触及脉搏，此时血压计所显示的读数即为收缩压。连续放气减压至左室舒张压水平时，受压血管内血流即从脉冲式转变为持续血流，此时检测到的压力即为舒张压。该方法易受周围动脉张力变化等多种因素影响，故每次可测 2~3 次，取其平均值。

（三）血压标准

表 2-5-3 提供 ≥18 岁成人血压的分类。该分类根据非同日 ≥2 次测压值，且每次测压 ≥2 次的坐位血压的平均值。

表 2-5-3　血压水平的定义和分类

类别	收缩压（mmHg）	舒张压（mmHg）
正常血压	< 120	< 80
正常高值血压	130~139	85~89
高血压	≥140	≥90
1 级高血压（轻度）	140~159	90~99
2 级高血压（中度）	160~179	100~109
3 级高血压（重度）	≥180	≥110
单纯收缩期高血压	≥140	< 90

注：若患者的收缩压与舒张压分属不同级别，则以较高的分级为准；单纯收缩期高血压也可参照收缩压水平分为 1、2、3 级。

（四）血压变化的临床意义

详见第二篇第二章第一节。

（五）动态血压监测

以袖带法仪器自动定时测量血压称为动态血压监测（ambulatory blood pressure monitoring）。检查时按设定间期 24 h 记录血压，通常白昼 6 时至 22 时每 15 min 或 20 min 测量一次，夜间 22 时至次晨 6 时每 30 min 测量一次。动态血压的国内正常参考标准为：24 h 平均血压值 < 130/80 mmHg，白昼平均值 < 135/80 mmHg，夜间平均值 < 125/75 mmHg。正常情况下，夜间血压值较白昼低 10% ~ 15%。凡是疑有单纯性诊所高血压（白大衣高血压）、隐蔽性高血压、顽固难治性高血压、发作性高血压或低血压，以及降压治疗效果差的患者，均应考虑作动态血压监测作为常规血压的补充手段。

三、血管杂音及周围血管征

（一）静脉杂音

由于静脉压力低，不易出现湍流，故杂音多不明显。有关内容见头颈部和腹部检查。

（二）动脉杂音

正常人在颈动脉、锁骨下动脉等大动脉处可听到相当于第一心音与第二心音的两个声音，称为正常动脉音，无临床意义。动脉杂音多出现于周围动脉，如多发性大动脉炎的狭窄病变部位可听到收缩期杂音；甲状腺功能亢进症时在甲状腺侧叶可闻及连续性杂音；肾动脉狭窄时，在上腹部或腰背部闻及收缩期杂音；外周动静脉瘘时则在病变部位出现连续性杂音。

（三）周围血管征

周围血管征包括水冲脉、枪击音、Duroziez 双重杂音、毛细血管搏动征及颈动脉搏动增强，临床主要见于主动脉瓣重度关闭不全、甲状腺功能亢进和严重贫血等疾病。水冲脉如上所述，其他体征为：

1. 枪击音（pistol shot sound） 将听诊器体件置于四肢较大动脉表面（通常选择股动脉），可闻及与心搏一致的短促"嗒，嗒"声，系因脉冲式血流冲击动脉壁所致，称为枪击音。

2. Duroziez 双重杂音 以听诊器体件稍加压力于股动脉，可闻及收缩期与舒张期连续性吹风样杂音，称为 Duroziez 双重杂音。这是由于脉压增大时，听诊器施压造成人为动脉狭窄，血流往返于狭窄处形成杂音。

3. 毛细血管搏动征（capillary pulsation） 检查者用手指轻压被检者指甲末端或以清洁玻片轻压被检者口唇黏膜，使局部发白，如出现与心脏搏动一致的有规律的红、白交替改变即为毛细血管搏动征（图 2-5-41）。

4. 颈动脉搏动增强 在脉压增大时，检查时可见颈动脉搏动增强（visible pulsation of carotid artery）或伴点头运动。

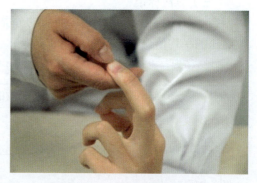

图 2-5-41 毛细血管搏动征

第九节　心血管系统常见疾病的主要体征

一、二尖瓣狭窄

二尖瓣狭窄（mitral stenosis）是我国常见的心脏瓣膜病。主要病理改变为二尖瓣由于反复炎症，渗出与增生性病变，使瓣叶交界处粘连、融合、增厚、畸变与钙化，瓣膜开放受限至瓣口面积减小。二尖瓣狭窄进一步使左心房扩大、左房压升高，依次引起肺静脉和肺毛细血管压力升高，导致肺淤血，进而可发展为肺动脉高压和右心室肥大，终至右心衰竭。临床多见于风湿性心脏病，是风湿性心脏病反复发作后遗留的慢性心脏瓣膜损害，近年来老年人的瓣膜钙化所致的心脏瓣膜病变在我国日渐增多，少数病因为先天性、系统性红斑狼疮等。

（一）症状

当失代偿期发生时，劳力性呼吸困难是最早出现的症状，随着病情发展，出现休息时呼吸困难、夜间阵发性呼吸困难，严重者可出现端坐呼吸，甚至发生急性肺水肿。常伴活动或夜间睡眠时咳嗽，当肺淤血致肺血管破裂时可发生咯血。

（二）体征

1. 视诊　可见"二尖瓣面容"及口唇发绀；若儿童期即有二尖瓣狭窄，因右心室肥大，心前区可有隆起；右心室增大可使心尖搏动可向左移位并出现剑突下搏动。

2. 触诊　心尖区可触及舒张期震颤，患者左侧卧位时较明显。

3. 叩诊　二尖瓣轻度狭窄时，心浊音界正常。中度以上狭窄造成肺动脉段、左房增大，胸骨左缘第 2、3 肋间心浊音界向左扩大，正常心腰消失甚至反向膨出，心脏相对浊音界可呈梨形。

4. 听诊　①最重要而又特征性的体征为局限于心尖区的低调、隆隆样、舒张中晚期递增型杂音，左侧卧位时更明显。②心尖区第一心音亢进，为本病听诊之第二个特征。③部分患者于心尖区内侧在第二心音后可闻及高调、短促、响亮的二尖瓣开放拍击音（开瓣音），提示瓣膜弹性及活动度尚好。④ P_2 亢进和分裂。⑤如肺动脉扩张，肺动脉瓣区可有递减型高调叹气样或吹风样舒张期早中期 Graham Steell 杂音，于平卧或吸气末增强。⑥右室扩大时，由于伴三尖瓣相对关闭不全，胸骨左缘第 4、5 肋间有收缩期吹风性杂音，于吸气时增强。⑦晚期患者可出现心房颤动，心音强弱不等，心律绝对不规则，有脉搏短绌。

二、二尖瓣关闭不全

二尖瓣关闭不全（mitral regurgitation）可分为急性与慢性两种类型。慢性二尖瓣关闭不全在我国最常见于风湿性心脏病，其他还可见于二尖瓣脱垂、冠心病乳头肌病变等。因左心室代偿潜力大，故单纯二尖瓣关闭不全的病程往往较长，有时无症状期可达数十年。然而，一旦出现左心功能不全症状即提示左心室失代偿，病情常可迅速发展。急性二尖瓣关闭不全常由缺血坏死或感染导致的乳头肌或腱索断裂以及二尖瓣置换术后并发的瓣周漏所致，临床相对少见，但因心脏来不及代偿故常发病急、发展快、病情凶险。

（一）症状

轻度二尖瓣关闭不全可无明显症状。中、重度者因二尖瓣口多量血液反流致使心搏血量减少，常表现疲劳、乏力、心悸、咳嗽等，晚期则出现肺淤血所致的呼吸困难。急性重度二尖瓣关闭不全可发生严重呼吸困难及急性肺水肿和心源性休克。

（二）体征

1. 视诊　左心室增大时，心尖搏动向左下移位，搏动增强。

2. 触诊　心尖搏动有力，可呈抬举样，重度二尖瓣反流时，可能触及收缩期震颤。

3. 叩诊　心浊音界向左下扩大，晚期可向两侧扩大，提示左、右心室均扩大。

4. 听诊　心尖区可闻及 3/6 级以上全收缩期吹风样杂音，音调高，性质响亮粗糙，向左腋下和左肩胛下区传导。第一心音常减弱，P_2 可亢进和分裂，吸气时更明显。严重反流时心尖区可闻及第三心音，以及紧随第三心音后的短促舒张期隆隆样杂音。

三、主动脉瓣狭窄

主动脉瓣狭窄（aortic stenosis）主要病因有风湿性、先天性和老年退行性主动脉瓣钙化，少数病因有感染性心内膜炎、系统性红斑狼疮等。主动脉瓣狭窄使左心室排血明显受阻，左心室后负荷增加，最终导致室壁向心性肥厚乃至心力衰竭，同时，由于左心室射血负荷增加，使冠状动脉血流减少，由于左心室壁增厚，使心肌氧耗增加，引起心肌缺血而产生心绞痛和左心衰竭。心输出量减少引起脑供血不足，出现眩晕或昏厥。

（一）症状

早期或轻度狭窄患者可无症状。中、重度狭窄者，常见呼吸困难、心绞痛和晕厥，为典型主动脉瓣狭窄的三联征。

（二）体征

1. 视诊　心尖搏动增强，左心室肥大时可向左下移位。

2. 触诊　心尖搏动有力，呈抬举性。胸骨右缘第二肋间可触及收缩期震颤。主动脉狭窄明显者脉搏呈迟脉。

3. 叩诊　心相对浊音界正常或向左下增大。

4. 听诊　在胸骨右缘第二肋间可闻及 3/6 级以上粗糙喷射性呈递增递减型收缩期杂音，向颈部传导，有时可传至胸骨左缘和心尖区。主动脉瓣区 A_2 减弱，严重主动脉瓣狭窄时 S_2 逆分裂，心尖区有时可闻及 S_4。

四、主动脉瓣关闭不全

主动脉瓣关闭不全（aortic incompetence）主要病因为风湿性心脏病，其他还可见于主动脉硬化、严重高血压等导致的主动脉根部扩张，以及先天性畸形如 Marfan 综合征等。慢性主动脉瓣关闭不全时左心室的舒张期不仅接受左心房流入的血液，而且接受从主动脉反流的血液，使左心室前负荷增加，心肌代偿性肥厚，心室腔扩大，左心室收缩功能减退，进而发生左心衰竭。急性主动脉瓣关闭不全时，血液反流量大而左心室代偿性扩张受限，导致左心室舒张压急剧增高，常发生明显肺淤血甚至肺水肿。主动脉瓣关闭可导致脉压加大，出现周围血管体征。

（一）症状

首发症状常为因心搏量增多而出现心悸、心前区不适、体位性头晕、头部搏动感等症状，晚期发生呼吸困难等左心衰竭症状，病变后期可有劳力性呼吸困难。急性重度主动脉瓣关闭不全者，迅速出现左心衰竭甚至心源性肺水肿。

（二）体征

1. 视诊　心尖搏动向左下移位，范围较大。部分重度关闭不全者颈动脉搏动明显，并可有随心搏出现的点头运动。

2. 触诊　心尖搏动向左下移位，呈抬举样搏动。可出现水冲脉及毛细血管搏动征。

3. 叩诊　心脏相对浊音界向左下扩大，心腰明显，形似靴形。

4. 听诊　因舒张早期左心室快速充盈增加，心尖区常可闻及 S_3。主动脉瓣区或其第二听诊区可闻及柔和、叹气样、递减型、舒张期杂音，向胸骨左下方和心尖区传导，以前倾坐位杂音最清楚。重度反流致二尖瓣相对狭窄时，在心尖区可闻及舒张中期隆隆样 Austin Flint 杂音。心尖部第一心音减弱，A_2 减弱。在股动脉、肱动脉等处可听到枪击音和 Duroziez 双重杂音。

五、心包积液

心包积液（pericardial effusion）指心包腔内积聚过多液体，包括浆液性、浆液纤维蛋白性、脓性和血性等。正常心包液为 30～50 mL，在病理情况下可达 100～3 000 mL。当积液过速和（或）过多时，可致心包腔内压剧增，致使心脏舒张受限，称为心脏压塞（又称心包填塞），出现循环衰竭而危及生命。心包积液可见于感染性疾病如结核、病毒、化脓性及非感染性疾病如风湿性、肿瘤性、出血性、尿毒症性等。

（一）症状

除原发病症状外，可出现心前区闷痛、呼吸困难、心悸以及压迫邻近器官出现的干咳、声哑、吞咽困难等症状。

（二）体征

1. 视诊　心尖搏动明显减弱甚至消失，静脉压明显增高时，出现颈静脉怒张，大量心包积液可致心前区饱满。

2. 触诊　心尖搏动弱或不能触及。

3. 叩诊　心浊音界向两侧扩大，且随体位改变；卧位时心底部浊音界增宽，坐位则心尖部增宽。

4. 听诊　少量心包积液或心包粘连时可闻及心包摩擦音，大量心包积液时，心音减弱而遥远。偶可听到心包叩击音。

5. 心外表现　大量心包积液时，由于静脉回流障碍，可出现颈静脉怒张、肝大和肝颈静脉反流征阳性。由于左下肺受压出现肺不张表现，在左肩胛下区语颤增强、叩诊浊音并闻及支气管肺泡呼吸音，称为 Ewart 征。脉压减小，脉搏细弱，并可出现奇脉。

六、心力衰竭

心力衰竭（heart failure）简称心衰，是指在静脉回流无器质性障碍的情况下，由于心肌收缩力下降引起心输出量减少，不能满足机体代谢需要的一种综合征。临床上以肺循环和（或）体循环淤血以及组织灌注不足为特征，又称充血性心力衰竭（congestive heart failure），是各种病因所致心脏病的终末阶段。临床常见病因有冠心病、高血压心脏病、心肌炎、心肌病、心脏瓣膜病、肺源性心脏病和先天性心脏病等。根据心衰发病的急缓，分为急性和慢性心衰；根据心衰的临床表现，又可分为左心衰、右心衰和全心衰。心衰症状出现或加重常有一定诱因，如感染、输液过多和（或）过快、钠盐摄入过多、心律失常以及过度劳累等。

（一）症状

1. 左心衰竭　临床以肺循环淤血为特征。主要症状包括乏力、进行性劳力性呼吸困难、夜间阵发性呼吸困难、端坐呼吸，咳嗽、咳粉红色泡沫痰、咯血等。心输出量明显不足时可表现为乏力、头晕、少尿等症状。

2. 右心衰竭　以体循环淤血表现为主。常出现腹胀、食欲不振、恶心、呕吐、腹泻等，多由消化道淤血所致。

（二）体征

1. 左心衰竭　主要为肺淤血的体征。

（1）视诊：可见一定程度的呼吸急促、口唇、甲床发绀，重者取强迫端坐位。

（2）触诊：严重者可出现交替脉。

（3）叩诊：除基础心脏病的固有体征外，慢性左心衰者心脏相对浊音界一般多向左下扩大。

（4）听诊：心率增快，心尖部可闻及舒张期奔马律，P_2亢进。两肺底可闻及湿啰音，如为单侧则以右侧多见，急性肺水肿时，则双肺满布湿啰音和哮鸣音。

2. 右心衰竭　主要是体循环系统淤血的体征。

（1）视诊：颈静脉怒张，可出现周围性发绀、水肿，晚期可发生黄疸及大量腹水。

（2）触诊：可触及不同程度的肝大，常伴触痛，肝颈静脉反流征阳性。下肢或腰骶部等下垂部位出现压凹性水肿，严重者可出现全身水肿。

（3）叩诊：心脏相对浊音界常向左移位。可有胸水与腹水体征。

（4）听诊：由于右心室扩大，可出现三尖瓣相对关闭不全，在三尖瓣区闻及收缩期吹风样杂音，吸气时增强。胸骨左缘第3、4肋间可闻及右心室舒张期奔马律。

除以上所列体征外，尚有原发性心脏病变和心力衰竭诱因的症状与体征。

（李瑞军　杨昭徐）

第六章　腹部检查

腹部包括腹壁、腹腔及其内的脏器。腹腔上方以膈肌为顶，下方以骨盆为底，前壁上起剑突和两侧肋骨下缘，下至耻骨联合和两侧腹股沟，后壁为脊柱、肋骨、腰肌、骨盆壁，左右两侧上为肋骨下缘，下为髂嵴。腹腔内脏包含消化、内分泌、泌尿、生殖器官，以及血管和血液。腹部检查是全身体格检查重要组成部分。通过腹部检查可找出相应的器官病变线索或为进一步选择辅助检查，明确诊断提供重要的依据。腹部检查方法包括视诊、触诊、叩诊和听诊，按此顺序记录检查结果。由于触诊可能会使受检者腹部受到刺激（尤其是小儿），引起不适，或使原有的腹痛加重或促使痛区的范围扩大而影响下一步检查，触诊也会影响肠蠕动而改变肠鸣音，故先进行视、听和叩诊检查，最后作触诊检查。

第一节　腹部的体表标志及分区

为了准确描述和记录腹部体征和脏器病变的部位和范围，以及腹腔穿刺点、手术切口定位，应熟悉腹部体表标志、分区及其相关的脏器在体表的投影。

一、体 表 标 志

腹部体表包括以下常用标志（图 2-6-1）。

腹中线（midabdominal line）：为腹部的前正中线，是胸骨中线的延续，用于腹部分区定位等。

剑突（xiphoid process）：为胸骨下端的软骨，腹部前壁体表的上界。用于肝的测量等。

腹上角（upper abdominal angle）：为两侧肋弓至剑突根部的交角。用于肝脏的测量。

肋弓下缘（subcostal margins）：左、右肋弓由第 8～10 肋软骨和第 11、12 游离肋骨即"浮肋"构成，肋弓下缘为腹部体表的上界，用于腹部分区、肝脾测量和胆囊底体表投影的定位。

腹直肌外缘（lateral border of the rectus muscle）：腹直肌位于前正中线两侧，起于耻骨联合和耻骨嵴，止于5~7肋软骨和剑突。两侧腹直肌外缘可见和（或）可触及，用于胆囊底体表投影的定位和手术切口定位等。

脐（umbilicus）：位于腹中线腹部中心区，其后投影相当于第3~4腰椎之间。用于腹部分区、阑尾压痛点定位和腹腔穿刺点定位等。

髂前上棘（anterior superior iliac spine）：为髂嵴前上方的突出点，用于腹部分区、阑尾压痛点和骨髓穿刺点的定位等。

髂嵴（iliac crest）：为两侧髂骨翼最高点，其连线与后正中线交点相当于第3~4腰椎棘突间隙，用于腰椎穿刺点定位。

耻骨联合（pubic symphysis）：骨盆最下方左、右耻骨结合部，其上双侧突出部分为耻骨结节（pubic tubercle），与两侧腹股沟韧带共同构成腹部前壁体表的下界。

腹股沟韧带（inguinal ligament）：腹部与股部分界处之韧带。与耻骨联合共同构成腹部前壁体表的下界。腹股沟韧带用于该处淋巴结、股动脉和股静脉的定位等。

肋脊角（costal spinal angle）：背部两侧第12肋与脊柱的交角，用于肾区压痛点与叩痛部位定位。

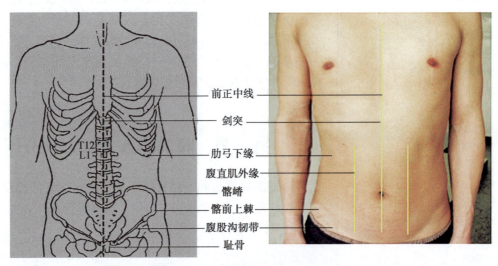

图 2-6-1　腹部体表标志（前面观）

二、腹部分区

1. 四区分法（quadrantic division）　即以腹中线与脐水平线将腹分为四区（图 2-6-2），各区的命名及相应的脏器组织见表 2-6-1。此法较简单，但定位脏器不够准确。

2. 九区分法（nine division）　以两侧肋弓下缘（第 10 肋骨下缘）连线和两侧髂前上棘连线为两条水平线，与左、右髂前上棘至腹中线中点所作平行于腹中线的两条垂直线相交，将腹部分成 9 个区（图 2-6-2）。该 9 区命名及体表投影的器官组织见表 2-6-2。由于腹部脏器紧密相邻、重叠，九区分法更能细致表述相应的脏器组织定位。但该分区小，某脏器可能占据一个以上的分区。

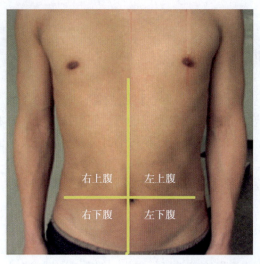
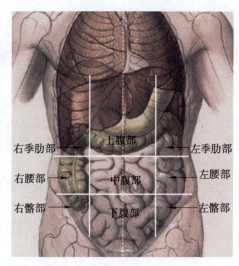

右季肋部 —— 上腹部 —— 左季肋部

右腰部 —— 中腹部 —— 左腰部

右髂部 —— 下腹部 —— 左髂部

图 2-6-2　腹部四区和九区分法

表 2-6-1　腹部四分区名称及其相应的脏器组织

右上腹部（right upper quadrant，RUQ）	左上腹部（left upper quadrant，LUQ）
肝、胆囊、幽门、十二指肠、小肠、胰头、右肾上腺、右肾、结肠右曲、腹主动脉	肝左叶、脾、胃、小肠、胰体、胰尾、左肾上腺、左肾、结肠左曲、腹主动脉
右下腹部（right lower quadrant，RLQ）	左下腹部（left lower quadrant，LLQ）
升结肠、盲肠、阑尾、小肠、充盈的膀胱、右侧输尿管；女性增大的子宫、右侧卵巢，男性右侧精索	降结肠、乙状结肠、小肠、充盈的膀胱、左侧输尿管，女性增大的子宫、左侧卵巢，男性左侧精索

表 2-6-2　腹部 9 分区名称及其相应的器官组织

右季肋部（right epigastric region）	上腹部（epigastric region）	左季肋部（left epigastric region）
肝右叶、胆囊、结肠右曲 右肾上腺、右肾	肝左叶、胃、十二指肠、横结肠、胰、腹主动脉、大网膜	脾、胃、胰（尾）、结肠左曲 左肾上腺、左肾
右侧腹（腰）部（right lumbar region）	中腹部（脐部）（umbilical region）	左侧腹（腰）部（left lumbar region）
升结肠、空肠、右肾	十二指肠、横结肠、空肠、回肠 两侧输尿管、腹主动脉，肠系膜	降结肠、空肠、回肠、左肾
右髂部（right hypogastric region）	下腹部（hypogastric region）	左髂部（left hypogastric region）
回盲部 回肠下端、盲肠，阑尾 女性：右侧卵巢、输卵管 男性：右侧精索	回肠、乙状结肠 充盈的膀胱、输尿管 增大的子宫	乙状结肠 女性：左侧卵巢、输卵管 男性：左侧精索

第二节　腹部视诊

进行体检时，受检者取平卧位，暴露全腹（上至腹上角，下至腹股沟部、耻骨联合）。为保暖，应提供毯子，随时遮盖其他部位。室内光线宜明亮，光线来自头侧或足侧。医生站在受检者右侧仔细而全面观察。在观察腹部器官轮廓、胃肠蠕动波、肠型、肿块、呼吸运动时，视平线与腹平面呈切线方向，更容易发现细微变化。

腹部视诊的主要内容：腹部外形、皮肤、腹壁静脉、呼吸运动、蠕动波和上腹部搏动等。

一、腹部外形

一般以肋弓下缘至耻骨联合假定平面为参照，来判断腹部外形的变化。健康正力型成年人，前腹面平坦或略凹陷。生理状态下，小儿、孕妇、习惯静坐者或超重者前腹面高于此平面，老年、瘦型人前腹面略低于此平面。病理状态下，前腹面明显高于此平面，称为腹部膨隆，低于此平面称为腹部凹陷。

（一）腹部膨隆

腹部膨隆（abdominal protuberance）分为全腹膨隆或局部膨隆。

1. 全腹膨隆

（1）肥胖：腹壁皮下脂肪过多所致。

（2）腹腔积气（flatus）：胃肠内大量积气，可使腹部呈球形或半球形。腹部外形不随体位改变。多见于各种类型的肠梗阻、肠麻痹；腹腔内有游离的气体称为气腹（pneumoperitoneum），见于胃肠穿孔或腹腔镜诊治前人工注气。

（3）腹腔积液：腹腔内有大量积液即腹水（ascites）时，腹部外形随体位改变而变化。平卧时，腹水沉于腹腔两侧，腹部扁而宽，呈蛙状腹（frog belly，图 2-6-3）。坐位或立位时，腹水下沉，下腹部膨隆。此类腹水多见于门静脉高压、右侧心力衰竭、缩窄性心包炎、肝静脉阻塞综合征（Budd-Chiari syndrome）、肾病综合征、来自胃/肝/胰/卵巢等癌灶引起的腹膜转移癌。结核性腹膜炎、胰腺炎等引起的腹水，因腹膜炎症、腹肌紧张，腹部隆起呈尖凸状（图 2-6-3），称为尖腹（apical belly）。

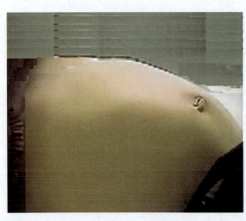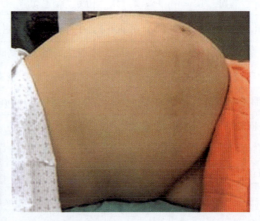

图 2-6-3　蛙状腹（左）与尖腹（右）

（4）腹内巨大肿块：见于巨大卵巢囊肿、畸胎瘤等。腹部膨隆，也不随体位改变而变化。

2. 局部膨隆　腹部局限性膨隆可由局部胃肠胀气、局限性积液、肿大的器官、腹内肿块、腹壁肿块和腹壁疝等引起。结合腹部分区联想该区脏器增大或扩张、肿瘤、疝等病变（图2-6-4）。上腹部膨隆见于由幽门梗阻或胃扭转引起的胃扩张、肝左叶肿大、胰腺肿物；右上腹部膨隆见于肝大、胆囊肿大、结肠右曲肿瘤；左上腹部膨隆见于脾大、结肠左曲肿瘤；左侧腹或右侧腹部膨隆见于该侧肾盂积水、积脓，多囊肾，肾肿瘤；脐部膨隆见于脐疝、腹部炎症性肿块；下腹部膨隆见于子宫增大、尿潴留（膀胱过度充盈，排尿后可消失）；右下腹膨隆见于回盲部结核或肿瘤、克罗恩病（Crohn病）、阑尾脓肿；左下腹膨隆见于降结肠及乙状结肠肿瘤或因积存粪块嵌塞所致。胃下垂患者立位时下腹膨隆。腹壁肿物引起的局限性膨隆，见于皮下脂肪瘤、神经纤维瘤等。嘱患者卧床时抬头颈时腹壁肌肉收缩，可见腹壁肿物更为明显。若是腹腔内肿物，在腹肌收缩后反而不显或消失，故可加以鉴别。

（二）腹部凹陷

腹部凹陷（abdominal retraction）分为全腹凹陷和局部凹陷。

1. 全腹凹陷　典型表现呈舟状，称舟状腹（scaphoid abdomen），前腹明显低凹，周边肋弓、髂嵴和耻骨联合更显凸出（图2-6-5）。见于明显消瘦、脱水、恶病质（cachexia），如恶性肿瘤、糖尿病、结核病、垂体功能减退、甲状腺功能亢进、败血症等。此外，膈肌麻痹（吸气时腹部凹陷）、膈疝、早期急性弥漫性腹膜炎（因腹肌痉挛性收缩）均可致全腹凹陷。

2. 局部凹陷　多由腹部手术后腹壁瘢痕收缩使腹部变形或腹直肌分离（diastasis of the rectus muscle）。

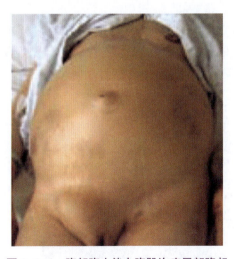

图 2-6-4　腹部腹水伴右腹股沟疝局部隆起

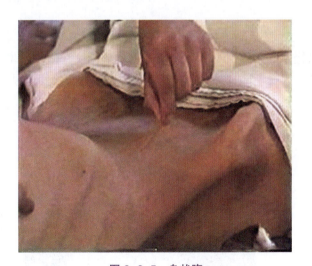

图 2-6-5　舟状腹

二、皮肤与腹壁外观

腹部视诊皮肤形态学变化包括皮疹、色素沉着、腹部条纹、腹部体毛、瘢痕、脐、疝、腹壁静脉等，常一目了然。这些体征有重要意义。

1. 皮疹（skin eruption，skin rash）　为全身性疾病的表现之一（参见第二篇第二章第二节）。腹部的重要皮疹有：某些发热伴皮疹传染病（猩红热、麻疹、伤寒等）出现的皮疹，如伤寒在发病第

7～10天，腹部可见玫瑰疹（roseola）。猩红热、风疹可见斑丘疹；药物、食物等引起的变态反应在腹部分别可见到荨麻疹和各种形态的皮疹。

2. 色素沉着（pigmentation）　肾上腺皮质功能减退，系腰带的部位有褐色色素沉着。急性重症胰腺炎约有5%的患者在腰部和脐部出现皮肤瘀斑，分别称为Grey-Turner征和Cullen征，是由于血液自腹膜后间隙渗到腹膜外组织间、腰部或脐部皮下（图2-6-6）。后者偶见于异位妊娠破裂或子宫内膜异位症。妊娠妇女在脐与耻骨之间的中线上有褐色色素沉着。腹部长久热敷，也可出现局部的红褐色色素斑。

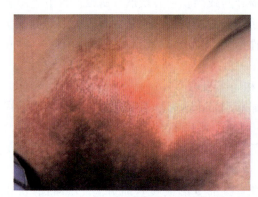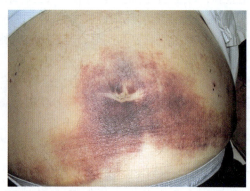

图 2-6-6　急性重症胰腺炎 Grey-Turner 征和 Cullen 征
1. Grey-Turner 征，腰部大片瘀斑　2. Cullen 征，脐部瘀斑

3. 腹部条纹（striae）　多分布于下腹部。白色、浅褐色纹见于肥胖者和孕妇，由于真皮裂开显露出轻度的瘢痕组织所致。淡蓝色、紫色纹是皮质醇增多症的常见征象（图2-6-7），见于下腹部、髂部、大腿上部、臀外侧和髂嵴下部，系真皮层变薄显露出皮下毛细血管网之色。

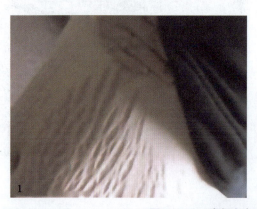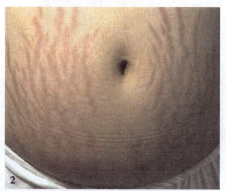

图 2-6-7　腹部白色条纹和紫色条纹
1. 妊娠白色条纹　2. 皮质醇增多症紫色条纹

4. 腹部体毛（hairs）　男性胸部体毛可延伸至脐部，阴毛分部呈三角形，尖在上。女性阴毛分部呈倒三角形，尖在下，止于耻骨联合。腹部体毛增多或女性阴毛分部呈男性型分布见于皮质醇增多症、肾上腺性变态综合征或皮质激素药物副作用。腹部体毛稀少见于垂体功能减退、性腺功能减退或黏液性水肿。

5. 瘢痕（scars）　为外伤、腹部手术和腹壁感染灶遗迹和标记，尤其是局部的手术切口瘢痕提示过去曾做过相应的手术。如右上腹胆囊手术、右下腹阑尾手术等（图 2-6-8）。

6. 脐（umbilicus）　正常脐稍凹陷。脐明显突出外翻见于大量腹水、腹内压增加，脐可膨出，形成脐疝（umbilical hernia，图 2-6-9）。脐凹分泌物呈脓性伴臭味，提示有炎症，重则形成溃疡或癌；分泌物出现尿臊味，为脐尿管未闭征象。

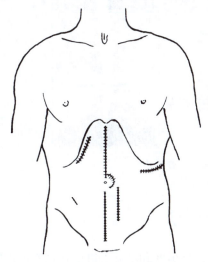

图 2-6-8　腹部手术瘢痕常见部位

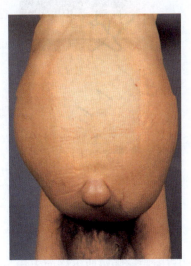

图 2-6-9　肝硬化腹水并发脐疝

7. 疝（hernia）　腹腔组织内容经腹腔内、腹壁，或骨盆壁的组织间隙或薄弱部分突出而形成腹部疝。分为腹内疝和腹外疝两类。腹内疝少见，如食管裂孔疝等。腹外疝包括：脐疝，见于婴幼儿、经产妇和大量腹水患者；手术后瘢痕组织愈合不良引起的切口疝；股疝位于腹股沟韧带中部，多见于女性；腹股沟疝，位于腹股沟韧带内侧，男性多见，包括腹股沟斜疝和腹股沟直疝，男性腹股沟斜疝可下降至阴囊，该疝在直立位时或用力咳嗽时更为明显，平卧位时可回纳，如发生嵌顿，可引起急性腹痛。

8. 腹壁静脉　正常人除皮肤白皙、消瘦者外，一般看不到腹壁静脉，若腹壁静脉粗大，高出皮肤而隆起、蜿蜒迂曲，称为腹壁静脉曲张（varices of the abdominal wall）。为辨明腹壁静脉曲张血流的来源，需检查其血流方向。检查方法：选择一般无分支的静脉，检查者将并拢的左右示指压在血管上，然后分别向外侧滑动，挤出该段静脉内血液，达一定距离后放松一侧示指，另一指紧压不动，观察静脉是否迅速充盈，若充盈，表明血流来自该侧。再用同法放开另一指，便可看出血流方向，如果这一段挤空的静脉未充盈，表明血流的方向不是来自放松的手指这一端（图 2-6-10）。

脐水平线以上的腹壁静脉血流自下而上经胸壁静脉和腋静脉，进入上腔静脉。脐水平以下的腹壁静脉自上而下经大隐静脉而流入下腔静脉。各种原因引起的门静脉高压时，腹壁静脉血流以脐为中心流向周围，形如水母头。系因血液经再通的脐静脉（胚胎时的脐静脉出生后闭塞）而入腹壁静脉形成侧支循环，流向四方。上腔静脉梗阻时，上腹壁或胸壁的曲张静脉血流因入上腔静受阻而转向下方。下腔静脉梗阻时，脐以下的腹壁静脉血流进入下腔静脉受阻而转向上方（图 2-6-10）。曲张的静脉分布在腹壁两侧。

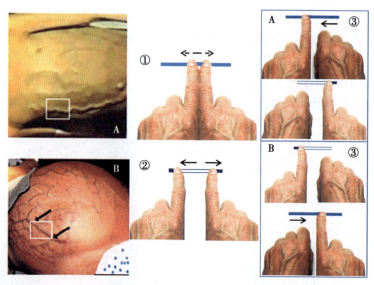

图 2-6-10　腹壁静脉曲张检查手法
A. 上腔静脉梗阻　B. 门静脉高压

三、呼 吸 运 动

正常人吸气时腹壁随膈肌下降而上抬,呼气时下伏,是男性和小儿的呼吸运动类型即腹式呼吸运动。女性的呼吸运动类型是以胸式呼吸为主,腹壁起伏不明显。腹式呼吸减弱常见于腹膜炎症、腹水、腹腔内巨大肿物或妊娠,尤其是有急性腹痛时。腹式呼吸消失见于胃肠穿孔所致急性腹膜炎或膈肌麻痹等。腹式呼吸增强见于癔症患者过度换气的呼吸状态,或胸腔疾病如胸腔积液等。

四、胃肠型和蠕动波

除腹壁特别松弛或菲薄者,如老年人、经产妇、极度消瘦时,可能隐隐约约见到胃和肠的轮廓及蠕动波形外,正常人腹部一般看不到胃肠轮廓和蠕动波。胃肠道发生梗阻时,因梗阻近端的胃或肠段扩张而隆起,并伴有该部的蠕动加强,呈现出胃或肠的轮廓,形成胃型或肠型,同时可见到蠕动波。胃蠕动波自左肋缘下开始,缓慢地向右推进,到达右腹直肌旁(幽门区)消失,此为正向蠕动波。有幽门梗阻时尚可见到自右向左的胃逆蠕动波。小肠所致的蠕动波多见于脐部。完全梗阻时,胀大的肠袢呈管状隆起,肠型呈梯形排列于腹中部,称为梯形征(ladder sign)。并可见到明显的肠蠕动波,此起彼伏,运行方向不一。此时腹部膨胀,听诊则可闻及高调的肠鸣音或呈金属音调。结肠远端梗阻时,可见腹部周边有宽大的肠型,扩张的盲肠胀大呈球形。如有麻痹性肠梗阻,则蠕动波消失(听诊肠鸣音消失)。在观察蠕动波时,宜从侧面腹壁切线方向观察。

五、上腹部搏动

上腹部搏动(impulse of upper abdomen)多由腹主动脉搏动传导而来,可见于瘦型正常人。腹主动脉瘤和肝血管瘤患者,上腹部搏动明显;二尖瓣狭窄或三尖瓣关闭不全引起右心室增大,亦可见明显上腹部搏动。

第三节　腹部触诊

腹部触诊（abdominal palpation）是全身检体重点之一，是腹部检查最重要的方法。腹部触诊对于确定腹膜刺激征、脏器肿大和腹部肿块有重要作用，结合其他方法对于腹部体征的认定和疾病诊断线索很有意义。

腹部触诊检查准备及注意事项：患者常采取仰卧位。应尽量放松腹部，头部置低枕，两臂自然平放于躯干两侧，双腿屈曲，或膝下垫一枕头。检查脾时增加右侧卧位。检查肾时宜结合坐位或立位检查。触诊腹部深部肿物时，也可结合肘膝位（elbow-knee position）检查。检查者应站在病人的右侧，手应温暖、动作宜轻柔。手过凉、用力过大均可造成腹肌紧张，影响触诊。检查者既应严肃认真，又应和蔼可亲。有时检查者的手接触患者腹部时，患者因"怕痒"出现腹肌紧张影响检查，可嘱病人患者用自己的手放在腹部上，检查者通过病人的手逐渐加压，待其适应后，再更换检查者的手进行检查。边检查边观察患者表情，通过交谈和询问有关病史，分散其注意力。教给患者作深而慢的呼吸来配合检查。有时用尽各种方法，仍不能使患者腹肌放松，可试用"Nicholson"法：将检查者左手掌面放在患者胸骨下部，逐渐增加压力，胸部扩张受限，使胸部呼吸改为腹部呼吸，因此在吸气时腹肌必然放松，检查者可利用此机会触诊。

触诊方法：

1. 浅部触诊法（light palpation）　将右手手指掌面平放于病人腹壁上，在腹壁上进行轻压滑动触诊（图2-6-11,1）。以检查腹肌紧张度、压痛、浅表肿物、搏动和肿大的脏器，并为深部触诊做准备。

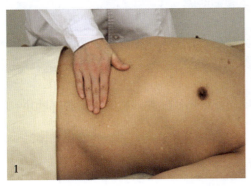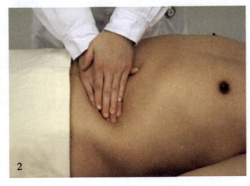

图2-6-11　腹部触诊法
1. 浅部触诊法　2. 深部触诊法

2. 深部触诊法（deep palpation）　主要用于检查腹腔内脏器大小、腹部肿块。

（1）深部滑行触诊法（deep slipping palpation）：用于检查腹部脏器，尤其是肠管及肿块。检查者用右手并拢的二、三、四指端或两手重叠平放在受检者的腹壁上，由浅入深在每次吸气时逐渐迎向腹腔脏器或肿块、呼气时追向腹腔脏器或肿块进行触诊（图2-6-11,2）。当触诊的手感知腹腔的脏器或肿块时，在其上作上下左右滑行触摸。如触及肠管或肿块呈长条形，应作与其长轴垂直的方向触诊。

（2）双手触诊法（bimanual palpation）：通常用于肝、脾、肾及腹腔肿块的触诊。用右手触诊。将左手置于受检者背部，并将被检查部位或脏器向腹侧右手方向托起，既可发挥固定作用，又可使被检查的脏器或肿块更接近体表，在双手双合之间配合右手的触诊检查（图 2-6-12）。

（3）深压触诊法（deep press palpation）：用一个或两个并拢的手指垂直于腹壁被检查的部位（如阑尾压痛点和胆囊压痛点）（图 2-6-13）。

（4）冲击触诊法（ballottement）：腹腔内有大量积液时，触诊肿大的肝、脾或腹内较大的肿物时用此法。用 3～4 个并拢的手指与腹壁呈 70°～90° 角度置于腹部的相应部位，进行急速地冲击，不离开腹壁，手指末端可以触到有浮沉之感的脏器或肿物实体（见图 2-1-5）。

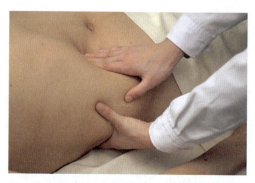

图 2-6-12　双手触诊法

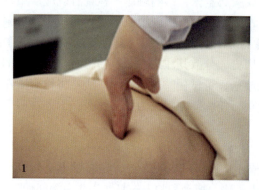
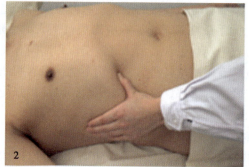

图 2-6-13　深压触诊法
1. 阑尾压痛点　2. 胆囊压痛点

触诊的程序与方式：一般是从健区至病灶区，从左至右，从下至上逐渐缩小范围，对比地查向病灶处，原则上从左下腹开始按"S"形线路方向触诊。若病灶在左侧，则从右开始；病灶在下，则从上开始。

触诊的重要内容与项目：①腹壁紧张度。②压痛与反跳痛。③脏器触诊。④腹部肿块。⑤液波震颤。⑥振水音。

一、腹壁紧张度

正常人腹壁柔软而坚实，张力适中。病理情况下可出现腹壁紧张度（somatic tensity of abdomen）增加或腹壁紧张度减弱。腹壁紧张度增加是指不受意志控制的一种肌卫（involuntary guarding），由于腹膜受到刺激而引起的腹壁硬度增加，不能自行消除。某些受检者尤其是儿童或年轻人怕痒或不愿让人触摸检查，以致受检时发笑使腹肌痉挛腹壁硬度增加，但采取分散其注意力和劝说等方法后，可消除之，不属异常。病理性腹壁紧张度增加包括全腹壁紧张度增加和局限性腹壁紧张度增加。

1. 全腹壁紧张度增加　①腹腔内大量腹水、肠胀气或人工气腹时，腹壁因腹腔内容物增加而绷紧，但无腹肌痉挛、触之饱满，无明显压痛。②急性胃肠穿孔（perforation），腹膜受到细菌感染或化学物质（胃液、肠液、胆汁、胰液）等刺激腹膜引起急性弥漫性腹膜炎，腹肌痉挛，高度紧张，呈强直（rigidity）状态，甚而强硬如板，称板状腹（board-like abdomen）。③实质性脏器破裂（rupture）。

常见于肝或脾破裂、异位妊娠破裂，血液刺激腹膜引起腹肌收缩紧张，腹壁触诊紧张度增加，但不如胃肠急性穿孔后腹壁紧张程度强。④结核性腹膜炎，腹膜增厚并与肠系膜、肠管粘连，腹壁紧张度增加，呈中等程度，触之有如揉面感，或称柔韧感（dough kneading sensation）。腹膜转移性癌有时也有类似触诊柔韧感。⑤大量腹水、年老体弱、过度肥胖、腹肌发育不良的患者患腹膜炎时，全腹壁紧张度增加，但不明显。

2. 局限性腹壁紧张度增加　主要为脏器炎症累及局部腹膜而引起，如急性胆囊炎引起右上腹壁紧张度增加；急性阑尾炎引起右下腹壁紧张度增加；急性胰腺炎引起上腹正中或左上腹壁紧张度增加；胃穿孔胃内容物沿肠系膜向下流至右下腹，而引起该部肌紧张。腹部紧张度减低或消失，表现为腹壁触之松软无力，缺乏弹性。全腹紧张度减低或消失，见于：①脊髓损伤引起的腹肌瘫痪、重症肌无力。②年老体弱、经产妇、慢性消耗性疾病、脱水状态。③大量放腹水后。局限性腹壁紧张度减低，见于引起局部腹肌瘫痪的疾病如脊髓灰质炎、周围神经损伤、腹直肌分离等。

二、压痛与反跳痛

1. 压痛（tenderness）　触诊按压腹部时引发的疼痛，称为压痛，表明该处可能存在相应的腹壁或腹腔的病变。腹壁的病变表浅，腹腔内的病变深在。判定压痛来自腹壁有两种方法：①捏起压痛区的腹壁后，压痛更明显；②仰卧位抬起头颈和肩背部促使腹肌收缩时，压痛更明显。

2. 反跳痛（rebound tenderness）　触诊出现压痛时，短暂保持按压的手指在原处不动，然后迅速抬手，患者感觉腹痛突然加剧，有痛苦表情或表述腹痛，称为反跳痛。系因抬手时壁腹膜受牵拉刺激，表明腹腔脏器组织炎症病变已累及腹膜壁层。若尚未累及壁腹膜时，可仅有压痛而无反跳痛。腹壁肌紧张、腹部压痛与反跳痛三联征称为腹膜刺激征（peritoneal irritation sign）。

腹腔内多种病变均可在腹部触诊时出现压痛，包括脏器组织的炎症、出血、穿孔、破裂、梗阻、扭转、套叠、肿瘤等。腹部常见疾病的压痛点、压痛区见图 2-6-14。

压痛部位可作为腹部常见病的重要诊断线索，如右上腹压痛提示有胆囊炎、胆石病、肝病、右下肺炎等，胆囊区深部触诊时有压痛伴因触痛而短暂屏气或有痛苦表情，称为Murphy征阳性；上腹部压痛见于胰腺炎、消化性溃疡病等；左上腹压痛见于急性心肌梗死、胃病等；双侧腰部压痛见于肾和输尿管炎症、结石等；脐部压痛见于小肠炎症、肠梗阻、蛔虫病等；下腹部压痛见于子宫、膀胱等盆腔疾病等；右下腹部压痛见于盲肠疾病等，如在脐与右髂前上棘连线的外 1/3 和中 1/3 的交点即阑尾压痛点（McBurney point，麦克伯尼点，简称麦氏点），有压痛表明有典型的阑尾炎。

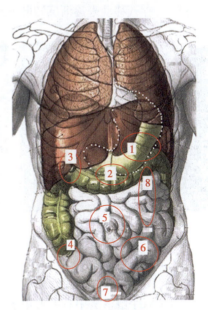

图 2-6-14　腹部常见疾病的压痛部位
1. 胃部疾病　2. 胰腺疾病　3. 肝胆疾病　4. 阑尾炎和回盲部疾病　5. 小肠疾病　6. 降结肠－乙状结肠炎症、肿瘤　7. 膀胱、子宫疾病　8. 肾、输尿管疾病

三、脏 器 触 诊

（一）肝触诊

1. 触诊方法

（1）双手触诊法（bimanual palpation）：较为常用。检查者左手掌托住受检者右腰部并向上推，拇指张开置于右肋弓部，既可作为肋弓下缘标记，又可与腰部左手掌配合固定右下胸，有助于横膈随吸气下移推动肝下移。右手为触诊手，第2～5指并拢，掌指关节伸直，稍加压平放于腹部，与受检者肋弓下缘基本平行。主要用第2、3指前端桡侧感知，随受检者吸气时迎向下移的肝下缘，呼气时稍加压再追踪肝下缘一次。这样随受检者吸气－呼气有两次触及肝下缘的机会。若经过一完整的吸－呼周期，右手未触及肝下缘，可略向头侧方向上移0.5～1 cm，继续触诊直至触及肝下缘（图2-6-15，2）。分别记录在右锁骨中线上、前正中线上肝下缘与肋缘下和剑突根部的距离，以 cm 为单位。

（2）单手触诊法（monomanual palpation）：只用右手操作，方法同双手触诊之右手动作。主要用于腹壁膨隆、肥胖、腹水患者肝脏触诊，触诊时右手比上法加大压力（图2-6-15，1）。

（3）冲击触诊法（ballottement palpation）：主要用于大量腹水时肝触诊（见图2-1-5）。

（4）钩指触诊法（"hook" method palpation）：适合于儿童、腹壁菲薄松软者或肝边缘不清者，检查者位于患者头侧右肩旁，面向足侧。第2～5指屈曲呈钩状，在患者腹部锁骨中线上由足侧向头侧随吸气－呼气移动来逐渐感知肝下缘（图2-6-15，3）。

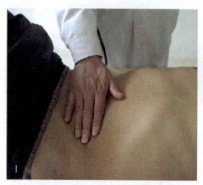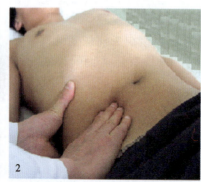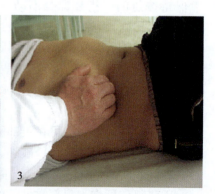

图2-6-15　肝触诊方法
1. 单手触诊法　2. 双手触诊法　3. 钩指触诊法

2. 触诊检查中应注意的几个问题

（1）双手触诊法中右手为触诊手，四指并拢，以示指、中指前端桡侧感知肝下缘最敏感。一般从髂前上棘连线水平或更低位开始，从下而上触诊肝，否则可能始终在肝表面上触诊而未能触及肝下缘，易漏诊巨大的肝。

（2）用力适中，手法勿过重，否则引起受检查者疼痛不适，影响触诊效果。

（3）必须配合受检查者腹式呼吸的吸气－呼气时相进行触诊，触诊的右手要与之同步。初学者一个最常见的错误就是在受检者吸气期间，触诊之手已过早地抬起移开了，既未等待随吸气末了感知下移的肝下缘的机会，也失去再感知随呼气即将回退的肝下缘的机会。

（4）识别非肝器官和组织：①腹直肌腱划：不随呼吸上下移动，两侧对称。对于腹肌发达的受检者腹部检查时尤应注意；②过长的浮肋：其质地硬，位置偏外侧；③横结肠：充盈时为横行的条状物；④右肾下极：位置深，下缘钝圆，不像肝向两侧延伸；⑤其他：如肿大的胆囊、胃癌、胰腺癌等均可误检为肝大。

3. 触诊内容与特点描述

（1）大小：正常成人肝下缘一般触不到，少数人于肋弓下缘在深吸气时可触及肝下缘，不超过 1 cm，在剑突下（以剑突根部而不是剑突尖部为起点）可触及，在 3 cm 以内，不超过剑突根部至脐距离的上 1/3 水平。确定肝的大小应以肝下界及肝上界综合判断。下界参照上述肝下缘的标准，上界以叩诊右锁骨中线肝界为准。

肝下移（downward displacement of liver）：肝上界及肝下界均降低，肝上下径正常，见于肝下垂（hepatoptosis）、右侧胸腔积液、肺气肿。

肝大（hepatomegaly）：肝上界正常或升高，肝下界超出上述正常范围。肝大分为：感染性肝大与非感染性肝大（参见本章第六节）。①感染性肝大：见于病毒性肝炎、细菌性肝脓肿、钩端螺旋体病、肝棘球蚴病、肝囊尾蚴病、血吸虫病、传染性单核细胞增多症、华支睾吸虫病等。②非感染性肝大：见于肝淤血、脂肪肝、酒精性肝病、中毒性肝病、肝肿瘤、肝囊肿、白血病等。

（2）质地（palpatory consistency）：肝质地包括以下三度：

Ⅰ度　质软，如口唇样柔软，为正常肝质地，各种原因引起的急性肝炎早期阶段肝质地亦较软。另一种特殊的柔软质地为囊性感，见于肝囊肿或肝脓肿，触之为局限性的囊样感觉，大而表浅者可触及波动感。

Ⅱ度　质韧，为中等硬度，触之如鼻尖样硬度，见于慢性肝炎、肝淤血、脂肪肝等。

Ⅲ度　质硬，触之如前额硬度，见于肝硬化、肝癌（坚硬如石）等。

（3）表面和边缘：正常肝表面光滑，边缘整齐。脂肪肝、肝淤血之肝边缘钝圆。肝硬化、肝癌、多囊肝表面结节状，边缘不规整。

（4）压痛：正常肝无压痛，肝脏炎症、淤血及其他病因引起的肝大累及被膜则有压痛。肝脓肿、肝癌压痛明显。

（5）搏动：三尖瓣关闭不全患者，由于右心室的收缩性搏动通过右心房，下腔静脉传导到肝，使肝呈扩张性搏动，双手分别放在肝区的左右可触知开合样搏动。肿大的肝波及腹主动脉，传导其搏动，手放在肝区可感知上下之搏动。

（6）肝震颤（liver thrill）：见于肝棘球蚴病，由于包囊中的子囊浮动撞击囊壁引起震颤，手指下压触诊时可感知其震颤。

（7）肝颈静脉反流征（hepatojugular reflux）：见于右心衰竭淤血性肝大时，用右手掌面平压肝逐渐加大压力时，可见颈静脉怒张更明显，放手停压后恢复原状。系因将肝的淤血挤压回心，超过了右心房的负荷，迫使血反流入颈静脉而出现怒张。称为肝颈静脉反流征阳性。正常人无此体征。若已有肝硬化则不会出现此征。

常见肝疾病触诊主要特点：①急性肝炎：轻度肿大，表面光滑，边缘钝，质软或韧，有压痛。②肝淤血：肝明显肿大（肿大的程度与淤血的程度相关），表面光滑，边缘钝，质韧，压痛，肝颈静脉反流征阳性。③脂肪肝：肝轻度肿大至中度肿大，表面光滑，边缘钝，质韧，无压痛。④肝硬化：一般早期肿大晚期缩小，而酒精性肝硬化、淤血性肝硬化、胆汁性肝硬化等肝可能长期肿大；质硬，边缘锐利，表面有小结节，一般无压痛。⑤肝癌：进行性肝大，肝表面高低不平，有大小不等结节，边缘不整，肝质地坚硬如石，压痛明显。

（二）脾触诊

脾触诊一般采取两种体位（图2-6-16）：①病人平卧，双腿屈曲，检查者左手第2~5指掌面插向受检查左胸背部，即左第9~11肋处，并向上推，右手平掌，从脐平线或其以下左锁骨中线上开始，在受检者作腹式呼吸的吸－呼动作相配合下，吸气时迎向随膈肌下移的脾下缘，呼气时再次追向即将移回的脾下缘，检查者的右手逐步移行从而触感脾下缘。②若上述方法未触及脾，则可采取右侧卧位，右下肢伸直，左下肢屈曲，检查者从脐平线或以下起始，朝向受检者左肋弓方向，逐步配合吸－呼动作触诊，感知脾下缘。

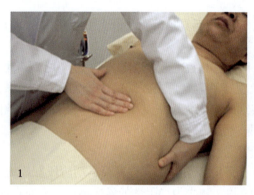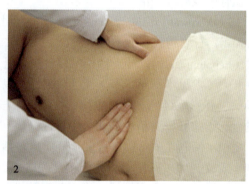

图 2-6-16　脾触诊图
1. 平卧位　2. 侧卧位

正常脾触不到，若能触到，则脾可能肿大一倍以上。触到脾时不仅要注意其大小，而且应注意其形状、质地，表面光滑与否，有无压痛与摩擦感。脾大的测量与记录法（图2-6-17）：Ⅰ线，为左锁骨中线与左肋弓下缘交点至脾下缘的距离，以 cm 表示。脾轻中度肿大时只作第Ⅰ线测量。Ⅱ线，为左锁骨中线与左肋弓下缘交点至脾最远点的距离，一般大于Ⅰ线上的距离。Ⅲ线，为脾右缘与前正中线的距离，超过正中线，测量脾右缘至正中线的最大距离以"+"表示，未超过正中线则测量脾右缘与正中线的最短距离以"-"表示。脾大一般分为轻、中、高三度。脾下缘不超过肋下 2 cm 为轻度肿大。肋下 2~7 cm，在脐水平线以上，为中度肿大。超过 7 cm，在脐水平线以下、甚至肿大的脾右缘越过前正中线，则为高度肿大，即巨脾。

在确定脾大时，需注意与下列情况鉴别：

（1）脾下移：见于左侧胸腔积液、积气，迫使脾随膈下降而向下移位，或见于内脏下垂。

（2）左肾肿大：增大的左肾位置较深，边缘圆钝无切迹。

（3）肿大的肝左叶：肝左叶与肝右叶为一体，与脾之右缘不同，且无脾切迹。

（4）结肠右曲肿物：质硬、多为不规则形，不与左肋缘相连。

（5）胰尾囊肿：无切迹，位于腹膜后，不随呼吸移动。

引起脾大的常见病：轻度脾大常见于急性或慢性病毒性肝

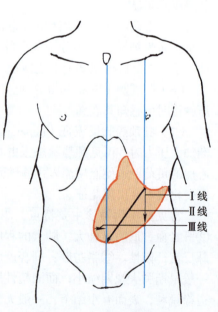

图 2-6-17　脾大测量方法

炎、伤寒、粟粒性结核、急性疟疾、感染性心内膜炎、败血症等感染性疾病。中度脾大常见于肝硬化、门静脉高压、淋巴瘤、慢性淋巴细胞性白血病、系统性红斑狼疮、慢性溶血性黄疸。脾高度肿大见于慢性粒细胞白血病、骨髓纤维化、血吸虫病、黑热病等。脾压痛见于脾脓肿或脾栓塞，后者脾压痛且有摩擦感。

（三）胆囊触诊

胆囊触诊可用双手滑行触诊法或钩指触诊法进行。正常情况下胆囊隐没于肝之下，触不到。胆囊肿大超过肝下缘及肋弓下缘时，才有可能在右肋弓下缘与腹直肌外缘交界处（即胆囊点）被触及。炎性肿大时的胆囊一般呈梨形或卵圆形、有囊性感、表面光滑，张力较高，随呼吸上下移动，常有触痛。如其肿大而伴有明显压痛，常见于急性胆囊炎。无压痛者，见于壶腹周围癌。若胰头癌压迫胆总管引起胆道梗阻性黄疸且进行性加深，胆囊显著肿大而无压痛，称为 Courvoisier 征。胆囊肿大而有实性感者，见于胆囊结石或胆囊癌（图 2-6-18）。若胆囊有炎症，但无肿大或肿大不显著，可能触诊不到胆囊。此时可采用以下方法：检查者以左手掌平放于患者右胸下部，以拇指指腹钩压于右肋弓下缘胆囊点处，嘱患者缓慢深吸气（见图 2-6-13,2）。在吸气过程中有炎症的胆囊下移时碰到钩压的拇指，而引起疼痛，称为胆囊触痛，如深吸气时患者感觉疼痛并中止吸气，称为 Murphy 征阳性。

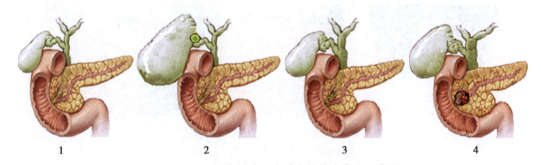

图 2-6-18　胆囊触诊胆囊肿大的临床意义示意图
1. 正常胆道　2. 胆囊管结石，胆囊肿大、压痛　3. 胆总管结石，胆总管扩张、胆囊肿大　4. 胰头癌，Courvoisier 征

（四）肾触诊

肾触诊检查，用双手合诊方法。可采取平卧位、坐位或立位。卧位触诊右肾时，受检者两腿屈膝。检查者立于其右侧，以左手掌从背后托起患者右腰部，右手掌平放在右腰腹部，手掌大致平行于右肋缘，自下而上进行深触诊，于受检者吸气时可触到肾下极，有光滑圆钝之感。触诊左肾时，检查者左手从背后托起患者左腰部，右手掌横置于患者左腰腹部，同前法双手配合检查。如受检者腹壁较厚以致检查者右手难以压向后腹壁时，可在受检者吸气时，用左手向前冲击后腰部，如肾处于两手之间时，则右手有被实体冲顶的感觉；反之，也可用右手向左手方向冲击，左手也可有同样的感觉。如卧位未触及肾，可取坐位或立位按卧位时的手法，用两手前后配合触诊肾。正常人肾位于脊柱两旁，右肾比左肾低，左肾上端平第 11 胸椎下缘，下端平第 2 腰椎下缘，右肾上端平第 12 胸椎下缘，下端平第 3 腰椎下缘。正常人肾不易触及，身材瘦长、腹壁松弛者有时可被触到右肾下极。当肾下垂或有游走肾时，坐位、立位较易触及肾。肾增大时，肾也可被触及。在深吸气时若触到 1/2 以上的肾即认为有肾下垂（nephroptosis）。右侧肾下垂易误认为肿大的肝，左侧肾下垂易误认为肿大的脾，应注意鉴别。如肾下垂明显并能在腹腔多个部位被触及称为游走肾（floating kidney）。肾肿大见于肾盂积水或积脓、肾肿瘤、多囊肾等。当肾盂积水或积脓时，肾的质地较软可有波动感。多囊肾常有一侧或两

侧肾不规则形增大，可伴有多囊肝。肾肿瘤则表面不平，质地坚硬。

当肾和尿路有炎症、结石或其他疾病时，可在相应部位出现压痛点：①季肋点（前肾点）：第10肋骨前端，右侧位置稍低。此点相当于肾盂位置。②上输尿管点：在脐水平线上腹直肌外缘。③中输尿管点：在髂前上棘水平腹直肌外缘，相当于输尿管第二狭窄处。④肋脊点：背部第12肋骨与脊柱的交角（肋脊角）的顶点。⑤肋腰点：第12肋骨与腰肌外缘的交角（肋腰角）顶点（图2-6-19）。肋脊点、肋腰点和季肋点是肾炎症性疾病，如肾盂肾炎、肾脓肿和肾结核等常出现的压痛点。如炎症深隐于肾实质内，可无压痛而仅有叩击痛。上输尿管点或中输尿管点出现压痛，提示输尿管结石、结核或化脓性炎症。

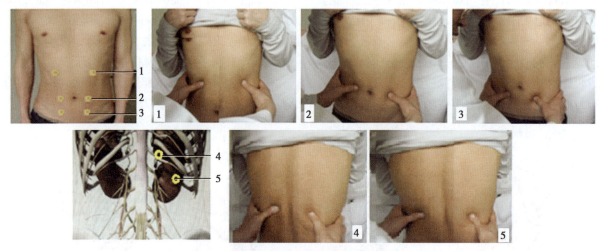

图 2-6-19　肾和输尿管疾病压痛点触诊方法
1. 季肋点　2. 上输尿管点　3. 中输尿管点　4. 肋脊点　5. 肋腰点

（五）膀胱触诊

正常膀胱未充盈尿时隐于盆腔内触不到。只有当膀胱充盈胀大，超出耻骨上缘时方可在下腹中部触到。一般采用单手滑行法触诊。受检者仰卧位屈膝，检查者右手自脐开始向耻骨方向触摸，触及囊性包块即是充盈的膀胱。但应与子宫或其他肿物鉴别。膀胱增大多由积尿所致，触之囊性感，不能用手推移，按压时有胀感、有尿意。极度充盈时，触之较硬，但仍光滑。排尿或导尿后缩小或消失，借此可与妊娠子宫、卵巢囊肿及直肠肿物等鉴别。若失去正常的圆顶形态，则有可能有病理性改变。膀胱胀大提示有排尿困难，极度排尿困难即尿潴留。包括梗阻性或非梗阻性病变。梗阻性多见于尿道梗阻，如前列腺肥大或前列腺癌，膀胱颈、尿道结石等；非梗阻性病变如脊髓病（如截瘫）、颅脑损伤或支配膀胱和尿道括约肌的神经病变所致的尿潴留，即神经源性膀胱。也见于昏迷、腰椎或骶椎麻醉后、手术后局部疼痛患者。如长期尿潴留引起膀胱慢性炎症，导尿后膀胱不能完全回缩。当膀胱有结石或肿瘤时，有时可用双手合诊触诊方法检查，右手戴手套示指插入直肠内向腹侧方向推压，左手四指在耻骨联合上部向下施压，可在腹腔的深处耻骨联合的后方触到。

（六）胰腺触诊

胰腺位于腹膜后，位置深而柔软，故一般触不到。在上腹部相当于第1、2腰椎处胰头位于中线偏右，而胰体尾在中线偏左侧。当胰腺有病变时，如在上腹中部或左上腹有横行的条带状肌紧张及压痛，并涉及左腰部者，提示胰腺炎症；如起病急伴有腰部皮下淤血（Grey-Tuner sign）或脐部皮下淤血（Cullen sign）而呈紫蓝色斑（见图 2-6-6），则提示出血坏死性胰腺炎。如在上腹部触及质硬而固定性的横行条索状肿物时，应考虑为慢性胰腺炎；如有坚硬块状，表面不光滑似有结节，则可能为胰腺癌。发生于胰头部者，可出现黄疸及无痛性胆囊肿大，即 Courvoisier 征阳性（见图 2-6-18，4）。在急性胰腺炎发病后，若在上腹部或左上腹部触到囊性肿物伴有肌紧张和压痛，可能为胰腺假性囊肿，但要注意与胃等部位的肿瘤鉴别。

（七）腹部可触到的其他正常脏器或组织

　　腹部可触到的其他正常脏器或组织见图 2-6-20，这些正常结构易误诊为腹部肿块。

　　1. 腹直肌肌腹及腱划　腹肌发达者如运动员等，腹壁的中上部可触到腹直肌肌腹，其呈分隔的半球状或方块状隆起，较坚实，隆起间有横行凹沟，即腱划，易误为腹壁肿物或肝边缘。但腹直肌肌腹及腱划在中线两侧对称分布，较表浅，在做屏气、仰卧后屈颈抬肩或取半坐位使腹肌收缩时，更为明显。借此可与肝及腹腔内肿物区别。

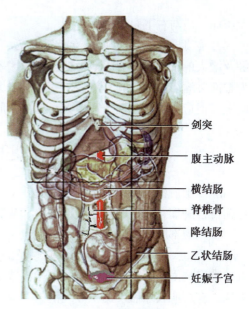

图 2-6-20　正常腹部可触及的结构

剑突
腹主动脉
横结肠
脊椎骨
降结肠
乙状结肠
妊娠子宫

　　2. 腰椎椎体及骶骨岬　对于腹壁松弛薄软者，在腹部中线位深触时常可触到骨性硬度的腰椎椎体或骶骨岬。易将其误认为腹部肿瘤。在其左前方常可查到腹主动脉搏动，其宽度不超过 3.5 cm。

　　3. 腹主动脉　触诊双手掌在脐下腹中线偏两旁相对称位置向下进行深触诊，可触及腹主动脉侧缘和腹主动脉的搏动（图 2-6-21）。但一些正常人尤其是肥胖者是触不到的。若能触及时，应注意是否是上下连续性的，并估测其宽径、搏动方向。对于宽径大于 4 cm 者应警惕有腹主动脉瘤。因为腹主动脉是固定的而且沿长轴下行，而典型的腹主动脉瘤是可从一侧到另一侧、活动性的，但非纵向移动。深触诊时，触诊的双手的指腹感触到腹主动脉搏动方向是膨胀性分散性的，表明搏动方向是直接来源于腹主动脉。若搏动方向是上下起落的，表明是通过位于腹主动脉之上的肿块组织传导的，借此可以区别。

　　4. 乙状结肠　正常乙状结肠尤其是有粪便充盈时常可触到，呈软光滑的索条状，无压痛，可移动或压之变形。若有干结粪块滞留，则可触及较硬的球状或粗条状物，因而可有左下腹不适及轻压痛而易误为肿瘤。当排便后或清洗肠道后，粪块移走或消逝。

　　5. 横结肠　正常人于上中腹部可触到充盈时横行的条状物即横结肠，触之光滑柔软，可移动，部分人横结肠呈"V"形或"U"形，可在脐部或脐部以触到横结肠条状物。横结肠或结肠右曲可误为肝下缘。但因横结肠上、下缘均可被触知，故与肝下缘不同。

　　6. 盲肠　大多数人在右下腹可触到充盈时的盲肠。有圆钝感，可移动，柔软，表面光滑，

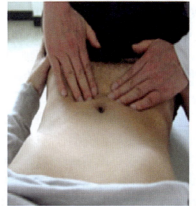
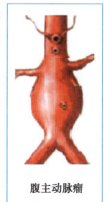

腹主动脉瘤

图 2-6-21　腹主动脉触诊方法

无压痛。应与右下腹部肿瘤鉴别。

7. 妊娠子宫　育龄期的女性受孕后，随着月份增大子宫体积也相应生理性增大，下、中腹部可触及增大的子宫。故育龄期女性出现原因不明的"腹部肿块"而就医，应注意是否妊娠子宫，不要误为腹部肿瘤。应结合其有停经史、乳房增大、乳晕扩大和色素加深、皮肤色素沉着以及妇科检查加以确定。但应排除病理性子宫增大，如子宫肿瘤和其他腹部肿瘤。

四、腹部肿块

除以上脏器、组织的正常结构外，若能触及来自腹壁、腹腔内和腹膜后的肿块，具有病理意义，包括良性肿瘤、恶性肿瘤、炎性肿块、囊肿、肿大的淋巴结、外伤性血肿、胃内结石等。

触到腹部肿块时应注意其以下特点：

1. 部位　首先，应注意区分所触及的肿块是在腹腔内或是在腹壁（腹腔外）。腹壁肿块在视诊时可见腹壁局限性膨隆，仰卧位曲颈抬肩或半坐位使腹壁肌肉收缩时，触及肿块更为明显。若是腹腔内肿块，在腹肌收缩后反而不显或消失，故可加以鉴别。其次，应注意区分肿块是在腹腔内或是在腹膜后。可通过肘膝位进行检查，此时腹腔内的肿块触之更为清楚且有下垂感，活动度亦增加。若为腹膜后肿块因其深在而固定，则不如在仰卧位时触之清楚，亦无下垂感。

腹部肿块一般来源于该部相应的脏器。如左上腹肿块见于脾充血性或浸润性病变、左侧结肠肿瘤和左肾肿瘤等。上腹部肿块常见于胃、胰腺、横结肠或肝左叶的肿瘤、胃幽门梗阻或胃内结石等。右上腹肿块常见于肝、胆和右肾的肿瘤，炎症性肿大或浸润性疾病。两侧腰部的肿块常见于结肠的肿瘤。右下腹肿块常见于盲肠、阑尾、远端回肠、右侧输卵管和卵巢的肿瘤，炎症性肿块或脓肿等。左下腹肿块见于乙状结肠的肿瘤或炎性肿块、左侧输卵管和卵巢的肿瘤，炎症性肿块或脓肿等。中下腹的肿块常见于粘连型结核性腹膜炎、子宫或膀胱的肿瘤、腹主动脉瘤等。下腹两侧类球形、可活动、有压痛的肿块可能为腹腔内肿大的淋巴结。游走性腹部肿块见于卵巢囊肿。

2. 大小　触及的肿块大小以其测定的长径（cm）×宽径（cm）表示。因其前后径（即厚度）不易测出，可粗略估计。为了形象地描述，可以用公认的大家熟悉的实物作比喻，如核桃大小、鸡蛋大小、拳头大小等。但也应注明其最大长径与宽径的厘米（cm）数值。巨大肿块多见于卵巢、肝、脾、肾、胰等脏器病变和腹膜后淋巴结结核或肿瘤。胃肠道肿物一般很少超过其腔径，因为其增大到一定程度即可引起不同程度的内腔梗阻。若肿块大小多变或可自行消失，则可能是空腔脏器如肠襻的发作性的痉挛、扩张或不完全梗阻所引起，缓解期则消失。

3. 形态　肿块的形态包括其形状、轮廓、边缘和表面情况。圆球形、表面光滑的肿块多为良性病变、囊性病变（如炎性肿大的胆囊、卵巢囊肿等）或肿大的淋巴结。不规则形、表面凹凸不平而质硬者，多见于恶性肿瘤，也可见于慢性炎症性肿块或结核性肿块。软性的团块状肿块见于肠蛔虫病、肠套叠。左上腹有切迹的肿块是肿大的脾的特征。

4. 质地　包括质地软、中等硬度或坚硬三级。质地软的肿块见于早期的急性炎症性肿块或液化的脓肿，如阑尾脓肿等。质地软而有囊性感的肿块，见于卵巢囊肿等。中等硬度的肿块见于慢性炎性肿块如 Crohn 病、慢性胰腺炎，或结核性肿块，如回盲部肠结核、粘连性结核性腹膜炎等。质地坚硬的肿块见于恶性肿瘤，如肝癌、胃癌等，也可见于多囊肝、多囊肾。

5. 压痛　急性炎性包块有明显压痛，见于急性胆囊炎、肝脓肿、阑尾脓肿。慢性炎性肿块如慢性胰腺炎、肠结核或 Crohn 病等也有压痛。空腔器官梗阻、脏器肿瘤等之压痛轻重不一。

6. 移动度　如果肿块随呼吸而上下移动，多为肝、脾、胃、肾的肿物，胆囊因附在肝下，横结肠借胃结肠韧带与胃相连，故其肿物亦随呼吸而上下。肝和胆囊的移动度大，不易用手固定。如果包块能用手推动，可能来自胃、肠或肠系膜。移动度大的多为带蒂的肿物或游走的脏器。局部炎性包块或脓肿及腹腔后壁的肿瘤，一般较固定不移动。

7. 搏动　消瘦者可以在腹部见到或触到动脉的搏动。如在腹中线附近触到明显的膨大伴以扩张性搏动，则应考虑腹主动脉或其分支的动脉瘤。有时尚可触及震颤。

五、液波震颤

腹腔内有大量游离液体时，如用手触动腹部，可感到液波震颤（fluid wave thrills），或称波动感（fluctuation）。检查时患者平卧，医生以一手掌面贴于患者一侧腹壁，在对侧腹壁对应部位用另一手四指并拢屈曲，触动腹壁（或以指端冲击式触诊），如有大量液体存在，则贴于腹壁的手常有被液体波动冲击的感觉，即波动感。为防止腹壁本身的振动传至对侧，可让另一人将一手的手掌尺侧缘压于脐部腹中线上，即可阻止之（图 2-6-22）。此法可粗略地检查腹水存在，需有 3 000 mL 以上液量才能查出，不如移动性浊音检查方法敏感。

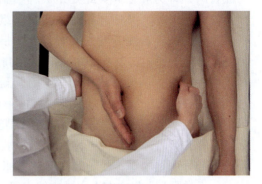

图 2-6-22　液波震颤检查方法

第四节　腹 部 叩 诊

腹部叩诊主要内容包括：根据实质性脏器所在部位的叩诊浊音区或实音区有无扩大、缩小、移位的变化，判断脏器肿大、缩小或移位；实质性脏器所在部位有无叩击痛；判断有无胃肠胀气、腹腔内有无游离气体或液体以及腹部肿块的存在等。腹部叩诊一般采用间接叩诊方法，手法宜轻，以便获得清晰的叩诊音。

一、正常腹部叩诊音分布

正常人的腹部叩诊浊音区分布在肝、脾实质性脏器所在部位、腹部两侧近腰肌处以及尿充盈的膀胱或妊娠子宫，其余大部分部位因胃肠腔内含正常气体为鼓音区。在病理状态下，腹部叩诊音区有相应的变化，包括：①正常的鼓音区范围缩小，如正常鼓音区出现浊音或实音，提示有腹部肿块占位，或肿大的脏器占位，或腹腔内的游离液体占位，即腹水形成。②病变脏器所在部位浊音区或实音区扩大，提示有该脏器肿大。③鼓音区范围扩大：当胃肠高度胀气或因胃肠穿孔腹腔内出现游离的气体时，则腹部鼓音区范围扩大，使肝的正常浊音区缩小甚至消失。

二、肝 叩 诊

肝叩诊包括：①用叩诊方法确定肝上界和辅助判定肝下界，并与触诊法和搔刮听诊法结合确定肝下界，测定肝上下径；②检查肝区有无叩击痛。

确定肝上界的方法：在右锁骨中线上，从第2、3肋间肺清音区起逐个肋间向下叩诊。当由清音变为浊音时，即为肝上界。此处是被肺覆盖的肝脏顶部，为肺–肝界，又称肝相对浊音界。继续向下叩一、二个肋间，若浊音变为实音，此为肝绝对浊音界，实为肺下界（图2-6-23）。因该处的肝不再被肺覆盖而直接贴近胸壁，故叩诊呈实音。确定肝下界时，仍在右锁骨中线上从腹部鼓音区由下向上叩诊，当由鼓音变为浊音时即是肝下界。但因肠腔内气体

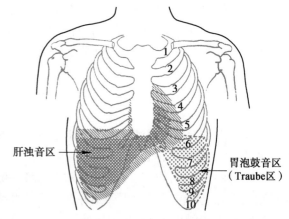

图2-6-23　肝叩诊浊音区及胃泡鼓音区示意图

覆遮盖肝的影响，叩出的肝下界与触诊得出的肝下缘可能不一致，可高于实际的肝下界1～2 cm。但若肝下部分明显增厚，受肠腔内气体覆遮的影响小，则叩诊的肝下界与触诊的肝下缘两者结果较为接近。正常肝其上界在在右锁骨中线上第5肋间，下界平右肋弓下缘。矮胖体型者肝上界可高一个肋间，瘦长体型者则可低一个肋间。肝上、下界两者之间的距离为肝上下径，正常成人为9～11 cm。

肝浊音界扩大多表明各种原因引起的肝大（参见本章第六节），也见于膈下脓肿，系因其使肝下移和膈抬高。肝浊音界缩小见于急性肝坏死、肝硬化和胃肠胀气等。肝浊音区消失是急性胃肠穿孔重要征象之一，多由于肝表面覆盖游离的气体叩诊呈鼓音。在有明显胃肠胀气、间位结肠（结肠位于肝与横膈之间）、人工气腹、全内脏转位时，也可出现肝浊音区明显缩小或消失。肝浊音区向上移位见于右肺纤维化、右下肺不张，人工气腹、鼓肠等。肝浊音区向下移位见于右侧胸腔积液、肺气肿、右侧张力性气胸等。

肝区叩击痛（percussion pain）检查手法（见图2-1-17）：将左手平掌置于受检者肝区，右手握拳以轻、中强度捶击左手背，若受检者肝区疼痛即为肝区叩击痛阳性。见于肝炎、肝脓肿或肝癌等肝实质性病变。正常人无肝区叩击痛。胆囊位于被肝覆盖的深处，当有胆囊炎症时，胆囊区可有叩击痛。

三、脾 叩 诊

脾叩诊方法：在左腋中线上进行轻叩诊，正常人脾叩诊浊音区位于左腋中线第9～11肋间，根据B型超声测量其最大长径小于10 cm，宽径（厚径）小于3.5 cm，脾叩诊浊音前缘不超过左腋前线。脾大的方向是向下向中线的方向，早期脾大主要是其前后方向，当脾轻度肿大而左肋弓下缘触诊不到时，脾叩诊可作为触诊检查脾大小的补充。受检者取右侧卧位，在左侧腋中线上最下的一个肋间叩诊，同时嘱受检者作缓慢的深呼吸，若深呼气时的清音被深吸气时的浊音取代，提示有脾大，系因肿大的脾随吸气时膈的下降而下移，即可叩及浊音。脾叩诊若其前缘浊音界超过左腋前线，也可辅助判断脾大。脾浊音区扩大见于各种原因所致之脾大（参见本章第六节）。脾浊音区缩小见于左侧气胸、胃扩张、鼓肠等。

四、胃泡鼓音区叩诊

胃泡鼓音区（Traube区，图2-6-23）由含气的胃底穹窿部构成，呈半球形，其上界为膈肌及左肺下缘（左第6肋水平），下界为左肋弓，左界为脾（左腋前线），右界为肝左缘。胃泡鼓音区大小不一，与胃泡含气量的多少和胃内容充盈状态有关，亦受周边器官组织病变的影响。空腹时大，饱餐后缩小或消失。在禁食2h以上或空腹状态下，叩诊此区若有明显缩小或消失，有一定临床参考价值：提示脾大、肝大、左侧胸腔积液或心包积液等。胃泡鼓音区检查常用于脾大时的辅助检查，此时脾浊音界前缘超过左腋前线并且胃泡鼓音区明显缩小或消失。

五、移动性浊音

腹腔内存积游离的液体时因其重力关系而沉于腹腔的最低处，此处叩诊即呈浊音。该叩诊浊音区随体位在纵轴上的变动而出现相应的变动，称为移动性浊音（shifting dullness）。移动性浊音的叩诊是检出腹腔内有游离积液的一种重要检查方法。

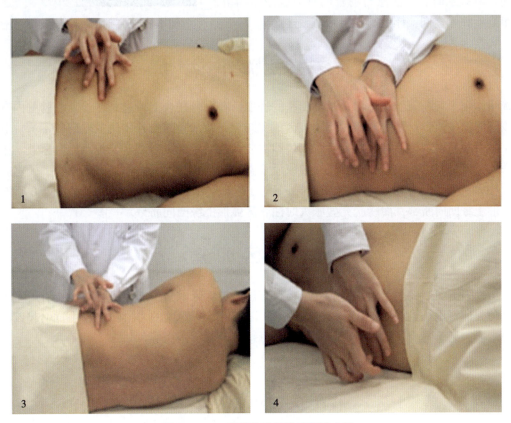

图2-6-24　腹部移动性浊音叩诊方法

1. 自腹中部脐水平开始叩诊　2. 向患者左侧叩诊　3. 发现浊音时板指固定不动，嘱患者右侧卧位再度叩诊，若变为鼓音表明浊音移动　4. 向患者右侧叩诊，呈浊音时嘱左侧卧位，叩诊核实

检查方法：

1. 比较仰卧位、左侧卧位和右侧卧位时腹部叩诊音的变化（图 2-6-24）。在仰卧位时叩诊脐部，因腹腔内含气的肠管浮于积液的上面，此处叩诊为鼓音，而两侧因腹腔积液下沉呈浊音。从患者脐部向左侧叩诊至左侧髂腰肌边缘，若叩诊音变为浊音，叩诊板指固定不动，嘱受检者向右侧卧位再度叩诊，若变为鼓音表明浊音移动；用同样方法向右侧继续叩诊。若呈浊音，嘱患者向左侧卧位，再度叩诊，核实叩诊音是否由鼓音变浊音。而此时处于上方的右侧腹，叩诊音由浊音变为鼓音。浊音区与鼓音区的相互变动，提示腹腔内有游离腹水。当腹腔内游离腹水在 1 000 mL 以上时，即可用此法检查出。

2. 比较仰卧位和肘膝位腹部叩诊音的变化。如果腹水量少，用以上方法不能查出时，可采用肘膝位腹部叩诊。先在仰卧位时叩诊脐部，若此处叩诊为鼓音，再嘱受检者取肘膝位，稍待片刻使腹腔积液在最低的脐部，犹如"小水坑"。分别由两侧腹部向脐部逐步移行叩诊（图 2-6-25），如由鼓音转为浊音，此为水坑征（puddle sign）。此法大约可检出 500 mL 以上的腹腔积液。

在确定有腹水时，应注意与肠管内有大量液体潴留、巨大的卵巢囊肿等鉴别，详见本章第六节叙述。

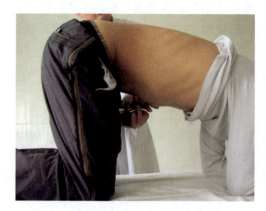

图 2-6-25　肘膝位叩诊腹部移动性浊音

六、膀 胱 叩 诊

膀胱叩诊用于判断膀胱充盈与否及其膨胀的程度。在耻骨联合上方进行叩诊。当膀胱内有尿液充盈时，该区叩诊呈浊音；膀胱空虚时，因该区覆盖肠管，叩诊呈鼓音，膀胱的轮廓叩不清。对于低血容量休克患者补充血容治疗有效时，膀胱部位叩诊应在原鼓音区出现浊音，提示已有尿液。尿潴留所致膀胱增大，该区叩诊呈浊音，在排尿或导尿后复查，浊音转为鼓音。而妊娠的子宫、子宫肌瘤或卵巢囊肿，在该区叩诊也呈浊音，但排尿或导尿后无变化，可予鉴别。腹水时，耻骨上方叩诊的浊音区，其弧形上缘凹向脐部，而膀胱充盈胀大时浊音区弧形上缘凸向脐部。

七、肾 区 叩 痛

肋脊角处叩击痛主要用于检查肾病变。检查方法：患者采取坐位或侧卧位，检查者用左手掌平放在其肋脊角处即肾区（见图 2-6-19），右手握拳，以轻度、中等度的力量叩击左手背引起该区疼痛称为肾区叩击痛，见于肾炎、肾盂肾炎、肾结石、肾结核及肾周围炎等。

第五节　腹 部 听 诊

腹部听诊主要内容包括肠鸣音、振水音、腹部血管杂音、搔弹音和妊娠后期的胎心音。受检者取仰卧位，多采用膜型听诊器轻轻压在腹部各有关部位腹壁上进行检查，重点听诊上腹部、脐部。

一、肠　鸣　音

肠鸣音（bowel sound）为肠蠕动时肠管内液体和气体流动发出断断续续的咕噜声。腹部听诊可提供有关肠道气体和液体活动的情况。在急性腹痛等情况下，在腹部叩诊、触诊检查前先行视诊和听诊检查，因为叩诊、触诊检查可改变肠活动状况。所以检查程序宜在听诊检查以后再行叩诊、触诊检查，以便获取更准确的肠鸣音变化体征。正常安静状态下，肠鸣音每分钟4～5次。肠鸣音的频率和音响程度并不恒定。肠蠕动随肠内容物的增加而增强增速。餐后肠蠕动频繁、音响增强。病理状态下，肠鸣音的变化有：

1. 急性胃肠炎、服泻剂后或肠腔内有大量出血后积血时，肠蠕动增强增速，肠鸣音每分钟可达10次以上，音响大，音调不高，称肠鸣音活跃（active bowel sound）。

2. 在早期机械性肠梗阻时，肠鸣音不仅频繁、音响大，而且音调高，称肠鸣音亢进（hyperactive bowel sound）。肠中气体和液体在肠管强烈收缩后经过狭窄部位时产生气过水声（gurgling），可每隔数分钟听到一次，因肠管高度扩张，肠鸣音产生共鸣，音调高亢呈"叮叮"的金属音（tinkling），这是肠梗阻特征性体征之一。机械性肠梗阻见于肠肿瘤、结核、粪石、蛔虫等引起的肠内阻塞，手术后或炎症引起的粘连使肠牵拉成角、肠扭转或粘连带压迫使肠腔狭窄，各种嵌顿的腹壁疝、肿瘤或脓肿压迫肠管引起梗阻。

3. 一些神经、体液因素直接抑制肠壁肌肉，使其减弱或失去蠕动能力，肠蠕动减弱，肠鸣音次数减少，称肠鸣音减弱（hypoactive bowel sound）。见于急性腹膜炎、低钾血症、胃肠动力低下、久病的老年人等。对于肠梗阻患者，若肠鸣音由频繁高亢转变为稀少低调时，要警惕发生绞窄性肠梗阻的可能性，系肠腔内容物通过障碍及肠壁的血液循环均发生障碍；如持续3～5 min仍未听到肠鸣音，称为肠鸣音消失（absent bowel sound），提示有麻痹性肠梗阻存在。见于急性弥漫性腹膜炎、急性重症胰腺炎、腹部手术反射性抑制引起的肠麻痹、缺血性肠病、药物或毒物中毒等。

二、振　水　音

当胃肠内有多量液体及气体存留时，振动腹部或左右晃动腹部可出现液气撞击后流动发出的音响，称为振水音（succussion splash）。这种晃动声的存在提示胃或结肠因远端有梗阻而扩张。检查方法：受检者仰卧，检查者可用耳接近腹部直接听取，用右手弯曲的四指连续冲击受检者的中上腹部使之振动，或检查者双手分别放在受检者腹部的两侧左右摇晃腹部；亦可将听诊器膜型体件置于上腹部，另一手自一侧振动或摇晃受检者的腹部，或在局部做冲击性震动，以引出振水音。正常人在餐后或饮进多量液体时可有上腹振水音，一般在餐后6 h内消失。但若在清晨空腹或餐后6～8 h以上仍有此音，则提示胃或十二指肠排空障碍，如幽门梗阻或肠系膜上动脉压迫综合征。

三、血　管　杂　音

腹部听诊可确定腹部杂音的存在，包括动脉性杂音和静脉性杂音。可在腹部相关部位检查。腹部动脉杂音听诊部位见图2-6-26。腹主动脉瘤、腹主动脉炎，或肿物压迫腹主动脉造成狭窄均可在上腹部听到收缩期吹风样杂音。左叶肝癌压迫肝动脉或腹主动脉时，可在肿块部位听到吹风样杂音。胰腺癌部位的血管杂音可在左上腹部听到，是因肿块压迫脾动脉所致。肾区血管杂音是确定肾动脉狭窄的重要线索，见于 60% 肾血管性高血压患者，尤其是对于青年高血压患者应注意听诊腹部血管杂音。可在脐上 3～5 cm 或前正中线之左或右旁开 3～5 cm 处听到收缩期吹风样杂音，多为一侧性，可放散至腰部，甚至背侧。在两侧髂部听到收缩期吹风样杂音，应考虑髂动脉狭窄。肝硬化门脉高压增高时，由于侧支循环形成，脐静脉的开放，尤其是腹壁静脉曲张严重时，在脐部或上腹部可听到静脉连续的嗡鸣声。

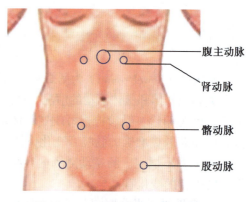

图 2-6-26　腹部动脉杂音听诊部位

第六节　腹部常见疾病的主要体征

一、肝　大

（一）如何确定肝大

肝触诊和叩诊检查是检查肝大的重要方法。正常人肝上界由叩诊确定，一般在右锁骨中线第 5 肋间，其下缘通常不能被触及。在腹壁松弛或体型瘦长的人，可在肋弓下缘触及肝下缘，一般不超出 1 cm；剑突下（以其根部为准）一般不超出 3 cm 或剑突与脐连线距离的上 1/3 长度（cm）。剑突下的肝因被腹直肌覆盖通常触不清，除非肝已变硬或腹壁松软。如病人腹壁较紧张而触诊不满意，可用叩诊法确定肝的上下径。正常成人肝的上下径的长短尚未完全肯定，正常人身高在 161 cm 以下者，肝的上下径为 10～11 cm；身高在 161 cm 以上者则为 11～12 cm，可供临床参考。超过上述诸标准称为肝大。在判断已触及的肝是否有病理意义时，应结合其硬度（此点尤其重要）、表面与边缘情况、有无压痛与叩痛等，并结合其他临床资料加以全面分析。影像学检查如 B 型超声、CT、MRI 等检查对于判定肝大有重要价值，不仅在长径上，而且可就其横断面或矢状面判定肝的大小。肝大按其病变范围可分为弥漫性肝大与局限性肝大两种。局限性肝大主要是由于肝的占位性病变引起，如肿瘤、脓肿等。

（二）病因与发病机制

肝大的病因与发病机制有多种，主要包括感染性和非感染性肝大两大类。

1. 感染性肝大　主要是由感染引起肝的炎症、充血、组织水肿。其中以病毒性肝炎最为常见。

（1）病毒性感染：病毒性肝炎、传染性单核细胞增多症、巨细胞病毒性包涵体病等。

（2）细菌性感染：细菌性肝脓肿、伤寒、急性梗阻性化脓性胆管炎、肝结核等。

（3）螺旋体感染：钩端螺旋体病、肝梅毒。

（4）寄生虫感染：阿米巴肝病、疟疾、血吸虫病、华支睾吸虫病、肝棘球蚴病等。

（5）其他感染性疾病。

2. 非感染性肝大

（1）肿瘤：原发性肝癌、胆管癌、肝转移癌等恶性肿瘤均可使肝大，良性肿瘤见于肝囊肿、血管瘤等。

（2）中毒性肝大和药物性肝损害：化学毒物如乙醇、四氯化碳、氯仿、酚、萘、苯引起中毒性肝损害等。药物如利福平、吡嗪酰胺、硫唑嘌呤等可引起中毒性肝损害，氯丙嗪、甲睾酮、甲基多巴、苯妥英钠、苯巴比妥、呋喃类、磺胺类、磺脲类、口服避孕药等尚可通过免疫机制引起肝损害。

（3）淤血性肝大：肝因淤血而肿大，如各种原因引起的充血性心力衰竭、心肌病、心包炎、先天性心脏病、Budd-Chiari 综合征等。

（4）胆汁淤积性肝大：各种原因引起的肝内、外胆管长期梗阻或肝内胆汁淤积特别是病因不易去除时，均可引起肝内、外胆管的炎症、增生、胆栓和狭窄等病变而导致肝大。见于原发性胆汁性肝硬化、胆管结石等。

（5）代谢异常：脂肪肝、肝豆状核变性、血色病、肝淀粉样变等。

（6）血液病：白血病、淋巴瘤、多发性骨髓瘤、恶性网状细胞增多症、真性红细胞增多症等，可因肿瘤细胞浸润、继发性炎症或感染使肝大。

（7）其他：如系统性红斑狼疮等结缔组织病与免疫反应有关。

（三）诊断思路

1. 病史　针对上述病因搜索病史可提供肝大的重要诊断线索，尤其是有关传染病的流行病学病史，如病毒性肝炎的密切接触史、血吸虫病流行区的河水接触史，肝棘球蚴病流行区的生活史和工作经历对相应疾病的诊断甚有帮助。酒精性肝病与酗酒有关。胆汁淤积与原发性和继发性胆道梗阻有关，淤血性肝大的病理基础是心脏大血管疾病使静脉血液回流受阻。中毒性肝病多有长期服药史或毒物密切接触史。多囊肝是遗传性疾病。

2. 肝大的特点

（1）肝大的程度：轻度肝大见于病毒性肝炎、中毒性肝炎，中度肝大见于肝淤血、肝外胆管梗阻、细菌性肝脓肿、血吸虫病等，重度肝大见于原发性或转移性肝癌、原发性胆汁性肝硬化、血吸虫病和多囊肝等。间歇性肝大多见于肝淤血和感染，进行性肝大多为肝恶性肿瘤。

（2）肝大的质地：质软见于急性肝炎、伤寒等急性传染病，质中度见于慢性肝炎、脂肪肝、肝淤血、肝汁淤积性肝大，质硬见于肝癌、多囊肝。

（3）肝表面情况：炎症性、淤血性、胆汁淤积性肝大和脂肪肝的肝表面光滑；肝硬化、肝癌和多囊肝的肝表面有结节，大小不一。

（4）肝触痛与叩击痛：见于炎症性、淤血性、胆汁淤积性肝大，尤其是肝脓肿和肝癌。

（5）肝区搏动感：三尖瓣关闭不全伴有右心衰竭时，肝区有扩张性搏动；肝癌组织压迫腹主动脉或肝动脉，肝区可有传导性搏动。

3. 伴随症状和体征

（1）伴高热和寒战者：见于肝脓肿、胆道感染、败血症等。

（2）伴黄疸：应结合病情和相关检查判断是否有肝内外胆道梗阻或肝内胆汁淤积、溶血性黄疸和肝细胞性黄疸（参见第一篇第十六章黄疸）。

（3）伴肝区疼痛：见于炎症性、淤血性、胆汁淤积性肝大和肝恶性肿瘤。

（4）伴蜘蛛痣、肝掌：见于肝硬化。

（5）伴腹水：见于肝硬化、门静脉高压、淤血性肝大、肝癌、急性或亚急性肝坏死等。

（6）伴脾大：见于肝硬化、门静脉高压、血吸虫病、血液病等。

（7）伴心脏扩大、病理性心脏杂音、颈静脉怒张、肝颈静脉反流征、水肿等：应考虑淤血性肝大。

（8）伴肾肿大：见于多囊肾。

（9）伴出血、紫癜：见于严重肝疾病、血液病、长期梗阻性黄疸、钩端螺旋体病。

（10）伴明显的消瘦：见于肝癌和肝硬化，尤其是肝癌患者短期内体重大幅度下降。虽然长期存在肝囊肿、肝海绵状血管瘤，但患者一般情况良好。

4. 实验室检查

（1）血常规：白细胞计数增多和中性粒细胞分类增多提示细菌、螺旋体、寄生虫感染等引起的肝大，尤其是肝脓肿、败血症，也见于急性溶血、急性中毒和恶性肿瘤（如肝癌、慢性粒细胞白血病等）。淋巴细胞分类增多见于传染性单核细胞增多症、传染性淋巴细胞增多症、病毒性肝炎等病毒感染和淋巴瘤等，白细胞计数减少（主要是中性粒细胞减少）见于病毒感染、伤寒、血液系统疾病（如恶性组织细胞病等）、系统性红斑狼疮等，嗜酸细胞增多见于寄生虫病、淋巴瘤、晚期癌肿等，肝大伴贫血者见于溶血性黄疸、肝硬化、门静脉高压脾功能亢进、系统性红斑狼疮等。

（2）肝病的实验室检查包括：①为发现肝损害或判断肝损害的程度和病变的性质，选泽 ALT、AST、肝炎病毒标志物和血清蛋白（包括 A/G 比值）等检查。②伴有黄疸者检查选择血清胆红素、结合胆红素，尿内尿胆原和尿胆红素，血清 ALT、ALP、GGT 等检查。③疑有原发性肝癌，加查 AFP、ALP、LDH、GGT 等。⑤疑有肝纤维化可选择脯氨酰羟化酶（PH）、Ⅲ型前胶原氨基末端肽（PⅢNP）、Ⅳ型胶原及其分解片段等检查作为参考。

（3）其他有关检验：如血糖、血脂等检查。

5. 影像学检查　B 型超声、CT 和 MRI 可辅助判断肝大程度、肝占位性病变及其性质、肝与邻近器官的关系。

6. 组织病理学检查　对临床常规检查尚不能确诊的病例，尤其是疑有肝肿瘤者，必要时可在 B 型超声或 CT 引导下肝穿刺活组织检查，或进行腹腔镜检查并在直视下肝穿刺活组织检查。通过组织病理学检查确定诊断。

二、脾　大

（一）如何确定脾大

脾在正常情况下触诊不到，如确实触及即认为是脾大。触诊方法未能确定脾大时，应采用叩诊方法检查脾浊音界。正常人脾浊音界在左腋中线第 9～11 肋间，根据 B 型超声测量其最大长径小于 10 cm，宽径小于 3.5 cm.前方不超过腋前线。胃泡鼓音区未缩小或消失。腹部 B 型超声、CT 等检查有助于明确脾大小和形状，尤其是对脾仅有横径增大时较触诊更为准确。检体时，应注意鉴别和排除其他脏器及其病变，如肝左叶、左肾、结肠左曲、胰尾，或左侧胸腔积液、心包积液、肺气肿引起的脾下移。

（二）病因和发病机制

1. 感染性疾病

（1）病毒感染：病毒性肝炎、传染性单核细胞增多症、巨细胞病毒感染等。

（2）细菌感染：伤寒、副伤寒、败血症、细菌性心内膜炎、粟粒性结核、脾脓肿等。

（3）寄生虫感染：疟疾、血吸虫病等。

（4）螺旋体感染：钩端螺旋体病、梅毒等。

（5）立克次体感染：如斑疹伤寒等。

2. 非感染性疾病

（1）脾淤血：右心衰竭、缩窄性心包炎、肝硬化、门静脉血栓形成、Budd-Chiari 综合征。

（2）血液系统疾病：溶血性贫血、特发性血小板减少性紫癜、骨髓纤维化或骨髓增生性疾病、白血病、淋巴瘤、恶性组织细胞病等。

（3）结缔组织病：系统性红斑狼疮、类风湿关节炎、皮肌炎、结节性多动脉炎等。

（4）其他：脾囊肿、血管瘤、错构瘤、皮样囊肿、Gaucher 病、结节病等。

（三）诊断思路

1. **病史**　了解患者籍贯和居住地区，如疟疾、血吸虫病常见于我国南方地区，夏秋季发病者应注意伤寒、副伤寒等。

2. **脾大特点**　在肋缘下随呼吸上下移动，有明确边缘，有脾切迹。一旦触及脾，应注意大小、硬度、触痛、边缘和表面情况以及是否有摩擦感等。结核性结节、淋巴瘤、脾肿瘤可引起脾表面不平滑和变形。脾大的程度可对病因诊断提供一定线索。轻度脾大一般见于感染、急性白血病、骨髓增生异常综合征、结缔组织病等，中度脾大见于慢性溶血、肝硬化、慢性白血病、恶性淋巴瘤、慢性感染等，高度脾大主要见于慢性粒细胞白血病、骨髓纤维化、黑热病、血吸虫病及疟疾等。急性脾大质软，轻压痛，如有局部压痛明显应注意脾脓肿、脾栓塞等；慢性脾大则多质硬，无压痛。

3. **伴随症状和体征**

（1）伴发热：见于感染性疾病，如伤寒、副伤寒、粟粒性结核、疟疾、病毒性肝炎；非感染性疾病，如淋巴瘤、恶性组织细胞病等。稽留热见于伤寒，间歇热见于疟疾、革兰阴性杆菌败血症，弛张热见于细菌性心内膜炎等，周期性发热见于恶性淋巴瘤。

（2）贫血：轻、中度贫血见于亚急性、慢性感染，重度贫血多见于溶血性贫血、急性白血病、淋巴瘤及恶性组织细胞病等。

（3）伴黄疸：多见于肝病或溶血性贫血。

（4）伴肝大：可见于肝硬化（但后期肝缩小而仍有脾大）、右心衰竭、肝炎、淋巴瘤、骨髓纤维化及传染性单核细胞增多症等。

（5）皮肤表现：伴紫癜见于血小板减少性紫癜、白血病和肝病等。伴色素沉着常提示肝硬化、血色病；伴蜘蛛痣、毛细血管扩张，见于肝硬化。

（6）伴右心衰竭体征：见于淤血性脾大。

4. **实验室检查**

（1）血象：脾大伴中性粒细胞增多常提示细菌感染。出现明显的幼稚细胞提示各型白血病。血小板减少见于特发性血小板减少性紫癜。全血细胞减少见于急性白血病、骨髓增生异常综合征、脾功能亢进等。

（2）肝功能检查：有助于确定肝疾病引起的脾大。

（3）粪便检查：注意有无华支睾吸虫、血吸虫之虫卵。

（4）骨髓检查：对急性白血病、恶性组织细胞病和淋巴瘤有确诊价值。

（5）病原体检查和免疫学检查：血、尿、粪便和骨髓的细菌培养有助于细菌感染性疾病的诊断，肝炎病毒标志物检查有助于病毒性肝炎的诊断，血清抗体、抗原检查有助于伤寒、副伤寒、梅毒、免疫性疾病的诊断。

5. **影像学检查**　腹部 B 型超声、放射性核素、CT、MRI 等检查用于确定脾大、肝大及辅助检查其邻近脏器病变、腹部肿块。

6. 脾穿刺检查　主要用于脾肿瘤、原因未明的常规检查无法确诊的脾大检查，应做好防止出血并发症的充分准备。

三、腹　水

（一）如何确定腹水

由于各种原因引起的腹腔内游离液体积聚超过 200 mL 称为腹水（ascites）。主要通过腹部叩诊检查发现有移动性浊音。一般达 1 000 mL 以上才能被发现。小量腹水可在肘膝位叩诊脐部有移动性浊音来确定。大量腹水时腹部视诊可见全腹膨隆。用手触动腹部一侧，另一侧贴于腹壁的手掌能感知液体冲击，即液波震颤。借助于 B 超及 CT 等影像学检查可准确判断腹水存在。

腹水必须与其他原因所致的腹部膨隆相鉴别：

1. 巨大卵巢囊肿　可引起高度腹部膨胀，叩诊浊音与波动感，易与腹水相混淆。巨大卵巢囊肿有以下特征：①病人仰卧时，肠被压向腹后部与两侧，因此前腹叩诊呈浊音、腹两侧部呈鼓音。②腹部前后膨胀度大于两侧膨胀度。③脐下腹围大于脐部或脐上的腹围。④脐孔上移。⑤尺压试验（ruler pressure test）：卵巢囊肿传导腹主动脉搏动使横压在腹壁上的直尺随之搏动，而腹水无此搏动。⑥脐至两侧髂前上棘的距离不相等。⑦囊肿的轮廓可明显触知，阴道检查提示囊肿起源于卵巢。超声检查和腹部 CT 有助于巨大卵巢囊肿与腹水的鉴别。

2. 其他巨大腹腔囊肿或积水　大网膜囊肿、腹膜后囊肿或胰腺囊肿与积水，可达到极大的程度，而与腹水混淆。这些病变的特点是：①病史长，起病缓慢，无明显全身症状。②腹部膨大，但两侧不对称。③一侧或两侧腰腹部叩诊呈鼓音，该处可听到肠鸣音。④ X 线钡餐检查发现胃肠受压现象，静脉肾盂造影等检查，有助于显示巨大肾积水。⑤超声检查和腹部 CT 有助于腹水与巨大腹腔囊肿、巨大肾积水的鉴别。

3. 肥胖　肥胖者除腹壁由于脂肪堆积增厚外，身体其他各部位也有脂肪堆积现象，但腹部外形呈半球状非腹水之蛙腹状，无脐下陷，叩诊无腹部移动性浊音。

4. 肠胀气　高度鼓肠时腹部膨胀，但叩诊呈鼓音，无移动性浊音。

（二）病因与发病机制

腹水发生机制包括液体静水压增加、血浆胶体渗透压下降、淋巴循环受阻、肾和内分泌激素对水和电解质的调节障碍等。常见病因如下：

1. 心血管系统疾病　充血性心力衰竭、心包炎、心肌病、Budd-Chiari 综合征等。

2. 肝及门静脉系统疾病　肝硬化、肝癌、重症病毒性肝炎、门静脉炎和门静脉血栓形成等。肝疾病是引起腹水最常见的病因。

3. 肾疾病　肾小球肾炎、肾病综合征、肾小管病变、肾癌等。

4. 腹膜疾病

（1）腹膜炎：结核性腹膜炎，原发性腹膜炎，继发于胃、肠、胆囊穿孔的化脓性腹膜炎，多发性浆膜腔炎，系统性红斑狼疮等结缔组织疾病引起的腹膜炎症。

（2）腹膜恶性肿瘤：腹膜间皮瘤、淋巴瘤、腹膜转移癌。

5. 腹腔脏器破裂　肝破裂、脾破裂、异位妊娠破裂等。

6. 营养缺乏　低蛋白性水肿、维生素 B_1 缺乏等。

7. 淋巴回流受阻　丝虫病、腹腔淋巴瘤、胸导管或乳糜池梗阻和损伤导致乳糜溢入腹腔产生腹水。肝硬化时肝内血管阻塞继发肝淋巴液生成增多溢入腹腔，引起腹水。

8. 其他　黏液性水肿、Meige 综合征（卵巢纤维瘤伴有腹水和胸水）。

（三）诊断思路

1. 病史　针对上述病因逐项找出相关的病史线索，进行梳理。

2. 伴随症状与体征　下列临床特点对腹水的病因诊断与鉴别诊断存在重要意义。

（1）腹水与水肿的关系：①单纯腹水而无全身水肿，或腹水出现在其他部位水肿之前者，多见于肝硬化失代偿期、肝癌、胃癌、肠癌、胰腺癌、卵巢癌、宫颈癌等引起的腹膜转移癌，恶性淋巴瘤，结核性腹膜炎，肝或门静脉血栓形成，急性胰腺炎等。②腹水伴有全身水肿者常发生于心、肾疾病，营养障碍等，出现相应的心力衰竭体征、肾衰竭体征。③腹水出现在下肢水肿之后者，应考虑充血性心力衰竭、心包炎、下腔静脉阻塞、营养障碍等。

（2）腹水伴有发热、盗汗、腹部压痛和柔韧感：见于结核性腹膜炎。

（3）腹水伴有黄疸：轻度黄疸可见于肝硬化、充血性心力衰竭、肝静脉阻塞，深度黄疸可见于重症肝炎、肝癌或肝转移癌。

（4）腹水伴有肝大：见于肝硬化、肝癌、充血性心力衰竭、心包炎、重症肝炎、下腔静脉或肝静脉阻塞等。

（5）腹水伴有脾大：常见于肝硬化、门静脉阻塞。

（6）腹水伴有腹壁静脉曲张：多见于肝硬化和门静脉、下腔静脉、肝静脉阻塞。侧胸壁静脉曲张显著，且下腹壁静脉血流方向自下而上者，提示下腔静脉阻塞。下腹壁静脉血流方向向下者，提示门静脉阻塞。

（7）腹水伴有腹部肿块：见于结核性腹膜炎、腹腔恶性肿瘤（胃癌、胰腺癌、结肠癌、肝癌等），女性病人应注意卵巢肿瘤的可能。

3. 腹水实验室检查

（1）鉴别渗出液（exudate）和漏出液（transudate）：鉴别要点见表 2-6-3。

表 2-6-3　渗出性和漏出性腹水鉴别要点

鉴别要点	漏出性腹水	渗出性腹水
原因	非炎症所致	炎症、肿瘤、理化因素
外观	淡黄色，浆液性	草黄色，血性、脓性、乳糜性
透明度	透明或微混浊	混浊
凝固性	不自凝	能自凝
比重	< 1.108	> 1.018
细胞计数	$< 100 \times 10^6/L$	$> 500 \times 10^6/L$
细胞分类	以淋巴细胞、间皮细胞为主	以中性粒细胞为主
黏蛋白定性	阴性	阳性
蛋白定量	< 25 g/L	> 30 g/L
血清腹水清蛋白浓度梯度	≥11 g/L（门静脉高压性腹水）	< 11 g/L（非门静脉高压性腹水）
葡萄糖定量	与血糖值相近	常低于血糖值
腹水 LDH	< 200 IU	> 200 IU
腹水 / 血清 LDH	< 0.6	> 0.6
细菌学检测	阴性	可能检测到细菌

（2）鉴别良性腹水和恶性腹水：如腹水、血清 LDH（乳酸脱氢酶）比值大于 1 时，应疑为癌肿，纤维连接蛋白（Fn）、α1 酸性糖蛋白与其他肿瘤标志物测定，如 CA50，CA199，CA242 等测定，对确定恶性腹水有重要参考价值。

（3）腹水的腺苷脱氨酶（adenosine deaminase，ADA）、T-SPOT.TB 检测（结核感染 T 细胞斑点试验）：对结核性腹膜炎诊断甚有价值。

（4）乳糜腹水检查：镜检脂肪小球、苏丹Ⅲ染色和乙醚试验、三酰甘油含量测定阳性有助于排除假性乳糜腹水。真性乳糜腹水多为肠系膜淋巴管或胸导管阻塞所致，多见于肿瘤。假性乳糜腹水见于腹膜炎症或肾病

（5）腹水肿瘤细胞检查：有助于对进一步追踪检查确定腹腔脏器恶性肿瘤或腹膜恶性肿瘤。

4. 影像学检查　腹部 B 超、X 线造影、腹部 CT、MRI 有助于确定腹腔脏器病变。

5. 腹膜活体组织病理学检查　有助于明确腹膜结核、肿瘤病变。

四、腹部肿块

腹部肿块（abdominal mass）是由于各种原因引起的病理变化而形成的，包括腹部实质性脏器的肿大、空腔脏器的扩张、脏器或组织的良性和恶性肿瘤、脏器或组织的炎症性肿块。可来自腹壁、腹腔内和腹膜后，可为先天性或后天病变形成的腹部肿块。腹部肿块是腹部重要体征之一，有时也为患者自己所察觉的症状。但应注意勿将正常的脏器或组织结构当做腹部肿块，参见图 2-6-20。

（一）病因和分类

腹内肿块按病因可分为肿瘤性、炎症性、浸润性、梗阻性、创伤引起的和先天性肿块等。

1. 肿瘤　良性肿瘤如腹壁或腹膜后脂肪瘤、纤维瘤、胃平滑肌瘤、卵巢囊肿、子宫肌瘤、腹主动脉瘤等；恶性肿瘤包括原发性、转移性和血液系统的肿瘤，如胃癌、结肠癌、肝癌、胆囊癌、胰腺癌、肾癌、膀胱癌、卵巢癌、淋巴瘤等。

2. 炎症性肿块

（1）实质性脏器的炎症性肿大，如肝炎、肝脓肿引起的肝大，疟疾、血吸虫病、伤寒、黑热病等病原体感染引起的脾大，急性重症胰腺炎并发的假性胰腺囊肿、胰腺脓肿。

（2）空脏器官炎症引起的积液、积脓和周围脓肿，如急性胆囊炎、阑尾周围脓肿、盆腔炎及盆腔脓肿等。

（3）器官、组织慢性炎症引起的粘连，如结核性腹膜炎、肠结核、腹腔内结核性寒性脓肿。

（4）肉芽肿（granuloma）性肿块，如乙状结肠、回盲部阿米巴性肉芽肿，直肠、乙状结肠血吸虫性肉芽肿，Crohn 病等。

3. 浸润性肿块　肝浸润性疾病如脂肪肝、淀粉样变性（amyloidosis），脾浸润性疾病等。

4. 空脏器官的梗阻与扩张　如幽门梗阻、急性胃扩张、肠梗阻、肠扭转、肠套叠、前列腺病变引发的膀胱尿潴留、肾盂积水、胆道梗阻所致的淤胆性胆囊肿大等。

5. 创伤引起的腹部肿块　如外伤性肝破裂、脾破裂或其他创伤引起的腹部血肿。

6. 先天性腹部肿块　如多囊肝、多囊肾、肠系膜囊肿、大网膜囊肿、胆总管囊肿等。

7. 淤血　见于充血性肝脾大。

8. 其他　如小肠蛔虫形成的团块、腹壁疝、腹股沟疝、胃结石等。

（二）诊断思路

1. 问诊要点

（1）病程：应了解腹部肿块形成的过程。肿块长时间存在，或生长缓慢超过一年而无明显症状者多为良性肿瘤，如囊肿、脂肪瘤；肿块进行性增大多为恶性肿瘤。腹部创伤后短期内出现的肿块为血肿，若肿块在腹部创伤后很久才出现者，应考虑胰腺或肠系膜囊肿的可能。

（2）流行病学史：对于肝脾大、结肠肉芽肿患者应注意追询有无血吸虫病流行区疫水接触史；腹部棘球蚴病与在牧区的感染有关；肝大应注意了解病毒性肝炎的密切接触史和其血行感染途径，脾大应注意了解与疟疾、伤寒的病原体感染有关的病史。

（3）年龄与性别：中老年期多考虑恶性肿瘤，青年期结核性慢性炎症多见，儿童期腹部肿块多注意是否先天性的肿块。女性患者应注意子宫肌瘤、卵巢肿瘤。

（4）腹部肿块的伴随临床表现包括：①伴高热、寒战、腹痛和白细胞数增多：提示腹腔内有脓肿形成。②伴黄疸：提示肝内外胆道梗阻引起的胆汁淤积，如肝癌、胆囊癌、胰腺癌等。③伴腹水：提示结核性腹膜炎、腹膜原发性癌或转移性癌（来自胃、肠、肝、胰、卵巢等癌灶）。④伴呕吐、腹痛、腹胀和便秘：见于肠梗阻。⑤伴柏油样便见于胃或小肠肿瘤，伴血便见于结肠肿瘤、结肠肉芽肿和肠套叠。⑥伴血尿、脓尿、膀胱刺激征：提示膀胱肿瘤、肾肿瘤、多囊肾、肾盂积水或积脓等。⑦伴月经变化：闭经应注意是否妊娠或卵巢肿瘤，月经过多应注意子宫肌瘤。⑧伴阵发性高血压、多汗、腹痛应注意嗜铬细胞瘤。⑨伴浅表淋巴结肿大：提示淋巴瘤、恶性肿瘤转移。

2. 确定腹部肿块的来源　主要通过视诊和触诊检查，首先应注意区分腹部肿块是在腹腔内或是在腹壁（腹腔外）。腹壁肿块视诊可见腹壁局限性膨隆。仰卧位做屈颈抬肩或半坐位动作时，使腹壁肌肉收缩，可见并可触及腹壁肿块更为明显。若是腹腔内肿块，在腹肌收缩后反而不显或触不清。其次，应注意区分肿块是在腹腔内或是在腹膜后。通过肘膝位检查，此时腹腔内的肿块触之更为清楚且有下垂感，活动度增加。若为腹膜后肿块因其深在而固定，则不如在仰卧位时触之清楚，亦无下垂感。

3. 确定腹部肿块的部位　腹部肿块的部位对于诊断甚为重要。腹部各区常见肿块如下：

（1）左季肋部肿块：见于脾充血性疾病和浸润性病变、结肠左曲部结肠癌、胰尾部癌和左肾肿瘤等。

（2）上腹部肿块：常见于胃癌、胰腺癌、横结肠或肝左叶的癌肿、胰腺囊肿、胰腺囊腺瘤、幽门梗阻或胃内结石等。

（3）右季肋部肿块：常见于肝大（感染性和非感染性肝大）、胆囊肿大（急性胆囊炎、淤胆性胆囊胀大、原发性胆囊癌）和右肾的肿瘤。

（4）两侧腰腹部的肿块：常见于结肠和肾的肿瘤、肾盂积水、多囊肾、腹膜后肿瘤。

（5）脐部肿块：见于结核性腹膜炎粘连性肿块、蛔虫团块、横结肠肿瘤、肠系膜肿瘤。

（6）右髂部肿块：常见于盲肠、阑尾、远端回肠、左侧输卵管和卵巢的肿瘤，炎症性肿块或脓肿等。

（7）左髂部肿块：见于乙状结肠的肿瘤或炎性肿块、左侧输卵管和卵巢的肿瘤，炎症性肿块或脓肿等。

（8）下腹的肿块：常见于粘连型结核性腹膜炎、子宫或膀胱的肿瘤、腹主动脉瘤等。

（9）两侧髂部球形、可活动、有压痛的肿块可能为腹腔内肿大的淋巴结，游走性腹部肿块见于卵巢囊肿。

4. 腹部肿块的性状

（1）压痛：有明显压痛的肿块多为炎性肿块，如肝脓肿、阑尾周围脓肿、绞窄性肠梗阻等。

（2）外形与质地：肿块外形不规则、表面结节状而质硬者，提示为腹腔恶性肿瘤。右上腹梨形囊性感的肿块多为胆囊疾病，下极或上、下极呈半球形提示为肾，呈香肠形见于蛔虫团引起的肠梗阻；表面光滑伴囊性感的肿块见于胆总管、胰腺、肠系膜和卵巢等脏器的囊肿，或胆囊积液、肾盂积水；结核性慢性炎症性肿块质地呈中等硬度。

（3）活动度：起源于胃、肝、脾、横结肠、肾等脏器的肿块，在未与周围组织粘连或尚未蔓延至邻近组织时，可随呼吸上下移动；起源于胰、腹膜后、下腹部的肿块或腹主动脉瘤，不随呼吸移动。

（4）搏动：肿块有膨胀性搏动者见于腹主动脉瘤和三尖瓣关闭不全所致的肝搏动。

5. 腹部肿块的重要辅助检查

（1）血、尿和粪便的常规检查：可作为诊断的重要线索。全血细胞减少见于脾大伴脾功能亢进、白血病；白细胞数及中性粒细胞数增多提示细菌感染，如肝脓肿、阑尾周围脓肿、盆腔脓肿；血小板减少见于血小板减少性紫癜等；幼稚细胞多见于白血病；尿常规检查有助于泌尿系统肿块的诊断；粪便常规检查可了解消化道出血，有助于消化道肿瘤的诊断，虫卵检查有助于血吸虫病、肝吸虫病诊断，粪便阿米巴病原体检查对阿米巴肉芽肿诊断甚有价值。

（2）肝、肾功能检查：有助于肝、肾、脾等脏器的肿瘤及相关疾病的诊断。

（3）病原体检查：通过血、尿、粪便、腹水、骨髓等病原体的检查有助于与感染有关的腹部肿块的诊断；寄生虫血清免疫学检查常用于棘球蚴病、血吸虫病等的辅助诊断，伤寒、副伤寒的血清免疫学检查亦甚有价值。

（4）影像学检查：B 型超声、X 线造影、CT 和 MRI 等检查对于腹部肿块的定位和定性诊断均有重要意义。

（5）活检组织检查：用于肿瘤、结核、肉芽肿等的病理诊断，具有确诊价值。在有适应证时，可酌情通过内镜检查、穿刺、剖腹探查等方式取材。

（杨昭徐）

第七章 | 肛门、直肠和生殖器检查

　　肛门、直肠和生殖器的检查是全身体格检查的一部分，全面、正确地检查对临床诊断和治疗具有重要意义。在临床实践中，因该项检查涉及隐私问题，受检者有时拒绝接受检查，故易被忽视导致漏检漏诊，延误治疗。对有检查指征的受检者应充分说明该项检查的目的、方法和重要性，使之接受并配合检查。男医生检查女士时，须有女医务人员在场。

第一节　肛门与直肠检查

　　直肠（rectum）全长 12～15 cm，下连肛管（anal canal）。肛管下端在体表的开口为肛门（anus），位于会阴中心体与尾骨尖之间。熟悉直肠肛门及其比邻的解剖结构（图 2-7-1），有助于正确进行检查操作、理解和判断病变。

一、检 查 体 位

　　检查肛门与直肠时可根据病情需要，让患者采取不同的体位，以便达到所需的检查目的，常采取的体位有肘膝位、仰卧位或截石位、侧卧位、蹲位和半俯半立位（图 2-7-2）。

　　1. 肘膝位　受检者跪位于诊查床上，两肘关节屈曲，肘部、胸部贴近床面，两膝关节屈曲、臀部抬高保持大腿与小腿成直角（图 2-7-2,1）。此体位常用于前列腺、精囊及肛门镜检查。

　　但由于此体位不能持久，因此对年老体弱及重病患者，宜酌情采用。

　　2. 左侧卧位　患者取左侧卧位，右腿屈向腹部，左腿伸直，臀部靠近诊查床右缘。医生立于受检者背后进行检查。该体位适用于病重、年老体弱或女性患者检查。

　　3. 仰卧位或截石位　患者仰卧于诊查床上，两腿分开放在腿架上，将臀部移诊查床边缘，使肛门暴露充分。适用于重症体弱患者或膀胱直肠窝的检查，亦可进行直肠双合诊，即右手

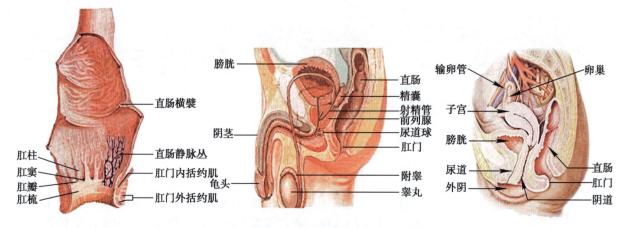

图 2-7-1 直肠、肛门及比邻结构解剖示意图

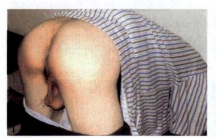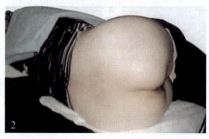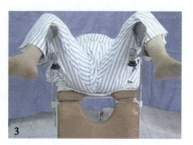

图 2-7-2 肛门、直肠检查常采取的体位
1. 肘膝位 2. 左侧卧位 3. 截石位

示指在直肠内，左手在下腹部，双手配合，以检查盆腔脏器的病变情况。

4. 蹲位 患者下蹲呈排大便的姿势，屏气向下用力。适用于检查直肠脱出、内痔及直肠息肉等。

5. 半俯半立位 上半身俯卧于诊查床，双下肢分开站立。多为门诊或体检中心所采取的简便体位。

二、检查方法

肛门与直肠的检查方法以视诊、触诊为主，辅以内镜检查。检查所发现的病变如肿块、溃疡等应按时针方向进行记录，并注明检查时病人所取体位。肛门病变发生的部位常用膀胱截石位表示，以时钟面的十二等分标记法。截石位肛门前正中点为 12 点钟位，后正中点为 6 点钟位；肘膝位时肛门后正中点为 12 点钟位，前正中点为 6 点钟位。

（一）视诊

医生用手分开受检者臀部，观察肛门及其周围皮肤颜色及皱褶，正常颜色较深，皱褶自肛门向外周呈放射状。嘱受检者提肛收缩肛门时括约肌皱褶更明显，作排便动作时皱褶变浅。检查主要疾病包括：

1. 肛门闭锁（anal atresia）与肛门狭窄（anal stenosis） 多见于新生儿先天性畸形；因感染、外伤或手术引起的肛门狭窄，常可见肛周有瘢痕。

2. 肛门瘢痕与红肿 肛门周围瘢痕，多见于外伤或手术后；肛门周围有红肿及压痛，见于肛门周围炎症或脓肿（图 2-7-3,5）。

3. **肛裂**（anal fissure） 是指肛管下段（齿状线以下）深达皮肤全层的纵行或梭形裂口或溃疡。患者自觉排便时疼痛，排出的粪便周围常附有少许鲜血。检查时可见裂口（图 2-7-3,4），伴有明显触压痛。

4. **痔**（hemorrhoid） 是直肠下端黏膜下或肛管边缘皮下的内痔静脉丛或外痔静脉丛扩大和曲张所形成的静脉团（图 2-7-3,1~3）。包括三种类型：①内痔位于齿状线以上，表面被直肠下端黏膜所覆盖，在肛门内口可查到柔软的紫红色包块，排便时可突出肛门口外；②外痔位于齿状线以下，表面被肛管皮肤所覆盖，在肛门外口可见紫红色柔软包块；③混合痔是齿状线上、下均可发现紫红色包块，下部被肛管皮肤所覆盖，兼有内痔与外痔的特点。

痔多见于成年人，患者常有大便带血、痔静脉团脱出、疼痛或瘙痒感。

5. **肛门直肠瘘**（简称肛瘘，anorectal fistula） 有内口和外口，内口在直肠或肛管内，瘘管经过肛门软组织开口于肛门周围皮肤，肛瘘多为肛管或直肠周围脓肿与结核所致，不易愈合，检查时可见肛门周围皮肤有瘘管开口，有时有脓性分泌物流出，在直肠或肛管内可见瘘管的内口或伴有硬结。

6. **直肠脱垂**（rectal prolapse） 又称脱肛（archocele），是指肛管、直肠或乙状结肠下端的肠壁，

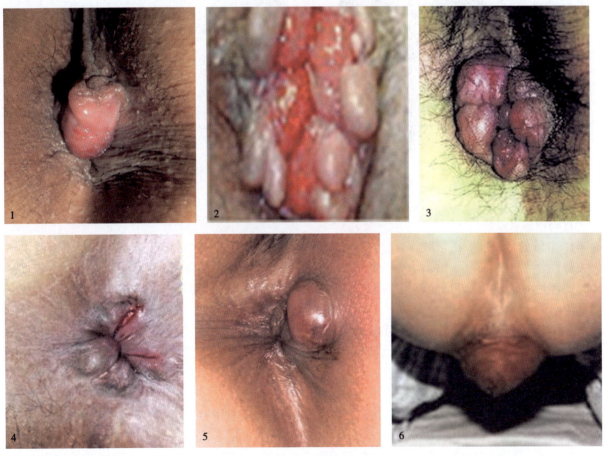

图 2-7-3　肛门、直肠检查病例
1. 外痔　2. 内痔（伴出血）　3. 混合痔　4. 肛裂　5. 肛周脓肿　6. 直肠脱垂

部分或全层向外翻而脱出于肛门外（图 2-7-3,6）。检查时患者取蹲位，观察肛门外有无突出物。如无突出物或突出不明显，让患者屏气作排便动作时肛门外可见紫红色球状突出物，且随排便力气加大而突出更为明显。此即直肠部分脱垂（黏膜脱垂），停止排便时突出物常可回复至肛门内；若突出物呈椭圆形块状物，表面有环形皱襞，即为直肠完全脱垂（直肠壁全层脱垂），停止排便时不易回复。

（二）触诊

肛门和直肠触诊称为直肠指检（或称直肠指诊），可分为肛外指检和肛内指检两部分。肛外指检的方法是：戴好手套后，用示指触及肛门四周有无硬结、肿物和压痛，有无波动感，并检查肛外皮下有无瘘管、索条走向等。而肛内指检是将示指伸进直肠内的检查，方法是：受检者可采取肘膝位、左侧卧位或仰卧位等。触诊时医生右手示指戴指套或手套，并涂以润滑油（如凡士林、液状石蜡）后，将示指置于肛门外口轻轻按摩，等患者肛门括约肌适应放松后，用示指指腹向肛门背侧或腹侧内壁方向轻轻压入，肛门微缩时会将指端收入肛管内腔，示指可顺势徐徐进入直肠内。在检查时应注意示指是向下压入肛内，而不是直行用力插向肛内（图 2-7-4）；动作要轻柔，因突然用力将手指插入肛门内，括约肌可因受到刺激而痉挛，引起疼痛，尤其是肛管有裂口、创面时更要小心，这时可让受检者张口呼吸以减少肛门的紧张。

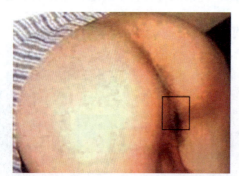
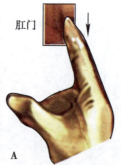
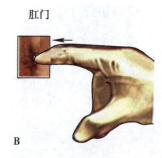

图 2-7-4　肛门指检手法示意图
A. 正确　B. 错误

直肠指检重点是：

1. 肛管的紧张度　正常肛管有较好的收缩力和弹性，仅能伸入一手指。若肛门括约肌松弛，则失去弹性，可进 2 ~ 3 指，并有大便失禁。如肛管的紧张度提高，常提示有炎症反应。检查肛管直肠环，此环是由肛门内、外括约肌和肛提肌、耻骨直肠肌共同构成。此肌环收缩能力强弱可部分反映肛门括约肌的功能。

2. 触痛　常因肛裂及炎症病灶引起，触痛伴有波动感见于肛门、直肠周围脓肿。

3. 肿块　大肠癌发生在直肠的比例较大，其中有半数以上发生在肛查手指能够触及的地方。但是，作为发现肛肠疾病最便捷、有效的方式，直肠指检往往被人们所忽视，主动去接受直肠指检者甚少。直肠内近乎直肠下段 8 cm 左右的长度可触及。应认真地检查直肠前后左右壁有无压痛、包块及狭窄，并注意包块的大小、硬度、活动度。柔软、光滑而有弹性的肿块可能为直肠息肉；硬而凹凸不平的肿块，应考虑直肠癌。

4. 黏液、脓液或血液　直肠指检后指套表面带有黏液、脓液或血液，酌情取其涂片镜检和（或）作细菌学检查。如直肠病变病因不明，应进一步作内镜检查，如直肠镜和乙状结肠镜（见第三篇第四章内镜检查第四节），以助鉴别。

5. 检查男性还可触诊前列腺与精囊（图 2-7-5），女性则可辅助检查子宫颈、子宫、输卵管等。必要时配合用双合诊，对以上器官的疾病诊断有重要价值，此外，对盆腔的其他疾病如阑尾炎、髂窝脓肿也有诊断意义。

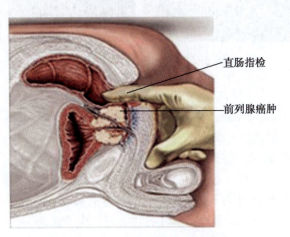

图 2-7-5　直肠指检触及前列腺肿块

第二节　男性生殖器检查

男性生殖器包括阴茎、阴囊、前列腺和精囊等。阴囊内有睾丸、附睾及精索等（图 2-7-1）。检查时应让患者充分暴露下身，双下肢取外展位，视诊与触诊相结合。先检查外生殖器阴茎及阴囊，后检查内生殖器前列腺及精囊（图 2-7-6）。

一、阴　茎

阴茎（penis）为前端膨大的圆柱体，分头、体、根三部分。正常成年人阴茎长 7～10 cm，由 3 个海绵体（两个阴茎海绵体，一个尿道海绵体）构成。其检查顺序如下：

1. 包皮　阴茎的皮肤在阴茎颈前向内翻转覆盖于阴茎表面称为包皮（prepuce）。成年人包皮不应掩盖尿道口。翻起包皮后应露出阴茎头，若翻起后仍不能露出尿道外口或阴茎头者称为包茎（phimosis）。见于先天性包皮口狭窄或炎症、外伤后粘连。若包皮长度超过阴茎头，但翻起后能露出尿道口或阴茎头，称包皮过长（redundant prepuce，图 2-7-7）。包皮过长或包茎易引起尿道外口或阴茎头感染、嵌顿，污垢在阴茎颈部易于残留，常被视为阴茎癌的重要致病因素之一，故提倡早期手术处理。

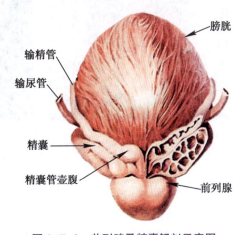

图 2-7-6　前列腺及精囊解剖示意图

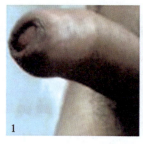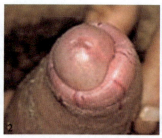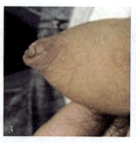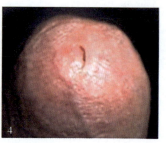

图 2-7-7　阴茎包皮过长和包茎

1、2. 包皮过长　3、4. 包茎

2. 阴茎头与阴茎颈　阴茎前端膨大部分称为阴茎头（glans penis），俗称龟头。在阴茎头、颈交界部位有一环形浅沟，称为阴茎颈（neck of penis）或阴茎头冠（corona of glans penis）。检查时应将包皮上翻暴露全部阴茎头及阴茎颈，观察其表面的色泽、有无充血、水肿、分泌物及结节等。正常阴茎头红润、光滑，如有硬结并伴有暗红色溃疡、易出血或融合成菜花状，应考虑阴茎癌的可能性。阴茎颈部发现单个椭圆形质硬溃疡称为下疳（chancre），愈后留有瘢痕，此征对诊断梅毒有重要价值。阴茎头部如出现淡红色小丘疹融合成蕈样，呈乳突状突起，应考虑为尖锐湿疣（图 2-7-8）。

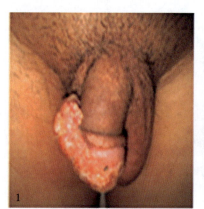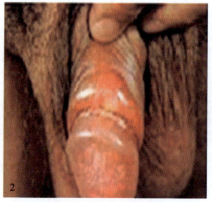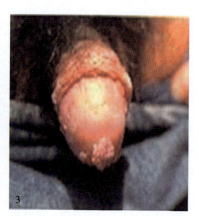

图 2-7-8　阴茎病变病例

1. 阴茎癌　2. 下疳　3. 尖锐湿疣

3. 尿道口　检查尿道口时医师用示指与拇指，轻轻挤压龟头使尿道张开，观察尿道口有无红肿、分泌物及溃疡（图 2-7-9）。

淋球菌或其他病原体感染所致的尿道炎常可见以上改变。观察尿道口是否狭窄，先天性畸形或炎症粘连常可出现尿道口狭窄。并注意有无尿道口异位，尿道下裂时尿道口位于阴茎腹面。如嘱患者排尿，裂口处常有尿液溢出。

4. 阴茎大小与形态　成年人阴茎过小呈婴儿型阴茎，见于垂体功能或性腺功能不全患者；在儿童期阴茎过大呈成人型阴茎，见于性早熟，如促性腺激素过早分泌。假性性早熟见于睾丸间质细胞瘤患者。

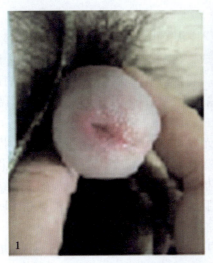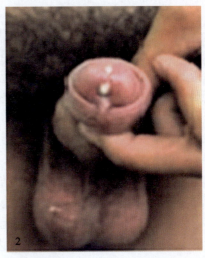

图 2-7-9　尿道口检查
1. 尿道口红肿　2. 可见炎性分泌物

二、阴　囊

阴囊（scrotum）为腹壁的延续部分，囊壁由多层组织构成。阴囊内中间有一隔膜将其分为左、右两个囊腔，每囊内含有精索、睾丸及附睾。检查时患者取站立位或仰卧位，两腿稍分开。先观察阴囊皮肤及外形，后进行阴囊触诊，方法是医师将双手的拇指置于患者阴囊前面，其余手指放在阴囊后面，起托护作用，拇指作来回滑动触诊，可双手同时进行，也可用单手触诊。阴囊检查按以下顺序进行：

1. 阴囊皮肤及外形　正常阴囊皮肤呈深暗色，多皱褶。视诊时注意观察阴囊皮肤有无皮疹、脱屑、溃烂等损害，观察阴囊外形有无肿胀、肿块。阴囊常见病变有：

（1）阴囊湿疹：阴囊皮肤增厚呈苔藓样，并有小片鳞屑；或皮肤呈暗红色、糜烂，有大量浆液渗出，有时形成软痂，伴有顽固性奇痒，此种改变为阴囊湿疹（eczema of scrotum）的特征（图 2-7-10）。

（2）阴囊水肿：阴囊皮肤常因水肿而紧绷，可为全身性水肿的一部分，如肾病综合征，也可为局部因素所致，如局部炎症或过敏反应、静脉血或淋巴液回流受阻等。

（3）阴囊象皮肿：阴囊皮肤水肿、粗糙、增厚状如象皮，称为阴囊象皮肿。多见于血丝虫病引起的淋巴管炎和（或）淋巴管阻塞。

（4）阴囊疝：是指肠管或肠系膜经腹股沟管下降至阴囊内所形成的疝。呈现一侧或两侧阴囊肿大而具有囊样感，有的可回纳腹腔。令患者用力咳嗽时，因其腹腔内压增加可使上述内容物再次降入阴囊。

（5）鞘膜积液：鞘膜囊内正常情况下有少量液体，当鞘膜或其邻近器官组织病变时，鞘膜液体分泌增多形成积液，促使阴囊肿大，触之有水囊样感。用电筒照射阴囊后（透光试验）观察：鞘膜积液时，阴囊呈橙红色均质的半透明状，而阴囊疝和睾丸肿瘤则

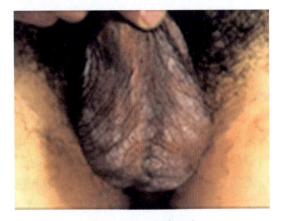

图 2-7-10　阴囊湿疹

不透光。

2. 精索（spermatic cord）　呈柔软的条索状、圆柱状，由腹股沟管外口延伸至附睾上端。它由输精管、提睾肌、动脉、静脉、精索神经及淋巴管组成，在左、右阴囊内各有一条，位于附睾上方。检查者用拇指和示指触诊精索，从附睾触至腹股沟环。正常精索柔软、无压痛。若有挤压痛且局部皮肤红肿多为精索急性炎症；若呈串珠样肿胀，见于输精管结核；触及邻近附睾的精索硬结，见于丝虫病；蚯蚓团样精索多为精索静脉曲张所致。

3. 睾丸（testis）　左、右各一，椭圆形，表面光滑柔韧。检查者用拇指和示、中指触及睾丸两侧对比，注意其大小、形状、硬度及有无触压痛等。睾丸急性肿痛，压痛明显者，见于急性睾丸炎，多继发于流行性腮腺炎、淋病。睾丸慢性肿痛多由结核引起；一侧睾丸肿大、质硬并有结节，应考虑睾丸肿瘤或白血病细胞浸润；睾丸萎缩可因流行性腮腺炎或外伤后遗症及精索静脉曲张所引起；睾丸过小常为先天性或内分泌异常引起，如肥胖性生殖无能症。

当阴囊触诊未触及睾丸时，应触诊腹股沟管内或阴茎根部、会阴部等处。如睾丸隐藏在以上部位，称为隐睾症（cryptorchism）。以一侧多见，也可双侧。如在幼儿期未发现双侧隐睾并手术复位，患者生殖器官及第二性征均发育不良。无睾丸常见于性染色体数目异常所致的先天性无睾症，可为单侧或双侧。

4. 附睾（epididymis）　是贮存精子和促进精子成熟的器官，位于睾丸后外侧，上端膨大为附睾头，下端细小如囊锥状为附睾尾。检查者用拇指和示、中指触诊。应注意附睾大小，有无结节和压痛；急性炎症时肿痛明显，且常伴有睾丸肿大，附睾与睾丸分界不清；慢性附睾炎则附睾肿大而压痛轻。若附睾肿胀而无压痛，质硬并有结节感，伴有输精管增粗且呈串珠状，可能为附睾结核。结核病灶可与阴囊皮肤粘连，破溃后易形成瘘管。

三、前　列　腺

前列腺（prostate）位于膀胱下方、耻骨联合后约 2 cm 处，状如扁栗，其上端宽大，下端窄小，后面较平坦。正中有纵行浅沟，将其分为左、右两叶，尿道从前列腺中纵行穿过，排泄管开口于尿道前列腺部。检查时患者取肘膝卧位，也可采用右侧卧位或站立弯腰位。检查者示指戴指套（或手套），指端涂以润滑剂，徐徐插入肛门，向腹侧触诊（见图 2-7-5）。正常前列腺质韧而有弹性，左、右两叶之间可触及正中沟。良性前列腺肥大时正中沟消失，表面光滑有韧感，无压痛及粘连，多见于老年人。前列腺肿大且有明显压痛，多见于急性前列腺炎；前列腺肿大、质硬、无压痛，表面有硬结节者多为前列腺癌。前列腺触诊时可同时作前列腺按摩留取前列腺液做化验检查。

四、精　　囊

精囊（seminal vesicle）位于前列腺外上方，为菱锥形囊状非成对的附属性腺，其排泄管与输精管末端汇合成射精管（见图 2-7-6）。正常情况下肛诊一般不易触及精囊，如可触及则视为病理状态。精囊呈索条状肿胀并有触压痛多为炎症所致，精囊表面呈结节状多见于结核，质硬肿大应考虑癌变。精囊病变常继发于前列腺炎、结核扩散和前列腺癌。

（杨昭徐）

第三节　女性生殖器检查

女性生殖器包括内生殖器和外生殖器两部分，一般情况下女性患者的生殖器不作常规检查，如全身性疾病疑有局部表现，可作外生殖器检查，如疑有妇产科疾病则由妇产科医师进行检查。这一部分的检查内容主要包括外阴、阴道、宫颈、子宫和附件（卵巢及输卵管）检查。

检查体位（图2-7-11）：被检者应排空膀胱，充分暴露下身，仰卧于检查台上，双腿外展、屈膝，医师戴无菌手套进行视诊、触诊、双合诊和经扩阴器检查。未婚女性不应做窥器和双合诊检查。

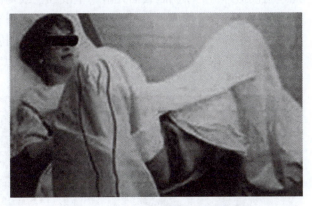

图2-7-11　女性外生殖器检查体位

一、外生殖器

女性外生殖器（external genital organs）又称为外阴，是指生殖器的外露部分。位于两股内侧之间，前面为耻骨联合，后面以会阴分界，包括阴阜、大阴唇、小阴唇、阴蒂、阴道前庭等部分（图2-7-12）。

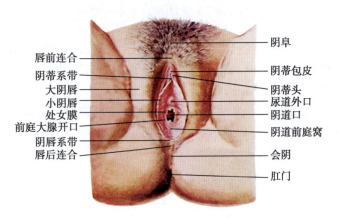

唇前连合　阴阜
阴蒂系带　阴蒂包皮
大阴唇　阴蒂头
小阴唇　尿道外口
处女膜　阴道口
前庭大腺开口　阴道前庭窝
阴唇系带　会阴
唇后连合　肛门

图2-7-12　女性外生殖器示意图

1. **阴阜（mons pubis）**　是位于耻骨联合前面的柔软的皮肤隆起，皮下脂肪组织丰富。青春期后该部皮肤开始生长阴毛，呈倒三角形分布，为女性第二性征。阴毛的粗细、疏密、色泽因种族或年龄而异。若阴毛出现脱落、稀少或缺如，见于性功能减退症或希恩综合征等；阴毛明显增多，呈男性分布，多见于肾上腺皮质功能亢进患者。

2. **大阴唇（greater lip of pudendum）**　为一对左右对称、纵行长圆形隆起的皮肤皱襞，起自阴阜，止于会阴部，前后两端左右相连合，形成唇前连合和唇后连合。大阴唇皮下组织松软，富含脂肪和弹力纤维，并分布有丰富的神经、血管和淋巴管，当受到损伤时局部容易出血形成血肿。性成熟后该部位表面有阴毛，未生育女性两侧大阴唇自然合拢遮盖阴道口及尿道外口，经产妇两侧大阴唇常分开，老年人或绝经后则常萎缩，阴毛稀少。

3. 小阴唇（lesser lip of pudendum）　位于大阴唇内侧，为一对较薄的皮肤皱襞，两侧小阴唇常合拢遮盖阴道外口。小阴唇表面光滑，呈浅红色或褐色，前端各形成两个小皱襞，外侧皱襞在阴蒂背侧与对侧相连融合，形成阴蒂包皮，包绕阴蒂，内侧皱襞在阴蒂下方与对侧连接形成阴蒂系带，向上接于阴蒂。小阴唇后端彼此会合形成阴唇系带。小阴唇出现红肿、疼痛多见于局部炎症，局部色素脱失见于白斑症患者，乳突状或蕈样突起见于尖锐湿疣患者（图 2-7-13），如有结节、溃烂应考虑癌变可能。

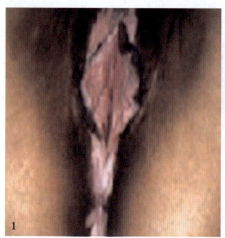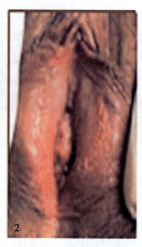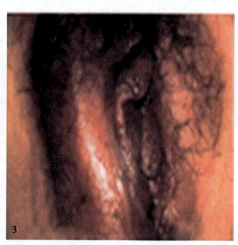

图 2-7-13　外阴病变病例
1. 外阴白斑　2. 尖锐湿疣　3. 前庭大腺炎

4. 阴蒂（clitoris）　为两侧小阴唇前端连合处与大阴唇前连合之间的隆起部分，外表有阴蒂包皮，其内有与男性阴茎海绵体相似的组织，富含神经末梢，性兴奋时能勃起。阴蒂过小见于性发育不全，过大应考虑两性畸形，阴蒂红肿见于外阴炎症。

5. 阴道前庭（vaginal vestibule）　为两侧小阴唇之间的菱形裂隙，前部有尿道外口，后部有阴道口。前庭大腺分居于阴道口两侧，开口于小阴唇与处女膜的沟内，大小如黄豆粒。局部红肿、硬痛并有脓液溢出，多见于细菌或真菌感染（图 2-7-13,3）；局部肿大明显而压痛轻，可见于前庭大腺囊肿。

二、内 生 殖 器

女性内生殖器（internal genital organs）包括阴道、子宫、输卵管及卵巢。

1. 阴道（vagina）　为连接子宫和外生殖器的肌性生殖通道，富于收缩和伸展性，平常前后壁相互贴近，内腔狭窄，分娩时可高度伸展。检查者用拇、示指分开两侧小阴唇，在前庭后部可见阴道外口，其周围有处女膜。处女膜外形有不同类型（图 2-7-14），未婚女性一般不做阴道检查。正常阴道黏膜呈淡红色，育龄期妇女阴道内有许多皱襞。幼儿及绝经后妇女阴道黏膜较薄，皱襞少，伸展性差。检查阴道时应注意其紧张度，有无瘢痕、肿块、分泌物、溃疡、充血、出血以及阴道分泌物的量、色、味等。阴道顶端为宫颈阴道部，环绕宫颈周围的部分称为阴道穹（vaginal fornix），分前、后、左、右四部分，其中后穹与直肠子宫陷凹紧密相连，为盆腔最低部位，临床常在此部位做穿刺和引流。

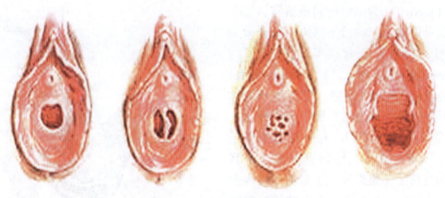

图 2-7-14 处女膜各种形态

2. 子宫颈（neck of uterus） 借助于放置扩阴器观察子宫颈（图 2-7-15），并经此作进一步检查。正常宫颈表面光滑，呈肉红色，周边隆起，中间有孔，未产妇呈圆形，经产妇呈"一"形，质韧如鼻尖。检查子宫颈时应注意有无糜烂、肥大、息肉、肿瘤、接触性出血等（图 2-7-16）。糜烂分度为轻、中、重三度。

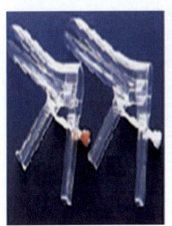
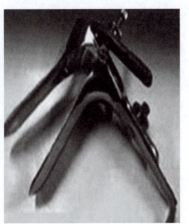
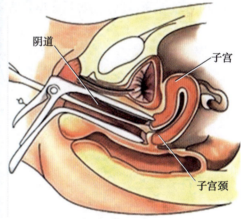

阴道　子宫　子宫颈

图 2-7-15 放置扩阴器检查

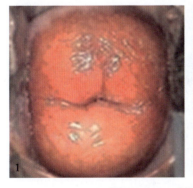
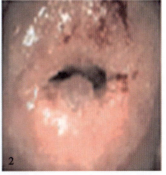

图 2-7-16 宫颈炎和宫颈癌

1. 宫颈炎 2. 宫颈癌

3. 子宫（uterus） 为中空的肌质器官，位于骨盆腔中央，呈倒梨形。触诊子宫应以双合诊法进行检查（图 2-7-17）。正常成年未孕子宫长约 7.5 cm，宽 4 cm，厚约 2.5 cm，产后妇女子宫增大。触诊子宫质地较韧，光滑无压痛。子宫体积匀称性增大见于妊娠，非匀称性增大见于各种肿瘤。

4. 输卵管（uterine tube） 为一对输送卵子的弯曲管道，长 8～14 cm。输卵管内侧与子宫角连通，外端游离于卵巢附近。正常输卵管表面光滑，质韧，无压痛。急、慢性炎症或结核时可见输卵管肿胀、弯曲、僵硬、增粗或有结节，且常与周围组织粘连、固定，伴明显压痛；输卵管积脓或积水时输卵管明显肿大；如双侧输卵管病变，管腔变窄或梗阻，则会导致不孕。

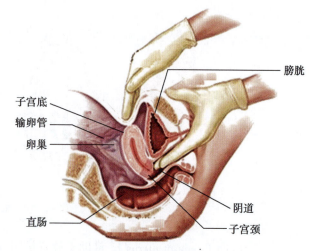

图 2-7-17   双合诊示意图

5. 卵巢（ovary） 为一对扁椭圆形性腺，具有产生卵子和分泌性激素的功能。青春期前卵巢表面光滑，青春期开始排卵后子宫表面逐渐凹凸不平。卵巢触诊多用双合诊。成人女性的卵巢约 4 cm× 3 cm×1 cm，呈灰白色。绝经后卵巢萎缩变小，变硬。卵巢增大见于卵巢囊肿、炎症或肿瘤患者。

（李瑞军）

第八章　脊柱与四肢检查

第一节　脊柱检查

　　脊柱由 7 个颈椎、12 个胸椎、5 个腰椎、5 个骶椎、4 个尾椎组成（图 2-8-1），是支撑体重、维持躯体各种姿势的支柱和躯体活动的枢纽。脊柱病变常出现局部疼痛、形态异常以及活动受限。脊柱检查时受检者取站立位和坐位，主要采用视、触、叩检查方法进行。

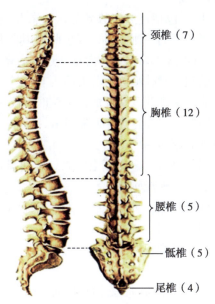

　　颈椎（7）
　　胸椎（12）
　　腰椎（5）
　　骶椎（5）
　　尾椎（4）

图 2-8-1　脊柱解剖图

一、脊柱弯曲度

（一）生理性弯曲

　　正常人直立时，脊柱从侧面观察有 4 个生理弯曲，即颈段稍向前凸，胸段稍向后凸，腰椎明显向前凸，骶椎则明显向后凸（图 2-8-1）。一般从后面观察脊柱有无侧弯。轻度侧弯时需借助触诊确定，检查方法是检查者用示、中指或拇指沿脊椎的棘突以适当的压力往下划压，划压后皮肤出现条状红色充血痕，以此痕为标准，观察脊柱有无侧弯（图 2-8-2）。正常人脊柱无侧弯。另从侧面观察脊柱形态，可了解有无前后突出畸形。

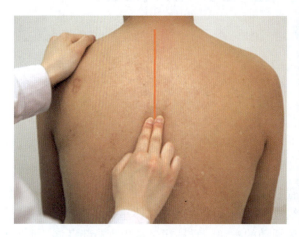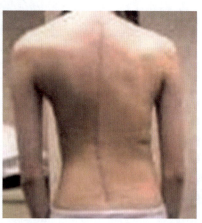

图 2-8-2　脊柱轻度侧弯检查方法

（二）病理性变形

1. 颈椎变形　包括自然姿势异常，如患者立位时侧偏、前屈、过度后伸和僵硬感。颈侧偏见于先天性斜颈，患者头向一侧倾斜，其患侧胸锁乳突肌隆起。

2. 脊柱后凸（kyphosis）　是指脊柱过度后弯，俗称驼背（gibbus），多发生于胸段脊柱。伴前胸凹陷，头颈部前倾。脊柱胸段后凸的原因有：

（1）佝偻病：多在儿童期发病，坐位时胸段呈明显均匀性向后弯曲，仰卧位时弯曲可消失。

（2）脊椎结核：多在青少年时期发病，常累及胸椎及腰段。椎体被破坏、压缩，棘突明显向后凸出，形成特征性的成角畸形（图 2-8-3，1）。常伴有全身其他脏器的结核病变。

（3）脊椎退行性变：多见于老年人，椎间盘退行性萎缩，骨质退行性变，胸腰椎后凸曲线增大，造成胸椎明显后凸，形成驼背。

（4）强直性脊柱炎：多见于成年人，脊柱胸段呈弧形（或弓形）后凸，常有脊柱强直性固定，仰卧位时亦不能伸直（图 2-8-3，4）。

（5）其他：如青少年胸段下部均匀性后凸，见于脊椎骨软骨炎。外伤所致脊椎压缩性骨折，可造成脊柱后凸。

3. 脊柱前凸（lordosis）　是指脊柱向前凸出性弯曲。多发生在腰椎部位，腹部明显向前突出，臀部明显向后突出，见于晚期妊娠、大量腹水、腹腔巨大肿瘤、第 5 腰椎向前滑脱、扁平骶椎（腰骶角 >34°）、髋关节结核及先天性髋关节后脱位等。

4. 脊柱侧弯（scoliosis）　是指脊柱向左或右偏于后正中线，可伴肩部及骨盆畸形（图 2-8-3，2，3）。侧弯分为胸段侧弯、腰段侧弯及胸腰段联合侧弯；包括姿势性和器质性两种。

（1）姿势性侧弯（posture scoliosis）：其早期脊柱的弯曲度多不固定，改变体位可使之纠正，如平卧位或向前弯腰时脊柱侧弯可消失。无脊柱结构异常。姿势性侧弯的原因有：①儿童发育期坐、立姿势不良；②因一侧下肢明显短于另一侧所致代偿性侧弯；③椎间盘突出累及坐骨神经时，患者改变体位可减轻对神经根的压迫，出现代偿性腰椎突向患侧（突出的椎间盘位于神经根外侧），或腰椎突向健侧（突出的椎间盘位于神经根内侧）；④脊髓灰质炎后遗症等。

（2）器质性侧弯（organic scoliosis）：其特点是改变体位不能使侧弯得到纠正。见于先天性脊柱发育不全、慢性胸膜肥厚、胸膜粘连及肩部或胸廓的畸形等。

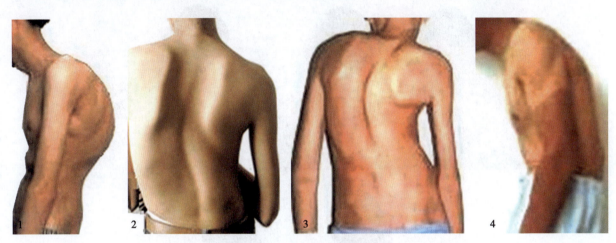

图 2-8-3　脊柱病理性变形举例
1. 胸椎结核　2. 脊柱侧弯　3. 脊柱后凸侧弯　4. 强直性脊柱炎

二、脊柱活动度

1. 正常活动度　正常人脊柱各部位活动度不同。颈椎段和腰椎段的活动范围大；胸椎段活动范围小；骶椎和尾椎已融合成骨块状，几乎无活动性。检查脊柱的活动度时，应让患者作前屈、后伸、侧弯、旋转等动作，以观察脊柱的活动是否受限（图 2-8-4）。已有脊柱外伤可疑骨折或关节脱位时，应避免脊柱活动，以防止损伤脊髓。正常人直立、骨盆固定的条件下，颈段、胸段、腰段的活动范围参考值如表 2-8-1。

表 2-8-1　颈、胸、腰椎及全脊柱活动参考范围

	前屈	后伸	左右侧弯	一侧侧旋转度
颈椎	35°～45°	35°～45°	45°	60°～80°
胸椎	30°	20°	20°	35°
腰椎	75°～90°	30°	20°～35°	30°
全脊柱	128°	125°	73.5°	115°

注：由于年龄、脊柱结构及运动训练等因素，脊柱活动范围有较大的个体差异。

2. 活动受限

（1）脊柱颈段活动度检查：医师固定受检者肩部，嘱其做前屈、后仰、侧弯、左右侧弯及旋转（图 2-8-4）。颈及软组织有病变时，颈部活动常不能达到以上范围，否则有疼痛感，严重时出现僵直。受限常见于颈部肌纤维组织炎及韧带受损、颈椎病、结核或肿瘤浸润、颈椎外伤、骨折或关节脱

位。此外，可加做"旋颈试验"，即在头稍后仰并向左、右作旋颈动作，若出现头晕、头痛、视物模糊症状，提示椎动脉型颈椎病。因转动头部时椎动脉受到扭曲，加重了椎基底动脉供血不足，头部停止转动，症状亦随即消失。

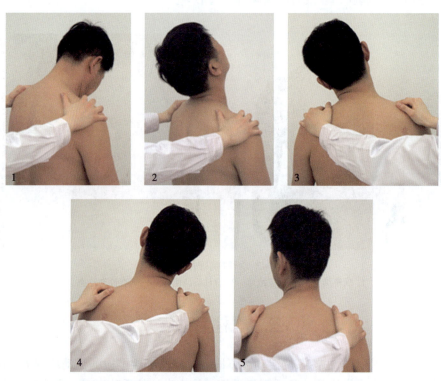

图 2-8-4　检查脊柱颈椎段活动度
1. 前屈　2. 后仰　3. 左侧弯　4. 右侧弯　5. 旋转

（2）脊柱腰段活动度检查：固定双侧髂部做前屈、后仰、侧弯、左右侧弯及旋转（图 2-8-5）。脊柱腰椎段活动受限常见于腰部肌纤维组织炎及韧带受损、腰椎椎管狭窄、椎间盘突出、腰椎结核或肿瘤、腰椎骨折或脱位。

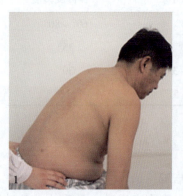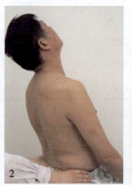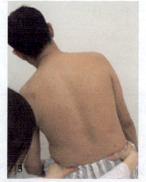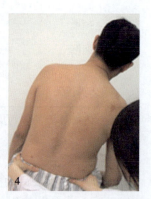

图 2-8-5　检查脊柱腰椎段活动度
1. 前屈　2. 后仰　3. 左侧弯　4. 右侧弯

此外，可补充两项检查：①直腿抬高试验（Lasegue sign）：患者仰卧，双下肢平伸，检查者用一手握患者踝部，一手置于大腿伸侧，分别做双侧直腿抬高动作，腰与大腿正常可达80°~90°。若抬高不足70°，且伴有下肢后侧的放射性疼痛，则为阳性。见于腰椎间盘突出症，或单纯性坐骨神经痛。② "拾物试验"，即嘱受检者拾起放在地上的某个物品。腰椎正常者可两膝伸直，腰部自然弯曲，俯身将物品拾起。如患者先以一手扶膝蹲下，腰部挺直地用手接近物品，此即为拾物试验阳性。多见于腰椎病变，如腰椎间盘突出，腰肌外伤及炎症。

三、脊柱压痛与叩击痛

1. 压痛　脊柱压痛的检查方法：受检者取端坐位，身体稍向前倾。检查者以右手拇指从枕外隆凸开始自上而下逐个按压脊椎棘突及椎旁肌肉（图2-8-6,1）。

正常时每个棘突及椎旁肌肉均无压痛。如有压痛，提示压痛部位可能有病变，并以第7颈椎棘突为标志计数病变椎体的位置。除颈椎外，颈旁组织的压痛也提示该部位相应病变，如落枕时斜方肌中点处有压痛；颈肋综合征及前斜角肌综合征时，压痛点在锁骨上窝和颈外侧三角区内，颈部肌纤维组织炎时压痛点在颈肩部，范围比较广泛。胸腰椎病变如结核、椎间盘突出及外伤或骨折，均在相应脊椎棘突有压痛，若椎旁肌肉有压痛，常为腰背肌纤维炎或劳损。

2. 叩击痛　常用的脊柱叩击方法有两种。

（1）直接叩击法：即用中指或叩诊锤垂直叩击各椎体的棘突，多用于检查胸椎与腰椎（图2-8-6,2）。颈椎疾病，特别是颈椎骨关节损伤时，因颈椎位置深，一般不用此法检查。

（2）间接叩击法：嘱受检者取坐位，医师将左手掌置于其头部，右手半握拳以小鱼际部叩击左手背（图2-8-6,3），询问受检者脊柱某部位有无疼痛。出现疼痛见于脊柱结核、脊椎骨折及椎间盘突出等。叩击后出现痛的部位多为病变部位。如有颈椎病或颈椎间盘突出症，间接叩诊时尚可出现上肢的放射性疼痛。

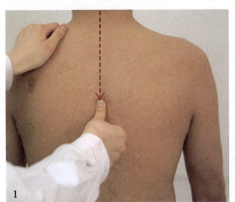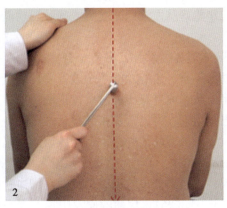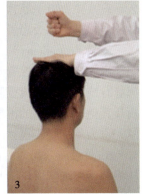

图2-8-6　脊柱压痛与叩击痛检查方法
1. 压痛检查方法　2. 直接叩击法　3. 间接叩击法

第二节　四肢与关节检查

通常主要运用视诊与触诊两者相互配合检查四肢（limbs）及其关节（arthrosis）。四肢检查除包括相关的皮肤、肌肉萎缩、肢体静脉显露情况等一般检查外，重点内容包括四肢形态，肢体长度、周径，关节形态和活动度。

一、四 肢 检 查

（一）形态异常

常见病症：

1. 肢端肥大（acromegaly）　表现为软组织、骨骼末端及韧带均增生与肥大，以致肢端较正常明显粗大，尤以手足、面部表现突出。手指、足趾粗短，手、足背厚而宽，皮肤粗糙变厚，多汗、多毛。见于腺垂体嗜酸性细胞肿瘤或增生患者，由生长激素分泌过多引起，如肢端肥大症与巨人症。

2. 肌肉萎缩（myatrophy）　正常人肌肉丰满，肌力5级。肌肉萎缩患者表现为肢体肌肉组织体积缩小，触诊感觉松软无力。双侧肢体的全部或部分肌肉萎缩，见于多发性神经炎、进行性肌营养不良症及外伤性截瘫等患者；一侧肢体肌肉萎缩，见于脊髓灰质炎后遗症、偏瘫及周围神经损伤等患者；肌肉局部萎缩，可见于肌病变、肌断裂、运动神经切断及动脉供血不足部位。

3. 骨折（fracture）与关节脱位（dislocation）　骨折可造成肢体缩短或变形，骨折部位肿胀、瘀血，触诊有压痛，甚至有时可触到骨擦感及听到骨擦音，可见假关节活动。关节脱位时可见关节畸形、肢体位置改变，关节运动受限，不能伸屈、内翻、外展和旋转。

4. 下肢静脉曲张（varix of lower limb）　小腿静脉如蚯蚓状弯曲、怒张，久立后加重，卧位或抬高下肢可以减轻。严重者小腿和踝部水肿，皮肤颜色暗紫并有色素沉着，甚至出现下肢浅部溃疡，可经久不愈。主要由下肢大、小隐静脉血液回流受阻或静脉瓣功能不全所致。见于长久从事站立性工作人员及血栓性静脉炎患者。

5. 水肿（edema）　肢体对称性水肿，多为全身性水肿的一部分，且下肢常较上肢明显，多为压凹性水肿，见于慢性肾功能不全、右心功能不全或营养性低蛋白血症患者。单侧肢体水肿，多由于局部静脉或淋巴液回流受阻所致。前者见于静脉血栓形成、肢体瘫痪或神经营养障碍。后者见于由丝虫病及其他原因所致的淋巴管阻塞，淋巴管扩张破裂，淋巴液外溢引起纤维组织大量增生，因而皮肤变厚，称为象皮肿。视诊时下肢虽有明显肿胀，但指压后无凹陷性改变。

6. 杵状指（趾）（acropachy）　表现为手指、足趾末端指关节明显增宽增厚，呈杵状膨大，指甲从根部到末端呈拱形隆起，膨大部分早期有小动脉及毛细血管扩张，组织间隙水肿，晚期有组织增生（图2-8-7,1）。一般认为与肢端缺氧、代谢障碍及中毒性损害有关，多发生于呼吸系统疾病，如支气管肺癌、支气管扩张、肺脓肿、脓胸、慢性肺广泛性纤维化、肺性肥大性骨关节病等；血管系统疾病，如发绀型先天性心脏病、感染性心肌炎、亚急性感染性心内膜炎等；营养障碍性疾病，如吸收不良综合征、慢性溃疡性结肠炎、肝硬化等。

7. 反甲（koilonychia）　也称匙状甲，表现为指甲中部凹陷，边缘翘起呈勺形，指甲变薄，表面粗糙无光泽，常伴有条纹（图2-8-7,2）。多见于缺铁性贫血，偶见于风湿热或甲癣患者。

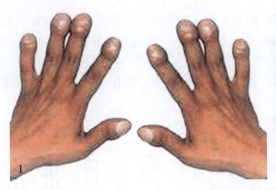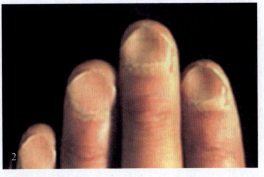

图 2-8-7　杵状指与反甲

1. 杵状指　2. 反甲

（二）运动功能

四肢的主动运动功能是在神经的协调下由肌肉、肌腱带动关节运动得以完成的。如果其中任何一个环节出现障碍或受限，均可引起运动功能障碍。神经、肌肉组织的损害表现为不同程度的随意运动障碍。日常的活动如穿衣、抬肩、屈肘、弯腰等动作也随之出现异常。检查方法是测试四肢的屈、伸、外展、内收、旋转及抵抗的能力等。若肢体丧失随意运动能力即为瘫痪。参考第二篇第九章第二节。

二、关节检查

在正常情况下，各关节本身具有特定的形态及一定范围的运动功能。关节的病变及损伤可使肢体出现畸形或强迫体位，并引起姿势与步态的异常、动作异常、肢体长度与周径的异常、软组织肿胀等。关节检查的内容包括关节的外形、功能和结构的异常。

（一）上肢关节

颈、肩、肘、腕、手在解剖、生理及病理上有密切的联系，检查时需把这些部位作为一个整体来考虑。

1. 肩关节检查　肩的正常外形为圆弧形，三角肌区轮廓浑圆、丰满。检查时应让被检查者取坐位，面向光源，脱去上衣，比较两肩外形是否对称，局部有无红肿、畸形，并注意患者脱衣时上肢有无活动限制、疼痛。常见的肩关节形态异常有：

（1）肩胛骨位置过高：见于先天性肩胛骨高位畸形、斜颈的患侧、前锯肌瘫痪侧、脊柱侧弯畸形等。

（2）肩胛骨位置过低（亦称垂肩）：见于锁骨骨折、胸廓畸形的患侧，肩锁关节脱位、斜方肌瘫痪、脊柱侧弯畸形等。

（3）方肩：肩峰突出，肩外形失去丰满，从正面看其轮廓形如方形直角故称方肩，见于三角肌萎缩、肩关节脱位及肱骨外科颈骨折等。

（4）翼状肩：肩胛骨内侧缘向后翘起似翼状，尤以双手用力推物时表现更为明显。多见于胸长神经麻痹、进行性肌营养不良及进行性肌萎缩等。

肩关节的活动范围是否正常可以采用简易的方法检查：①肘关节贴在胸前，手能触摸到对侧耳，说明肩内收正常；②手能从颈后摸到对侧耳，说明肩关节前屈、外展及外旋活动正常；③手能从背后摸到或接近对侧肩胛下角，说明肩关节内旋、后伸功能正常。

肩部疼痛可以由局部病变引起，也可由其他部位病变所致，如颈神经根的压迫和炎症可引起肩部疼痛。内脏病变也可出现肩背部的放射性疼痛，这些疼痛的特点是一般找不到准确而固定的压痛点，肩关节的活动也不受限。

正常人将手放在对侧肩上，肘能贴到胸壁。当肩关节前脱位时伤侧手放在对侧肩上，肘不能贴到胸壁，称为杜加斯（Dugas）征阳性。

2. 肘关节检查　注意观察有无外形改变，常见肘关节异常有：

（1）肘后三角（Hüter 三角）形态异常：正常肘关节伸直时，肱骨内、外上髁与尺骨鹰嘴位于同一直线上。屈肘时，此三点连线为一等腰三角形，临床称为肘后三角（图 2-8-8）。肘后三角形态异常见于肘关节脱位、肘关节骨折等骨性关系破坏。

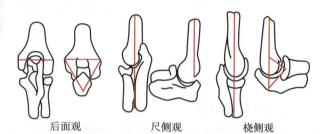

后面观　　　　尺侧观　　　　桡侧观

图 2-8-8　肘后三角示意图
后面观显示肘关节伸直时肱骨内、外上髁及尺骨鹰嘴呈一直线，屈肘时呈三角形

（2）肘内翻与肘外翻：双上肢自然下垂，伸肘、前臂旋后位时，前臂外侧与上臂纵轴呈一定角度，称为携物角，男性约为 170°，女性约为 160°。小于此角度称为肘外翻畸形，大于此角度称为肘内翻畸形。肘外翻畸形见于肱骨外上髁破坏、骨折、脱位和炎症等患者。

（3）肘关节肿胀：正常人伸肘时，肘关节尺骨鹰嘴桡侧有一小凹陷，此为肱桡关节的部位，在肘关节肿胀时肘部凹窝变浅或消失，见于肘关节创伤、炎症、结核及风湿性病变等。

（4）侧方活动：肘关节没有侧方活动，如有侧方活动，则说明其韧带松弛、断裂或髁部骨折。

3. 腕关节检查

（1）形态异常：正常时手掌与前臂在同一直线上，如手掌朝前则前臂处于旋后位。常见的关节异常包括：①手镯征：腕部双侧下端均匀增粗变大，似戴手镯状，见于佝偻病患者。②腱鞘滑膜炎：腕关节的背侧面或掌侧面可见结节状隆起，质软，有压痛，多见于类风湿关节炎患者。③腱鞘囊肿：腕关节背面或桡侧有圆形质韧包块，无压痛，可沿肌腱方向移动，见于肌腱劳损患者。

（2）腕关节活动度：正常腕关节背伸 35°～60°，掌屈 50°～60°，桡侧、尺侧的偏斜角度可达 30°。腕关节的屈伸活动范围可用简单的合掌法进行对比测量：先将双手掌及手指紧贴，两腕充分背伸而对比其角度，再使两手背贴近，双腕充分掌屈而对比活动角度。如果一侧活动范围受限即可明显测出，腕关节活动受限见于腕关节炎（如类风湿关节炎、腕关节结核）、腕部骨折或脱位等。

4. 指关节检查

（1）形态异常：指关节可伸直、屈曲及紧握成拳，常见的指关节形态异常有：①爪形手（claw hand）：手指关节呈现半屈曲位，形如鸟爪，见于脊髓灰质炎、脊髓空洞症、多发性神经炎等患者。②梭形指关节：双手指间关节对称性梭形增生、肿胀（图 2-8-9,1），早期关节局部有红、肿、痛，晚期表现为强直性改变，活动受限且手腕及手指向尺侧偏斜和呈"天鹅颈"样表现（图 2-8-9,2），见于类风湿关节炎患者。③骨关节炎：远端指间关节两侧可见结节，质硬，不活动，多伴有压痛，进展缓慢，对手指功能无明显影响晚期可使患指关节屈向一侧。见于老年性骨关节病（图 2-8-9,3）。

（2）功能异常：手部皮肤掌面较厚，下方有纤维组织与深筋膜相连，缺乏活动性；手背皮肤松薄，活动性较大，适于手指屈曲活动。淋巴管位于手背软组织内，故手部肿胀时以手背明显。

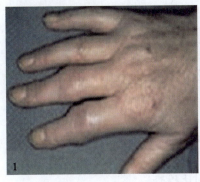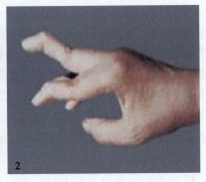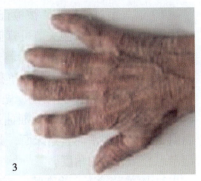

图 2-8-9　手关节病变
1. 梭形指（类风湿关节炎）　2. 天鹅颈征（类风湿关节炎）　3. 骨关节炎

手的自然休息位：腕背屈约 15°，拇指靠近示指，其余 4 指屈曲位，从第 2 至第 5 指各指的屈曲度逐渐增大，当手部肌腱断裂或畸形时可改变休息位。

手的功能位：是手准备握物的位置，此时腕背屈接近 30°，并向尺侧倾斜约 10°，拇指在外展对掌屈曲位，其余各指屈曲，屈曲程度由示指向小指逐渐增大，如握住一个鸭蛋。手功能正常时可在此位置快速握拳和完全伸开手指。

（二）下肢关节

1. 髋关节检查

（1）形态异常：髋关节属球窝关节，检查时应观察髋关节表面皮肤及软组织有无瘢痕、窦道，双侧是否对称。被检查者应双足并拢，直立位，检查者分别从正面及侧面观察双侧髂前上棘是否在同一水平线上，臀部皱襞是否在同一水平线，臀肌有无萎缩或侧方隆起。常见的髋关节异常有：①臀部萎缩：一侧臀肌缩小，见于髋关节结核、脊髓灰质炎患者。②臀部肿胀：常伴有活动受限，见于坐骨神经滑囊炎、髋关节慢性化脓性关节炎、髋关节后脱位等疾病。③股部深部肿块：表现为局部饱满，可触到肿块，见于髋关节前脱位、滑囊炎、髂腰肌寒性脓肿等疾病。

（2）活动度检查

1）内旋和外旋：分为单侧测量法和双侧同时测量法。前者让被检查者采取仰卧位，下肢伸直，检查者以手指放于被检查者大腿前部，将大腿向内外滚动，观察双侧是否对称。双侧同时测量法是让被检查者仰卧，双髋及双膝同时屈曲，双膝并列不动，双足充分分离，观察双髋关节内旋程度。双足并列不动，双膝充分分离，观察两髋关节外旋程度。正常髋关节内旋、外旋可各 45°。内、外旋受限见于骨性关节炎、髋关节结核、类风湿关节炎、化脓性关节炎及强直性脊柱炎等疾病。

2）内收和外展：包括单侧和双侧测量法。前者是让被检查者采取仰卧位，检查者一手按住髂前上棘以固定骨盆，另一手握该侧下肢踝部，使下肢伸直，然后外展下肢，记录外展角度，然后将该下肢内收到对侧大腿上，正常可内收到大腿的中 1/3 处，比较双侧外展内收角度是否一致。双侧同时测量法是被检查者取仰卧位，双下肢平伸，检查者站于床尾，以双手分别握住患者踝部，使双腿充分分开，观察双侧外展程度，然后使双腿内收充分交叉，观察内收程度。正常髋关节可外展 60°，内收约30°。外展功能受限见于髋关节后脱位、炎症性疾病、髋内翻等疾病，内收受限见于髂胫束挛缩患者。

3）屈曲及伸展：方法是：将左膝屈曲，然后充分屈曲左髋，左膝尽量靠近身体，观察右髋的伸展程度，正常时，左膝关节可贴近胸壁，右髋保持伸直姿势；保持左髋充分屈曲，再将右髋充分屈曲，观察两侧髋关节屈曲度是否相等；保持右髋关节充分屈曲，伸展左髋，观察其伸展程度，双侧对比。

4）髋关节过伸检查：被检查者俯卧位，检查者一手固定骨盆，另一手握住踝部，使膝关节屈曲，向后提起下肢，正常髋关节可背伸 15° 左右。髋关节伸展受限见于髋关节挛缩或炎症等病变。

（3）髋关节特殊检查：①髋关节承重功能试验（Trendelenburg 试验）：受检者站立位，检查左髋时，嘱其抬起右腿，此时如能单独用左下肢站立，受检者右臀皱襞及髂骨翼均上提，为阴性，如右臀皱襞及髂骨翼均下降为阳性。先天性或外伤性髋脱位及臀中、小肌麻痹时，此征均为阳性。②托马斯（Thomas）征：髋关节的屈曲挛缩时可出现腰椎的前凸代偿。患者平卧，将健侧髋、膝关节极度屈曲，腰部可放平而紧贴床面，此时患侧髋关节的屈曲畸形即可显示，此为托马斯征阳性，检查时应记录患肢与床面的角度。

2. 膝关节检查　检查膝关节应脱去长裤，充分暴露下肢，双侧对比检查。

（1）形态异常

1）膝外翻（genu valgum）：嘱患者暴露双膝关节，直立时双腿并拢，双侧股骨内侧髁及双侧胫骨内踝可同时接触。如两踝距离增宽，小腿向外偏斜，双下肢呈"X"状，称"X 形腿"，见于佝偻病（图 2-8-10,1）。

2）膝内翻（genu varum）：直立时，患者双侧股骨内侧髁间距增大，小腿向内偏斜，膝关节向内形成角度，双下肢形成"O"状，称"O 形腿"，见于小儿佝偻病（图 2-8-10,2）。

3）膝反屈：膝关节过度后伸形成向前的反屈状，称膝反屈，见于脊髓灰质炎后遗症、膝关节结核（图 2-8-10,3）。

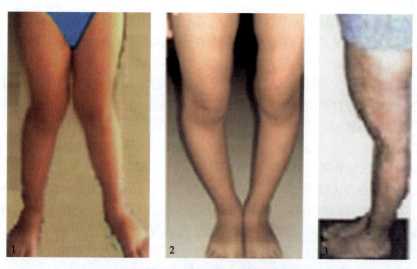

图 2-8-10　膝关节畸形
1. 膝外翻（X 形腿）　2. 膝内翻（O 形腿）　3. 膝反屈

4）风湿性关节炎活动期患者可出现一侧膝关节红、肿、热、痛，并影响活动功能。

5）血友病患者可出现膝关节腔或皮下出血及关节增生、肿胀。

（2）触诊

1）压痛：膝关节发炎时，双膝眼处压痛；髌骨软骨炎时，髌骨两侧有压痛；膝关节间隙压痛，提示半月板损伤；侧副韧带损伤，压痛点多在韧带上、下两端的附着处；胫骨结节骨骺炎时，压痛点位于髌韧带在胫骨的止点处。

2）肿块：对膝关节周围的肿块，应注意大小、硬度、活动度，有无压痛及波动感。髌骨前方肿块，并可触及囊性感，见于髌前滑囊炎；膝关节间隙处可触及肿块，且伸膝时明显，屈膝后消失，见于半月板囊肿；胫前上端或股骨下端有局限性隆起，无压痛，多为骨软骨瘤；腘窝处出现肿块，有囊状感，多为腘窝囊肿，如伴有与动脉同步的搏动，见于动脉瘤。

3）摩擦感：医师一手置于患膝前方，另一手握住患者小腿做膝关节的伸屈动作，如膝部有摩擦感，提示膝关节面不光滑，见于炎症后遗症及创伤性关节炎。推动髌骨作上下左右活动，如有摩擦感，提示髌骨表面不光滑，见于炎症及创伤后遗留的病变。

（3）活动度：膝关节屈曲可达120°～150°，伸5°～10°，内旋10°，外旋20°。

（4）浮髌试验：若关节腔内有过多液体积聚，则关节明显肿胀，于触诊时会出现浮髌现象，见于结核性膝关节腔积液患者。浮髌试验检查方法是：患者取平卧位，下肢伸直放松。检查者以左、右手拇指、中指分别按压髌骨上、下囊的两侧，使积液挤入关节腔内，再以右手示指连续按压髌骨，可感觉到有液体波动；在下压时还可感觉到髌骨触及关节面后，松开手指髌骨可浮起，称浮髌试验阳性（图2-8-11）。提示有中等量以上关节积液（50 mL）。

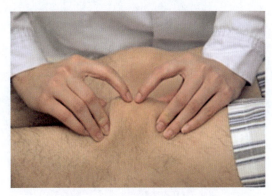

图2-8-11　浮髌试验检查方法

3. 踝关节与足部检查　一般让患者取站立或坐位，脱去两侧鞋袜，双侧对比检查。踝关节的活动主要是跖屈和背屈。检查时注意踝部是否肿胀，足弓是否正常、消失或过高。踝部均匀性肿胀见于踝关节扭伤、化脓性关节炎及类风湿关节炎等患者。踝部局限性肿胀常见于腱鞘炎或腱鞘囊肿等。

常见的足部畸形有（图2-8-12）：

（1）平底足：正常人站立时，足弓下方可伸入一个手指。轻度扁平足仅表现为足弓下降，手指不能插入，但足心尚未着地。严重扁平足表现为纵弓消失，足心着地，足呈外翻外展姿态，跟腱则向外偏斜。

（2）马蹄足：常因胫前肌瘫痪引起，表现为站立时以前足着地，伴跟腱挛缩。

（3）内翻足：表现为站立或行走时以足外侧负重，跟骨及跟腱向内侧偏移。

（4）外翻足：与内翻足相反，足内侧负重，足内侧纵弓下陷，跟骨及跟腱向外侧偏移，多由胫后肌瘫痪引起。

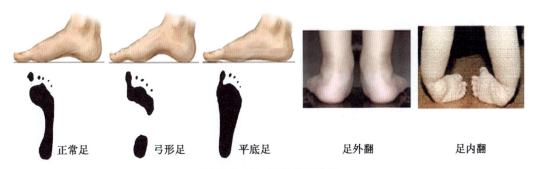

正常足　　　弓形足　　　平底足　　　足外翻　　　足内翻

图2-8-12　足部常见畸形

（5）仰趾足：常因腓肠肌及比目鱼肌瘫痪引起，表现为站立时以足跟负重，有时前足部不能着地。足跟与足前部外形比例改变，足跟代偿性增宽变大。

（6）弓形足：常由脊髓灰质炎、脊柱裂所致，表现为足纵弓增高，跖骨头下垂，足底软组织异常缩短。

（李瑞军 杨 迅）

第九章 | 神经系统检查

第一节　脑神经检查

脑神经（cranial nerve）检查对颅脑病变的定位诊断甚为重要，检查者熟悉脑神经的解剖（图 2-9-1）和生理功能（表 2-9-1），有助于正确检查和定位诊断。

一、嗅　神　经

嗅神经（olfactory nerve）是第 1 对脑神经。检查前要求患者意识清楚，精神状态正常，能准确回答。确定鼻腔是否通畅，了解有无黏膜病变。检查嗅觉的物品应是患者熟悉的，并且无刺激性、易挥发，如樟脑、肥皂、汽油、香水、杏仁、香烟等。

检查方法：令患者闭目，以手指分别压闭一侧鼻孔，检查者将香皂等物品分别放置于另侧鼻孔，试其能否辨别出所嗅物品气味，注意双侧对比。

临床意义：根据检查结果判断单侧或双侧嗅觉状态。双侧嗅觉丧失，多系鼻腔局部病变所致。若能排除鼻黏膜病变，单侧嗅觉功能减退或消失提示同侧嗅神经损害，如嗅沟病变压迫嗅球，见于嗅沟脑膜瘤，此外颅前窝骨折、额底部肿瘤亦可因压迫嗅球、嗅束而致嗅觉丧失。海马回病变、垂体瘤、颅咽管瘤、视交叉胶质瘤、颞叶肿瘤、颞叶外伤性瘢痕可导致嗅幻觉。

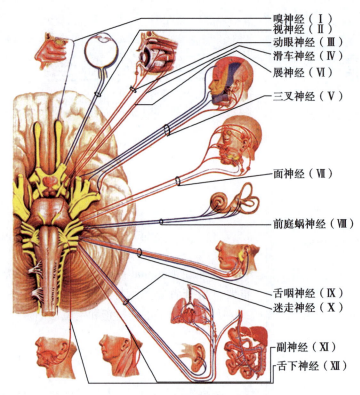

图 2-9-1　12 对脑神经示意图

表 2-9-1　脑神经解剖和主要生理功能

脑神经	进出颅部位	连接脑部位		功能
嗅神经（Ⅰ）	筛孔	端脑	嗅球	司嗅觉
视神经（Ⅱ）	视神经孔	间脑	视交叉	司视觉
动眼神经（Ⅲ）	眶上裂	中脑	脚间窝	支配上直肌、下直肌、内直肌、下斜肌、瞳孔括约肌、上睑提肌
滑车神经（Ⅳ）	眶上裂	中脑	前髓帆	支配上斜肌
展神经（Ⅵ）	眶上裂	脑桥延髓沟	中部	支配外直肌
三叉神经（Ⅴ）	眼支：眶上裂 上颌支：圆孔 下颌支：卵圆孔	脑桥	脑桥臂	支配咀嚼肌，司面、鼻和口腔皮肤黏膜感觉
面神经（Ⅶ）	内耳门：茎乳孔	脑桥延髓沟	外侧部	支配面部表情肌、泪腺、唾液腺，司舌前 2/3 味觉和外耳道感觉
前庭蜗神经（Ⅷ）	内耳门	脑桥延髓沟	外侧端	司听觉和平衡觉
舌咽神经（Ⅸ）	颈静脉孔	延髓	橄榄后沟上部	支配咽肌和唾液分泌，司舌后 1/3 味觉和咽部感觉
迷走神经（Ⅹ）	颈静脉孔	延髓	橄榄后沟中部	支配咽、喉肌和胸腹内脏运动
副神经（Ⅺ）	颈静脉孔	延髓	橄榄后沟下部	支配胸锁乳突肌和斜方肌
舌下神经（Ⅻ）	舌下神经管	延髓	前外侧沟	支配舌肌

二、视 神 经

视神经（optic nerve）是第 2 对脑神经。主要检查内容包括视力、视野和眼底。检查方法参见本篇第三章第三节。

临床意义：

1. 视野缺损　视觉传导路某一部位病变，临床会出现相应的视野改变，具有定位诊断价值：①一侧视交叉前（视神经）病变可造成病眼视野全盲；②视交叉中部病变则出现双眼颞侧偏盲；③一侧视交叉侧部引起同侧鼻偏盲；④一侧视交叉后（视束）病变则形成双眼视野同向偏盲，一侧视辐射下部受损引起双眼病变对侧同向上象限盲；⑤一侧视辐射下部受累则引起双眼病变对侧同向上象限盲；⑥视辐射的上部病变引起对侧同向下象限盲；⑦一侧视辐射全部受损引起双眼病变对侧同向偏盲，如偏盲侧瞳孔对光反射仍存在，同时视野中心部保存，称黄斑回避现象（图 2-9-2）。枕叶视觉中枢病变可致皮质盲、偏盲及视觉失认。

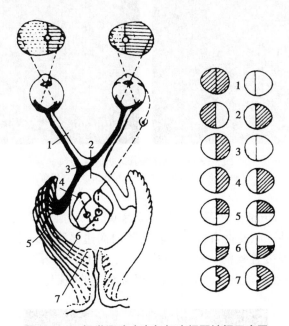

图 2-9-2　视觉通路病变与相应视野缺损示意图

1. 视神经——左眼全盲；2. 视交叉中部——两眼颞侧偏盲；3. 一侧视交叉侧部——一侧鼻侧盲；
4. 左视束——右同向偏盲；5. 左视辐射的下部——右上象限盲；6. 左视辐射的上部——右下象限盲；
7. 左视辐射全部——右同向偏盲（同时视野中心部保存）

2. 眼底检查　主要包括观察视神经乳头、视网膜血管、黄斑区、视网膜各象限（图 2-9-3）。

（1）视神经乳头水肿（papilledema）：是颅内压增高的重要客观体征之一，系颅内压增高影响视网膜中央静脉和淋巴回流所致。眼底检查早期表现为视神经乳头充血、边缘模糊不清、生理凹陷消失，静脉淤血；严重时视神经乳头隆起、边缘完全消失，周边或视网膜上片状出血（图 2-9-4）。见于颅内占位病变（肿瘤、脓肿、血肿、囊肿）、脑出血、蛛网膜下腔出血、脑膜炎、静脉窦血栓形成。

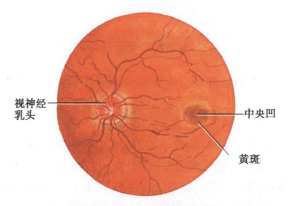

图 2-9-3　正常眼底（左侧）

视神经乳头

中央凹

黄斑

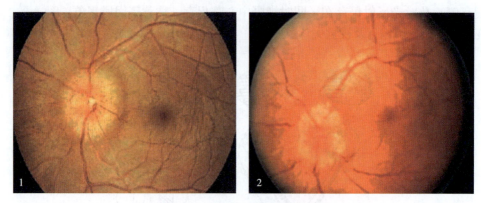

图 2-9-4　视神经乳头水肿伴出血
1. 视神经乳头水肿　2. 视神经乳头水肿伴出血

（2）视神经萎缩（optic atrophy）：表现为视力减退或消失，瞳孔扩大，对光反射减弱或消失。视神经萎缩分原发性和继发性。原发性者视神经乳头苍白而边界清楚，生理凹陷扩大，可见筛板（图2-9-5），见于多发性硬化及变性疾病、球后视神经炎、视神经受压等；继发性者视神经乳头苍白、边界不清，不见筛板，见于视神经乳头水肿、视神经乳头炎的晚期。

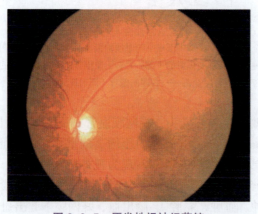

图 2-9-5　原发性视神经萎缩

三、动眼神经、滑车神经、展神经

动眼神经（oculomotor nerve）是第 3 对脑神经，滑车神经（trochlear nerve）是第 4 对脑神经，展神经（abducens nerve）是第 6 对脑神经。该三对脑神经共同支配眼肌，管理眼球运动，合称眼球运动神经（见图 2-9-1，图 2-9-6，图 2-9-7），故一般予以同时检查。

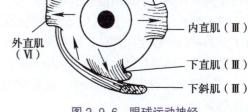

图 2-9-6　眼球运动神经

Ⅲ：动眼神经　Ⅳ：滑车神经　Ⅵ：展神经

（一）检查方法

1. 患者向前直视，检查双侧眼裂大小及是否对称，有无眼睑下垂，眼球有无突出或凹陷，有无斜视。

2. 嘱患者注视移动手指，观察眼球各向活动有无障碍（图 2-9-7）。

3. 瞳孔检查　见头部检查（第二篇第三章第二节）。

4. 辐辏反射（convergence reflex）及调节反射（accommodation reflex）　见头部检查（第二篇第三章第三节）。

如眼肌麻痹仅限于眼外肌而瞳孔括约肌功能正常，称眼外肌麻痹；相反，瞳孔括约肌麻痹而眼外肌正常，称眼内肌麻痹；眼内肌与眼外肌均麻痹，称全眼肌麻痹。

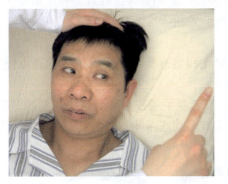
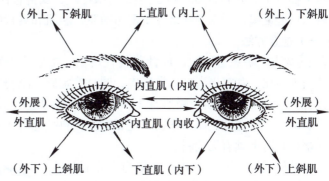

图 2-9-7　各眼外肌运动方向检查

（二）临床意义

1. 动眼神经、滑车神经、展神经单神经受损

（1）动眼神经麻痹：完全损害时表现为上睑下垂，眼球向外下斜（由于外直肌和上斜肌的作用），眼球向上、向内、向下活动受限，复视，瞳孔散大。对光反射及调节反射消失。见于颅内动脉瘤、颅底肿瘤、结核性脑膜炎等。

（2）滑车神经麻痹：单纯滑车神经麻痹少见，多合并动眼神经麻痹。所支配的上斜肌麻痹，患者表现为眼球向外下方活动受限，下视时出现复视。

（3）展神经麻痹：病侧眼球内斜视，外展受限或不能，伴有复视。常见于鼻咽癌颅内转移、脑桥小脑角肿瘤或糖尿病。因展神经在颅内行程较长，故颅内压增高时极易受累出现双侧麻痹（图 2-9-1）。

2. 动眼、滑车、展神经同时受损　此时眼肌全部瘫痪，眼球只能直视前方，不能向任何方向转动，眼球轻度凸出，上睑下垂，瞳孔散大，对光反射及调节反射消失。常见于眶上裂综合征及海绵窦血栓形成。

3. 瞳孔异常　在普通光源下，瞳孔正常直径为 2～5 mm，小于 2 mm 为瞳孔缩小，大于 5 mm 为瞳孔扩大。

（1）瞳孔散大：见于动眼神经麻痹。因动眼神经的副交感纤维在神经的表面，故颞叶沟回疝时，可先出现瞳孔散大而无眼外肌麻痹。早期单侧瞳孔散大，晚期双侧散大。视神经病变失明及胆碱能类药物（如阿托品）中毒时瞳孔也可散大。

（2）瞳孔缩小：一侧颈上交感神经径路损害常见于 Horner 综合征，即颈交感神经麻痹综合征是由于交感神经中枢至眼部的通路上受到任何压迫和破坏，引起同侧瞳孔缩小、眼球内陷、上睑下垂及患侧面部无汗的综合征。双侧瞳孔缩小如针尖者，常为脑桥出血或镇静安眠药中毒所致。

（3）对光反射（light reflex）：瞳孔对光反射通路任何一环节受损，均可引起对光反射消失和瞳孔散大。

（4）辐辏反射：是指注视近物时双眼会聚（辐辏）及瞳孔缩小（调节）的反射，两者合称集合反射。辐辏反射丧失见于帕金森综合征（肌强直）及中脑病变，调节反射丧失见于脑炎（损害中脑）、白喉（损害睫状神经）。

四、三 叉 神 经

三叉神经（trigeminal nerve）是第 5 对脑神经，属混合性神经，其感觉神经纤维分布于面部皮肤、眼、鼻、口腔黏膜，运动神经纤维支配咀嚼肌，颞肌和翼状内、外肌（见图 2-9-1，表 2-9-1）。

（一）检查方法

1. 感觉支　嘱患者闭眼，以针刺检查痛觉、棉絮检查触觉和盛有冷或热水的试管检查温度觉。两侧及内外对比，观察患者的感觉反应，同时确定感觉障碍区域。

2. 运动支　观察颞肌及嚼肌有无萎缩及肌纤维震颤，检查者双手触按患者颞肌、咀嚼肌，嘱患者作咀嚼动作，对比双侧肌力强弱、是否对称；再嘱患者作张口运动或露牙，以上、下切牙中缝为标准，观察张口时下颌有无偏斜。

3. 角膜反射（corneal reflex）　嘱患者睁眼注视内上侧，检查者以细束棉絮由视野外接近并轻触外侧角膜，避免触及睫毛（图 2-9-8）。正常反应为被刺激侧和对侧迅速闭眼。前者称为直接角膜反射，而后者称为间接角膜反射。

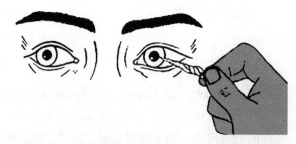

图 2-9-8　角膜反射检查方法（注意勿触及睫毛）

（二）临床意义

1. 注意区分周围性与核性感觉障碍，前者为患侧患支（眼支、上颌支、下颌支）分布区各种感觉缺失，后者呈葱皮样感觉障碍（图 2-9-9）。

2. 三叉神经一侧运动支受损时，造成病变侧咀嚼肌萎缩、肌力减弱，张口下颌偏向患侧。

3. 双侧运动支损坏时，双侧咀嚼、张口困难，下颌反射消失。

4. 直接与间接角膜反射均消失，见于同侧三叉神经病变；直接反射消失而间接反射存在，见于同侧面神经瘫痪。

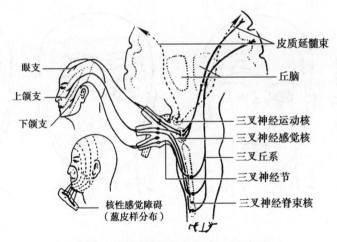

图 2-9-9 三叉神经的分布与感觉障碍区域

5. 三叉神经根受刺激时，出现"三叉神经痛"，注意除外中颅凹半月神经节病变。

五、面 神 经

面神经（facial nerve）是第 7 对脑神经，主要支配面部表情肌并具有舌前 2/3 味觉功能（见图 2-9-1）。

（一）检查方法

1. 观察患者双侧的额纹、睑裂、鼻唇沟及口角是否对称。

2. 嘱患者作蹙额、皱眉、闭目、示齿、吹口哨、鼓腮动作，观察双侧面纹是否对称。

3. 味觉检查　嘱病人伸舌，检查者用棉签蘸白糖、食盐、米醋溶液，涂于舌前一侧，避免说话、缩舌，做甜、咸味检查。用手指出事先写在纸上的甜、咸、酸、苦四个字之一。先试可疑病侧，再试另一侧，每试一次溶液前需用温水漱口。面神经损害可使舌前 2/3 味觉丧失。

（二）临床意义

面神经麻痹的定位诊断，主要是鉴别周围性面瘫和中枢性面瘫（图 2-9-10，图 2-9-11）。

1. 周围性面瘫　临床表现为病变同侧面部表情肌全部瘫痪：眼裂扩大，额纹消失，鼻唇沟变浅，皱眉不能，闭目不紧，不能吹口哨和鼓腮，示齿时口角牵向健侧。如鼓索支受累，可同时伴有舌前 2/3 味觉障碍、听觉异常；如膝状神经节病变，可伴耳部疱疹（Hunt 综合征）。

2. 中枢性面瘫　临床表现为病变对侧眼裂以下面部表情肌瘫痪：仅出现鼻唇沟变浅，能吹口哨、鼓腮。常同时伴有同侧上、下肢中枢性瘫痪及中枢性舌下神经麻痹。中枢性面瘫病变定位在脑桥面神经核水平以上。

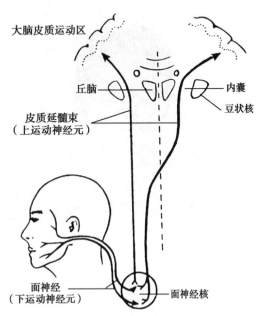

图 2-9-10 面神经的中枢支配

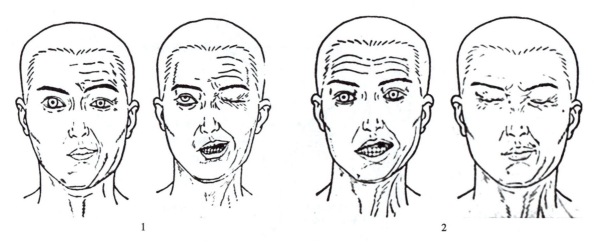

图 2-9-11　周围性面瘫和中枢性面瘫
1. 周围性面瘫（右侧）　2. 中枢性面瘫（右侧）

六、前庭蜗神经

前庭蜗神经（vestibulocochlear nerve）是第 8 对脑神经，包括前庭神经及蜗神经两种感觉神经（见图 2-9-1）。

（一）蜗神经（cochlear nerve）

1. 检查方法

（1）音叉法（Rinne 试验）：将振动音叉（C_{128}）分别置于外耳及乳突，双侧对比，前者表示气导，后者表示骨导（图 2-9-12），正常时气导 > 骨导。

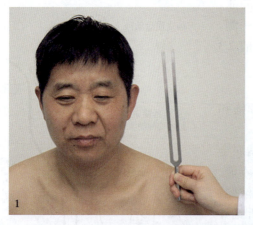
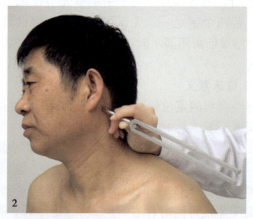

图 2-9-12　Rinne 试验检查法
1. 气导　2. 骨导

（2）Weber 试验：将振动音叉置于患者额部或顶部正中，正常时两耳所听到的声音相同（图 2-9-13）。

（3）Schwabach 试验：将患者骨导持续时间与试者（医生）本人骨导时间相比，同时用上法测试气导时间，以判断患者持续时间是否正常。

（4）进一步检查临床听觉障碍，可做电测听及听觉诱发电位。

2. 临床意义

（1）耳鸣：蜗神经的刺激性病变出现耳鸣，是指主观听到持续性声响，系由感音器或其他传导径路的病理刺激引起。低音性耳鸣示传导径路病变，高音性耳鸣提示感音器病变。

（2）听力障碍

1）传导性聋非神经系统疾病，如中耳炎、外耳道病变等。

2）感音性聋主要见于内耳或蜗神经病变。某些药物可致感音性聋，特点是常导致双侧听力障碍，如氨基糖苷类（链霉素、庆大霉素、新霉素等）、奎宁等。

3）听觉中枢（颞横回）病变多出现听幻觉、听错觉。

（二）前庭神经（vestibular nerve）

前庭神经核与小脑、内侧纵束、脑干网状结构、迷走神经核有联系，检查时可观察患者有无眩晕、呕吐、眼球震颤和平衡障碍。也可进行下列两项检查，使前庭神经核接受冲动而诱发眼震。

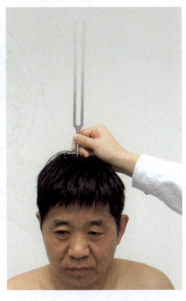

图 2-9-13　Weber 试验检查法

1. 外耳道灌注冷热水变温试验　患者仰卧，头部抬起 30°，灌注热水时眼震快相向同侧，灌冷水时快相向对侧，正常时眼震持续 1.5 ～ 2 s，前庭神经受损时该反射减弱或消失。

2. 转椅试验　让患者闭目坐在旋转椅上，头部前屈 80°，向一侧快速旋转时突然停止。嘱患者睁眼注视远处，正常出现快相与旋转方向相反的眼震，持续约 30 s，若小于 15 s，提示前庭功能障碍。

七、舌咽神经、迷走神经

舌咽神经（glossopharyngeal nerve）、迷走神经（vagus nerve）分别是第 9、第 10 对脑神经，两者在解剖与功能上关系密切（图 2-9-1），常同时受损故同时检查。

（一）检查方法

1. 运动检查　检查患者发音是否有声音嘶哑、带鼻音或完全失音，必要时喉镜检查。嘱患者发出"啊"音，观察两侧软腭抬举是否一致，一侧麻痹时，病侧腭弓低垂，软腭上提差，悬雍垂偏向健侧（图 2-9-14）。双侧麻痹时，悬雍垂虽然居中，但双侧软腭抬举受限或完全不能抬举。可伴饮水时呛咳。

2. 感觉检查　可用棉签或压舌板轻触咽后壁黏膜和软腭，询问有无感觉。舌后 1/3 味觉检查方法同面神经。

3. 咽反射（pharyngeal reflex）　用压舌板轻触两侧咽后壁，观察咽部肌肉收缩、舌后缩或有恶心反应。

（二）临床意义

1. 舌咽、迷走神经常同时受累，一侧或双侧舌咽、迷走神经下运动神经元损害引起舌、腭、声带肌肉无力，称为真性延髓性麻痹（又称球麻痹）。一侧舌咽、迷走神经麻痹吞咽困难不明显。

2. 双侧皮质脑干束受损产生假性延髓性麻痹，咽反射存在甚至亢进，而肌肉萎缩不明显。

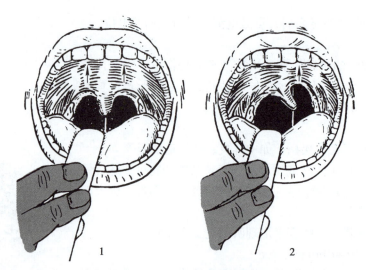

图 2-9-14　检查咽部观察软腭的运动
1. 正常　2. 右侧软腭及咽缩肌麻痹

八、副　神　经

副神经（accessory nerve）是第 11 对脑神经，支配斜方肌及胸锁乳突肌。

1. **检查方法**　观察胸锁乳突肌、斜方肌有无萎缩，有无垂肩、斜颈。嘱患者耸肩，检查斜方肌肌力（图 2-9-15，1）；嘱患者转动颈部，检查胸锁乳突肌肌力（图 2-9-15，2）。

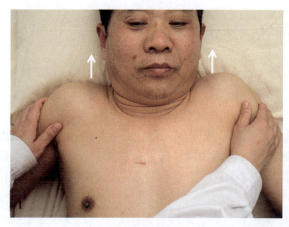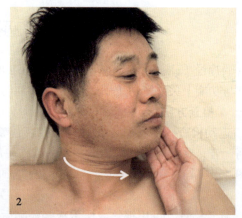

图 2-9-15　检查斜方肌和胸锁乳突肌肌力
1. 耸肩　2. 转颈

2. **临床意义**　一侧副神经病变，出现肩下垂、胸锁乳突肌和斜方肌萎缩，转颈、耸肩无力；双侧副神经麻痹少见，见于急性延髓炎症、重症肌无力、进行性脊肌萎缩等症。

九、舌 下 神 经

舌下神经（hypoglossal nerve）是第 12 对脑神经，分布于同侧舌肌，支配舌肌运动（图 2-9-1）。舌下神经只接受对侧皮质延髓束支配。

检查时注意观察有无舌肌萎缩、舌肌纤维震颤、舌在口腔内位置；嘱病人伸舌，观察舌尖有无偏斜。

临床意义：

1. 舌下神经及核性病变　一侧病变为患侧舌肌瘫痪，伸舌偏向患侧（图 2-9-16）；两侧病变伸舌不能或受限，伴舌肌萎缩。核性病变可伴有肌束颤动。

2. 舌下神经核上性病变　一侧核上性病变时，伸舌偏向病灶对侧（图 2-9-17），系因病灶对侧颏舌肌肌力减弱，肌力正常的健侧将舌推向病灶对侧，无舌肌萎缩及肌束颤动，称中枢性舌下神经麻痹。常见于脑血管病等。

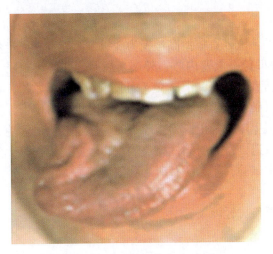

图 2-9-16　舌下神经核下性病变
病变侧（右）舌肌瘫痪，伸舌偏向患侧

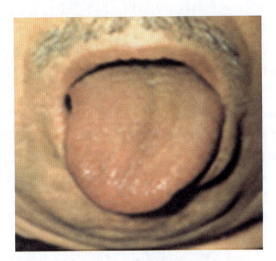

图 2-9-17　舌下神经核上性病变
伸舌偏向病灶（左）的对侧（右）

第二节　运动系统检查

运动系统检查包括：观察肌容积、肌力、肌张力、不自主运动、共济运动等。

一、肌 容 积

检查肌容积（muscle bulk）可直接观察和对比双侧对称部位肌肉体积，有无肌萎缩、假性肥大（外观肥大、触之坚硬，但肌力弱），若有，观察其分布范围。还可用皮尺测量和对比两侧肢体相同部位的周径，相差大于 1 cm 者为异常。下运动神经元损害和肌肉疾病可见肌萎缩；进行性肌营养不良可见假性肥大，常见于腓肠肌和三角肌。

二、肌　力

肌力（muscle strength）是指肌肉主动运动时的最大收缩力。一般以关节为中心检查肌群的伸、屈、外展、内收、旋前和旋后等功能。适用于检查上运动神经元病变和周围神经损害引起的瘫痪。检查时令患者作肢体伸屈动作，检查者从相反方向给予阻力，测试患者对阻力的克服力量，或嘱患者用力维持某一姿势时，检查者用力改变其姿势，以判断肌力。注意两侧比较。要求受试者神志清楚，能配合检查而无违拗和伪装。

肌力采用 0~5 级的六级分级法记录：

0 级　完全瘫痪，肌肉无收缩。

1 级　肌肉可收缩，但不能产生动作。

2 级　肢体可在床面上水平移动，但不能克服自身重力，即不能抬离床面。

3 级　肢体能克服自身重力抬离床面，但不能抗阻力。

4 级　能做对抗阻力动作，但不完全。

5 级　正常肌力。

临床意义：自主活动或维持一定的体位。通常平卧位，直腿抬高被视为 3 级，而能直立或走步则至少需 4 级以上的肌力。上肢肌力检查方法：依据举臂，上臂内收、外展、屈肘、伸腕、腕屈、握拳、手指动作等运动测知。下肢肌力检查方法：依据直腿抬高，下肢交叉内收，踢小腿、屈膝、足背伸屈、足趾动作等动作测知。医生在做上述检查时可做对抗动作，如双上肢平伸时可用力压下，当病人屈肘时可用力外拉或嘱患者用力攥紧医生手指时医生用力抽出。检查肌力时应注意肢体之远端、近端如周围神经病变常为远端肌力减退，而近端肌力减退则常为肌病性瘫痪表现，轻瘫之检查应十分重视，如肢体坠落试验，分指、拼指、对指试验，伸掌试验，用力闭目时之睫毛征等。

瘫痪（paralysis）指随意肌收缩功能障碍。

按肌力减退程度可分为完全性瘫痪和不完全性瘫痪（轻瘫）。

按瘫痪部位可分为：

1. 单瘫　单一肢体瘫痪，多见于脊髓灰质炎。

2. 偏瘫　为一侧肢体（上、下肢）瘫痪，常伴有同侧脑神经损害，多见于颅内病变或脑卒中。

3. 交叉性偏瘫　为一侧肢体瘫痪及对侧脑神经损害，多见于脑干病变。

4. 截瘫　为双侧下肢瘫痪，系脊髓横贯性损伤的结果，见于脊髓外伤、炎症等。

按神经解剖生理可分为：上运动神经元瘫痪和下运动神经元瘫痪。两者鉴别见表 2-9-2。

表 2-9-2　上运动神经元瘫痪与下运动神经元瘫痪鉴别

鉴别要点	上运动神经元瘫痪（或称中枢性瘫痪、痉挛性瘫痪）	下运动神经元瘫痪（或称周围性瘫、松弛性瘫痪）
瘫痪范围	整个肢体为主	肌群为主
肌张力	增高，呈痉挛性瘫痪	降低，呈松弛性瘫痪
肌萎缩	无，或轻度失用性萎缩	明显，早期即出现
腱反射	增强	减低或消失

续表

鉴别要点	上运动神经元瘫痪 （或称中枢性瘫痪、痉挛性瘫痪）	下运动神经元瘫痪 （或称周围性瘫、松弛性瘫痪）
病理反射	阳性	阴性
皮肤营养障碍	多无	常有
肌束或肌纤维颤动	无	可有
肌电图	神经传导速度正常，无失神经性电位	神经传导速度异常，有失神经性电位

三、肌 张 力

肌张力（muscle tone）指肌肉静止状态时肌肉紧张度和被动运动时遇到的阻力。检查时嘱患者肌肉放松，检查者根据触摸肌肉的硬度以及被动屈伸肢体感知阻力作判断。

1. 肌张力增高　触摸肌肉较硬，被动运动时阻力增加，关节活动范围缩小。可表现为：①痉挛性肌张力增高：为锥体束损害现表现，在被动伸屈其肢体时，起始阻力大，终末阻力突然减小，也称折刀样肌张力增高；②强直性肌张力增高：为锥体外系损害现象，即伸肌和屈肌的肌张力均增高，向各方向被动运动时阻力均匀，犹如弯铅管一般，故称为铅管样强直（不伴震颤）。在帕金森病（Parkinson disease）患者，由于同时伴有震颤，故在阻力强直性增高的基础上，出现齿轮顿挫表现，称为齿轮样强直（伴震颤）。

2. 肌张力减低　表现肌肉松弛柔软，不能保持正常外形，被动运动时可感受的肌阻力减低而关节活动幅度加大。肌张力减低见于下运动神经元病变（脊髓前角灰质炎、周围神经炎等）、小脑病变和肌源性病变等。

四、不自主运动

不自主运动（involuntary movements）是指患者意识清楚的情况下，随意肌不受主观控制的无目的的异常动作。多在情绪紧张时加重，睡眠时消失。临床较常见的不自主运动有：

1. 震颤（thrill，tremor）　是最常见的不自主运动。为主动肌与拮抗肌交替收缩引起的不自主节律性动作。震颤特点在于主动肌与拮抗肌交替收缩与一组肌肉短暂的闪电样收缩（即阵挛）不同。另一特点是有节律性，与其他不随意运动不同。按震颤与随意运动的关系，可有以下几种类型：

（1）静止性震颤（static tremor）：指静止和肌肉松弛时出现的震颤，活动时减轻，睡眠时消失。手指有节律的抖动，每秒4~6次，也可发生在头、下颌、唇、舌、前臂、下肢及足。常伴肌张力增高。常见于帕金森病。

（2）动作性震颤（kinetic tremor）：包括两种：①姿势性震颤（postural tremor）：指身体受累部分在运动完成主动地保持某种姿势时出现，在随意运动时不出现，指达目的物时不加重，静止时消失。如当患者上肢伸直、手指分开，保持这种姿势时可见到手臂的震颤，肢体放松时消失，但肌肉紧张时又变得明显。见于甲状腺功能亢进、肝性脑病（扑翼样震颤）、肝豆状核变性、慢性酒精中毒等。②意向性震颤（intentional tremor）：又称动作性震颤。震颤在休息时消失，是指肢体有目的地接近某个目标时，在运动过程中出现的震颤，愈近目的物愈明显，当到达目的物并保持姿势时震颤有时仍能持续存在。常见于见于小脑、丘脑等病变。

2. 痉挛（spasm） 是指成群肌肉的不自主收缩，临床上包括两种痉挛：①阵挛性痉挛：肌肉迅速短时间重复收缩和松弛，是由于皮质运动区受刺激引起；②强直性痉挛：系皮质下锥体外束受到刺激所致。

3. 舞蹈样运动（choreic movement） 为面部肌肉及肢体的快速、不规则、无目的、不对称的不自主运动，表现为做鬼脸（如挤眉弄眼、撅嘴伸舌）、转颈、耸肩、手指间断性伸曲、摆手和伸臂等舞蹈样动作，安静时可减轻，睡眠时消失。多由尾状核和壳核病变引起。见于儿童期脑风湿性疾病、脑炎脑内占位性病变、脑血管病、肝豆状核变性和亨廷顿病（Huntington's disease）。

4. 手足徐动症（athetosis） 为手指或足趾的一种缓慢持续的、重复的扭曲动作，见于脑性瘫痪、肝豆状核变性和基底核变性。

5. 抽动症（tics） 是指单个或多个肌肉的快速收缩动作，呈固定刻板式的或游走性的抽动，如眨眼、撅嘴、面肌抽动、耸肩、转颈等。如累及呼吸和发音肌肉，抽动时可伴有不自主的发音或秽语。病因与发病机制不明，可能与基底核病变或精神因素有关，多见于儿童。

6. 肌阵挛（myoclonus） 是指功能联系无关的个别肌肉或肌群的短暂、快速、闪电样、不规则的不自主收缩。如发生在上肢可使手中的东西突然失落，发生在下肢可致倾斜或跌倒。

7. 肌束颤动（fasciculation） 指肌束发生的短暂性不自主收缩，肉眼可以辨认但不引起肢体运动，见于脊髓前角或后根的损害。

五、共 济 运 动

共济运动（coordination）是指机体依赖于某组肌群协调一致完成的任一动作。这种协调主要借助于：小脑协调肌肉活动、维持平衡和协调控制姿势的功能；运动系统的正常肌力，前庭神经系统的平衡功能；眼睛、头、身体动作的协调；感觉系统对位置的感觉。这些部位的任何损伤均可出现共济失调（ataxia）。

首先观察患者日常动作，如吃饭、穿衣、系纽扣、取物、书写、讲话、站立和步态等是否协调，有无动作性动作性震颤、语言顿挫等，然后进行下列检查：

1. 指鼻试验（finger-to-nose test） 嘱患者先以示指接触及其前方距其0.5 m检查者的示指，再以示指触自己的鼻尖，由慢到快，先睁眼、后闭眼，重复进行，两侧比较。要求准确，做直线动作，如手指左右晃动，速度快慢不均，或指不到鼻尖均为异常。小脑半球病变时同侧指鼻不准，接近目标时动作迟缓或出现意向性震颤，超过目标（即过指），称为变距不良。如睁眼时指鼻准确，闭眼时出现障碍称为感觉性共济失调。

2. 跟 – 膝 – 胫试验（heel-knee-shin test） 患者平卧，抬高一侧下肢、屈膝、将足跟触及对侧下肢膝盖，然后沿胫骨前缘向下移动，要求"抬要高、落要准、移要直"，否则视为异常（图2-9-18）。小脑损害抬腿触膝时出现辨距不良和意向性震颤，下移时出现摇晃不稳；感觉性共济失调闭目时难以触膝。

3. 轮替运动（diadochokinesia） 是指停止某一运动冲动代之于完全相反的运动冲动。嘱患者用前臂快速旋前或旋后，或用一手掌、手背快速连续拍击对侧手手掌，如发现动作笨拙、节律慢、易疲劳或不协调视为异常。

4. 闭目难立征试验（Romberg test） 嘱患者双足并拢站立，双手向前平伸、闭眼，观察站立是否平稳。若闭目时出现摇摆甚至倾倒，称为 Romberg 征阳性。脊髓后索病变时表现为睁眼时站立稳，闭眼时站立不稳，表明有关节位置觉丧失的深感觉障碍，称为感觉性共济失调；小脑或前庭病变患者，睁眼和闭眼时均站不稳，闭眼时更明显，小脑半球或前庭病变向病侧倾倒，小脑蚓部病变向前后倾倒；前庭器病变（如梅尼埃病、前庭神经元炎）所致者通常反复出现、持续时间短暂并常有听力障碍，称为前庭性共济失调。

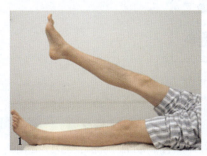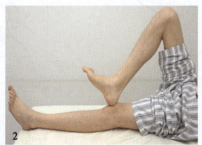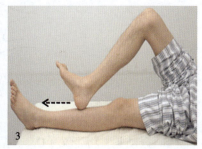

图 2-9-18　跟 - 膝 - 胫试验
1. 上抬一侧下肢　2. 足跟触及对侧膝部　3. 沿胫骨前缘下移

第三节　感觉系统检查

感觉系统检查应在环境安静、患者情绪稳定的情况下进行。因感觉反应有一定主观性，所以检查者应耐心细致，使患者能高度配合，集中注意力，准确体验。检查时自感觉减退或缺失部位向感觉正常部位移动，肢体远端向近端移行，注意左右两侧、远近端对比，必要时重复检查核实检查结果。切忌语言暗示，以免得出错误判断。感觉检查结果分别以正常、减退、消失、过敏描述和记录。

一、浅　感　觉

浅感觉（superficial sensation）指皮肤黏膜的痛觉、触觉和温度觉。

1. 痛觉　用大头针的尖端和钝端交替均匀力量轻刺患者皮肤，询问是否疼痛。

2. 触觉　检查时嘱患者闭目，用棉花捻成细条轻触皮肤，询问所触及的部位或回答检查触及的相应次序："1、2、3……"。

3. 温度觉　分别将装有冷水（0~10℃）及热水（40~50℃）的玻璃试管接触患者皮肤，令其回答感觉。此项检查热水管不可过热以免温觉丧失者被烫伤。若上述痛觉和触觉无改变，可不查温度觉。

二、深　感　觉

深感觉（deep sensation）指肌腱、肌肉、骨膜和关节之运动觉、位置觉和音叉振动觉。深感觉障碍常见于脊髓后索病损。

1. 运动觉　令患者闭目，检查者用拇指和示指轻轻挟住患者手指或足趾两侧，上下左右作伸屈指（趾）动作（约5°），询问动指（趾）的方向（向上、向下）（图 2-9-19）。若感觉不明显，可加大活动幅度或测试较大关节。

2. 位置觉　令患者闭目，检查者将其肢体摆成某一姿势，请患者说出所摆姿势或用对侧肢体模仿。

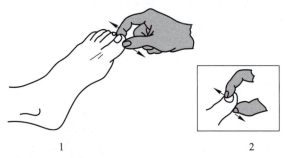

图 2-9-19　运动觉检查
2. 为错误手法

3. 振动觉　将音叉（C_{128}）振动后置于患者骨隆起处，如胸骨柄、锁骨、肋骨、桡骨茎突、髂前上棘、髌骨、踝、指（趾）等关节处，询问是否有振动觉（图 2-9-20），上下、左右对比振动程度及振动持续时间。

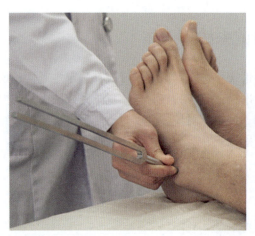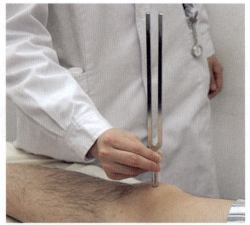

图 2-9-20　振动觉检查方法

三、复 合 感 觉

复合感觉（combined sensation）是测试大脑皮质对各种感觉进行分析、比较和综合后形成的感觉，故又称皮质感觉（cortical sensation）。

1. 皮肤定位觉　嘱患者闭目，检查者以手指或棉签轻触患者皮肤某处，让患者指出被触部位。

2. 两点辨别觉　嘱患者闭目，以钝脚分规轻轻接触皮肤上的两点（勿造成疼痛），检测患者辨别两点的能力，再逐渐缩小双脚间距，直到患者感觉为一点时，测其实际间距，两侧比较。正常情况下，手指的辨别间距是 2~4 mm，手背 20~30 mm，躯干 60~70 mm。检查时应注意个体差异，必须两侧对照。

3. 体表图形觉　嘱患者闭目，用钝针在患者的皮肤上画出简单图形（如方、圆、三角形等）或写简单的字（一、二、十等），观察其能否识别，应双侧对照。

4. 实体觉（stereognosis）　嘱患者用单手触摸熟悉的物体，如纽扣、钢笔、钥匙、硬币等，并说出物体的名称。先测功能差的一侧，再测另侧。

第四节　神经反射检查

反射（reflex）是最基本的神经活动，也是机体对刺激的非自主反应。反射依赖于反射弧来实现，反射弧包括感受器、传入神经元、反射中枢、传出神经元和效应器。反射弧中任何一环节病变都会影响反射，使反射减弱或消失。正常时中枢神经系统对深反射有抑制作用，如锥体束以上有病变，可使抑制作用减弱，而出现深反射亢进。

反射包括生理反射和病理反射，生理反射分为浅反射和深反射两种。检查反射时应注意反射的改变程度和两侧对比是否对称。按反射的改变可分为亢进、活跃（或增强）、正常、减弱和消失。

一、浅　反　射

1. 腹壁反射（abdominal reflex）　由 $T_{7\sim12}$ 胸髓节段支配。检查时嘱患者仰位，下肢略屈曲，使腹肌松弛，检查者用钝竹签或钝针沿肋弓下缘（$T_{7\sim8}$）、脐孔平行线（$T_{9\sim10}$）及腹股沟上（$T_{11\sim12}$）平行方向，由外向内分别对应轻划两侧腹部皮肤，反应为该侧腹肌收缩、脐窝向刺激部位偏移。（图 2-9-21）。肥胖者或经产妇可能引不出。

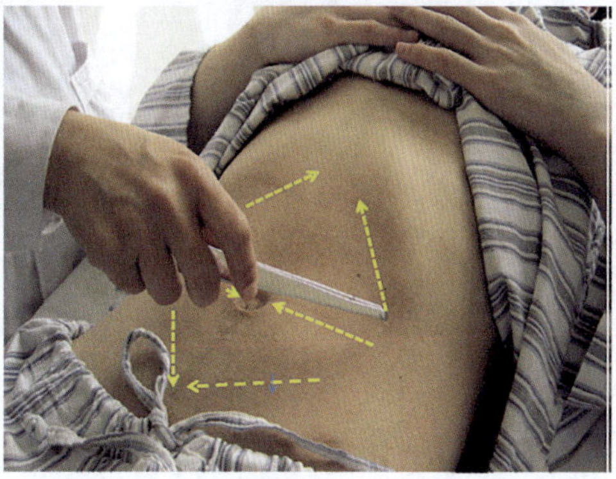

2. 提睾反射（cremasteric reflex）　由 $L_{1\sim2}$ 腰髓节段支配，经生殖股神经传导。检查时用钝竹签或钝针自下向上轻划患者大腿内侧皮肤，反应为该侧提睾肌收缩，睾丸上提。年老体弱患者可能引不出。

图 2-9-21　腹壁反射（黄线为划皮方向）

3. 肛门反射（anal reflex）　由 $S_{4\sim5}$ 骶髓节段支配。检查时用钝竹签或钝针轻划肛门周围皮肤，反应为肛门外括约肌收缩。

二、深反射（腱反射、肌牵张反射）

深反射是刺激肌肉、肌腱、骨膜和关节的深部感受器而引起的反射。检查时患者要合作，肢体肌肉应放松。检查者叩击力量要均等，两侧要对比。

1. 肱二头肌反射（biceps reflex）　由 $C_{5\sim7}$ 颈髓节段支配，经肌皮神经传导。患者坐位或卧位。肘部屈曲呈直角，检查者以左拇指置于患者肘部肱二头肌肌腱上，用右手持叩诊锤叩击检查者左拇指，反应为肱二头肌收缩，引起屈肘动作（图 2-9-22）。

2. 肱三头肌反射（triceps reflex）　由 $C_{6\sim7}$ 颈髓节段支配，经桡神经传导。患者坐位或卧位，上臂外展，肘部半屈。检查者托住其上臂，用叩诊锤叩击鹰嘴上方肱三头肌腱，反应为肱三头肌收缩，引起前臂伸展（图 2-9-23）。

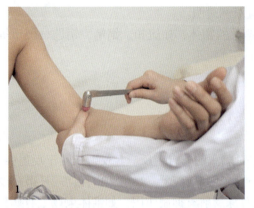
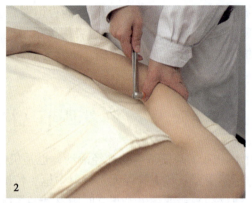

图 2-9-22　肱二头肌反射检查

1. 坐位　2. 卧位

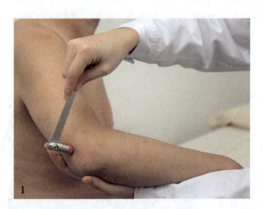
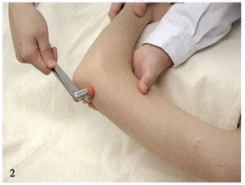

图 2-9-23　肱三头肌反射检查

1. 坐位　2. 卧位

3. 桡骨骨膜反射（radioperiosteal reflex） 由 $C_{5\sim8}$ 颈髓节段支配，经桡神经传导。患者坐位或卧位，前臂半屈半旋前位，检查者叩击桡骨下端，反应为肱桡肌收缩，引起肘部屈曲、前臂旋前（图 2-9-24）。

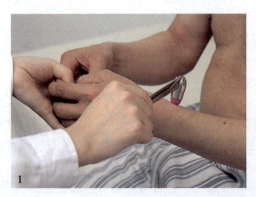
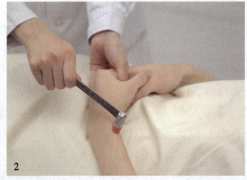

图 2-9-24　桡骨骨膜反射检查

1. 坐位　2. 卧位

4. 膝反射（knee reflex）　由 L_{2-4} 腰髓节段支配，经股神经传导。患者取坐位时膝关节屈曲，小腿自然下垂放松与大腿成直角；仰卧位时，检查者左手从膝后托起双膝关节与小腿呈120°，检查者用右手持叩诊锤叩击膝盖下方股四头肌腱，反应为小腿伸展（图 2-9-25）。

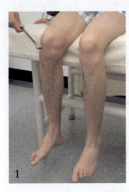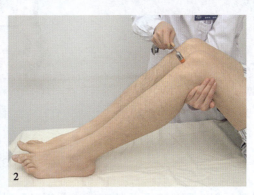

图 2-9-25　膝反射检查
1. 坐位　2. 卧位

5. 跟腱反射（ankle reflex）　由 S_{1-2} 骶髓节段支配。患者仰卧，髋关节、膝关节屈曲，检查者左手将患者足背屈90°，叩击跟腱，反应为腓肠肌收缩，足跖屈；检查时患者亦可取跪位（图 2-9-26）。

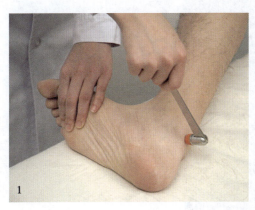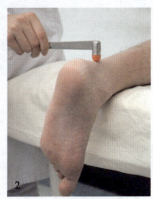

图 2-9-26　跟腱反射检查
1. 仰卧位　2. 跪位

6. 阵挛（clonus）　是腱反射极度亢进的表现，见于锥体束损害。

（1）髌阵挛（patellar clonus）：患者仰卧，下肢伸直，检查者用拇指和示指两指捏住患者髌骨上缘，快速用力向下推髌骨，促使股四头肌收缩、髌骨连续节律上下颤为阳性（图 2-9-27）。

（2）踝阵挛（ankle clonus）：检查者用左手托起患者腘窝，使膝关节半屈曲，另一手握住其足前半部，迅速用力使足背曲（牵拉跟腱）并用手持续压于足底，跟腱发生节律性收缩，出现足部交替性节律性屈伸动作，为阳性（图 2-9-28）。

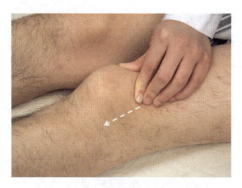

图 2-9-27 髌阵挛的检查方法

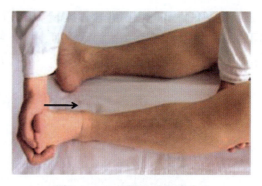

图 2-9-28 踝阵挛的检查方法

三、病 理 反 射

病理反射属异常反射，阳性表示锥体束或皮质运动区功能障碍，为上运动神经元受损之可靠依据。但 1 岁以下婴儿由于神经系统发育不完善，也可出现此反射，不应视为异常。

1. Babinski 征　是经典的病理反射。由患者足底外侧缘自后向前划到小趾根部再转向内侧，阳性为踇趾背屈，其他各趾呈扇形分开（图 2-9-29）。

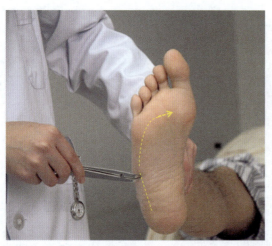
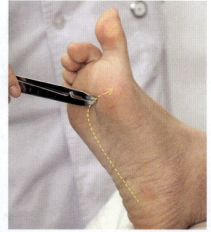

图 2-9-29　Babinski 征

2. Babinski 征等位征　即可引出 Babinski 征等同的病理反射：踇趾背屈，其他各趾呈扇形分开（图 2-9-29），包括：

（1）Chaddock 征：从外踝下方向前划至足背外侧，反应同上（图 2-9-30）。

（2）Oppenheim 征：检查者以拇、示两指沿患者胫骨前缘自上而下用力下滑动，反应同上（图 2-9-31）。

（3）Gordon 征：检查者用手挤压患者一侧腓肠肌，反应同上（图 2-9-32）。

3. Hoffmann 征　检查方法是用左手握住患者一侧的腕部，并使腕关节略背屈（30°），各手指轻度屈曲，检查者以右手示指、中指两指夹住患者中指远侧指间关节，以拇指迅速向下弹刮患者中指指甲，正常时无反应，如患者拇指内收，其余各指也呈屈曲动作即为阳性（图 2-9-33），为上肢的锥体束征。在部分正常人可出现双侧对称性阳性，并无诊断意义。

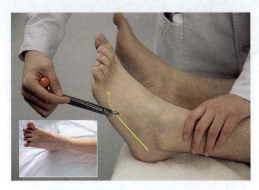

图 2-9-30　Chaddock 征

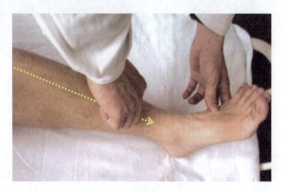

图 2-9-31　Oppenheim 征

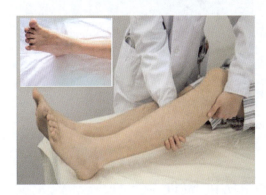

图 2-9-32　Gordon 征

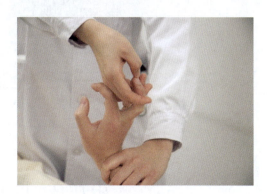

图 2-9-33　Hoffmann 征

四、脑膜刺激征

脑膜刺激征是脑膜受激惹的体征，常见于脑膜炎、蛛网膜下腔出血和颅内压增高。

1. 屈颈试验　患者仰卧，检查者右手置于患者胸前，左手托枕部做屈颈动作（图 2-9-34），如受阻或出现颈痛使下颌不能触及前胸，即为颈强直，但应注意排除颈椎或颈部肌肉病变。

2. Kernig 征　患者仰卧举腿，屈髋，屈膝各成90°，检查者固定患者大腿试行伸直小腿。当大、小腿间成角在 135° 以内即因屈肌痉挛而伸直受限并出现疼痛时为 Kernig 征阳性（图 2-9-35）。Kernig 征除表明脑膜受刺激之外，还可提示脊神经后根有刺激性病变。

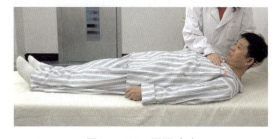

图 2-9-34　屈颈试验

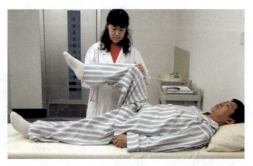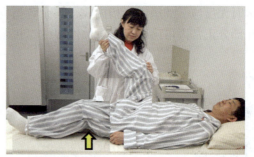

图 2-9-35　Kernig 征

3. Brudzinski 征（布鲁津斯基征）　患者仰卧位，双下肢伸直，检查者一手托起被检者枕部，另一只手放在前胸部，使头部前屈，如两侧膝关节和髋关节屈曲为阳性（图 2-9-36）。

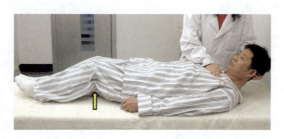

图 2-9-36　Brudzinski 征

第五节　自主神经功能检查

自主神经系统包括交感神经和副交感神经两个系统，主要调节内脏、血管及腺体功能。大部分内脏接受交感和副交感神经纤维的双重支配。自主神经检查包括：一般检查、内脏和括约肌功能以及自主神经反射等。前两项检查参见本篇相关章节。临床常用自主神经功能检查方法有以下几种。

一、眼　心　反　射

患者仰卧闭目，检查者用左手中指、示指分别置于患者眼球两侧，逐渐加压，以患者不痛为限。右手检测脉搏。加压 20～30 s 后计数脉率，正常可减少 10～12 次 /min，超过 12 次 /min 提示副交感（迷走）神经功能增强，迷走神经麻痹则无反应。如压迫后脉率非但不减慢反而加速，则提示交感神经功能亢进。

二、脉搏和血压卧立位试验

手检者安静平卧位 5 min 后计数脉率和测血压，然后嘱其起立站直，2 min 后再计数脉率和检测血压。站立后脉率增加超过 10～12 次 /min 为交感神经兴奋性增强。由立位到卧位，脉率减慢超过 10～12 次 /min 则为迷走神经兴奋性增强。站立后收缩压下降 20 mmHg 以上，为直立性低血压，提示自主神经兴奋性增高。

三、皮肤划痕试验

用钝头竹签在两侧胸腹部皮肤上适度加压划一条线，数秒钟后，皮肤先出现白色划痕（血管收缩），以后变红，属正常反应。如白色划痕持续较久超过 5 min，提示交感神经兴奋性增高。如红色划痕迅速出现、持续时间较长（可达数小时）、明显增宽甚至隆起，提示副交感神经兴奋性增高或交感神经麻痹。

四、竖毛试验

竖毛肌由交感神经支配。冷刺激或搜刮刺激皮肤，如将冰块置于患者颈后或腋窝，数秒钟后可见竖毛肌收缩，毛囊处隆起如鸡皮，刺激后 7 ~ 10 s 最明显，15 ~ 20 s 消失。竖毛反应一般扩展至脊髓横贯性损害的平面停止，根据竖毛反应障碍的部位可辅助判断交感神经功能障碍的范围。

五、发汗试验

常用碘淀粉法，用碘 1.5 g、蓖麻油 10 mL 和 95% 乙醇 100 mL 配制成淡碘酊涂布于全身皮肤，干后再敷以淀粉。皮下注射毛果芸香碱 10 mg（作用于交感神经节后纤维）引起出汗，出汗处淀粉变蓝色，无汗处皮肤颜色不变，可协助判断交感神经功能障碍的范围。

六、Valsalva 动作

患者深吸气后，在屏气状态下用力作呼气动作 10 ~ 15 s。计算此期间最长心搏间期与最短心搏间期的比值，正常人大于或等于 1.4，如小于 1.4 则提示压力感受器功能不灵敏或其反射弧的传入纤维或传出纤维损害。

（杨昭徐）

第十章 全身体格检查

第一节　全身体格检查的基本要求

全身体格检查是指对患者个体或受检者全面、系统、有序地进行体格检查，是临床医师和临床药师的基本功。全身体格检查对初学者十分重要，对于住院病人建立完整的医疗档案是必不可少的。有以下基本要求：

1. 为了获取完整的体征信息，检查的内容务必全面系统。通常是在问诊之后进行。一般包括各器官系统各项检查内容，在全面系统的基础上有所侧重。使检查内容既符合住院病历的要求内容，又能重点深入检体。住院病人的体检一般应尽量在40 min 内完成。而门诊日常医疗工作的特点是时间紧，要求在较短的时间精准检查、当机立断，特别需要检查者训练有素、操作熟练，重点检查而不疏漏、全面检查而不超时延误、系统检查而不失有的放矢。有关的检查内容应非常熟悉，检查的手法当需千锤百炼，才能做到熟能生巧。

2. 检查的基本内容和顺序应规范、合乎逻辑和方便检查者操作，不但保证体格检查的效率和速度，而且应尽可能减少患者的不适和不必要的体位更动，在此过程中患者仅有两三次体位更换。一般采取分部检查，检查结果汇总后按规范统一系统记录。全身体格检查的顺序如下：

（1）以卧位患者为例：一般情况和生命征→头颈部→前、侧胸部（心、肺）→（患者取坐位）后背部（包括肺、脊柱、肾区、骶部）→（卧位）腹部→上肢、下肢→肛门直肠→外生殖器→神经系统（最后站立位）。

（2）以坐位患者为例：一般情况和生命征→上肢→头颈部→后背部（包括肺、脊柱、肾区、骶部）→（患者取卧位）前胸部、侧胸部（心、肺）→腹部→下肢→肛门直肠→外生殖器→神经系统（最后站立位）。

四肢检查中，习惯上上肢检查是由手至肩，而下肢应由近及远进行。

3. 在遵循上述检查内容和顺序的基本原则的前提下，允许酌情对个别检查顺序作适当调整。如检查前胸时，为了对发现的肺部体征有及时而全面的了解，也可立即检查后胸部。腹部检查多采取视听叩触顺序。某些部位检查可交叉采用检查方法，如检查心脏触及有震颤时立即听诊该处是否有杂音，检查腹壁的包块可用视诊和触诊方法交叉进行，检查肝大可用触诊和叩诊方法交叉进行，互相印证。

4. 注意具体操作的灵活性。急诊、重症病例，体检从简，重点在生命体征，应先抢救或治疗，可酌情边救治边重点查体，遗留的内容待病情稳定后补充。不能坐起的患者，背部检查宜侧卧进行。肛门直肠、外生殖器的检查应根据病情需要确定是否检查，如确需检查应特别注意保护患者隐私。

5. 强调边检查边联想，既动手又动脑，正确评价；边查边问，与患者适当交流，核实补充。对于检查结果有时需要必要的重复检查和核实，才能获得完整而正确的资料。

6. 检查结束时应向病人道谢。小结检查结果，有分寸地向患者或受检者说明重要发现，但如对体征的意义把握不定，不要急于随便解释，以免增加患者思想负担或给医疗工作造成紊乱。

第二节　全身体格检查的基本项目

一、一般检查 / 生命体征

1. 准备和清点器械。
2. 自我介绍姓名、职称，并进行简短交谈以融洽医患关系。
3. 观察发育、营养、面容、表情和意识等一般状态。
4. 当受检者在场时洗手。
5. 测量体温（腋温）10 min（放置体温计后可进行下项）。
6. 触诊桡动脉至少 30 s。
7. 用双手同时触诊双侧桡动脉，检查其对称性。
8. 计数呼吸频率至少 30 s。
9. 测右上肢血压，高血压患者应同时测量左上肢血压。

二、头 颈 部

1. 观察头部外形、毛发分布、异常运动等。
2. 触诊头颅。
3. 视诊双眼及眉毛。
4. 分别检查左、右眼的近视力（用近视力表）。
5. 检查泪囊。
6. 检查面神经运动功能（皱额、闭目）。
7. 检查眼球运动（检查 6 个方位）。

8. 检查瞳孔直接对光反射。

9. 检查瞳孔间接对光反射。

10. 检查调节反射和辐辏反射各一次。

11. 检查下睑结膜、球结膜和巩膜。

12. 翻转上睑，检查上睑、球结膜和巩膜。

13. 观察双侧外耳及耳后区。

14. 触诊双侧外耳及耳后区。

15. 触诊颞颌关节及其运动。

16. 分别检查双耳听力（摩擦手指）。

17. 观察外鼻。

18. 触诊外鼻。

19. 观察鼻前庭、鼻中隔。

20. 分别检查左、右鼻道通气状态。

21. 检查额窦，有无肿胀、压痛、叩痛。

22. 检查筛窦，有无压痛。

23. 检查上颌窦，有无肿胀、压痛、叩痛。

24. 观察口唇、舌质和舌苔。

25. 借助压舌板检查颊黏膜、牙、牙龈、上腭、口底。

26. 借助压舌板检查口咽部及扁桃体。

27. 检查舌下神经（伸舌有无偏斜、舌肌有无萎缩）。

28. 检查面神经运动功能（露牙、鼓腮或吹口哨）。

29. 检查三叉神经运动支（触双侧嚼肌，或以手对抗张口动作）。

30. 观察颈部外形和皮肤、颈静脉充盈和颈动脉搏动情况。

31. 检查副神经（耸肩及对抗头部旋转）。

32. 触诊耳前淋巴结。

33. 触诊耳后淋巴结。

34. 触诊枕后淋巴结。

35. 触诊颌下淋巴结。

36. 触诊颏下淋巴结。

37. 触诊颈前淋巴结浅组。

38. 触诊颈后淋巴结。

39. 触诊锁骨上淋巴结。

40. 触诊甲状软骨。

41. 触诊甲状腺侧叶（配合吞咽）。

42. 触诊甲状腺峡部（配合吞咽）。

43. 分别触诊左、右颈动脉。

44. 触诊气管位置。

45. 听诊颈部（甲状腺和血管）杂音。

三、前、侧胸部

1. 观察胸部外形、对称性、皮肤和呼吸运动等。

2. 触诊左侧乳房（四个象限及乳头）。

3. 触诊右侧乳房（四个象限及乳头）。

4. 用右手触诊左侧腋窝淋巴结和滑车上淋巴结。

5. 用左手触诊右侧腋窝淋巴结和滑车上淋巴结。

6. 触诊胸壁弹性、有无压痛。

7. 检查双侧前、侧胸部，触诊胸廓活动度。

8. 检查双侧触觉语颤。

9. 检查有无胸膜摩擦感。

10. 听诊双侧前、侧胸部呼吸音（包括左、右两侧锁骨上窝，锁骨中线上、中、下部，腋前线上、下部，腋中线上、下部，共16个部位）。

11. 检查双侧语音共振。

12. 正确测量左锁骨中线距前正中线距离。

13. 观察心尖、心前区搏动，切线方向观察。

14. 触诊心尖搏动（两步法）。

15. 触诊心前区。

16. 叩诊心脏相对浊音界。

17. 听诊二尖瓣区（频率、节律、心音、额外心音和杂音）。

18. 听诊肺动脉瓣区（心音、杂音）。

19. 听诊主动脉瓣区（心音、杂音）。

20. 听诊主动脉瓣第二听诊区（心音、杂音）。

21. 听诊三尖瓣区（心音、杂音）。

22. 听诊心包摩擦音（胸骨左缘第3、4肋间）。

四、背　　部

（受检者坐起，充分暴露背部）

1. 观察脊柱、胸廓外形及呼吸运动。

2. 检查胸廓活动度及其对称性。

3. 检查双侧触觉语颤。

4. 检查有无胸膜摩擦感。

（嘱受检者双上肢交叉）

5. 叩诊双侧后胸部（肩胛间区两侧上下、肩胛下区内外）。

6. 叩诊双侧肺下界（肩胛间区两侧上下、肩胛下区内外）。

7. 叩诊双侧肺下界移动度（肩胛线）。

8. 听诊双侧后胸部。

9. 听诊有无胸膜摩擦音。

10. 检查双侧语音共振。

11. 触诊脊柱有无畸形、压痛。

12. 直接叩诊法检查脊柱有无叩击痛。

13. 检查颈椎、腰椎屈曲、后伸、左右侧屈和旋转活动度。

14. 检查双侧肋脊点和肋腰点有无压痛。

15. 检查双侧肋脊角有无叩击痛。

五、腹　　部

（正确暴露腹部，请受检者屈膝、放松腹肌，双上肢自然放于躯干两侧，平静呼吸）

1. 观察腹部外形、对称性、皮肤、脐及腹式呼吸。

2. 听诊肠鸣音。

3. 听诊腹部有无血管杂音。

4. 叩诊全腹。

5. 叩诊肝上界。

6. 叩诊肝下界。

7. 检查肝区有无叩击痛。

8. 检查移动性浊音。

9. 检查腹壁反射。

10. 浅触诊全腹部。

11. 深触诊全腹部。

12. 在右锁骨中线触诊肝。

13. 在前正中线上触诊肝。

14. 检查肝颈静脉反流征。

15. 检查阑尾点有无压痛。

16. 胆囊点有无压痛。

17. 触诊脾，若未能触及脾，改右侧卧位再触诊。

18. 触诊双侧肾。

六、上　　肢

1. 观察上肢皮肤、关节等。

2. 观察双手及指甲，观察有无毛细血管搏动征。

3. 触诊指间关节和掌指关节。

4. 检查指关节运动。

5. 检查上肢远端肌力。

6. 触诊腕关节并检查腕关节运动。

7. 触诊双肘鹰嘴和肱骨髁状突。

8. 检查肘关节运动。

9. 检查屈肘、伸肘的肌力和肌张力。

10. 视诊肩部外形。

11. 触诊肩关节及其周围。

12. 检查肩关节运动。

13. 检查肱二头肌反射。

14. 检查肱三头肌反射。

15. 检查桡骨骨膜反射。

16. 检查 Hoffmann 征。

七、下　肢

1. 观察双下肢外形、皮肤、趾甲等。

2. 触诊腹股沟区有无肿块、疝等。

3. 触诊腹股沟淋巴结。

4. 触诊和听诊股动脉搏动。

5. 检查髋关节屈曲、内旋、外旋运动。

6. 检查双下肢近端肌力（屈髋）。

7. 触诊膝关节和浮髌试验。

8. 检查膝关节屈曲运动。

9. 触诊踝关节及跟腱。

10. 检查有无下肢水肿。

11. 触诊双足背动脉。

12. 检查踝关节背屈、跖屈运动。

13. 检查双足背屈、跖屈肌力。

14. 检查踝关节内翻、外翻运动。

15. 检查屈趾、伸趾运动。

16. 检查膝腱反射。

17. 检查跟腱反射。

18. 检查 Babinski 征。

19. 检查 Oppenheim 征。

20. 检查 Kernig 征。

21. 检查 Brudzinski 征。

22. 检查 Lasegue 征。

23. 步态。

24. 共济运动。

八、肛门直肠（不作常规检查）

1. 受检者取左侧卧位，右腿屈曲。

2. 观察肛门、肛周、会阴区。

3. 直肠指检，并观察指套有无分泌物。

4. 外生殖器（仅必要时检查，解释检查的必要性，注意保护隐私）。

男性：

（1）视诊阴毛、阴茎、冠状沟、龟头、包皮。

（2）视诊尿道外口。

（3）视诊阴囊，必要时作提睾反射。

（4）触诊双侧睾丸、附睾、精索。

女性：

（1）视诊阴毛、阴阜、大小阴唇、阴蒂。

（2）视诊尿道口及阴道口。

（3）触诊阴阜，大、小阴唇。

（4）触诊尿道旁腺、前庭大腺。

（杨　迅　杨昭徐）

第三篇

器械检查

第一章　心　电　图

第一节　临床心电图学的基本知识

生物电现象是一种普遍的生理现象，心脏在活动时也产生电流。心脏位于能导电的体液之中，心脏机械收缩之前，先产生电激动，心脏活动时的电位变化可经人体组织传到体表。如将体表两点（如左、右臂）分别用导线连于一灵敏电流计上，则心脏电位随时间而变化的曲线图被显示出来。利用心电图机从体表记录心脏每一心动周期所产生电活动变化的曲线图形，即为心动电流图，简称心电图（electrocardiogram，ECG）。由不同的连接方式描记下来的同一时刻的心电图彼此是不同的，心脏活动正常时的心电图不同于心脏病变时的心电图，这就是利用心电图进行诊断的基础。

一、心电发生的原理

（一）心肌的除极和复极过程

静息的心肌细胞膜外侧带正电，细胞膜内侧带负电。当细胞膜内外离子分布达到电 – 化学平衡时，即形成外正内负的极化状态，不产生电位变化。当心肌细胞一端受到一定强度的刺激（阈上刺激）时，其对各种离子的通透性发生改变，引起跨膜的离子流动，使细胞内外负、正离子的分布发生逆转，使该处细胞膜外正电荷消失而其前面尚未除极的细胞膜外仍带正电荷，从而形成一对电偶（dipole）。电源（正电荷）在前，电穴（负电荷）在后，电流自电源流入电穴，并沿着一定的方向迅速扩展，直到整个心肌细胞除极完毕。此时心肌细胞膜内带正电荷，膜外带负电荷，称为除极（depolarization）状态。之后，由于细胞的代谢作用，细胞膜又相继恢复到原极化状态，这种恢复过程谓之复极（repolarization）。复极与除极先后程序一致，但复极的电偶是电穴在前，电源在后向前推进，直至整个细胞全部复极为止。这样就单个细胞来说，发生与除极相反的复极电位变化（图3-1-1）。

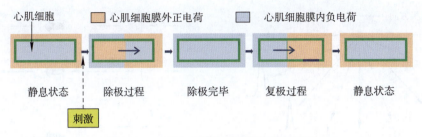

图 3-1-1 单个心肌细胞除极和复极过程

单个细胞在除极时，检测电极对向电源（即面对除极方向）产生向上的波形，背向电源（即背离除极方向）产生向下的波形，在细胞中部则记录出双向波形。复极过程与除极过程方向相同，但因复极化过程的电偶是电穴在前，电源在后，因此记录的复极波方向与除极波相反（图3-1-2）。

在正常人的心电图中，记录到的复极波方向常与除极波主波方向一致，与单个心肌细胞不同。这是因为正常人心室的除极从心内膜向心外膜（因Purkinje纤维将电激动先传给心内膜下心肌），而复极则从心外膜开始，向心内膜方向推进，其确切机制仍未完全清楚。可能因心外膜下心肌承受心室舒缩压力较小，而且心外膜下心肌的温度又较高，这样其心肌能量代谢水平较高，而心肌复极过程是高度依赖能量代谢的，故心外膜下心肌较早发生复极。

正常人心室的除极从心内膜下开始向心外膜下推进，而复极则是从心外膜下开始向心内膜下推进（因为复极向量与复极方向相反），所以使复极向量与除极向量方向相同（图3-1-2）。

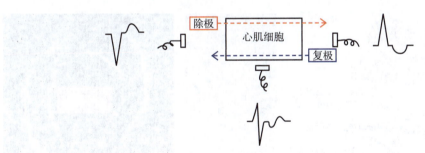

图 3-1-2 整体心室肌探测电极与除极、复极波形方向的关系

由体表所采集到的心脏电位强度与下列因素有关：

1. 与心肌细胞数量（心肌厚度）呈正比关系。

2. 与探查电极位置和心肌细胞之间的距离呈反比关系。

3. 与探查电极的方位和心肌除极的方向所构成的角度有关，夹角愈大，心电位在导联上的投影愈小，电位愈弱（图3-1-3）。这种既具有强度，又具有方向性的电位幅度称为心电"向量"（vector），通常用箭头表示其方向，而其长度表示其电位强度。心脏的电激动过程中产生许多心电向量。由于心脏的解剖结构及其电活动错综复杂，导致各心电向量间的关系亦较复杂。一般按下列方式合成为"心电综合向量"（resultant vector）：同一轴的两个心电向量的方向相同者，其幅度相加；方向相反者则相减；两个心电向量的方向构成一定角度者，则可应用"合力"原理将两者按其角度及幅度构成一个平行四边形，而取其对角线为构成综合向量（图3-1-4）。可以将体表所采集到的心电变化，理解为全部参与电活动心肌细胞的电位变化所综合表达的结果。

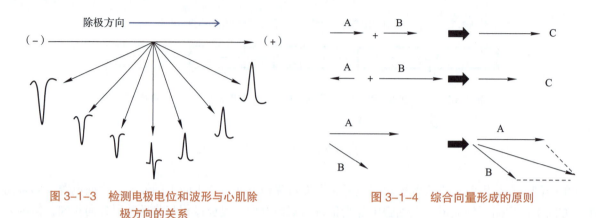

图 3-1-3　检测电极电位和波形与心肌除极方向的关系

图 3-1-4　综合向量形成的原则

（二）心电图各波段的组成和命名

心脏的起搏传导系统由特化的心肌细胞构成的窦房结、结间束、房间束、房室结、房室束（希氏束，His bundle）、束支及浦肯野纤维（Purkinje fiber）组成。

正常心电活动始于窦房结（其内含数千个起搏细胞，Pacemaker cells），兴奋心房的同时经结间束将激动传至房室结（激动传导在此处延迟 50～70 ms），此后沿房室束、束支、浦肯野纤维顺序传导，最后激动心室肌（图 3-1-5）。这种一系列的电激动，产生一系列的电位变化，形成心电图上的相应波段。

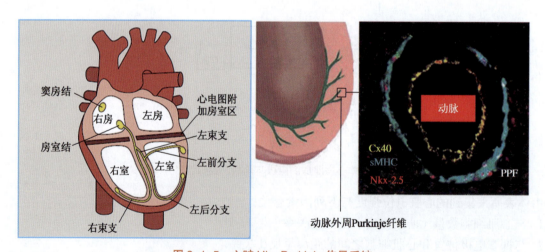

图 3-1-5　心脏 His-Purkinje 传导系统

PPF（periarterial Purkinje fiber）：动脉外周 Purkinje 纤维；Cx40（gap junction protein connexin 40）：缝隙连接蛋白；

sMHC（myosin heavy chain）：肌球蛋白重链；Nkx-2.5：核转录因子

心电图学者将每个心动周期中出现的各波形，依次命名为 P、Q、R、S、T、u 波（此实为英文字母表顺序）。

1. P 波　为最早出现的振幅较低的波，反映心房的除极过程。

2. PR 段　反映心房的复极过程和房室结、房室束、束支的电活动，因这些电活动通常非常弱，使 PR 段在零电位的基线上。

3. P-R 间期　是 P 波始点到 QRS 波群始点的间距，反映心房开始除极到心室开始除极的时间。

4. QRS 波群　为振幅较大的一组波，反映心室的除极过程。

5. ST 段　反映心室的缓慢复极过程，其电活动通常也较弱，使 ST 段在零电位的基线上。

6. T 波　反映心室的快速复极过程。

7. Q-T 间期　反映心室开始除极到心室复极完毕的时间。

8. u 波　代表心室的后继电位，可能反映浦肯野纤维的复极，为心动周期中最后出现的振幅低小的波（图 3-1-6）。

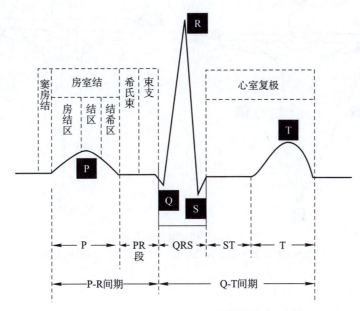

图 3-1-6　心脏除极、复极与各波段的关系示意图

QRS 波群命名为：最先出现的负向波为 Q 波；最先出现的正向波为 R 波；R 波之后的负向波为 S 波；S 波后若出现正向波为 R′ 波；如整个波群只有负向波，则称为 QS 波。波幅较小时，则以小写字母 q、r、s 表示（图 3-1-7）。

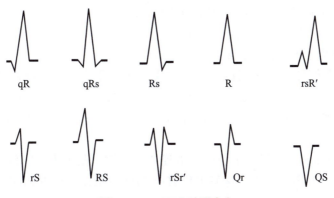

图 3-1-7　QRS 波群命名

二、导联体系

在人体不同部位放置电极，并通过导联线与心电图机相连，这种记录心电图的线路连接方法称为心电图导联。每个导联从负极到正极，可设想连出一直线称为导联轴。

1. **肢体导联（limb leads）** 肢体导联电极放置于右上肢（R）、左上肢（L）、左下肢（F），连接这三点即构成 Einthoven 三角（图 3-1-8）。右下肢与心电图机的地线连接。

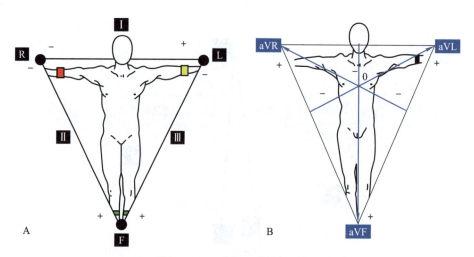

图 3-1-8 肢体导联的导联轴
A. 标准双极肢体导联的导联轴　B. 单极加压肢体导联的导联轴

标准双极肢体导联（图 3-1-9）：

Ⅰ导联：左上肢（正极）右上肢（负极）。

Ⅱ导联：左下肢（正极）右上肢（负极）。

Ⅲ导联：左下肢（正极）左上肢（负极）。

加压单极肢体导联（图 3-1-10）：

探测电极为正极，而另两肢体电极连线合并为负极。由此描记出的心电图基本上反映探测部位电位变化，其波幅较单极肢体导联法增大 50%，故称之为加压单极肢体导联。

aVR 导联：右上肢为正极，左上肢 + 左下肢为负极。

aVL 导联：左上肢为正极，右上肢 + 左下肢为负极。

aVF 导联：左下肢为正极，右上肢 + 左上肢为负极。

为了便于表明这六个导联轴之间的关系，将Ⅰ、Ⅱ、Ⅲ导联轴平行移动，使之与 aVR、aVL、aVF 的导联轴一并通过坐标图的轴心"0"点，便构成额面六轴系统（hexaxial system）。从"0"点水平向左为 0°，顺钟向侧的角度为正，逆钟向者为负。每个导联轴从中心点被分为正、负两半（图 3-1-11）。

2. **胸前导联（chest leads）** 将三个肢体电极连线合并构成基本为零电位的"无关电极"或称中心电端（central terminal）作为负极。探测电极置于胸壁为正极。这种胸前导联属于单极导联（图 3-1-12，图 3-1-13）。

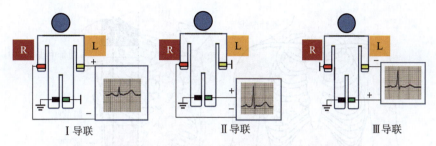

图 3-1-9　标准双极导联的电极位置及正、负极连接方式

Ⅰ导联—左臂正极（黄色标记）、右臂负极（红色标记）；Ⅱ导联—左臂正极（黄色标记）、右臂负极（红色标记）；Ⅲ导联—左腿正极（绿色标记）、左臂负极（黄色标记）

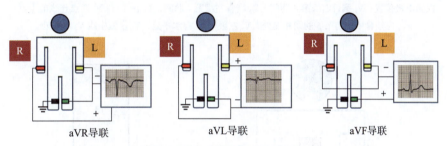

图 3-1-10　加压单极肢体导联的电极位置及正、负极连接方式

aVR、aVL、aVF 导联检测单极的电极位置与正、负极连接，虚线表示其余两个肢体电极同时与负极连接成中心电端

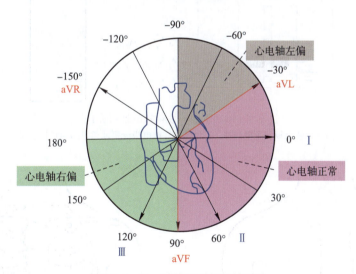

图 3-1-11　肢体导联的六轴系统

粉红色区为心电轴正常，灰色区为心电轴左偏，粉绿色区为心电轴右偏，白色区心电轴不定

　　一帧常规心电图要描记 12 个导联的波形，包括肢体导联Ⅰ、Ⅱ、Ⅲ、aVR、aVL、aVF，胸导联 V_1、V_2、V_3、V_4、V_5、V_6。特殊需要时增加胸导联：诊断后壁心肌梗死常选用 V_7～V_9 导联（图 3-1-14）：V_7 位于左腋后线 V_4 水平处，V_8 位于左肩胛线 V_4 水平处，V_9 位于左脊旁线 V_4 水平处。小儿心电图或诊断右心病变（例如右室心肌梗死）有时需要选用 V_{3R}～V_{6R} 导联，电极放置在右胸部与 V_3～V_6 对称处（图 3-1-15）。

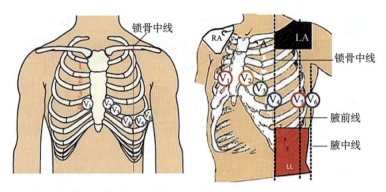

图 3-1-12　胸前导联电极的位置

探测电极位置：V_1 胸骨右缘第 4 肋间，V_2 胸骨左缘第 4 肋间，V_3 在 V_2 与 V_4 两点连线的中点，
V_4 左锁骨中线与第 5 肋间相交处，V_5 左腋前线 V_4 水平处，V_6 左腋中线 V_4 水平处

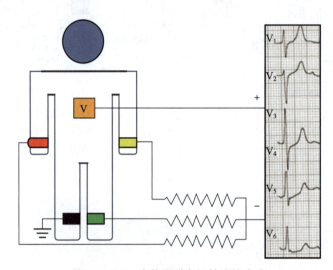

图 3-1-13　胸前导联电极的连接方式

V 为胸导联电极与正极连接，3 个肢体导联电极分别通过电阻与负极连接

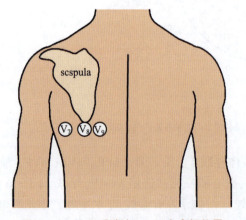

图 3-1-14　正后壁（$V_7 \sim V_9$）电极位置

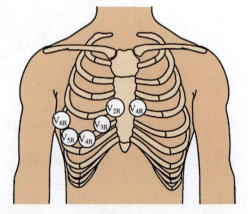

图 3-1-15　右胸导联（$V_{3R} \sim V_{6R}$）电极位置

三、心电向量环与心电图的关系

心脏瞬间综合向量从"0"开始，随着每一心动周期的推进，其方位及强度不断变动，直至全部心肌除极完成后再返回"0"点。一个心动周期中顺序出现的瞬间综合心电向量的箭头顶端连接线所构成的具有三维空间的立体环形轨迹，称为心电向量环（loop）。可根据其投影关系来解释心电图各图形的变化。立体心电向量环投影到额面、横面及侧面则可显示为平面心电向量环即心向量图。有关的平面心电向量环在相应导联轴上的投影即为心电图。实际上心电图就是立体心电向量环在各导联轴上的二次投影（图 3-1-16，图 3-1-17）。

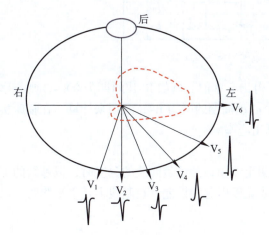

图 3-1-16　胸前导联心电图
为横面心电向量环在各心电有关导联轴上的投影

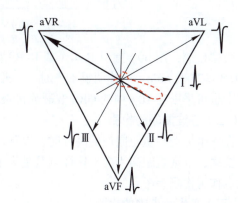

图 3-1-17　肢体导联心电图
为额面心电向量环在各心电有关导联轴上的投影

第二节　心电图的检查内容和正常值

一、心电图图形描绘和检测

心电图描记在坐标纸上，记录纸由横线与纵线划分成各为 1 mm 的正方形小方格。当走纸速度为 25 mm/s 时，每两纵线间（1 mm）表示 0.04 s，当标准电压定为 1 mV=10 mm 时，两横线间（1 mm）表示 0.1 mV（图 3-1-18）。

（一）各波段时程与心率的检测

测量 P 波、QRS 波群、P-R 间期、Q-T 间期应从 12 导联同步记录中最早的波形起点测至最晚的波形终点。如采用单导联心电图仪记录，则应选择最宽的 P 波及 QRS 波群的导联测量 P 波及 QRS 波群时限。

P-R 间期应选择 P 波最宽且有 Q 波的导联进行测量。

Q-T 间期测量应选择 12 导联中最长的 Q-T 间期。通常规定测量各波时间应自波形起点的内侧缘测至波形终点的内侧缘。

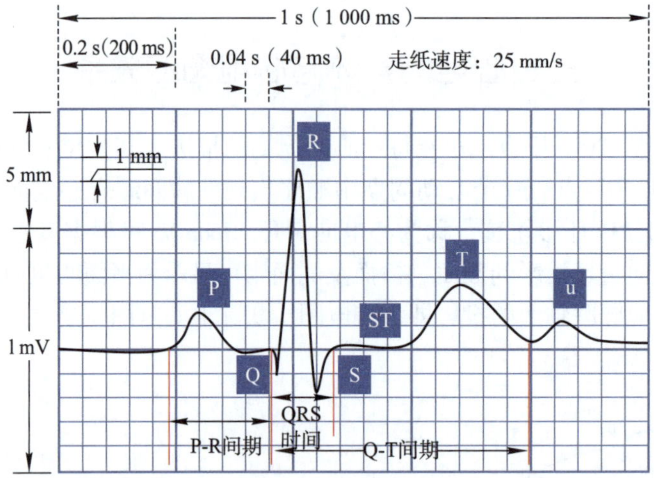

1 s（1 000 ms）

0.2 s（200 ms）　0.04 s（40 ms）　走纸速度：25 mm/s

5 mm　1 mm

1 mV

R

P

Q

S

ST

T

u

QRS时间

P-R间期

Q-T间期

图 3-1-18　心电图波形、波段的命名及测量

心率检测：用 60 s 除以 R–R（或 P–P）间期即可得出心率值。例如 R–R 间期为 0.8 s，则心率为 60 s/0.8 s=75 次 /min。心律明显不齐时，一般采取数个心动周期的平均 R–R 间期来计算。在临床实际工作中也可采用在 10 s 内的 QRS 波群数目乘以 6 计算出心率。

（二）各波振幅的检测

在纵坐标上测量正向波的高度时，以基线的上缘测至波顶；测量负向波的深度时，以基线的下缘测至波底，以垂直距离为准。这样测量是为了避免基线宽度引起的误差。在基线不是水平线时，以波的起点作为检测参考点。

（三）平均心电轴的检测

1. 心电轴概念　心室除极形成 QRS 向量环，心室除极过程中全部瞬间向量的综合（平均 QRS 向量）称为平均心电轴（mean QRS axis），简称为心电轴。心电轴一般以额面 QRS 向量环的最大向量方向来表示。在额面六轴系统上，可采用任何两个肢体导联 QRS 电压来计算出心电轴，一般均采用心电轴与 I 导联正侧段之间的角度来表示。

（1）目测法：据 I、III 导联 QRS 波群的主波方向判断心电轴：如 I、III 导联 QRS 波群主波均为正向波，心电轴即正常；如 I 导联为正向波、III 导联为负向波，则心电轴左偏；如 I 导联为负向波、III 导联为正向波，则心电轴右偏（图 3-1-19）。

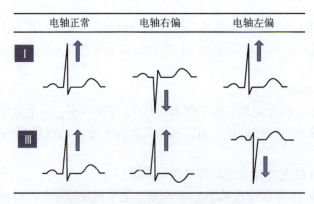

电轴正常　电轴右偏　电轴左偏

I

III

图 3-1-19　平均 QRS 电轴目测法
↑示 QRS 主波向上　↓示 QRS 主波向下

（2）作图法：据Ⅰ、Ⅲ导联 QRS 波群电压的实测值（正向和负向波的代数和），在Ⅰ、Ⅲ导联轴上相应数值处分别作垂线，连接 0 点与两垂线交点的射线即为心电轴（图 3-1-20）。

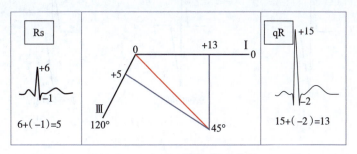

图 3-1-20　作图法测量心电轴

（3）查表法：将测算出的Ⅰ、Ⅲ导联 QRS 波群电压的代数和两个数值，从专用的心电轴表上查出心电轴（图 3-1-21）。

2. 临床意义　心电轴 -30°～+90° 为正常，+90°～+180° 为电轴右偏，-30°～-90° 为电轴左偏，-90°～-180° 为电轴极度右偏或称为"不确定电轴"。心电轴由心脏在胸腔内的位置、左右心室的质量比例、激动在室内传导的顺序速度以及年龄、体型等因素决定。

左心室肥大、左前分支阻滞等可使心电轴左偏；右心室肥大、左后分支阻滞等可使心电轴右偏；不确定电轴可以发生在正常人（正常变异），也可见于某些病理情况，如肺心病、冠心病、高血压等。

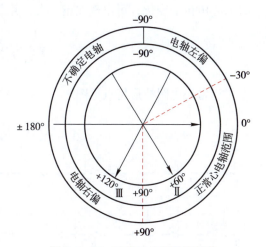

图 3-1-21　正常心电轴及其偏移

（二）心电图图形循长轴转位

从被检测者心尖部向心底部方向观察，设想心脏可循其本身长轴顺钟向或逆钟向转位。正常时 V₃ 导联探测电极大约对向室间隔，描记到 QRS 波群的 R/S 大致为 1，为左、右心室过渡区波形。"顺钟向转位"（clockwise rotation）时，V_3 导联可能描记出 rS 波型，即 R/S < 1，似 V_1 导联。"逆钟向转位"（counterclockwise rotation）时，V_3 导联可能描记出 Rs 波型，即 R/S > 1，似 V_5 导联（图 3-1-22，图 3-1-23）。

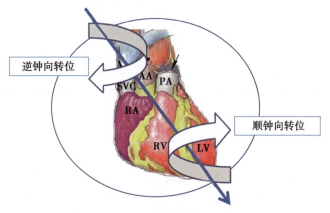

图 3-1-22　循长轴转位示意图

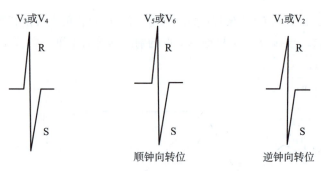

图 3-1-23 心电图图形转位判断方法

顺钟向转位可见于右心室肥厚，而逆钟向转位可见于左心室肥厚。但心电图上的这种转位图形有时为心电位的变化，可出现在正常人，并非都是心脏在解剖上转位的结果。

二、正常心电图波形特点和正常值

正常心电图波形特点见图 3-1-18、图 3-1-24。

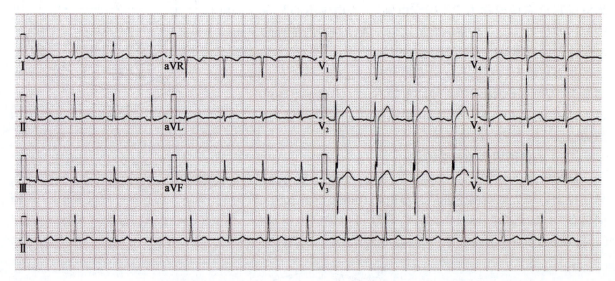

图 3-1-24 正常心电图

1. P 波　代表心房除极的电位变化。

（1）形态：P 波在多数导联上呈钝圆形，可有轻度切迹。心脏激动正常时起源于窦房结，故心房除极的综合向量是指向左、前、下方，所以 P 波在 I、II、aVF、$V_4 \sim V_6$ 导联中均为直立正向波，aVR 导联为倒置负向波，其余导联可呈双向、倒置或低平。

（2）时间：正常人 P 波宽度不超过 0.11 s。

（3）振幅：P 波振幅在肢体导联 < 0.25 mV，胸导联 < 0.2 mV（图 3-1-18）。

2. P-R 间期　代表心房除极开始到心室除极开始的时间。成年人心率正常时 P-R 间期为 0.12 ~ 0.20 s（图 3-1-18）。在幼儿和成年人心动过速时，P-R 间期相应缩短。在老年人及成年人心动过缓时，P–R 间期可略延长至 0.21 ~ 0.22 s。

3. QRS 波群 代表心室除极的电位变化

（1）时间：正常成年人多为 0.06 ~ 0.10 s，最宽为 0.11 s。

（2）波形和振幅：正常人 V_1 至 V_6 导联 R 波逐渐增高，S 波逐渐变浅，V_1、V_2 导联多呈 rS 型，R/S < 1，$R_{V1} \leq 1.0$ mV。V_3、V_4 导联多呈 RS 型，R/S 近于 1。V_5、V_6 导联可呈 qR、qRs、Rs 或 R 型，R/S > 1，$R_{V5} \leq 2.5$ mV。aVR 导联可呈 QS、rS、rSr′ 或 Qr 型，$R_{aVR} \leq 0.5$ mV。aVL、aVF 导联可呈 qR、Rs、R 或 rS 型，通常 $R_{aVL} \leq 1.2$ mV，$R_{aVF} \leq 2.0$ mV。在没有电轴偏移的情况下，Ⅰ、Ⅱ、Ⅲ导联 QRS 波群主波通常均为正向波（图 3–1–24）。

六个肢体导联中每个导联的 QRS 波群正向波与负向波振幅绝对值之和一般不应都 < 0.5 mV，六个胸导联中每个导联的 QRS 波群正向波与负向波振幅绝对值之和一般不应都 < 0.8 mV，否则称为低电压。

（3）R 峰时间（R peak time）：又称室壁激动时间（ventricular activation time，VAT），指 QRS 波群起点至 R 波峰顶垂直线的间距。VAT 实际上是 QRS 波群时间的一部分，其延长时通常反映心室除极时间延长，正常人 V_1、V_2 导联 VAT ≤ 0.04 s，V_5、V_6 导联 VAT ≤ 0.05 s（图 3–1–25）。

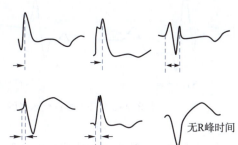

图 3–1–25　各种波形的 R 峰时间测量方法

（4）Q 波：除 aVR 导联外，正常人 Q 波振幅应小于同导联中 R 波的 1/4，时间应小于 0.04 s（aVR、aVL、Ⅲ导联可能稍超过）。V_1、V_2 导联不应有 q 波，但偶可呈 QS 型。

4. J 点 QRS 波群的终点即为 ST 段的起点，称之为 J 点。J 点通常在等电位线上，其随 ST 段的偏移而移位。有时可因心室除极尚未完全结束，部分心肌已开始复极致使 J 点上移（图 3–1–26）。当心动过速时，可因心房复极波（Ta 波，其与除极波 P 波方向相反）重叠于 QRS 波群的后段，导致 J 点下移。

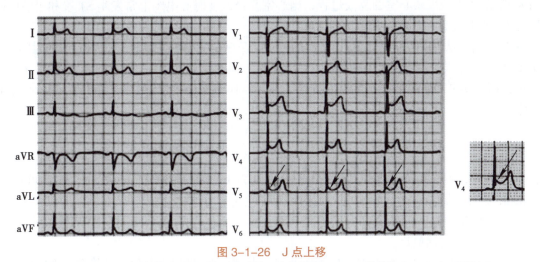

图 3–1–26　J 点上移

R 波终末电位和 ST 段起始（J 点/J 波）有切迹状，胸部导联 V_3 ~ V_5 ST 段抬高（> 4 mV）、凹面向上

5. ST 段 自 QRS 波群的终点至 T 波起点间的线段，反映心室除极结束后缓慢复极过程。正常人

ST 段通常为一等电位线，有时可有轻微的上、下偏移，但在任一导联 ST 压低应≤0.05 mV；ST 段抬高应≤0.1 mV，因 $V_1 \sim V_3$ 导联探测电极的位置特殊，$V_1 \sim V_3$ 导联 ST 段抬高达 0.3mV 也可见于正常人（图 3-1-27，图 3-1-28）。

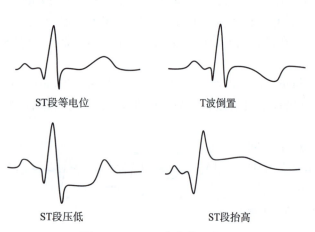

图 3-1-27   ST 段变化示意图

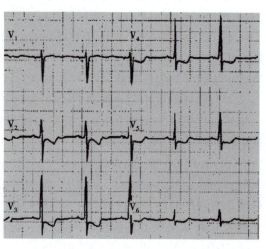

图 3-1-28   胸导联（$V_2 \sim V_6$）ST 段压低

6. T 波   反映心室的快速复极过程。

（1）方向：正常人，T 波的方向多与 QRS 波群主波方向相同。Ⅰ、Ⅱ、$V_4 \sim V_6$ 导联 T 波直立，aVR 导联 T 波倒置，Ⅲ、aVL、aVF、$V_1 \sim V_3$ 导联 T 波可直立、双向或倒置。如 V_1 导联 T 波直立，则 $V_2 \sim V_6$ 导联 T 波就不应倒置。

（2）振幅：T 波振幅多与 QRS 振幅呈平行关系。除Ⅲ、aVL、aVF、$V_1 \sim V_3$ 导联外，T 波振幅不应小于同导联 R 波振幅的 1/10。T 波在胸导联有时高达 1.5 mV 仍属正常。

因为 ST 段和 T 波反映心室的复极过程，当心室复极改变时心电图上常发生 ST 段和 T 波的改变，通常称之为 ST-T 改变。

7. Q-T 间期   从 QRS 波群的起点到 T 波的终点，反映心室除极和复极全过程经历的时间。

Q-T 间期长短与心率的慢快相关，心率越慢，Q-T 间期越长，反之则越短。心率在 60 ~ 100 次 /min 时，Q-T 间期的正常范围是 0.32 ~ 0.44 s。Q-Tc 为经心率校正的 Q-T 间期，通常采用 Bazett 公式计算：

$$QTc = \frac{QT}{\sqrt{RR}}$$

Q-Tc 的正常最高值为 0.44 s。QTc 就是 R-R 间期为 1 s（心率 60 次 /min）时的 Q-T 间期。传统的 QTc 的正常上限值设定为 0.44 s，超过此时限即认为 Q-T 间期延长。一般女性的 Q-T 间期较男性略长。不同导联之间 Q-T 间期存在一定的差异，正常人不同导联间 Q-T 间期差异最大可达 50 ms，以 V_2、V_3 导联 Q-T 间期最长。

8. u 波   是 T 波之后 0.02 ~ 0.04 s 出现的小波，反映心室的后继电位，其产生机制尚不十分清楚。u 波方向与 T 波多相同。u 波常在胸导联上较明显（图 3-1-29）。

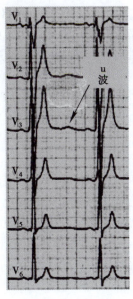

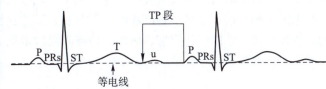

图 3-1-29　u 波（V₃ 导联）

三、小儿心电图特点

由于小儿解剖生理不同于成人，故其心电图也与成人有所差异。小儿发育迅速，其心电图变化也较大。从新生儿以右室占优势到成人以左室占绝对优势的转变过程，可表现在不同年龄的小儿心电图上（图 3-1-30）。

1. 小儿心率较快，多至 10 岁以后方大致保持为成人心率水平。小儿的 P-R 间期较短，7 岁以后渐趋恒定为 0.10～0.17 s。小儿 Q-Tc 间期较成人略长。

2. 小儿的 P 波宽度较成人略窄（儿童 < 0.09 s），P 波的振幅于新生儿较高，以后则较成人为低。

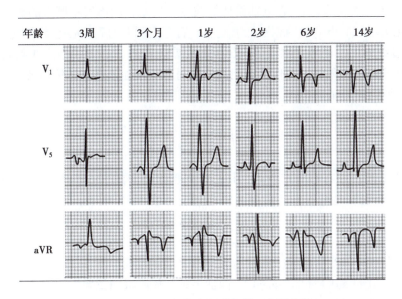

图 3-1-30　小儿随年龄增长的心电图变化

3. 婴幼儿常呈右室占优势的 QRS 波形特征。I 导联有深 S 波；V_1、V_{3R} 导联多有高 R 波，而 V_5、V_6 导联常有深 S 波；V_5、V_6 导联 R 波振幅随年龄而增加，可因其胸壁较薄而高于成人；Q 波较成人为深，多见于 II、III、aVF 导联。3 个月以内婴儿的 QRS 初始向量向左，故 V_5、V_6 导联常无 q 波。新生儿期心电图多呈"悬垂型"，心电轴 > +90°。

4. 小儿 T 波的变异较大，于新生儿期，其肢体导联及右胸导联常出现低平或倒置的 T 波。

四、老年人心电图特点

老年人因增龄所致的心脏生理改变及冠心病、高血压等病理改变，使其心电图与一般成年人有所不同。但心电图中某些改变的实际意义有时不易作出判断。老年人心血管系统常见的变化为心肌萎缩和动脉硬化。心电图上相应改变常显示各波段时间的延长，波形振幅的降低，Q 波的出现率较高，心电轴趋向左偏。各种心律失常以期前收缩、房颤、传导阻滞较多见。ST-T 改变也较多见。

第三节 心房、心室肥大

房室肥大包括房室的肥厚和（或）扩大，是房室负荷过重所致，多种心脏病发展到一定阶段常发生房室肥大。当房室肥大到一定程度时可能在心电图上表现出来，凭借心电图的这些改变可推断房室肥大。其心电图改变与下列因素有关：

1. 心肌纤维增粗增长，心肌除极所发生的电压改变。
2. 室壁增厚、室腔扩大以及因心肌细胞病变所致的传导功能减低，使心室肌激动的总时间延长。
3. 室壁肥厚、劳损及相对供血不足引起心肌复极顺序改变。

这些心电图改变可作为判断房室肥大的依据。但心肌激动产生的心电向量不仅受房室肥大的影响，还受心脏转位、房室内压力、血管阻力、心肌病变甚至许多心外因素的影响。所以心脏正常者也可表现电压增高（如胸壁较薄者）、心电轴偏移等改变。反之，确诊房室肥大的病人心电图也可没有明显改变。如因肥大心肌心电向量的相互抵消使左、右心室肥大的病人心电图表现正常，有的房室肥大病人因心肌明显纤维化，其房室除极的电压反较正常人减低。心电图检测在判断房室肥大时存在敏感性与特异性均不高的局限性。在作房室肥大诊断时应更多地依据临床资料及超声心动图、X 线摄影、CT、MRI、心脏造影等辅助检查。

一、心 房 肥 大

心房除极形成 P 波。因右心房先激动，其心电向量主要向前下方，形成 P 波的前支。左心房稍后激动，其心电向量主要向左后方，形成 P 波的后支。在 V_1 导联上，P 波的终末负向部分，主要反映左心房的除极，其深度（mm）× 宽度（s）之积称为 P 波终末电势（Ptf），正常应 > -0.03 mm·s（图 3-1-31）。

心房肥大时，肥大一侧心房的除极向量增大导致 P 波的改变（图 3-1-32）。

1. 右心房肥大（right atrial enlargement） 向前下的初始除极向量增大，P_{II}、P_{III}、$P_{aVF} \geqslant 0.25$ mV，P 波高尖，称为"肺型 P 波"，因肺心病患者常见 P 波呈此种类型改变（图 3-1-33）。

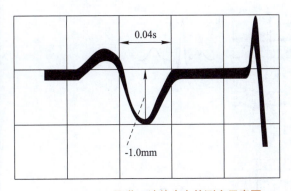

图 3-1-31 V₁导联 P 波终末电势测定示意图

0.04 s × (−1.0 mm) = −0.04 mm·s

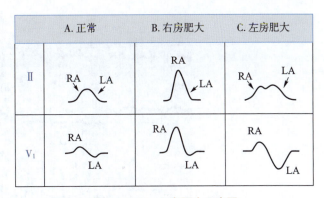

图 3-1-32 心房肥大示意图

A. 正常 B. 右房肥大 C. 左房肥大（RA 右房 LA 左房）

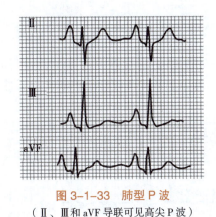

图 3-1-33 肺型 P 波

（Ⅱ、Ⅲ和 aVF 导联可见高尖 P 波）

V₁导联 P 波如直立时，振幅≥0.15 mV，如双向时，总振幅≥0.20 mV。右房除极时间虽延长，但通常不会超过左房除极时间，故两者合起来的总时间并不延长，故 P 波并不增宽（图 3-1-34）。

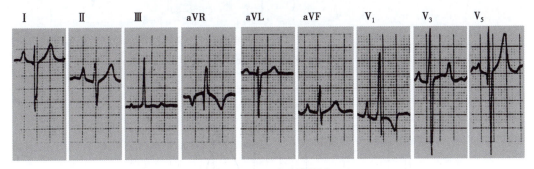

图 3-1-34 右心房肥大

2. 左心房肥大（left atrial enlargement） 向左后的终末除极向量增大，时间延长。P 波增宽≥0.12 s，常呈双峰型，两峰间距≥0.04 s，称为"二尖瓣 P 波"（mitral P wave），因二尖瓣狭窄患者常见 P 波呈此种类型改变。V₁导联 P 波常呈正负双向波，Ptf < −0.04 mms（图 3-1-35）。

3. 双心房肥大（biatrial enlargement） 双心房肥大心电图上表现既异常高大，又增宽呈双峰型的

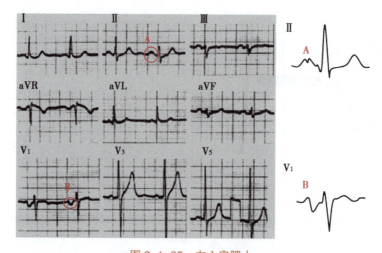

图 3-1-35 左心房肥大

A. II 导联二尖瓣 P 波 B. V₁ 导联双向 P 波

P 波：P 增宽 ≥ 0.12 s，P 波振幅 ≥ 0.25 mV，II 导联 P 波高大、V₁ 导联 P 波双相，上下振幅均超过正常范围（图 3-1-36，图 3-1-37）。可见于某些风湿性心脏病和先天性心脏病。

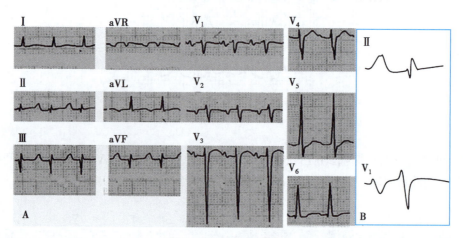

图 3-1-36 双心房肥大

A. 12 导联 B. 放大的 II 导联和 V₁ 导联

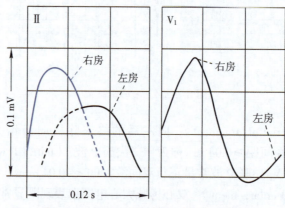

图 3-1-37 左、右双侧心房肥大示意图

上述"二尖瓣 P 波"及"肺型 P 波"仅是左、右心房肥大的心电图术语，并非二尖瓣疾病及肺心病所特有，故心电图对此并不具有特异的病因学诊断价值。

二、心室肥大

（一）左心室肥大（left ventricular hypertrophy）

正常左心室位于右心室的左后下方，因左室壁厚度约为右室壁的 3 倍，所以在心电活动中，两心室的综合心电向量表现为左室占优势的特征。左心室肥大时，使左室占优势的这一特征更为突出，即主要表现为"量"上的增大。QRS 最大向量向左后方向增大，且以向后增大最为显著，所以左室高电压更多地表现在胸导联上，QRS 时间延长。

1. 左室高电压的表现

（1）R_{V_5} 或 $R_{V_6} > 2.5$ mV 或 $R_{V_5} + S_{V_1} > 4.0$ mV（男性），> 3.5 mV（女性）。

（2）$R_I > 1.5$ mV，$R_{aVL} > 1.2$ mV，$R_{aVF} > 2.0$ mV 或 $R_I + S_{III} > 2.5$ mV。

2. 额面心电轴可左偏。

3. QRS 波群可增宽到 $0.10 \sim 011$ s，但一般 < 0.12 s。

4. ST-T 改变　由于心室肌除极过程延长或心室肌本身存在病变，可使复极过程同时发生改变。ST-T 向量与 QRS 最大向量常呈反向的趋势，以 R 波为主的导联中，T 波低平、双向或倒置，同时可伴有 ST 段下斜型压低 ≥ 0.05 mV，在 S 波为主的导联，则 T 波直立，ST 段抬高（图 3-1-38）。

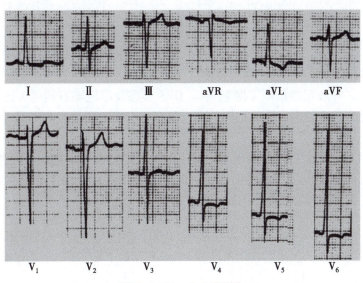

图 3-1-38　左心室肥大

在上述指标中，以第 1 条即 QRS 综合波的电压幅度为基础，结合 2、3、4 条，符合的条件越多及超过正常范围越多者，诊断左室肥大的依据越充分。影响 QRS 电压幅度的因素包括年龄、性别、种族和体重等。但 1、4 条并存时，常称之为左室肥厚伴劳损。如仅有第 1 条，则仅宜判断为左室高电压，不应轻率诊断为左室肥大。当 QRS 综合波电压不能满足诊断标准时，结合 ST-T 的改变考虑左室肥大的诊断更有把握。

（二）右心室肥大（right ventricular hypertrophy）

右心室肥大达到相当显著程度时，才会出现 QRS 综合心电向量的逆转，即发生"质"的改变，自正常左室占优势转变为右室占优势。右前向量突出增大是右心室肥大的主要特征。右心室肥大心电图表现：

1. V_1 导联 R/S ≥ 1，V_5 导联 R/S ≤ 1 或 S 波比正常加深；重度肥厚时 V_1 导联可呈 qR 型（此点应与前间壁心梗相鉴别）。

2. $R_{V_1}+S_{V_5} > 1.2$ mV（在慢性阻塞性肺疾病病人，因各波电压普遍较低，此值定为 1.05 mV）；aVR 导联的 R/q 或 R/s ≥ 1，R > 0.5 mV。

3. 心电轴右偏 > +90°（有时 > +110°）。

4. ST–T 改变　右胸导联（V_1、V_2）T 波双向、倒置、ST 段压低（图 3–1–39）。

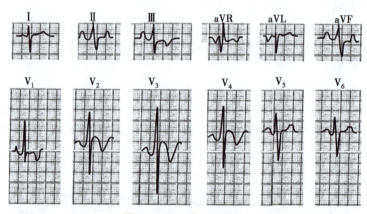

图 3–1–39　右心室肥大

在上述指标中，1 或 2 与 4 条并存时，常称之为右室肥大伴劳损。

诊断右心室肥大，一般定性诊断（据 V_1 导联 QRS 形态及心电轴右偏等）比定量诊断更有价值。在上述指标中，符合的条件越多诊断的把握越大。显然心电图对明显右心室肥大诊断的特异性较高，但敏感性较低。

除了上述典型的右室肥大心电图表现外，临床上慢性阻塞性肺疾病的心电图特点为：心电轴右偏，P 型波，Ⅰ 导联 QRS 低电压，顺钟向转位。此类心电图表现是由于心脏在胸腔中的位置改变、肺体积增大及右心室肥大等因素综合作用的结果（图 3–1–40）。

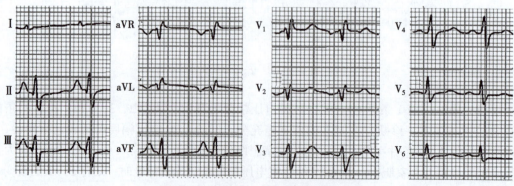

图 3–1–40　慢性阻塞性肺疾病心电图

（三）双侧心室肥大（biventricular hypertrophy）

双侧心室肥大常见于各类心脏病，心电图表现为：

1. 大致正常心电图，是因双侧心室增大的心电向量在一定程度上互相抵消所致。

2. 单侧心室肥大，占优势一侧的心室肥大图形掩盖了另一侧心室肥大的图形。通常是仅表现出左室肥大。

3. 双侧心室肥大，既有右心室肥大的特征（如 V_1 导联 R 波为主，电轴右偏），又有左心室肥大的特征（如 V_5 导联 R 波振幅增高 R/S > 1）。这是因为左心室与右心室的除极过程存在时相方面的差别，心电图上按时序先后分别显示出左、右心室肥大。有右心室肥大的特征者，常常在 V_5 或 V_6 导联出现明显的 S 波，电轴右偏，或伴有右心房肥大，一些导联出现高大的双向 R/S 波。在先天性心脏病和右心室肥大的患者，在 $V_2 \sim V_4$ 导联出现高大的 R 波和深 S 波（图 3-1-41）。

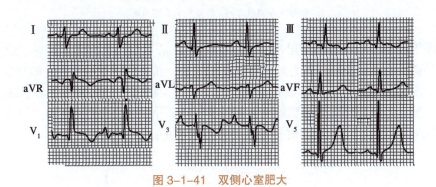

图 3-1-41 双侧心室肥大

第四节 心肌缺血与 ST-T 改变

心肌缺血（myocardial ischemia）大多发生在冠状动脉粥样硬化的基础上，因冠脉管腔狭窄和（或）冠脉痉挛所致。心肌缺血的导致心肌缺氧，心肌能量代谢异常。而心肌复极过程是高度依赖能量代谢的，所以心肌缺血必将导致心室复极过程的改变，从而使某些相关导联发生 ST-T 改变。这些改变的类型取决于缺血发生的程度、持续的时间以及部位。

（一）心肌缺血的心电图类型

1. 缺血型心电图改变 正常时，心外膜下心肌复极早于心内膜下心肌。心室肌复极过程是由心外膜向心内膜方向推进。心肌缺血时，复极过程改变，心电图显示 T 波改变（图 3-1-42）。

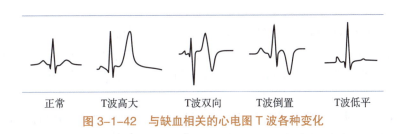

| 正常 | T波高大 | T波双向 | T波倒置 | T波低平 |

图 3-1-42 与缺血相关的心电图 T 波各种变化

（1）心内膜下心肌缺血：这部分心肌复极时间较正常时更为推迟，以致最后的心内膜下心肌的复极，因已没有其他与之抗衡的心电向量存在，而显得特别突出，致使 T 波向量增大而方向不变，出现高大 T 波。例如前壁心内膜下心肌缺血，$V_3 \sim V_5$ 导联可出现高耸直立的 T 波；下壁心内膜下心肌缺血，Ⅱ、Ⅲ、aVF 导联出现高大直立的 T 波（图 3-1-43）。

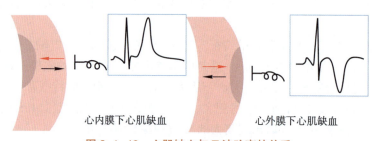

心内膜下心肌缺血　　　　心外膜下心肌缺血

图 3-1-43　心肌缺血与 T 波改变的关系
红箭头示复极方向，黑箭头示 T 波向量

（2）心外膜下心肌缺血（包括全层透壁性心肌缺血）：心肌复极顺序发生逆转，致使心内膜下心肌复极先于心外膜下心肌，而缺血的心外膜心肌尚未复极，其电位相对呈负性，即发生与正常方向相反的 T 波向量，导致面向缺血区的导联记录出倒置的 T 波。例如前壁心外膜下心肌缺血，$V_3 \sim V_5$ 导联可出现倒置 T 波；下壁心外膜下心肌缺血，Ⅱ、Ⅲ、aVF 导联可出现倒置 T 波（图 3-1-43）。

2. 损伤型心电图改变　心肌损伤时，心电图相应导联发生 ST 段偏移（图 3-1-44）。

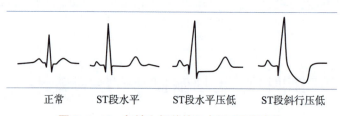

正常　　　ST段水平　　　ST段水平压低　　　ST段斜行压低

图 3-1-44　与缺血相关的心电图 ST 段变化

心内膜下心肌损伤时，ST 向量背离心外膜指向心内膜，使位于心外膜面探测电极描记到 ST 段压低（图 3-1-45）。当心肌严重缺血时，心肌细胞膜维持膜内外钾离子电 - 化学梯度的能力减低，使钾离子外逸，致使缺血心肌细胞膜极化不足，与周围极化程度正常的未发生缺血损伤的心肌间产生"损伤电流"。此时即有一个面对探测电极的 T-P 向量，使 TP 段抬高。当心室肌全部除极完毕时，各处心肌间没有电位差（一般损伤心肌仍能完全除极），使 ST 段回到等电位线。心室复极完毕时的静息状态，基线仍为 TP 段。分析心电图时均习惯以长 TP 段为等电位线，而短 ST 段则显示为相对压低。

心外膜下心肌损伤（常因透壁心肌缺血损伤）导致 ST 段抬高（图 3-1-45）。在静息状态下产生一个背向探测电极的 T-P 向量，使 TP 段压低。当心室肌全部除极完毕时 ST 段回到等电位线。心室复极完毕时的静息状态，基线仍为 TP 段。于是等电位的 ST 段就高于除极前复极后低电位的基线，形成 ST 段相对抬高。

发生损伤型 ST 改变时，对侧部位导联常出现相反的 ST 改变。发生透壁性心肌缺血时，心电图多表现为心外膜下缺血（T 波深倒置）或心外膜下损伤（ST 段抬高）类型。可能与下列因素有关：透壁性心肌缺血时心外膜缺血范围常大于心内膜，检测到电极更接近心外膜缺血区。

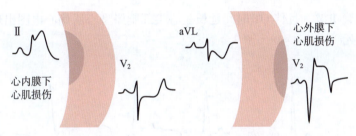

图 3-1-45 心肌损伤与 ST 段偏移的关系

（二）临床意义

临床实践中，心电图检查常用于缺血性心脏病患者，严重心绞痛患者约 20% 检出 ST 压低，15% 检出 T 波倒置，此类患者在 12 个月内可能发生急性心肌梗死或死亡。约 10% 患者在心绞痛发作时，心电图无明显改变，表现所谓大致正常心电图；约有半数冠心病病人未发生心绞痛时，心电图正常，仅于心绞痛发作时描记到 ST-T 改变。个别病人在静息状态时心电图有一定程度 ST-T 改变，当心绞痛发作时 ST-T 改变反而减轻甚至消失，即发生了伪性改善。这可能是心绞痛时短暂心肌缺血加重所致的 ST-T 向量与原有慢性心肌缺血的 ST-T 向量部分乃至全部抵消的结果。

典型缺血型 ST 段改变为 ST 段水平型或下斜型压低 ≥0.1 mV，而上斜型压低的临床意义较小。典型缺血型 T 波改变为深而降支升支对称的 T 波，称之为冠状 T 波。较恒定的缺血性 ST 改变和 / 或低平、负正双向或倒置 T 波（图 3-1-46），多见于慢性冠状动脉供血不足。

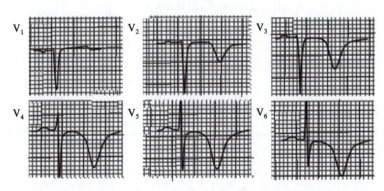

图 3-1-46 不稳定型心绞痛患者心电图显示 T 波倒置

变异型心绞痛是因冠状动脉大支痉挛导致透壁的心肌缺血损伤。心电图表现为暂时性 ST 段抬高，常伴高耸 T 波同时对应导联 ST 段压低。

（三）鉴别诊断

需要指出，影响心肌复极的因素很多，凭心电图上 ST-T 改变，仅能推断其心肌复极异常，也就是说 ST-T 改变多为非特异性。因此，临床工作中很少能仅凭心电图作出"冠状动脉供血不足""心肌缺血"的诊断，必须密切结合临床资料来综合判断。

除冠心病外，多种其他疾病，如心肌病、心肌炎、肺心病、心脏瓣膜病、心包病、先心病，脑血管疾病等均可发生 ST-T 改变。电解质紊乱（特别是低钾、高钾血症）、药物（洋地黄、某些抗心律失常药等）影响以及自主神经调节障碍也可引起 ST-T 改变（图 3-1-47）。而因除极异常（如心室肥大、束支传导阻滞、预激综合征等）造成的复极异常，则属于继发性 ST-T 改变。脑血管病急性期心电图可见宽而深的倒置 T 波，且伴 QT 时间延长。心尖部肥厚型心肌病心电图出现的 T 波深倒置易误为心肌缺血或心肌梗死（图 3-1-48，图 3-1-49）。

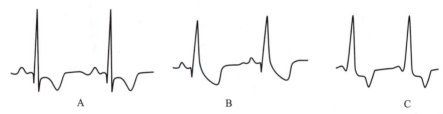

图 3-1-47　ST 压低的常见原因及鉴别鉴别
A. 心肌缺血　B. 服用洋地黄　C. 肥厚性心肌病

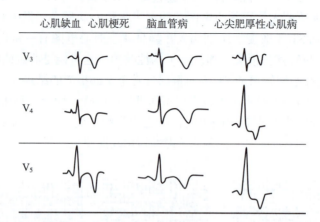

图 3-1-48　三种常见原因所致 T 波倒置的心电图

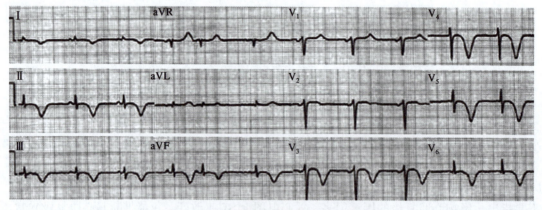

图 3-1-49　蛛网膜下腔出血（女，42 岁）
深而大 T 波形态貌似急性心肌缺血的 T 波形态

第五节　心肌梗死

心肌梗死（myocardial infarction）大多因冠状动脉粥样硬化斑块破裂，病理性修复发生了血栓性急性闭塞所致。少数是因冠状动脉持续强烈痉挛或冠脉栓塞所致。

急性心肌梗死是冠心病的一种严重类型。心电图的特征性改变及其动态演变是确诊急性心肌梗死和判断梗死部位、范围以及梗死时间的主要依据。

（一）特征性改变

发生心肌梗死后，随着心肌供血中断时间的推移，心电图可先后显示缺血、损伤和坏死三种类型的图形。当一支冠脉急性闭塞时，其所供血心肌中心区病变常最严重，为坏死区；边缘区多因有侧支供血而病变最轻，为缺血区；两区中间病变程度居中，为损伤区。心肌梗死的图形改变具有明显的区域特点。心电图显示的是梗死后心肌缺血、损伤、坏死心电变化的综合结果，除极顺序及传导功能的改变对图形变化也有相应的影响。

1.“缺血型”改变　心肌缺血使心肌复极时间延长，动作电位 3 相延缓，Q–T 间期延长，T 向量背离缺血区，心电图上显示对称性 T 波。心内膜下心肌缺血，相应导联 T 波高耸直立，心外膜下或心肌透壁缺血则 T 波对称倒置。当某区域（如左室后壁）缺血而探测电极置于对侧时（如前胸壁）则描记到高耸直立的 T 波，而类似心内膜下心肌缺血图形。

2.“损伤型”改变　当缺血程度进一步加重时，即可出现“损伤型”图形。面向损伤心肌（myocardial injury）探测电极描记到 ST 段抬高。

通常损伤心肌是不稳定的，或缺血持续终致坏死，或得到血供得以恢复。当部分心肌受损时，产生保护性除极受阻，在其余心肌除极完毕呈负电位时，这部分未除极的心肌仍为正电位，两者间出现电位差，产生与受损区同向的 ST 向量。

3.“坏死型”改变　严重、持久缺血终将致心肌坏死（myocardial necrosis）。坏死心肌细胞丧失了电活动能力，而相对正常的心肌仍照常除极，遂产生了一个与坏死部位相反的除极综合向量，使 0.03～0.04 s 除极向量背离坏死区。探测电极面向坏死区则描记到异常 Q 波（宽度≥0.04 s，深度≥1/4R），又称之为病理性 Q 波或 QS 波（图 3-1-50）。

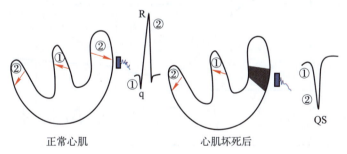

图 3-1-50　坏死型 Q 波或 QS 波发生机制
正常心肌：室间隔向量①产生 Q 波，左、右心室综合除极向量②产生 R 波
心肌坏死后：探测电极似透过坏死“窗口”描记到相反方向的除极向量 QS 波

临床上对急性心肌梗死病人心电图检查时，常可同时描记到上述三种类型的图形改变。在诊断急性心肌梗死时缺血型 T 波改变的敏感性较高，损伤型 ST 改变的特异性较高，出现典型坏死型 Q、QS 波，特别是伴随前两种改变时诊断急性心肌梗死的可靠性最大。通常将这三种类型的图形称为急性心肌梗死的“特征性改变”（图 3-1-51）。

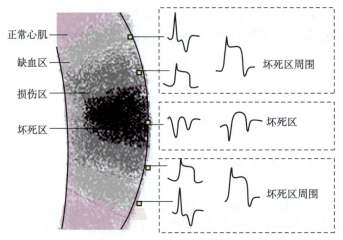

图 3-1-51　急性心肌梗死心电图特征性改变
探查电极直接置于心外膜，分别在坏死区周围和坏死区中心描记到缺血、损伤、坏死型图形

（二）心肌梗死图形的动态演变及分期

急性心肌梗死发生后心肌病变及电变化是按一定规律演进的。发病后按时间顺序描记一系列心电图，对诊断帮助很大（图 3-1-52）。

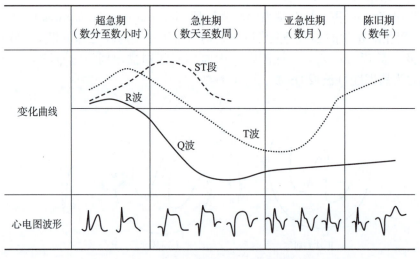

图 3-1-52　急性心肌梗死的图形演变和分期

1. **超急期（早期）**　急性冠脉闭塞数分钟后，最先出现内膜下心肌缺血，心电图描记到高耸 T 波，紧接着出现 ST 段斜上型抬高，与高耸 T 波相连。由于急性损伤阻滞的存在，使损伤区除极延缓，QRS 轻度增宽，且因损伤区除极后段没有其他部位心肌除极向量的影响使 QRS 振幅增高。因心肌尚未坏死故不出现异常 Q 波。此期可持续数小时（图 3-1-53）。

2. **急性期**　此期开始于梗死后数小时或数天，可持续数周。演变过程反映损伤心肌病变加重终致坏死，出现异常 Q 波（图 3-1-54）。渐发展的透壁心肌缺血使 T 波从直立转为倒置且渐加深。ST 段前有负向 QS 波，后有倒置 T 波，故形成弓背向上的抬高（图 3-1-52）。随着心肌损伤的演进，抬高的 ST 段渐回落到基线：下壁心肌梗死一般在 2 周左右，前壁心肌梗死 ST 段抬高持续较长些。T 波倒置持续数月。此期三种特征性图形常并存。

3. **亚急性期（近期）** 出现于梗死后数周至数月。此期病变心肌为坏死性和缺血性，损伤心肌已不存在，故 ST 段已回落在基线上。异常 Q 波持续存在，因侧支循环逐渐建立，缺血区供血改善，故 T 波渐变浅或转为直立（图 3-1-52）。

4. **陈旧期（愈合期）** 出现于梗死数月以后（通常为 3 个月到半年以上）。T 波不再动态演变，如缺血

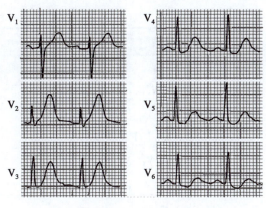

图 3-1-53 超急期 T 波

区仍得不到充分供血则表现为慢性心肌缺血图形，即 T 波持续低平、双向或倒置，如缺血区消失则 T 波恢复正常直立。此期坏死部分已形成纤维瘢痕，异常 Q 波将终身存在，但随着瘢痕的挛缩，其范围可渐缩小，有的病人异常 Q 波甚至最终消失（图 3-1-52）。

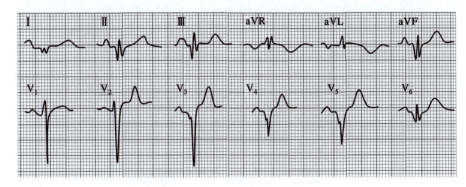

图 3-1-54 下壁和前壁出现病理性 Q 波

急性心肌梗死经及时有效的溶栓、介入、手术治疗，闭塞冠脉一旦恢复前向血流，心肌获得有效的"再灌注"，则急性心肌梗死的病程可显著缩短，心电图演变也可不典型。急性心肌梗死的救治越早越好，如果在"超急期"积极干预则病人的预后将大为改善。系因超急期最长仅持续几小时。"溶栓"治疗的心电图指征是：在 2 个肢体导联 ST 抬高 >1 mm 或 2 个胸前导联 >2 mm，后壁心肌梗死和左束支传导阻滞。而 ST 压低或心肌酶异常不是溶栓指征。

（三）心肌梗死的定位诊断

根据心肌坏死图形定位 心肌梗死的定位是根据心电图心肌坏死图形（异常 Q 波或 QS 波）出现的导联做出判断。发生心肌梗死的部位即相应的冠状动脉分支供血区。心电图心肌梗死的定位基本与病理一致（表 3-1-1）。V_1 ~ V_3 导联出现坏死型 Q 波或 QS 波提示前间壁心肌梗死（图 3-1-55）；V_3 ~ V_5 导联为前壁心肌梗死（图 3-1-56）；V_1 ~ V_6 导联为广泛前壁心肌梗死；Ⅱ、Ⅲ、aVF 导联为下壁心肌梗死（图 3-1-57）；Ⅰ、aVL、V_5、V_6 导联为侧壁心肌梗死（图 3-1-58）；V_7 ~ V_9 导联为正后壁心肌梗死（图 3-1-59），而与正后壁导联相对应的 V_1、V_2 导联出现 R 波增高、ST 段压低和 T 波增高。

表 3-1-1 心电图导联与心室部位及供血动脉的关系

导联	心室部位	供血的冠状动脉
$V_3 \sim V_5$	前壁	前降支
$V_1 \sim V_3$	前间壁	前降支
$V_1 \sim V_6$	广泛前壁	前降支
II、III、aVF	下壁	右冠脉或旋支
I 、aVL、V_5、V_6	侧壁	前降支的对角支或旋支
$V_7 \sim V_9$	正后壁	旋支或右冠脉

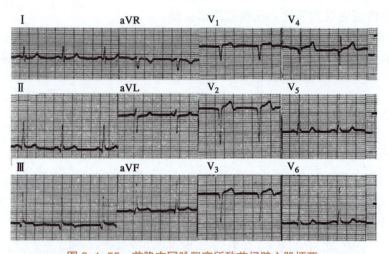

图 3-1-55 前降支冠脉阻塞所致前间壁心肌梗死

导联 II、III 和 aVF 出现 Q 波（＞0.04 ms），$V_1 \sim V_3$ 导联 QS 波，V_4 呈 QR 型

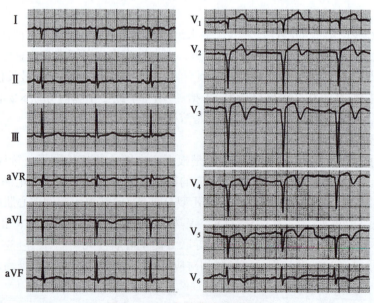

图 3-1-56 急性前壁心肌梗死

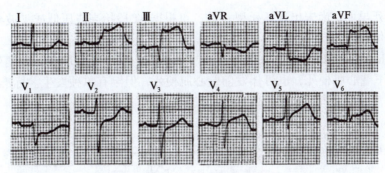

图 3-1-57　急性下壁心肌梗死

导联Ⅱ、Ⅲ和 aVF 的 ST 段抬高，导联 I、aVL、$V_2 \sim V_3$ ST 段广泛对应性压低

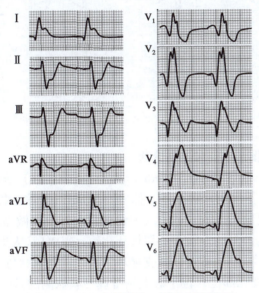

图 3-1-58　急性前壁、侧壁心肌梗死

I、aVL、V_5、V_6 导联 ST 抬高

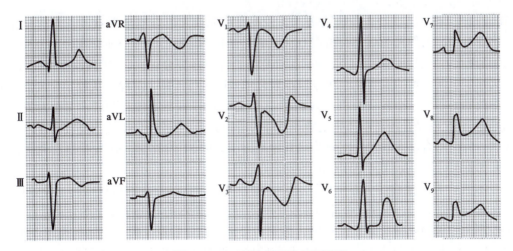

图 3-1-59　急性正后壁心肌梗死

常规导联仅见 $V_1 \sim V_3$ 导联 ST 压低，增加 $V_7 \sim V_9$ 导联可见 ST 抬高

在急性心肌梗死早期，尚未出现坏死型 Q 波，可根据 ST 段抬高或压低或 T 波异常出现的导联来判断心肌梗死的部位。

右室梗死（right ventricular infarction）常易被漏诊。标准的 12 个导联对右室梗死不敏感。右室梗死常（40%）伴发下壁心肌梗死，也可伴发前壁心肌梗死，但罕有单独发生。标准的 12 导联心电图显示下壁心肌梗死，伴 V_1 导联 ST 段抬高。导联 V_{4R} 可记录右室梗死（图 3-1-60）。

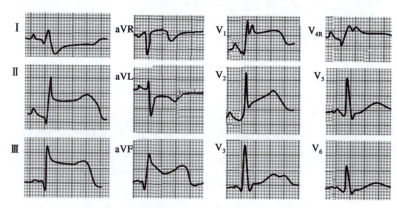

图 3-1-60　急性下壁心肌梗死伴右室心肌梗死

（四）心肌梗死的不典型图形改变和鉴别诊断

1. 非 Q 波型心肌梗死（non-Q wave myocardial infarction，NQMI）　部分急性心肌梗死病人，心电图仅显示演进性 ST-T 改变而不出现异常 Q 波，称之为 NQMI，此时心电图提供心肌缺血损伤的重要线索，需结合临床表现及心肌酶、cTnI、cTnT（肌钙蛋白）等检查做出诊断。非 Q 波型梗死既可是非透壁性，亦可是透壁性。与典型的 Q 波型心肌梗死比较，NQMI 病人大多年龄较高、病史较长，冠脉病变常为多支多处，多已形成相当程度的侧支循环，故当一支冠脉急性闭塞时，梗死范围较局限，而未出现异常 Q 波。此外，梗死部位若位于心电图常规导联探测的盲区（如右室、左室后壁、左室后基底段等，又未加做其他导联）则也描记不到异常 Q 波。少数病人可因多部位梗死使 Q 向量相应抵消而未能描记到异常 Q 波。

2. ST 段抬高和非 ST 段抬高心肌梗死　ST 段抬高心肌梗死可以不出现 Q 波，而非 ST 段抬高梗死有的可出现 Q 波，心肌梗死后是否出现 Q 波通常是回顾性诊断。急性心肌梗死分类为 ST 段抬高和非 ST 段抬高梗死，并且与不稳定心绞痛一起统称为急性冠脉综合征。以 ST 段改变对急性心肌梗死进行分类突出了早期干预的重要性。在 Q 波出现之前及时进行干预（溶栓、抗栓、介入治疗等），可挽救濒临坏死的心肌或减小梗死面积。ST 段抬高梗死和非 ST 段抬高梗死两者的干预对策是不同的，可以根据心电图 ST 段是否抬高而选择正确和合理的治疗方案。在作出 ST 段抬高或非 ST 段抬高心肌梗死诊断时，应该结合临床病史并注意排除其他原因引起的 ST 段改变。ST 段抬高型和非 ST 段抬高型心肌梗死如不及时治疗都可演变为 Q 波型或非 Q 波型梗死。

3. 心肌梗死合并其他病变　心肌梗死合并室壁瘤时，因持续存在着机械损伤，导致抬高的 S-T 段持续存在达半年以上。心肌梗死合并右束支传导阻滞时，两者的心电图改变将分别显示出来。QRS 初始向量表现为心肌梗死特征即异常 Q 波，终末向量延迟则是右束支传导阻滞的表现。如左束支传导阻滞时，V_1、V_2 导联可出现 QS 波，但并非前间壁心肌梗死，此为右侧胸导联出现与左侧胸导联 QRS 与 ST 段"对应性变化"（appropriate discordance）的表现（图 3-1-61）。当心肌梗死合并左束支传导阻滞时，常掩盖梗死的图形特征，给诊断带来困难。QRS 向量初始部分两者将相互影响，难以按通常标准进行诊断。有些变化提示急性心肌梗死合并左束支传导阻滞，如 V_1 导联呈现非对应性变化，V_6 导联非对应性变化，V_1 导联对应性变化增大（图 3-1-62，图 3-1-63）。

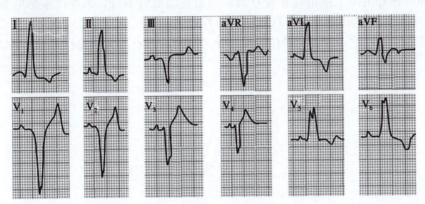

图 3-1-61　左束支传导阻滞对应性变化

$V_1 \sim V_3$ 导联 ST 抬高非前间壁心肌梗死

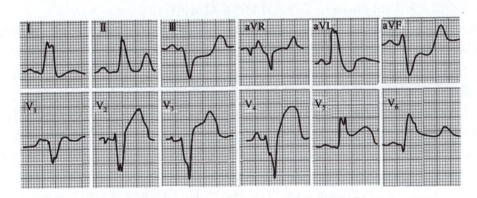

图 3-1-62　急性心肌梗死合并左束支传导阻滞

V_5、V_6 导联 ST 段抬高（非对应性异常），$V_2 \sim V_4$ 导联 ST 段抬高（对应性异常），Ⅲ 和 aVF 导联 ST 压低

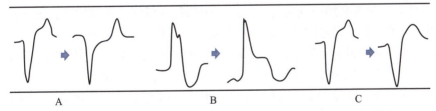

图 3-1-63　急性心肌梗死合并左束支传导阻滞的心电图波形变化类型

A. V_1 导联呈现非对应性变化　B. V_6 导联非对应性变化　C. V_1 导联对应性变化增大

4. 心肌梗死的鉴别诊断

（1）变异型心绞痛。

（2）急性心包炎：急性心包炎炎症波及心外膜下心肌，产生炎性损伤电流，心电图上常出现多导联 ST 段抬高，但不出现异常 Q 波。

（3）早期复极综合征（early repolarization syndrome）：是因心室肌尚未完全除极时部分心室肌已开始复极，导致 ST 段抬高，属正常变异，无临床意义。

（4）其他：异常 Q 波除见于心肌梗死外，尚可见于某些其他病理过程，只要使心室肌发生一过性除极暂停，都可在心电图上描记到异常 Q 波。如急性脑血管事件，某些严重感染等。此外，心肌病、肺心病、心室肥大等均可在某些导联描记到异常 Q 波。

心脏横位时 III 导联 Q 波，顺钟向转位时 V_1、V_2 导联 QS 波已不属病理性 Q 波，实为正常变异。

第六节　心　律　失　常

一、心律失常发生机制

正常人的心脏激动源于窦房结，按一定的顺序和时间依次激动心房肌、房室交界区、房室束、束支、浦肯野纤维和心室肌。如果激动的起源或（和）传导异常，则可引起心搏频率或（和）节律的改变，此即称为心律失常（arrhythmia）。心律失常的产生机制包括：

1. **激动起源异常**　窦房结、结间束、冠状窦口附近、房室结的远端和希氏束 – 浦肯野系统等处的心肌细胞均有自律性。自主神经系统兴奋性改变或内在病变均可导致不适当的激动发放。此外，原来无自律性的心房肌和心室肌细胞在病理状态下出现异常自律性，诸如心肌缺血、药物、电解质紊乱、儿茶酚胺增多等可导致自律性增高而形成快速性心律失常。激动起源异常可分为两类，一类为窦房结起搏点本身激动的程序与规律异常，另一类为心脏激动全部或部分起源于窦房结以外的部位，称为异位节律，异位节律又分为主动性和被动性。主动性异位心律，是异位节律点抢在窦性冲动发出或到达之前提早发出激动。被动性异位心律则是在没有预期的窦性冲动发出或到达时，异位节律点被迫发出激动支配心脏，这可避免心脏长时间的静止而有生理保护意义。

触发活动（triggered activity）是指心房、心室与希氏束 – 浦肯野系统组织在动作电位后除极活动即后除极。当后除极的振幅增高并达到阈值，便可引起反复激动，持续的反复激动可导致快速性心律失常。见于局部出现儿茶酚胺浓度增高、心肌缺血 – 再灌注、低血钾、高血钙和洋地黄中毒。

2. **激动传导异常**　最多见的一类为传导阻滞，包括传导延缓或传导中断；另一类为激动传导通过房室之间的附加异常旁路，使心肌某一部分提前激动，属传导途径异常。

折返是快速心律失常的最常见发生机制。其发生的基本条件是传导异常，包括：①心脏传导性和不应期不同的两个或多个部位相互连接形成一个闭合环；②其中一个通道发生单向传导阻滞；③另一个通道传导缓慢，使已发生阻滞的通道有足够的时间恢复兴奋性；④原先阻滞的通道再次激动，从而完成一次折返激动。冲动在环内反复循环，产生持续而快速的心律失常。

3. **激动起源异常和激动传导异常同时存在**，相互作用，此可引起复杂的心律失常表现。

心律失常分类见图 3–1–64。

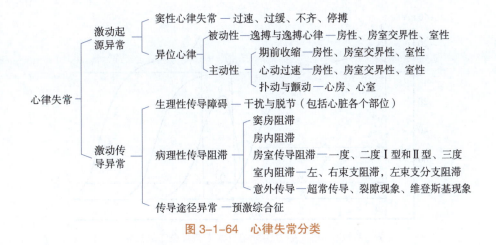

图 3-1-64　心律失常分类

二、心肌细胞电生理特性与心律失常

心肌细胞具有自律性、兴奋性、传导性及收缩性。前三者为电生理特性，与心律失常密切相关。

1. 自律性　即自动节律性（automaticity），指心肌在没有外来刺激时能自动地按一定节律产生兴奋发放冲动的特性。自律细胞在静息状态下（动作电位 4 相时）能自动缓慢除极，达到阈电位水平时即激活某些离子通道，产生一个动作电位。心房肌和心室肌细胞正常情况下不具有自律性（仅在病理状态下可表现自律性），专司机械舒缩功能，故称其为工作心肌细胞。心脏的起搏传导系统中特化的心肌细胞具有自律性，它们常成簇分布在窦房结、心房传导组织、房室交界区、房室束、束支和浦肯野纤维等处，构成起搏点（pacemaker）。心脏正常者窦房结的自律性最高，为 60~100 次 /min；房室交界区次之，为 40~60 次 /min；房室束以下为 25~40 次 /min。心脏所有细胞的共同特点是接受发放激动频率最高的起搏点的控制，故正常心脏的主导节律是窦性心律。一旦异位节律点的自律性超过窦性频率，则异位节律点将控制心脏构成异位心律。

2. 兴奋性　心肌细胞具备受到刺激时发生应答反应的能力，此特性称为应激性（activity）或兴奋性，兴奋性实为所有活细胞的共同特性。其实质是细胞受一阈上刺激后细胞膜对多种离子的通透性发生一系列规律性改变产生动作电位，并向周围扩布。心房心室肌细胞在兴奋后尚经兴奋 - 收缩耦联继而发生收缩。心肌细胞兴奋性最突出的特点是在一次兴奋后有较长的不应期（refractory period），这能保障心肌细胞不会快速连续兴奋。不应期是随心动周期时间的长短及体内环境的变化而变化的（图 3-1-65）。

（1）绝对不应期（absolute refractory period）：心肌细胞开始除极后在一段时间内（约 200 ms）受极强的刺激也不会发生发应，此期称为绝对不应期。在其后的短暂时间内（约 10 ms）受强刺激后仅产生局部兴奋，因除极速率慢幅度小而不能扩布到邻近细胞（但这种局部兴奋又产生自己的不应期）。通常把心肌细胞受刺激后不产生扩布兴奋的这段时间称为有效不应期（effective refractory period）。

（2）相对不应期（relative refractory period）：心肌细胞经过有效不应期后，受较强刺激能产生扩布兴奋，但除极速率和幅度均较低的这段时间称为相对不应期。此期相当于动作电位恢复至 -60~-80 mV 期间，持续约 50~100 ms。心肌细胞受刺激至兴奋性完全恢复这段时间称为总不应期，为 250~400 ms，即有效不应期与相对不应期之和。

心脏兴奋时，各部分心肌细胞在一段时间内兴奋性恢复各不一致，此时若受到一适当强度的刺

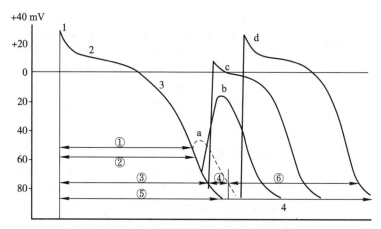

图 3-1-65 心室肌复极膜电位水平与兴奋性的关系

① 绝对不应期 ② 有效不应期 ③ 总不应期（②+相对不应期） ④ 超常期 ⑤ 总恢复期 ⑥ 非不应期

a、b、c、d 表示不同期刺激引起的不同反应

激，可能发生多处的单向传导阻滞及折返激动而引起颤动，此期称为易颤期或易损期（vulnerable period）。心室的易损期相当于心电图 T 波峰顶前约 30 ms 处（易损期时间长短也随心肌的病理生理状态而改变）。在此期内若发生期前收缩或受到外源性刺激可能触发室性心动过速或心室扑动、心室颤动，特别是病理状态下室颤阈降低时。所谓的 R on T 现象，即室性早搏的 QRS 波落在 T 波上，可能触发快速室性心律失常。心房的易损期相当于心电图上 R 波的降支和 S 波的时间。

3. 传导性 一处心肌兴奋时能向周围扩布称之为心肌的传导性（conductivity）。兴奋传导可看作是"电穴 – 电源"这一对电偶不断地顺序移动。心脏各部分的传导速度并不相同，一些特化的心肌细胞的主要功能就是起搏与传导构成心脏的起搏传导系统。浦肯野纤维及束支传导速度快至 4 000 mm/s，房室结传导速度慢至 200 mm/s，每种心肌组织的传导速度是可变的。影响传导性的主要因素是动作电位 0 相的除极速率与幅度，以及下方心肌的兴奋性。通常处于不应期的组织接受激动时经其传导减慢或不能传导。以房室交界区为例示不应期与房室传导的关系（图 3-1-66）。

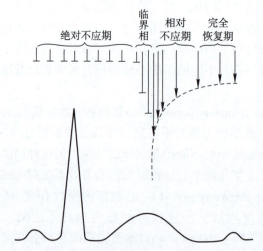

图 3-1-66 房室交界区的不应期与房室传导（P–R）的关系

自相对不应期起始 PR 间期由长到短逐渐恢复正常。↓表示激动可以下传到心室，
其长短表示 PR 间期长短；⊥表示激动不能下传到心室

三、窦性心律及窦性心律失常

1. 正常窦性心律（normal sinus rhythm）的心电图特征 普通心电图机仅能描记到毫伏（mV）级电位变化而无法描记到 μV 级的窦房结电位，但可据窦性激动后引起的心房除极波（P 波）形态推测激动来自窦房结。

正常窦性心律的心电图特征为：P–QRS–T 波依次规律出现，且 P 波形态显示激动源于窦房结（Ⅰ、Ⅱ、aVF、V_4、V_5、V_6 P 波直立，aVR 导联 P 波倒置）。P–P 间期为 0.6～1.0 s，P–P 间期差＜0.12 s（见图 3–1–18）。

2. 窦性心动过速（sinus tachycardia） 成人窦性心率频率＞100 次 /min，定为窦性心动过速。窦性心动过速时 P–R 间期、QRS 及 Q–T 间期都相应缩短，有时可伴继发性 ST 段轻度压低和 T 波低平（图 3–1–67），常见于生理原因如运动，情绪激动，茶、酒、烟、咖啡过量，病理原因如发热、疼痛、缺氧、甲亢、贫血、休克、心力衰竭、心肌炎和拟肾上腺素类药、抗胆碱药作用。

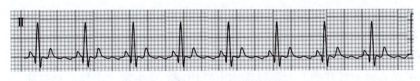

图 3–1–67　窦性心动过速

3. 窦性心动过缓（sinus bradycardia） 窦性心律的频率＜60 次 /min，定为窦性心动过缓。正常人睡眠时、老年人和运动员心率相对较慢，属生理性窦性心动过缓。颅内压增高、甲状腺功能减退、阻塞性黄疸、低温、某些心脏病或使用负性心率药物也可引起窦性心动过缓（图 3–1–68）。

4. 窦性心律不齐（sinus arrhythmia） 心脏激动起源于窦房结，但节律不整，在同一导联上 P–P 间期差＞0.12 s。其常与窦性心动过缓同时存在（图 3–1–68）。常见为呼吸性窦性心律不齐，多见于青少年，属生理性，于吸气相心率快而呼气相心率慢。少见的与呼吸无关的窦性心律不齐，如室相性窦性心律不齐与心室活动有关。窦房结头部、体部、尾部的起搏细胞自律性从高到低，所以当起搏点游走于头、体、尾部时，即发生窦房结内游走性心律不齐。

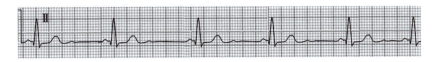

图 3–1–68　窦性心动过缓合并窦性心律不齐

5. 窦性停搏（sinus arrest） 因迷走神经张力增高或窦房结自身病变，在一段时间内停止发放激动。心电图显示规律的 P–P 间期后出现长 P–P 间距，且长 P–P 间距与正常 P–P 间距不呈整倍数关系（图 3–1–69）。

6. 病态窦房结综合征（sick sinus syndrome，SSS） 简称病窦综合征，凡累及窦房结和其周围组织的疾病，如冠心病、心肌病、心肌炎等以及起搏传导系统退行性病变，均可发生一系列缓慢窦性心律失常，并可能引起头晕、黑矇、晕厥、气促、胸部不适等症状。心电图主要表现有（图 3–1–70）：

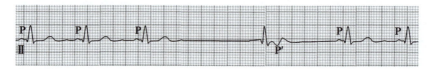

图 3-1-69　窦性停搏

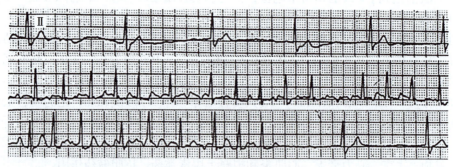

图 3-1-70　病态窦房结综合征

（1）显著窦性心动过缓，心率＜50 次/min，且不易被阿托品等药物纠正。

（2）窦性停搏。

（3）窦房阻滞。

（4）在显著缓慢心律失常基础上，常伴发室上性快速心律失常（房性心动过速、心房扑动、心房颤动等），此称为慢 – 快综合征。

（5）如病变也累及房室交界区，则在显著心动过缓时，可较长时间不出现交界性逸搏，或伴房室传导阻滞，此即称为双结病变。

四、期 前 收 缩

（一）概述

1. 定义　期前收缩（premature systole）多是由于心脏异位节律点所引起的提前发生的心脏搏动，又称过早搏动（简称早搏）。期前收缩是临床最多见的心律失常。

2. 期前收缩的产生机制　①折返激动（reentry beats）；②异位起搏点的自律性增高（automatic strengthen）；③触发活动（triggered activity），是指心肌细胞在某些情况下于动作电位后产生除极活动（后除极），若后除极的振幅达到阈电位便可引起再一次激动。

3. 分类　根据期前收缩发生的部位，分为室性期前收缩（临床最多见）、房性期前收缩和交界性期前收缩（临床最少见）。

（二）期前收缩的心电图诊断常用术语

1. 联律间期（coupling interval）　指异位搏动与其前窦性搏动之间的时距。室性期前收缩的联律间期从期前 QRS 起点至其前窦性 QRS 的起点，房性期前收缩的联律间期从异位 P′ 波起点测至其前窦性 P 波的起点。激动的传导速度与折返途径等可影响联律间期的长短。

2. 代偿性间歇（compensatory pause）　指如早搏代替了一个正常窦性搏动，其后出现一个较正常心动周期长的间歇。房性期前收缩常侵入窦房结使其提前被激动，引起窦房结节律重整，所以房性期前收缩常有不完全代偿性间歇。室性期前收缩不易侵入窦房结，所以窦房结节律不受影响而大多有完全代偿性间歇。

3. 插入性期前收缩　指插入在两个相邻正常窦性搏动之间的期前收缩。

4. 单源性期前收缩　指期前收缩来源于同一异位起搏点。

5. 多源性期前收缩　指在同一导联上出现两种或两种以上形态及联律间期各不相等的期前收缩。

6. 多形性期前收缩　指联律间期相等而形态各异的期前收缩，其临床意义与多源性期前收缩相似。

7. 频发期前收缩　在常规心电图描记到每分钟超过 5 次的期前收缩为频发期前收缩，而≤5 次 / min 者称为偶发期前收缩。

8. 二联律（bigeminy）　指窦性搏动与期前收缩交替出现。三联律（trigeminy）指每两个窦性搏动后出现一次期前收缩。

9. 配对期前收缩　指一个窦性搏动后出现二个期前收缩。

10. 成串期前收缩　指出现连续三个或三个以上的期前收缩，此已构成异位性心动过速。

（三）期前收缩的心电图表现

1. 室性期前收缩（premature ventricular contraction）

（1）期前出现宽大畸形 QRS 波群，时限通常≥0.12 s。

（2）期前出现的 QRS-T 波前无相关的 P 波。

（3）T 波方向多与 QRS 的主波方向相反。

（4）大多有完全代偿性间歇，即期前收缩前、后两个窦性 P 波间距等于正常 P-P 间期的 2 倍（图 3-1-71）。

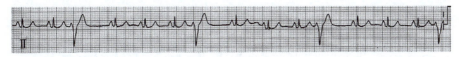

图 3-1-71　室性期前收缩

2. 房性期前收缩（premature atrial contraction）

（1）期前出现异位 P′ 波，其形态与窦性 P 波不同。

（2）P′-R 间期通常≥0.12 s。

（3）大多有不完全代偿性间歇，即期前收缩前后的两个窦性 P 波间距小于正常 P-P 间期的 2 倍（图 3-1-72）。

如 P′ 波过早出现可致干扰性 P′-R 间期延长，甚至 P′ 后无 QRS-T 波，形成干扰性房室脱节，称为房性期前收缩未下传。有时 P′ 波下传至心室而 QRS 波群变形增宽，此多因激动落在右束支的不应期内而呈右束支传导阻滞图形，称为房性期前收缩伴室内差异性传导。

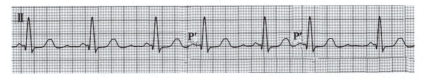

图 3-1-72　房性期前收缩

3. 交界性期前收缩（premature junctional contraction）

（1）期前出现 QRS-T 波，其形态与窦性者基本相同，其前无 P 波。

（2）如出现 P' 波则为逆行 P' 波（$P_{II、III、aVF}$ 倒置，P_{aVR} 直立），可在 QRS 波群之前（P'-R 间期多 <0.12 s）或 QRS 波群之后（R-P' 间期多 <0.20 s），或者重叠在 QRS 波群上。

（3）多有完全代偿性间歇（图 3-1-73）。

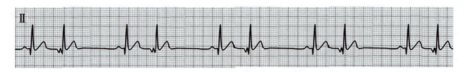

图 3-1-73　交界性期前收缩

五、异位性心动过速

异位性心动过速是指异位节律点自律性增高或折返激动、触发活动引起的快速异位心律。

1. 阵发性室上性心动过速（paroxysmal supraventricular tachycardia，PSVT）　可据 P' 波的形态、P'-R 或 R-P' 间期在心电图上分辨为房性或交界性心动过速，但通常因 P' 波不易被辨别，且两者的临床表现及防治又无大区别，故常统称为室上性心动过速。此类心动过速发作时的频率很快，一般在 160～250 次/min，故表现明显的突发、突止的特点。其节律规则，R-R 间期差 <0.01 s，QRS 形态正常（伴束支传导阻滞或室内差异传导时，QRS 波群增宽）（图 3-1-74）。

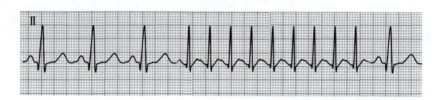

图 3-1-74　阵发性室上性心动过速

临床上最常见的室上性心动过速类型为预激旁路引发的房室折返性心动过速（A-V reentry tachycardia，AVRT）以及房室结双径路（dual A-V nodal pathways）引发的房室结折返性心动过速（A-V nodal reentry tachycardia，AVNRT）。心动过速通常可由一个房性期前收缩诱发。两者发生的机制示意图见图 3-1-75。

（1）房室折返性心动过速（AVRT）是房室旁路引发的（图 3-1-75A）。

（2）房室结折返性心动过速（AVNRT）是临床最常见的阵发性室上性心动过速，是由房室结双径路，即激动逆行的快径路和顺行的慢径路引发的（图 3-1-75B）。

上述（1）和（2）两类心动过速多发生在没有器质性心脏病病人，其折返途径常较明确，可通过射频消融术根治。

（3）房性心动过速因房内折返性或自律性增高所致，多发生于有器质性心脏病病人。

2. 阵发性室性心动过速（paroxysmal ventricular tachycardia，PVT）　大多发生于明确器质性心脏病患者，属于宽 QRS 波心动过速类型，室性心动过速约占其 80%，心电图表现为：

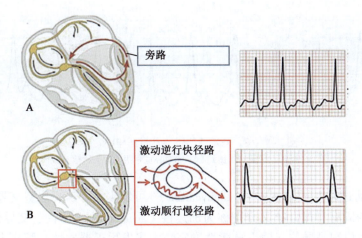

图 3-1-75 房室折返性心动过速和房室结折返性心动过速发生机制示意图
A. 房室折返性心动过速 B. 房室结折返性心动过速（短 R-P 间期）

（1）QRS 波群宽大畸形，时限通常≥0.12 s，ST-T 波方向多与 QRS 主波方向相反（图 3-1-76）。

（2）心室率通常为 100~200 次 /min，节律可稍不齐，R-R 间期差可达 0.03 s。

（3）如能发现 P 波，则 P 波频率也慢于 QRS 波频率，P-R 无固定关系（房室分离）（图 3-1-77）。

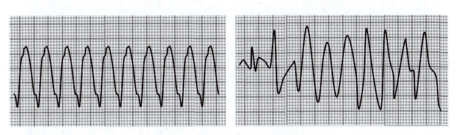

图 3-1-76 阵发性室性心动过速
QRS 综合波呈单一形态或多种形态

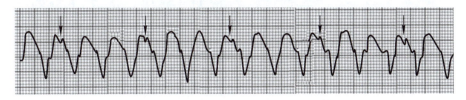

图 3-1-77 阵发性室性心动过速与房室分离
QRS 综合波单一形态，P-R 无固定关系为房室分离（箭头指 P 波）

（4）有时心房激动下传到心室称为心室夺获（图 3-1-78），如下传的心房激动与室性节律点各自激动部分心室，则产生室性融合波（其意义为部分心室夺获），此时更支持室性心动过速的诊断。

室性心动过速常需与下列心律失常鉴别：室上性心动过速伴心室内差异性传导，室上性心动过速伴原有束支传导阻滞或室内传导延迟，室上性心律失常（房性心动过速、心房扑动或心房颤动）经房室旁路前传，经房室旁路前传的房室折返性心动过速等，亦可表现为宽 QRS 波心动过速类型。

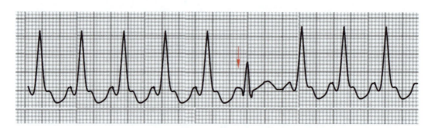

图 3-1-78 阵发性室性心动过速与心室夺获
有时心房激动下传到心室称为心室夺获（箭头所指）

3. 非阵发性心动过速（nonparoxysmal tachycardia） 可发生在心房、房室交界区或心室，因其频率快于这些节律点的固有自律性故又分别称为加速性（accelerated）房性、交界性或室性自主心律。此类心动过速的发生机制是异位起搏点自律性增高，大多发生于器质性心脏病人，心动过速发作时频率比阵发性者慢，故其发作的起止多不易为病人感觉到。交界性心律频率多为 70～130 次 /min（图 3-1-79），室性心律频率多为 60～100 次 /min（图 3-1-80）；易发生干扰性房室脱节，出现夺获心搏和融合波。

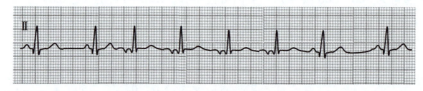

图 3-1-79 非阵发性交界性心动过速

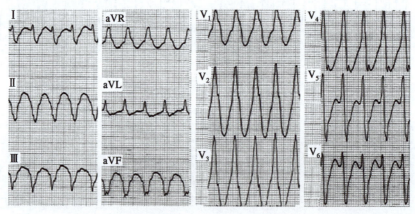

图 3-1-80 非阵发性室性心动过速（加速性室性自主性心律）

4. 尖端扭转型室性心动过速（torsade de point，TdP） 心动过速发作时出现宽大畸形的 QRS 波群，每 3～10 个心搏围绕基线扭转其主波方向（图 3-1-81）。发作时间多短暂持续数秒至数十秒而自行终止，但极易复发或恶化为心室颤动，患者可反复发生心源性晕厥。非发作期患者 Q-T 间期多延长。

尖端扭转型室性心动过速常见病因包括：①先天性长 QT 间期综合征；②三度房室传导阻滞，逸搏心律伴有巨大的 T 波；③低钾、低镁血症，伴有异常的 T 波及 u 波；④某些药物，例如奎尼丁、胺碘酮、吩噻嗪、喹诺酮类和三环类抗抑郁药等。

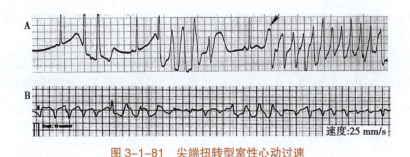

图 3-1-81　尖端扭转型室性心动过速

六、扑动与颤动

扑动、颤动可发生于心房或心室。其电生理基础为心肌的兴奋性增高，不应期缩短，同时伴一定程度的传导障碍，形成环行激动或多发微折返。

1. 心房扑动（atrial flutter）　发生机制多为右心房内单个激动环行大折返（图 3-1-82）。

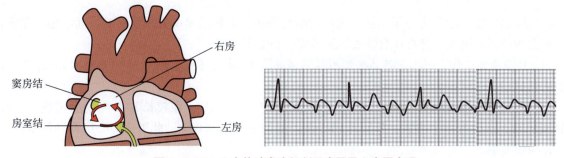

图 3-1-82　心房扑动发生机制示意图及心电图表现

心房扑动大多为阵发性。心电图表现：

（1）P 波消失，代之以连续的锯齿状扑动波（F 波），F 波间无等电位线，其波形、振幅、间隔均规则，频率多为 250～350 次/min，F 波多在 Ⅱ、Ⅲ、aVF 导联中清晰显示。

（2）F 波如以固定房室比例下传（如 2：1 或 4：1），则心室律规则。如房室比例不恒定或伴有文氏现象，则心室律不规则（图 3-1-83）。QRS 波群形态多正常。如 F 波的振幅和间距有差异，且频率

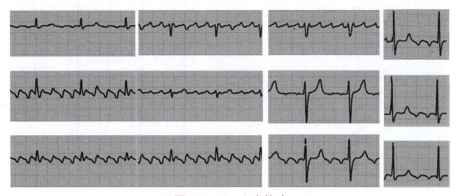

图 3-1-83　心房扑动

P 波消失，代之以 F 波，固定房室比例（4：1）

＞350 次 /min，称之为不纯心房扑动。对典型心房扑动，可通过射频消融三尖瓣环到下腔静脉口之间的峡部区域阻断折返而获根治。

2. 心房颤动（atrial fibrillation）　是临床上仅次于期前收缩的一种常见心律失常。多种心脏病发展到一定程度都可能发生心房颤动，多与心房扩大和心房肌病变有关。少数阵发心房颤动者可无明显器质性心脏病。心房颤动被认为是许多除极波围绕心房杂乱地运动，偶尔完成一次折返循环所致（图 3-1-84）。

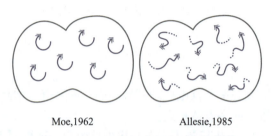

Moe,1962　　　　　Allesie,1985

图 3-1-84　心房颤动发生机制示意图

心房颤动时整个心房失去了协调一致的收缩与舒张，致使心室的充盈受影响，而心输出量降低，此外心房颤动还易引发心房心耳附壁血栓的形成。心电图表现：

（1）P 波消失，代之以形态各异振幅不等的颤动波（f 波），f 波频率为 350～600 次 /min，V_1 导联常能清晰显示。

（2）心室律绝对不规律，QRS 波群形态多正常（图 3-1-85）。在较长 R-R 间期后出现一个较短 R-R 间距时，易出现一个增宽、变形的 QRS 波，酷似室性期前收缩，此可能为心房颤动伴室内差异传导，应予鉴别。

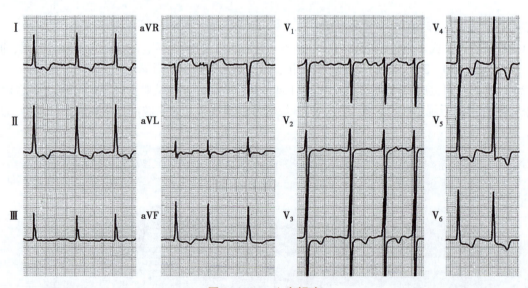

图 3-1-85　心房颤动

心房颤动、左心室肥厚、ST-T 改变

3. 心室扑动与心室颤动　现多认为心室扑动（ventricular flutter）是心室肌发生环行激动的结果。

发生心室扑动一般具有两个条件：①心肌严重受损、缺氧或代谢异常。②异位激动落在易损期。心电图表现：连续快速的酷似正弦曲线的大振幅波动，频率为 200～250 次/min。心室扑动常为时短暂，可很快消失或转为心室颤动。心室颤动（ventricular fibrillation）往往是心脏电活动停止前的短暂征象。由于心室发生多灶性局部兴奋，心电图上出现波形、振幅与节律极不规律的心室颤动波，频率为 200～500 次/min（图 3-1-86）。心室扑动与心室颤动心电图上均无法识别 QRS 波群、ST 段及 T 波，是极严重的致命性心律失常。发生心室扑动、心室颤动时病人的心脏已停止泵血，进入临床死亡期，必须施以紧急复苏救治。

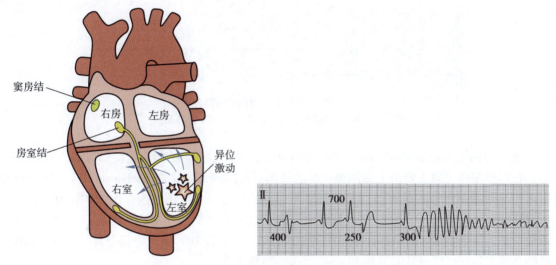

图 3-1-86　心室扑动与心室颤动发生机制及心电图表现
数字 400、700、250、300 示期前收缩的联律间期，单位是 ms

七、传导异常

心脏传导异常包括传导障碍（病理性传导阻滞和生理性干扰脱节）和（或）传导途径异常。

（一）心脏传导阻滞

心脏传导阻滞（heart block）的原因可以是传导系统的器质性病变，也可以是迷走神经张力增高引起的功能性抑制或药物作用所致。按其发生的部位可分为窦房传导阻滞、房内传导阻滞、房室传导阻滞和室内传导阻滞。按其阻滞程度可分为一度（传导延缓）、二度（部分激动不能下传，即漏搏）和三度（传导完全中断）。按其病程可分为暂时性、交替性、渐进性或永久性。

1. 窦房传导阻滞（sinoatrial block，SAB）　指窦房结激动传至心房时发生延缓或阻滞。理论上窦房传导阻滞分为三度。由于体表心电图不能显示窦房结活动，因而无法确立一度窦房传导阻滞的诊断。三度窦房传导阻滞与窦性停搏很难鉴别，尤其是发生窦性心律不齐时。而二度窦房传导阻滞因出现心房和心室漏搏（P-QRS-T 均脱漏），在心电图上可以显示。二度窦房传导阻滞分为两型：Mobitz（莫氏）Ⅰ型即 Wenckebach（文氏）阻滞，心电图上表现为 P-P 间期进行性缩短，直至一次窦性激动不能传入心房，出现一个长 P-P 间期，该长 P-P 间期短于基本 P-P 间期 2 倍（图 3-1-87）。此型窦房传导阻滞应与窦性心律不齐鉴别。

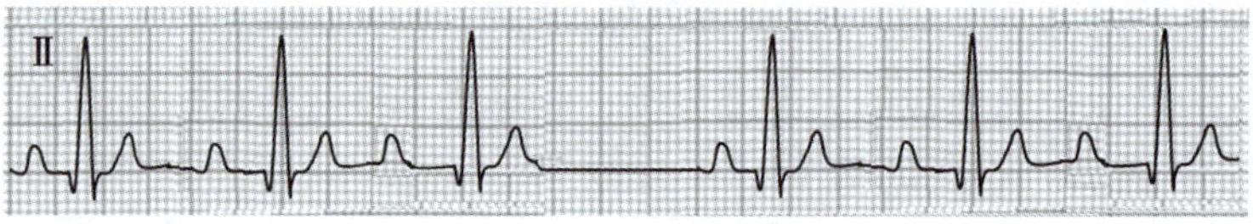

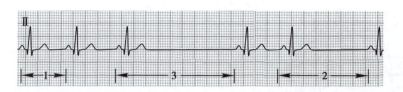

图 3-1-87 二度Ⅰ型（Wenckebach 型）窦房传导阻滞

Mobitz Ⅱ型（莫氏Ⅱ型）窦房传导阻滞时，P–P 间期进行性缩短中突然出现一个长 P–P 间期，这一长间期大致等于基本窦性 P–P 间期的整倍数（图 3-1-88）。

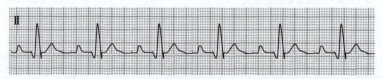

图 3-1-88 二度Ⅱ型窦房传导阻滞
数字 2、3 分别代表基本窦性 P–P 间期（1）的 2、3 倍数

2. 房内传导阻滞（intra-atrial block） 心房内有前、中、后三条结间束连接窦房结与房室结和右、左心房。右房与左房之间主要由上房间束（是前结间束的房间支，又称 Bachmann 束）和下房间束连接。房内传导阻滞不产生心律不齐，多为上房间束传导障碍。心电图表现：P 波增宽≥0.12 s，出现切迹，双峰间距≥0.04 s，V_1 导联 Ptf 负值增大，应结合临床资料与左房肥大相鉴别。完全性房内传导阻滞很少见，其产生原因是局部心房肌周围形成传入、传出阻滞，引起心房分离。心电图表现：在正常窦性 P 波之外，出现与其无关的 P′ 或 F、f 波，自成节律。

3. 房室传导阻滞（atrioventricular block，AVB） 是临床上常见的一种心脏传导阻滞。房室传导阻滞可发生在不同水平，房室结和房室束是最常发生阻滞的部位，若左、右束支或三支（右束支和左前分支、左后分支）同时发生传导阻滞，也归为房室传导阻滞。阻滞部位越低，潜在节律点的自律性越低且稳定性越差，病情则越重，预后也越差。准确判断房室阻滞发生的部位有时需借助希氏束（His bundle）电图。房室阻滞多由器质性心脏病引起，少数因迷走神经张力增高所致。

（1）一度房室传导阻滞：心电图表现是 P–R 间期延长。在成人如 P–R 间期 > 0.20 s，老年人 > 0.22 s 或心率没有明显改变而两次检测 P–R 间期延长 > 0.04 s，可诊断为一度房室传导阻滞（图 3-1-89）。P–R 间期可随年龄、心率而有明显改变，故诊断时应予相应考虑。

图 3-1-89 一度房室传导阻滞
P–R 间期 0.24 s

（2）二度房室传导阻滞：心电图表现：部分 P 波后 QRS 波群脱漏，分两种类型。

1）二度Ⅰ型房室传导阻滞（Mobitz Ⅰ型）：表现为 P 波规律出现，P–R 间期逐渐延长，每次延长的绝对增加值通常递减，直至一个 P 波不能下传心室，即脱漏一个 QRS-T 波，出现一个包含受阻 P

波在内的长 R–R 间距，这一长间距小于窦性 P–P 间期的 2 倍。此后 P–R 间期又复缩短，重新开始另一个周期，称为文氏周期，此种现象称为文氏现象（Wenckebach phenomenon）。以 P 波数与下传数的比例来表示房室阻滞的程度，例如 5：4 传导表示 5 个 P 波中有 4 个 P 波下传心室，而有 1 个 P 波未能下传（图 3–1–90）。

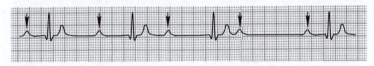

图 3–1–90　二度Ⅰ型房室传导阻滞

箭头标记 P 波

2）二度Ⅱ型房室传导阻滞（Mobitz Ⅱ型）：表现为 P–R 间期恒定，部分 P 波不能下传致使其后无 QRS–T 波（图 3–1–91）。绝对不应期延长很可能是二度Ⅱ型房室传导阻滞的电生理基础，其阻滞部位较低。凡连续出现≥2 次的 QRS–T 波脱漏者，称高度房室传导阻滞，例如 3：1、4：1 传导者。

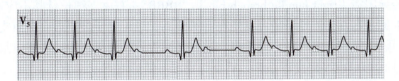

图 3–1–91　二度Ⅱ型房室传导阻滞

二度Ⅰ型房室传导阻滞较Ⅱ型常见。Ⅰ型者多为功能性或病变位于房室结（大多数）或房室束（少数）的近端，预后相对较好。Ⅱ型者多因房室束远端或束支的病变所致，易发展为完全性房室传导阻滞，预后较差。

3）三度房室传导阻滞：又称完全性房室传导阻滞。当室上性激动完全不能下传心室时，阻滞部位以下的潜在节律点将控制心室，发生交界性逸搏心律（QRS 形态正常，频率多为 40～60 次 /min）或室性逸搏心律（QRS 形态宽大畸形，频率多为 20～40 次 /min），临床上以交界性逸搏心律为多见（图 3–1–92）。室性逸搏的出现提示阻滞部位较低。因为心房和心室分别由不同节律点控制，各自保持自身的节律，心电图表现为：P 波与 QRS 波群毫无关系，P–P 间期短，R–R 间期长。

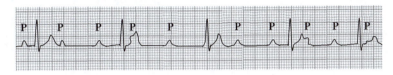

图 3–1–92　三度房室传导阻滞、交界性逸搏心律

P 波偶能下传心室者，称为几乎完全性房室传导阻滞。心房颤动时，如心室率慢而节律绝对规则，则为心房颤动合并三度房室传导阻滞（图 3–1–93）。

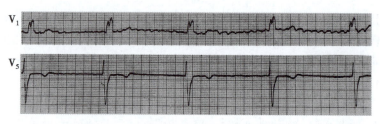

图 3-1-93 心房颤动合并三度房室传导阻滞

3. 束支与分支传导阻滞 房室束穿膜进入心室后，在室间隔上部分为细而长的右束支和粗而短的左束支。左束支又分为左前分支、左后分支和间隔支（参见图 3-1-5）。一侧束支传导阻滞时，激动从健侧心室跨越室间隔后再缓慢地激动对侧心室，这在时间上可延长 40 ms 以上。QRS 波群时限 ≥0.12 s 为完全性束支传导阻滞，< 0.12 s 为不完全性束支传导阻滞。所谓完全性束支传导阻滞并不意味着该束支均不能传导，只要两侧束支的传导时间差 > 40 ms，延迟传导一侧的心室就可能被对侧传来的激动所控制，而表现为完全性束支传导阻滞。左、右束支及左束支分支不同程度的传导障碍，可分别构成不同组合的双支或三支传导阻滞。

（1）右束支传导阻滞（right bundle branch block，RBBB）：右束支细长且其不应期多比左束支长，故传导阻滞比较常见。右束支传导阻滞可发生在心脏病人，也可见于健康人。右束支传导阻滞时，心室激动仍始于室间隔中部，自左向右方向除极，接着经浦肯野纤维迅速激动左室，最后经心室肌缓慢激动右室。所以 QRS 波群前半部接近正常，后半部则形态畸形增宽。

完全性右束支传导阻滞心电图表现：V_1 导联呈 rsR′ 型或 M 型波，此为最具特征性的改变；Ⅰ、V_5、V_6 导联 S 波增宽可有切迹，其时限≥0.04 s；aVR 导联呈 QR 型，其 R 波宽可有切迹；V_1 导联 R 峰时间 > 0.05 s；V_1、V_2 导联 ST 段轻度压低，T 波倒置；Ⅰ、V_5、V_6 导联 T 波方向多与终末 S 波方向相反，而为正向波；QRS 波群时限≥0.12 s（图 3-1-94）。

不完全右束支传导阻滞时，QRS 形态与上述相似，但时限 < 0.12 s。

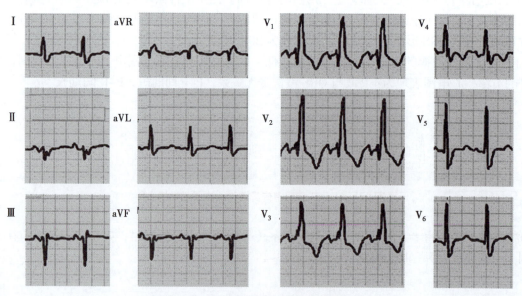

图 3-1-94 完全性右束支传导阻滞

右束支传导阻滞合并心肌梗死时，梗死所致的异常 Q 波在 QRS 波群的起始，而右束支传导阻滞的特征性改变在 QRS 波群的终末，两者的改变均可显现。右束支传导阻滞合并右室肥大时，心电图可表现为心电轴右偏，V_5、V_6 导联的 S 波可明显加深（>0.5 mV），V_1 导联 R′ 可明显增高（>1.5 mV）。

（2）左束支传导阻滞（left bundle branch block, LBBB）：左束支粗而短，且其不应期多较右束支短，故较少发生传导阻滞。如有发生，大多提示有器质性病变。左束支传导阻滞时，激动沿右束支下传至右室前乳头肌根部才开始向各方向扩布，心室除极顺序从开始就发生改变。因室间隔激动变为右向左方向除极，导致 I、V_5、V_6 导联 QRS 波群起始为 R 波（正常时室间隔左向右除极的 q 波消失）。左室是通过心室肌缓慢激动而除极，故 QRS 时限明显延长。心室除极向量主要向左后方，其中部及终末部除极过程缓慢，使 QRS 主波增宽、粗钝或有切迹。

完全性左束支传导阻滞心电图表现：V_1、V_2 导联呈 rS 或 QS 型，其负向波宽且深；I、aVL、V_5、V_6 导联 q 波消失、R 波增宽、粗钝或有切迹；V_5、V_6 导联 R 峰时间 >0.06 s；ST-T 方向与 QRS 主波方向相反；心电轴可有不同程度的左偏；QRS 波群时限≥0.12 s（图 3-1-95）。

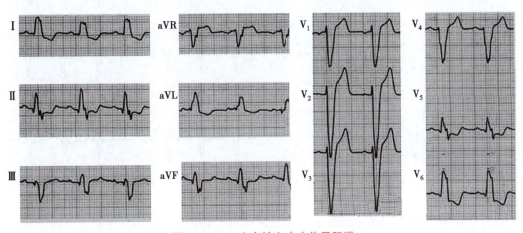

图 3-1-95　完全性左束支传导阻滞

不完全性左束支传导阻滞时，QRS 形态与上述相似，但其时限 <0.12 s。其图形有时与左心室肥大十分相近，需予以鉴别。但左束支传导阻滞合并心肌梗死时，因两者均使 QRS 波群的起始，改变故常掩盖梗死的图形特征，使凭心电图诊断发生困难。若左侧胸导联均呈 QS 波，或 I、V_5、V_6 导联出现 Q 波，或 V_1、V_2 导联出现 R 波等，则应考虑合并心肌梗死的可能性。

（3）左前分支传导阻滞（left anterior fascicular block, LAFB）：左前分支细长，支配左室左前上方，传导传导阻滞较常见。左前分支传导阻滞时，QRS 向量主要变化在额面，其初始向量朝向右下方，此后迅经左下转向左上，心室除极向量主要向左上方。其心电图表现：心电轴左偏在 -30°～-90°，以达到或超过 -45° 有较肯定的诊断价值；QRS 波在 I、aVL 导联呈 qR 型，$R_{aVL} > R_I$，II、III、aVF 导联呈 rS 型，$S_{III} > S_{II}$；QRS 时限轻度延长，但 <0.12 s（图 3-1-96，图 3-1-97）。

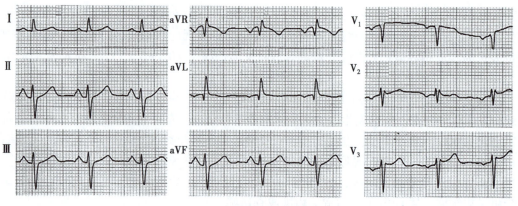

图 3-1-96   左前分支传导阻滞

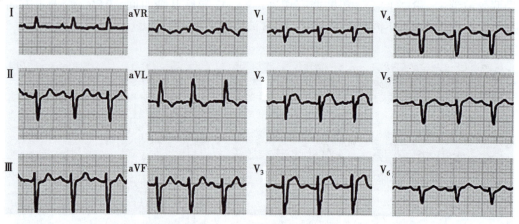

图 3-1-97   急性前间壁、前壁心肌梗死伴左前分支传导阻滞

（4）左后分支传导阻滞（left posterior fascicular block，LPFB）：左后分支粗短，向下向后散开分布于左室的膈面，传导传导阻滞较少见。其心电图表现：心电轴右偏在 +90° ~ +180°；QRS 波在 I、aVL 导联呈 rS 型，III、aVF 导联呈 qR 型，且 q < 0.025 s，$R_{III} > R_{II}$；QRS 时限 < 0.12 s（图 3-1-98）。临床上在考虑左后分支传导阻滞诊断时应先除外引起心电轴右偏的其他原因。

（二）干扰与脱节

心肌细胞在一次兴奋后具有较长的不应期，如果两个激动紧相连则前者产生的不应期就会影响到后者的形成和传导，这种生理现象称为干扰（interference）。后一激动如落在前一激动的有效不应期内，则不能传导过去，此称为干扰性脱节（interference dissociation），临床上较常见到干扰性房室脱节。干扰所致的心电图表现（如传导延缓、中断）与病理性传导阻滞相似，必须予以鉴别。干扰常可使心律失常变得更为复杂。干扰现象可发生在心脏各部位，最常见的部位是房室交界区，如房性期前收缩本身的 P'-R 间期延长，插入性期前收缩后的窦性 P-R 间期延长及干扰性房室脱节等。房性期前收缩时，多因激动传入窦房结，使窦房结自律细胞提前除极而在其后预期的窦性激动延迟形成，导致不完全代偿性间歇，其实质为窦房结内干扰。

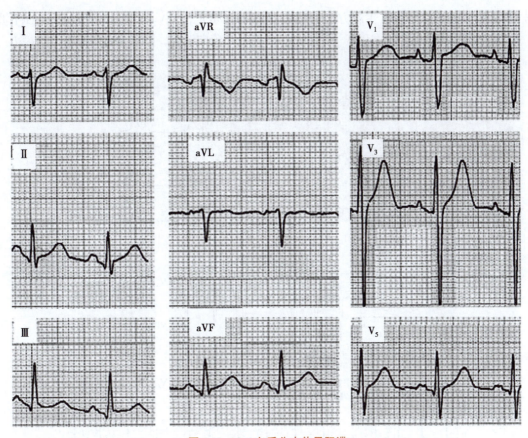

图 3-1-98 左后分支传导阻滞

（三）预激综合征

预激综合征（preexcitation syndrome）是由于房室之间存在着先天性附加旁路，心房或心室的激动可通过此旁路提前激动心室或心房而引发的心律失常。

1. W-P-W 综合征（Wolff-Parkinson-White syndrome） 又称典型预激综合征，其预激旁路为 Kent 束，可位于房室环的任何部位。心电图特征：P-R 间期 < 0.12 s，QRS 波群增宽 ≥ 0.12 s，其起始部可见到粗钝、畸形的预激波（delta 波，δ 波），P-J 间期正常。ST-T 继发性改变即 ST 段向预激波反方向移位，T 波可低平（图 3-1-99）。

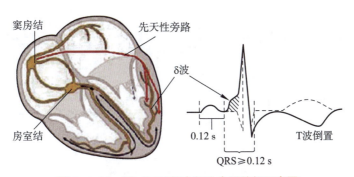

图 3-1-99 W-P-W 综合征心电图特征示意图

据 V_1 导联 δ 波极性及 QRS 主波方向可对 Kent 束做初步定位。V_1 导联 δ 波正向且 QRS 主波为正向波，一般为左侧旁路（图 3-1-100）。V_1 导联 QRS 主波为负向波时，则多为右侧旁路（图 3-1-101）。

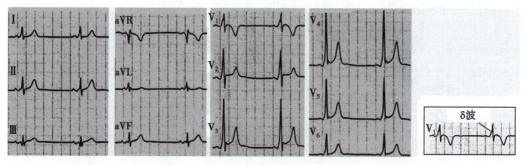

图 3-1-100　典型预激综合征（左侧旁路）

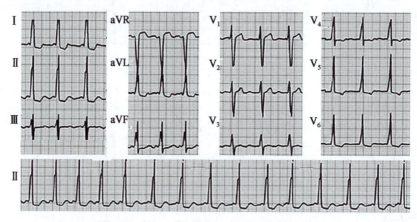

图 3-1-101　典型预激综合征（右侧旁路）

如 Kent 束只有逆传功能时，心房激动不能经其下传心室，但可引发房室折返性心动过速，此时 Kent 束作为室房传导通路，称之为隐匿旁路（参见图 3-1-75A）。

2. LGL 综合征（Lown-Ganong-Levine syndrome）　又称短 P-R 综合征。其预激旁路可为 James 束，James 束绕过房室结连接心房和房室束，或房室结发育不全引起房室结加速传导。心电图特征：P-R 间期 <0.12 s，QRS 波群起始无 δ 波（图 3-1-102）。

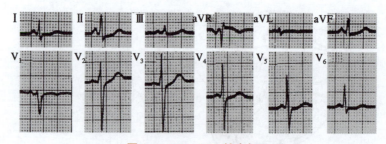

图 3-1-102　LGL 综合征
短 P-R 间期（0.10 s），无 δ 波

3. Mahaim 型预激综合征　其预激旁路为 Mahaim 束，Mahaim 束连接房室交界区的下端与心室，因心房激动经房室结下传，所以心电图 P-R 间期正常，但激动经 Mahaim 束使部分心室肌提前除极，使 QRS 波群起始部出现 δ 波。Mahaim 束没有逆传功能，现仅发现在右侧，但其参与折返性心动过速时呈宽 QRS 似左束支传导阻滞图形（图 3-1-103）。

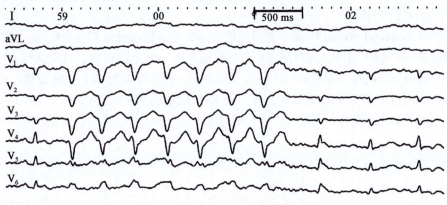

图 3-1-103　Mahaim 型预激综合征

预激综合征多发生在没有器质性心脏病病人中，其危害是可引发房室折返性心动过速。因预激旁路的不应期较房室结短，故预激综合征病人发生心房颤动时，激动如沿旁路下传，可产生极快的心室率，甚至恶化为心室颤动，所以预激综合征合并心房颤动实为一种严重心律失常。介入心脏病治疗经导管射频消融术可切断预激旁路，使病人获得根治。

八、逸搏与逸搏心律

心脏上级节律点发生病变或受到抑制而出现停搏或频率显著减慢时（如病窦综合征），或因传导障碍而不能下传时（如窦房或房室传导阻滞），或其他原因导致长的间歇（如期前收缩后的代偿间歇等），下级节律点就会发出激动控制心脏。仅发出 1、2 个激动者称为逸搏（escape beat），连续发出 ≥3 个激动者称为逸搏心律（escape rhythm）。其 QRS 波群形态与各相应的期前收缩相似，差别在于期前收缩是提前发生，属主动性节律，而逸搏属被动性节律，具有生理保护性，由于有逸搏发生可避免长时间的心脏停搏。按其发生部位可分为房室交界性、室性和房性逸搏，临床上以交界性逸搏最常见（图 3-1-104），室性逸搏较少见，房性逸搏更少见。

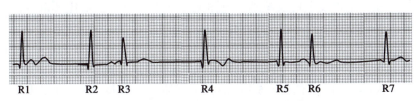

图 3-1-104　交界性逸搏、心室夺获
图示 R1、2、4、5、7 为交界性逸搏，R3、6 为心室夺获

1. 交界性逸搏心律（junctional escape rhythm）　见于显著窦性心动过缓、窦性停搏或房室传导阻滞等病人。其 QRS 波群形态为室上性，频率通常在 35～60 次 /min。

2. 室性逸搏心律（ventricular escape rhythm）　多见于双结病变或发生于房室束分叉以下部位严重房室阻滞病人。其 QRS 波群呈室性，频率通常在 20～40 次 /min，节律可不甚规律。

3. 房性逸搏心律（atrial escape rhythm）　窦性心动过缓时，心房内多处潜在节律点均可发放激动形成房性逸搏。其 P′ 波形态可异于窦性 P 波，频率通常在 50～60 次 /min。如 P′ 波形态、P-R 间期甚至 P-P 间期有周期性变异，则称为游走心律，游走到心房下部或达到房室交界区时，则出现与窦性 P 波方向相反的逆行 P′ 波。

4. 反复心律（reciprocal rhythm）　是一种折返性心律失常，折返部位多在房室结。当交界性逸搏下传使心室除极形成一个 QRS 波群，同时逆传使心房除极产生一个逆行 P′ 波，这个逆行上传的激动如在房室结内折返（当房室结内存在双径路时）再次下传心室，便产生了第二个 QRS 波群。形成两个 QRS 波群之间夹有一个逆行 P′ 波，此称为反复心律，其 R-R 间期通常 < 0.50 s（图 3-1-105）。

如若两个 QRS 波群之间夹有一个窦性 P 波，则为逸搏 - 夺获心律，称为伪反复心律（图 3-1-106）。

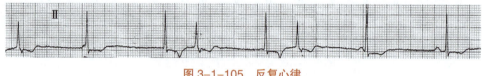

图 3-1-105　反复心律

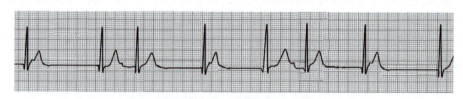

图 3-1-106　伪反复心律（逸搏 - 夺获心律）

第七节　电解质紊乱和药物对心电图的影响

一、电解质紊乱影响

电解质紊乱（electrolyte disturbance）是指血清电解质浓度异常，无论其浓度过高或过低都会影响心肌的电生理特性，在一定程度上可反映到心电图上（图 3-1-107）。心电图改变因受多种因素的制约使其与血清电解质水平并不完全一致。同时存在几种电解质紊乱时又可互相影响，加重或抵消心电图的某些改变。心电图改变主要反映心肌细胞膜内外各种离子浓度梯度的变化，而血电解质的测定直接测出细胞外液离子浓度，两种检查再结合临床表现，则可做出准确判断。

1. 高血钾（hyperkalemia）　血清钾 > 5.5 mmol/L，可使 Q-T 间期缩短，T 波高耸（振幅增高、基底变窄）。血清钾 > 6.5 mmol/L，QRS 波群增宽，P-R 和 Q-T 间期延长，R 波降低、S 波加深，ST 段压低。血清钾 > 7 mmol/L 时 QRS 波群进一步增宽，P-R 和 Q-T 间期明显延长，p 波增宽、振幅减低甚至消失（届时心房已不能兴奋）。有时发生"窦室传导"，是因窦房结受高血钾抑制常较心房肌为轻仍能发出激动，激动沿结间束下传至心室所致。血清钾 > 9 mmol/L 时，心室除极缓慢，形成宽大

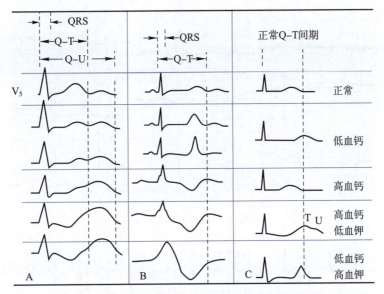

图 3-1-107　电解质紊乱引起心电图改变示意图
A. 低血钾　B. 高血钾　C. 血钙　由上而下提示变化的程度

QRS 波群甚至与 T 波融合（图 3-1-108）。高血钾可引发严重室性心律失常（室性心动过速、心室扑动或心室颤动），甚至心脏静止。

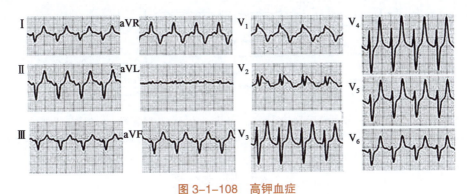

图 3-1-108　高钾血症
男性 82 岁，急性肾衰竭，血清钾 8.6 mmol/L，无 P 波，T 波高耸

2. 低血钾（hypokalemia）　血清钾 < 3.5 mmol/L 时，T 波降低增宽，u 波振幅增高 > 0.1 mV 或 u/T > 1 或 T-u 融合、双峰。ST 段常压低，Q-T 间期可轻度延长，Q-T-u 间期明显延长。明显低血钾时 T 波倒置、ST 段压低、QRS 时限延长（图 3-1-109）。低血钾可引发多源性期前收缩、心动过速、心室扑动、心室颤动、心脏静止或传导阻滞等。

3. 高血钙（hypercalcemia）和低血钙（hypocalcemia）　高血钙可使心肌动作电位 2 相缩短，致使心电图 ST 段缩短或消失，Q-T 间期缩短（图 3-1-110）。严重高血钙可强烈抑制窦房结的自律性而导致窦性静止、窦房传导阻滞、室性期前收缩、室性心动过速等。低血钙则相反，使 2 相时间延长，致使 ST 段明显延长、Q-T 间期延长、直立 T 波变窄、低平或倒置。

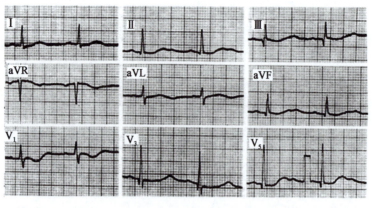

图 3-1-109 低钾血症

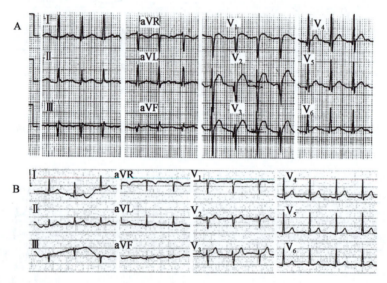

图 3-1-110 甲状旁腺瘤并发高血钙（误诊为急性心肌梗死）心电图一例
A. 血清钙 4.05 mmol/L，甲状旁腺素 230.4 pmol/L，心肌酶正常 B. 甲状旁腺瘤手术后，心电图恢复正常

二、药物影响

1. 洋地黄

（1）洋地黄效应（digitalis effects）：洋地黄直接作用于心室肌，使动作电位 2 相缩短甚至消失，并使 3 相复极加速，导致动作电位时程缩短，心电图表现：S-T 段下垂型压低，T 波低平、双向或倒置，双向 T 波常呈负正双向、终末部分直立变窄，ST-T 呈 "鱼钩型"，Q-T 间期缩短（图 3-1-111）。这些表现常为已接受洋地黄治疗的标志，故称为洋地黄效应。

（2）洋地黄中毒（digitalis toxicity）：主要表现是发生各种心律失常。常见频发（二联律或三联律）和多源性室性期前收缩，严重者发生室性心动过速甚至心室颤动，非阵发性交界性心动过速伴房室脱节，房性心动过速伴房室传导阻滞。还可发生二度或三度房室传导阻滞，窦房传导阻滞伴交界性逸搏或窦性静止、心房扑动、心房颤动等。

2. 抗心律失常药物 如奎尼丁、胺碘酮、索他洛尔等治疗剂量时均可抑制心肌细胞的自律性、兴奋性和传导性。心电图常表现 Q-T 间期等各间期延长。药物过量时可表现促心律失常作用（proarrhythmia），表现为原有心律失常加重或发生某些新的心律失常。

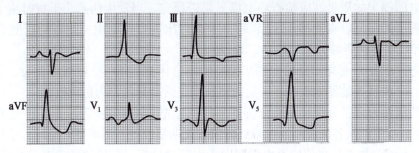

图 3-1-111　洋地黄效应

第八节　心电图的临床应用和分析方法

一、心电图的临床应用

心电图反映心脏的电活动，因此对各种心律失常的诊断分析具有肯定价值，目前尚没有其他方法能替代心电图在这方面的应用。心电图的特征性改变和动态演变是诊断心肌梗死的可靠依据，心电图检查是心肌梗死诊断的最实用最重要的手段。房室肥大、心肌受损、供血不足、电解质紊乱和药物都可引起相应的心电图改变，但在这些方面心电图改变的特异性及敏感性均不够高，故仅供参考。对于心肌舒缩强度、心瓣膜活动、血流动力学状态等判断，心电图则无法提供直接帮助，但可作为心动周期的时相标记，如做超声心动图、心音图、心阻抗图、心脏 CT、ECT 及 MRI 检查时必须与心电图同步描记。

心电图检查是心血管系统疾病诊断的不可或缺的重要方法。此外，在各种重症病人的救治（如在 ICU）、麻醉、手术、药物观察、基础与临床科研等方面也离不开心电监测。

二、心电图分析方法与步骤

1. 结合临床资料分析　心电图记录的仅是心脏的电变化，其检测技术本身又尚未完善（如体表心电图无法描记窦房结电位、房室束电活动等），某些理论还停留在假说阶段，如艾氏三角假说、损伤电流学说等，此外还受个体差异等诸多方面的影响。所有这些决定了心电图检查的临床应用存在一定的局限性。心电图学上许多参数均是人为界定的，因此在判断心电图时应密切结合临床资料，切忌就图论图。许多心脏疾病，特别是早期阶段心电图可以完全正常。而某些心电图改变又可以由多种疾病引起，如 ST-T 改变可能是心肌缺血、损伤、炎症等所致的原发性改变，也可能是心脏肥大等的继发性改变，还可能是心脏的正常变异（如早期复极综合征等）。

2. 动态观察　一帧心电图仅反映瞬间心电变化（通常心电图描记仅数秒至数分钟），所提供的信息可能较少、较不确定。而在不同时间描记的一系列心电图则可提供多量有价值的信息。如胸痛病人第一帧心电图正常而在此后短时间（几小时至 1~2 天）重复描记几帧心电图，据此常可确定或排除急性心肌梗死。再如一病人心电轴左偏 –30°，其临床意义难以判定，但如参考此前不久其心电轴为 +60°，则结合临床表现可确定其左前分支传导阻滞的诊断。

3. 检查心电图描记的质量　应检查心电信号是否稳定，当发生伪差、干扰时应予及时排除，以确保描记到高质量的图形。常规描记 12 导联，根据临床需要再增添，如怀疑后壁心肌梗死需加作 $V_7 \sim V_9$ 导联，怀疑右室梗死需加作 $V_{3R} \sim V_{5R}$ 导联。

4. 熟悉心电图的正常变异　受检者的年龄、性别、体型、体位、呼吸、饮食、情绪等均可使 P 波、QRS 波群、ST 段及 T 波发生改变。应避免将这些正常变异误判为病理改变。

5. 心电图的定性与定量分析　定性分析是基础，应先大致审观一遍全图，注意 P 波、QRS-T 波的有无及相关性，心电轴及各波波形、振幅、时限有无明显改变。对多数心电图，这样常可作出正确判断。而对有疑点或参数在临界值的心电图则应予以定量分析，准确测量心电轴及各波振幅和时限。分析心律失常时应先确定基本心律，识别 P 波是要点，看有无规律发生的窦性 P 波，再依次下推分析。

6. 心电图的诊断原则　心电图诊断应符合诊断学的一般原则，先考虑常见再想到少见乃至罕见诊断。强调一元化诊断原则，即能用一种道理解释的就不要设想过多的可能性。心电图诊断如与临床资料明显不符时，应重新考虑分析心电图。在证据不充分时，宁可客观地做出结论，如高电压、ST-T 改变、心电轴偏移、异常 Q 波等，而避免武断结论，如房室肥大、心肌缺血、心肌炎、陈旧性心肌梗死等。

第二章　其他常见心电学检查

第一节　动态心电图

动态心电图（ambulatory electrocardiogram，AECG）是指连续记录 24 h 偶或更长时间的心电图。该项检查由美国学者 Holter 首创，故又常直接称之为心电 Holter。动态心电图可提供受检者各种状态下长时间的心电信息，是一种临床广泛应用的心血管病无创性检查手段。

一、Holter 装置

动态心电图仪由记录系统和回放分析系统组成。

1. 记录系统　包括记录器和导联线。受检者佩带记录器，使体表电极经导联线连接在记录器上。记录器能连续记录并储存 24 h 或更长时间的两通道或三通道心电信息。

2. 回放分析系统　实为配有心电分析软件的电脑。其能自动对记录器记录到的心电信息进行分析。专业人员通过人机对话可对电脑分析的心电图资料进行核实、判定、修改和编辑，打印出有关的数据和图表，以及异常心电图图例，作出诊断报告。

二、导　联　选　择

多采用双极导联，导联的选择根据检测的目的而定，常用导联和电极放置部位如下：

1. CM_5 导联　正极置于 V_5 导联位置，负极置于右锁骨中点下方。此导联对检出左室前侧壁缺血性 ST 段压低最敏感，且描记到的 QRS 波振幅最高，故常规使用。

2. CM_1 导联　正极置于 V_1 导联位置，负极置于左锁骨中点下方。此导联可清楚地描记到 P 波，分析心律失常时常用此导联。

3. MaVF 导联　正极置于左腋前线肋缘，负极置于左锁骨中点下方。此导联对检出左室下壁缺血性 ST 段压低较敏感。

4. CM_2 或 CM_3 导联　正极置于 V_2 或 V_3 导联位置，负极置于右锁骨中点下方。此导联对检出变异型心绞痛较敏感。

无关电极可置于体表的任何部位，一般置于右胸第 5 肋间腋前线或胸骨下段中部。

三、临床应用价值

动态心电图常可检测到常规心电图检查难以捕抓的一过性心电改变。结合分析受检者的生活日志，还可以明确病人的症状，活动状态及服用药物等和心电图变化之间的关系。其适应证为：

1. 心悸、气促、胸痛、胸闷、头晕、晕厥等症状发生时心电活动间关系的判断。

2. 心律失常的定性和定量诊断。

3. 无症状心肌缺血是否存在及检测缺血总负荷。

4. 在检测心律失常、心肌缺血基础上，适应证可扩展到药物疗效的评价、病人预后的判断、起搏器功能的评价等。

5. 医学科研和流行病学调查，如正常人心率的生理变动范围，特殊职业人员（登山、潜水、飞行、宇航、驾驶员等）心脏功能的研究等。

四、动态心电图结果的评价

受检者应记好生活日志，即按时间记录自己的活动状态和有关症状，以便专业人员在评价检查结果时参考。

动态心电图受受检者体位、活动、情绪、睡眠等诸多因素的影响，有时生理与病理改变难以界定，特别是 ST-T 改变究竟是心肌缺血还是正常变异有时判断起来非常困难，必须密切结合临床表现及其他辅助检查资料进行综合分析评判。动态心电图属回顾性检查，对需要了解即刻心电活动者应做常规心电图描记或行心电监测，实际临床工作中实时心电监测系统也多具备动态回放、心律及 ST 段自动分析功能，在相当程度上已将两项检查合并使用了。动态心电图仅描记二三个导联，故其不能反映某些异常心电改变的全貌。所以任何心电图检查，体表 12 导联心电图是基础，列为常规检查，而动态心电图检查则是在符合适应证时的重要补充。

第二节　心电图运动试验

心电图运动试验（ECG exercise test）是检查冠心病的一种方法，虽然与有创冠状动脉检查比较有一定的假阳性和假阴性，但由于其方法简便、经济、无创、安全而在临床上得到广泛应用。

一、运动试验的生理和病理基础

冠心病人在静息状态下如心肌氧供与氧需平衡，则其心电图可正常或大致正常。当受检者做一定量运动时，如诱发出心肌氧的供不应求，则心电图可显示缺血性 ST-T 改变。据 Laplas 公式，心肌氧耗量与心率、心室内径、室壁张力、室内压力增加速率及心室射血时间有关。临床上常以心率与收缩压的双重乘积来判断心肌氧耗量。

二、运动负荷量的确定

运动负荷量分为极量和亚极量两档。极量通常指各年龄组受检者心率达到生理极限的负荷量。极限最大心率粗略计算法为 220 – 年龄数；亚极量是指心率达到 85%～90% 最大心率的负荷量，临床上为安全起见大多均采用亚极量运动试验。例如一位 50 岁受检者最大心率为 220 – 50=170 次 /min，亚极量运动试验的靶心率则为 170×85%=145 次 /min。

三、常用的心电图运动试验

1. 踏板运动试验（treadmill exercise test） 目前临床应用最广泛。让受检者在活动的踏板上行走，根据所选择的运动方案，仪器自动分级依次递增踏板速度及坡度以调节负荷量，直到受检者心率达到亚极量水平。在运动前、运动中和运动后多次描记受检者的心电图，据心电图变化以判断结果。

2. 踏车运动试验（bicycle exercise test） 让受检者在装有功率计的固定无轮自行车上作蹬踏运动，以速度和阻力调节负荷量，负荷量依次递增，直到受检者达亚极量靶心率水平。分析运动前、中、后的心电图变化以判断结果。

以上两种试验各有优缺点，但大同小异，临床常取其中一种检查即可。运动前应记录受检者卧、立位 12 导联心电图，并测量血压作为对照。运动中监测心率、心律及 ST-T 改变，并按预定方案每 3 min 描记一次心电图、记录一次血压。在达靶心率后保持这一运动量 1、2 min，再终止运动。此后每 2 min 描记一次心电图，至少观察 6 min，直至 ST 段恢复到运动前状态。

运动试验电极置放胸导联 $V_1\sim V_6$ 同常规心电图检查。为运动方便，将四肢电极移至肢体最近端与躯干交界处（图 3-2-1）。

常用修改的 Bruce 踏板运动方案如表 3-2-1：

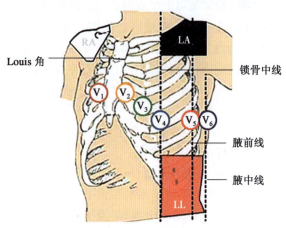

图 3-2-1 运动试验 12 导联电极放置部位示意图

LA：左臂 RA：右臂 LL：左下肢
RL：右下肢（可置身体任何部位） $V_1\sim V_6$：胸导联电极

表 3-2-1　修改的 Bruce 踏板运动方案

级别	时间（min）	速度（km/h）	坡度（°）
1	3	2.7	0
2	3	2.7	5
3	3	2.7	10
4	3	4.0	12
5	3	5.4	14
6	3	6.7	16
7	3	8.0	18
8	3	8.8	20
9	3	9.6	22

四、运动试验的适应证和禁忌证

1. 适应证　①对症状不典型者为确定或排除冠心病进行鉴别。②评估冠心病人的心脏负荷储备能力。③评价冠心病的手术、介入及药物治疗效果。④作为对冠心病易患人群流行病调查时筛选试验。⑤对特殊职业者的常规检查。

2. 禁忌证　所有心电不稳定、血流动力学不稳定、急性冠脉综合征、重症高血压病人，各种急性病及某些不能承受运动负荷的慢性疾患病人均不应做此项检查。

当受检者无以上禁忌时，应鼓励其坚持运动达到亚极量水平。在运动中如遇下列情况应即终止试验：①发生典型心绞痛，发生明显头晕、头痛、乏力、视物模糊、呼吸困难、恶心、胸闷等症状；②发现面色灰白、发绀、冷汗、共济失调等体征；③ST 段水平或下斜型压低≥0.2 mV；④出现室性心动过速或进行性传导阻滞；⑤心率反常性减慢和（或）血压反常性下降。

五、运动试验的结果判断

阳性标准有以下 2 条：

1. 运动诱发出典型心绞痛。

2. 运动中 ST 段呈水平型或下斜型压低≥0.1 mV，持续时间 > 2 min（图 3-2-2）。

少数病人运动中出现 ST 段抬高≥0.1 mV，如静息心电图有病理性 Q 波，则此 ST 段抬高多为室壁运动异常所致；如静息心电图正常，则运动中 ST 段抬高多提示有透壁心肌缺血损伤，常是某支冠状动脉主干严重狭窄所致。

应强调的是，心电图运动试验阳性者如无心绞痛症状，其意义仅为冠心病的一个危险因素，不能仅凭这一危险因素作出冠心病的诊断。因为此试验的特异性一般平均为 77%（17%～100%），尤其在女性受检者中易发生假阳性。因其敏感性一般平均为 68%（23%～100%），故心电图运动试验阴性者，不能完全排除冠心病的可能，须密切结合临床及其他辅助检查综合判断。

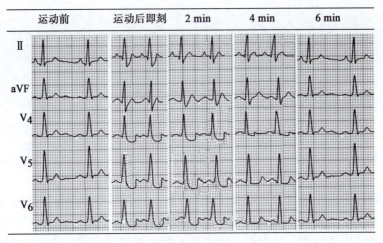

图 3-2-2　运动后主要导联显示缺血性 ST–T 改变

第三节　经食管心房调搏

一、经食管心房调搏

鉴于食管位于左心房后方两者紧相比邻，将一电极导管插入食管，将电极置于心房水平，既能清晰地记录到心房除极波（P′）描记出食管心电图，又可以发放电刺激行心房起搏。这就是经食管心房调搏（trans-esophageal atrial pacing，TEAP）的基本原理。

二、窦房结功能测定

将食管电极置于右心房水平，发放电脉冲，频率逐级加速，当频率超过窦房结自律性后，即夺获心脏，成心房起搏心律。快速心房起搏时窦房结受到超速抑制，起搏数秒钟后终止电刺激，心脏将恢复窦性心律。从最后一个右房起搏波（P′波）到其后第一个窦性 P 波的间距称为窦房结恢复时间（sinus node recovery time，SNRT）。正常时 SNRT < 2 000 ms。通过程序电刺激尚可测出窦房传导时间（sinoatrial conduction time，SACT）。正常时 SACT < 150 ms。

SNRT 与 SACT 为窦房结功能的两项指标。当窦房结和（或）其结周病变时，SNRT 和（或）SACT 可延长。

三、在阵发性室上性心动过速诊治上的应用

当常规体表心电图显示宽 QRS 波群型心动过速，又不能清晰描记到 P 波时，通过食管心电图常有助于识别心房与心室的电活动，确定是否存在房室分离（图 3-2-3），从而鉴别室性心动过速与室上性心动过速伴室内差异传导。

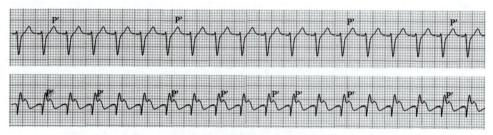

图 3-2-3　经食管心电图描记

体表心电图不能肯定诊断，经食管心电图描记可见明确的房室分离，确诊为室性心动过速

　　经食管心房调搏还有助于确定房室结双径路的存在。房室结双径路是指其内有两条通道：β 通道传导速度快而不应期长，α 通道传导速度慢而不应期短。正常时窦性冲动循快径路（β 通道）下传，P-R 间期较短。经食管电极行程序性起搏，当电刺激频率快到激动落在房室结 β 通道的不应期内时，则经 α 通道下传。因 α 通道此时已度过不应期，但其传导速度慢，故 P-R 间期突然延长。如发现 P-R 间期的这种跳跃现象，则可判定房室结双通道的存在。房室结折返性心动过速可被心房电刺激诱发与终止。这样就可借 TEAP 协助评价抗心律失常治疗的疗效。在某些情况下还可用 TEAP 终止快速折返性室上性心动过速。

（杨　迅　杨昭徐）

第三章　肺功能检查和血气分析

呼吸由三个环节组成：①外呼吸，是指外界环境与血液在肺部进行的气体交换，包括肺通气（外界空气与肺之间的气体交换过程）和肺换气（肺泡与肺毛细血管之间的交换过程）；②气体在血液中的运输；③内呼吸，即血液和组织之间的气体交换过程，包括细胞内的氧化过程。

肺功能检查是对受检者呼吸生理功能进行定性和定量评估的物理检查方法，是呼吸系统疾病的重要检查手段。肺功能检查具有无痛苦、敏感度高、重复检测方便和受检者易于接受等优点。目前临床常规肺功能检查主要包括肺容积、肺通气和弥散功能的测定、峰流量测定、支气管激发试验、支气管舒张试验等。

肺功能检查主要用于以下目的：

1. 早期检出呼吸道病变，评估患者呼吸功能状况。

2. 鉴别呼吸困难的原因，判断气道阻塞的部位。

3. 评估肺部疾病的肺功能损伤的性质与严重程度，有助于制定相应的治疗方案、判断疗效。

4. 麻醉、外科手术的术前呼吸功能检查和风险评估，手术耐受力、术后并发症及恢复的预测。

5. 健康体检、劳动强度和耐受力的评估。

6. 危重病人的监护等。

对于检查的结果，应结合受检者的病史、体格检查及其他检查结果等临床资料综合分析和判断。

第一节　通气功能检查

肺通气功能检查是呼吸功能检查中最基本的检查项目，包括肺泡的含气量、气流在气道中的流速及其影响。

一、肺容积检查

静息状态下，每个呼吸周期中，吸气时膈肌和肋间外肌收缩，胸膜腔和肺内产生负压，空气进入到肺泡，肺内容积逐渐增加，当肺泡内压和口腔内压相等时，吸气终止。之后，膈肌和肋间外肌松弛，肺依靠自身的弹性回缩力使肺和胸廓回缩产生呼气，肺内压和口腔内压相等时呼气结束。

肺容积是指在安静情况下所测得的一次呼吸的容积变化。肺泡内含气量受肺与胸部扩张或回缩的影响，其相应改变包括 4 种基础肺容积（basal lung volume）和 4 种基础肺容量（basal lung capacity）（图 3-3-1）：

1. **基础肺容积** 由潮气量、补吸气量、补呼气量和残气量组成，它们彼此之间互不重叠。

2. **基础肺容量** 是由两个或两个以上的基础肺容积组成。包括深吸气量（潮气量＋补吸气量）、功能残气量（补呼气量＋残气量）、肺活量（深吸气量＋补呼气量）和肺总量（肺活量＋残气量）。

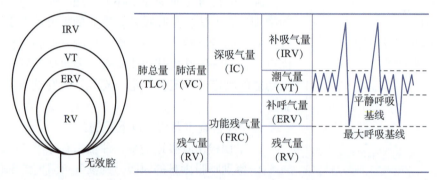

图 3-3-1 肺容积及其组成

（一）检测参数及其正常值

1. 肺容积

（1）潮气量（tidal volume，VT）：平静呼吸时，一次吸入和呼出的气量。成人正常值约为 500 mL。呼吸肌功能不全时 VT 降低。平静呼吸的潮气量中，约 25% 来自肋间肌的收缩，75% 依赖膈肌运动完成。故潮气量的大小不仅与性别、年龄、身高、体表面积有关，且受胸廓与膈肌运动的影响。

（2）补吸气量（inspiratory reserve volume，IRV）：平静吸气末，再用力吸气时所能继续吸入的最大气量。成人正常值：男性约 2 160 mL、女性约 1 400 mL。

（3）补呼气量（expiratory reserve volume，ERV） 平静呼气末，再尽力呼气时所能继续呼出的最大气量。成人正常值：男性（1 609±492）mL、女性（1 126±338）mL。

（4）残气量（residual volume，RV）：补呼气末残留在肺内的气量；成人正常值：男性（1 615±397）mL，女性（1 245±336）mL。

2. 肺容量

（1）深吸气量（inspiratory capacity，IC）：平静呼气末尽力吸气所能吸入的最大气量，即潮气量加补吸气量（IC=VT+IRV）。成人正常值：男性为（2 617±548）mL，女性为（1 970±381）mL。正常 IC 占肺活量的 2/3～4/5。

（2）功能残气量（functional residual capacity，FRC）：平静呼气末残留在肺内的气量，包括补呼气量和残气量（FRC=ERV+RV）；成人正常值：男性（3 112±611）mL，女性（2 348±479）mL。

（3）肺活量（vital capacity，VC）：最大吸气后所能缓慢呼出的最大气量，即深吸气量加补呼气量（VC=IC+ERV）或潮气量加补吸气量加补呼气量（VC=VT+IRV+ERV）。成人正常值：男性（4 217±690）mL，女性（3 105±452）mL；实测值/预计值<80%为异常。

（4）肺总量（total lung capacity，TLC）：深吸气后肺内所含全部气量，即肺活量+残气量（TLC=VC+RV）；成人正常值：男性（5 766±782）mL，女性（4 353±644）mL。

（二）肺容积的测定方法

测定方法：以体温、大气压、饱和水蒸气压校正肺量计后，嘱受检者取坐位，上鼻夹，含口器与肺量计相连，平静呼吸5次后测定肺活量。残气量、肺总量需先测定出功能残气量后通过计算求得，而其他基础肺容积可用肺量计直接测出。

残气量的测定需要应用气体分析法间接测算。所采用的指示气体是机体所不能产生或代谢的也不能和肺脏进行气体的交换，目前常采用的气体为氦（He）或氮（N_2）。

1. 测定方法

（1）密闭式氦稀释法：括重复呼吸法和一口气法两种，其中重复呼吸法常用：空气冲洗肺量筒3次后，充入含10%氦与空气混合气。受检者坐位平静呼吸至功能残气位时重复呼吸7~10 min，使肺内气体与肺量计内气体充分混合，达到氦浓度平衡后再持续1 min，于平静呼气末终止测量。休息20 min后重复一次，要求两次差<5%。根据初始氦浓度与平衡后氦浓度、已知肺量计的容积可计算出功能残气量，再减去补呼气量即为残气量。计算公式为：

$$FRC = \frac{（He\,初始浓度 - He\,终末浓度）\times 肺量计容积}{He\,终末浓度}$$

（2）氮冲洗法：包括密闭式与开放式重复呼吸法和开放式氮稀释法三种，现多采用密闭式重复呼吸法。肺量计经空气充分冲洗后，在肺量计中充入纯氧5 000 mL。受检者重复呼吸7 min，使肺量计和肺内的氮和氧充分混合达到平衡，通过测定肺量计中的气样检测氮浓度计算功能残气量。

2. 肺容积改变的临床意义　肺容积受年龄、身高、体重、性别、体位等多种因素的影响。正常预计值是基于正常人群的检测，计算出上述相关因素的多元回归方程。一般检查时均采用坐位。正常参考值为预计值的80%~120%。

肺活量（VC）是肺功能检测中简单易行而又最有价值的参数之一。肺活量减低提示有限制性通气功能障碍和严重的阻塞性通气功能障碍。常见于胸廓畸形、广泛胸膜增厚、大量胸腔积液、气胸、肺不张、慢性阻塞性肺疾病、支气管哮喘、弥漫性肺间质纤维化、大量腹腔积液、腹腔巨大肿瘤、重症肌无力、膈肌麻痹、急性炎症性脱髓鞘性多发性神经根炎等。实测值占预计值的百分比<80%为减低，其中60%~79%为轻度，40%~59%为中度，<40%为重度。

功能残气量（FRC）和残气量（RV）增多，提示肺内充气过度。FRC测定时只需受检者平静呼吸，不受受检者主观用力呼吸与否的影响，因而重复性好。RV测定则要求受检者用力呼吸，因此其用力程度和配合的好坏影响RV的测定值。FRC是反映正常的呼吸生理模式的变化，即胸廓弹性回缩和肺弹性回缩力之间的关系。正常情况下这两种力量相等而互相抵消，FRC约相当于肺总量的40%。肺弹性回缩力下降，可使FRC增高，见于阻塞性肺气肿、气道部分阻塞。反之可使FRC下降，见于肺间质纤维化、急性呼吸窘迫综合征（ARDS）、胸廓畸形（使肺泡扩张受限）、肥胖（使腹压增高，胸廓弹性回缩力下降）。

RV 临床意义同 FRC。临床上残气量常以其占肺总量（TLC）百分比（即 RV/TLC%）作为判断指标，正常情况下，RV/TLC≤35%，>40% 提示肺气肿。

残气量减少见于限制性肺疾病，如肺间质纤维化、肺不张、肺水肿、胸腔积液、胸廓畸形、肺切除术后等；残气量增加见于慢性阻塞性肺疾病。

肺总量（TLC）为最大限度吸气后肺内所含气量，即肺活量加残气量。肺总量减少见于广泛肺部疾病，如肺水肿、肺不张、肺间质性疾病、胸腔积液、气胸等。在肺气肿时，TLC 可正常或增高，主要取决于残气量的增减情况。

二、通气功能检测

（一）肺通气量

1. 每分静息通气量（minute ventilation，VE） 静息状态下每分钟呼出或吸入的气量：VE = 潮气（VT）× 呼吸频率（RR）/min。

检测方法：受检者静卧 15 min 平静呼吸后，用已调试好的肺量计进行测试。重复呼吸 2 min，同时记录呼吸曲线与自动氧耗量。选择呼吸曲线平稳、基线呈水平状态、氧摄取曲线均匀的 1 min，计算 VE 值，并经体温、大气压、饱和水蒸气压校正。

成人正常参考值：男性（6 663 ± 200）mL、女性（4 217 ± 160）mL。

临床意义：平静呼吸的潮气量中，约 25% 来自肋间肌的收缩，75% 依赖膈肌运动完成。故潮气量的大小不仅与性别、年龄、身高、体表面积有关，且受胸廓与膈肌运动的影响。>10 L/min 提示通气过度，见于呼吸性碱中毒。<3 L/min 提示通气不足，见于呼吸性酸中毒。

2. 最大通气量（maximal voluntary ventilation，MVV） 是以最快呼吸频率和最大呼吸幅度进行自主重复呼吸 1 min 所检测的通气量，可用于评估肺组织弹性和胸廓弹性、气道阻力及呼吸肌的力量，是临床常用的通气功能和通气功能储备能力测试指标。

测定方法：包括密闭式与开放式两种，其中开放式适合人群筛查用。严重心肺疾病及咯血者为禁忌证。受检者立位，连接肺量计，平静呼吸 4～5 次后尽力以最快的速度持续重复呼吸 12 s 或 15 s，呼吸频率达 10～15 次/min，休息 10 min 后重复测试一次，两次测定结果差异 <8%。选择呼吸速度均匀、幅度一致连续达到 12 s 或 15 s 的一段最大曲线，以呼吸所得气量乘 5 或 4 即得出每分钟最大通气量。

成人正常参考值：男性（104 ± 2.71）L、女性（82.5 ± 2.17）L。以实测值占预计值的百分比判定，<80% 为异常。

临床意义：

（1）MVV 降低见于气道阻塞和肺组织弹性减退，如慢性阻塞性肺疾病、胸廓病变、胸膜病变、弥漫性间质性肺疾病、肺实变、肺不张及呼吸肌功能障碍等。

（2）用于通气储备能力评估，常以通气储备百分比表示，计算公式为：

$$通气储备\% = \frac{每分钟最大通气量 - 每分钟静息通气量}{每分钟最大通气量} \times 100\%$$

通气储备百分比是胸部手术术前判断肺功能状况、预测肺并发症发生风险的指标以及职业病劳动能力鉴定的指标。正常值 > 95%，< 86% 提示通气储备不足，气急阈值为 60% ~ 70%。

（二）用力肺活量

受试者在深吸气至肺总量（TLC）位后以最大力量、最快速度用力呼气所能呼出的气体，将该过程中呼出的气体量和相应的呼气流速进行描记，以最大呼气流速 - 容量曲线（maximum volume expiratory flow curve，MEFV）表示，亦称流量 - 容积曲线（V–V 曲线）（图 3-3-2）。

1. 测定原理 小气道流量的变化与小气道壁受呼吸过程中肺容积大小变化的影响密切相关。吸气时肺容积增大，随胸腔压力的降低，气道周围肺组织弹性回缩力对管壁的牵张力增强，使气道扩张。用力呼气时，肺泡内压（亦称肺内压）驱动气体排出肺泡，也作用于气道，挤压使其口径缩小而妨碍肺泡排气。故在深吸气后用力呼气初期，肺容积较大，小气道内径相对较粗，单位时间呼气流量与胸内压力有关；到了呼气中后期，肺容积缩小，呼气流量则取决于小气道

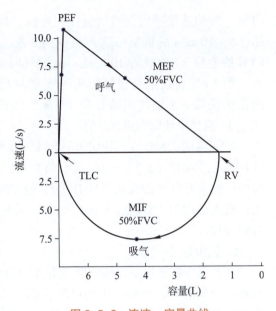

图 3-3-2 流速 - 容量曲线

TLC：肺总量；RV：残气量；FVC：用力肺活量；PEF：最大呼气流量；MEF：最大呼气中段流量；MIF：最大吸气中段流量

及其腔内压力抵制和削减其周围压力与气道阻力保持通畅的能力，而与胸内压大小无关，流量自动降低。V–V 曲线显示其初始部分（肺活量的 75% 以上）的最大呼气流速与受试者呼气用力大小相关，后半部（肺活量的 75% 以下）的最大呼气流速与受试者呼气用力大小无关。在整个呼气过程中，在高肺容积阶段，肺弹性回缩力较大，气道口径大，阻力低。因下游气道有软骨支撑，所以气道阻力变化较小，流速迅速升高，达到峰流速。在低肺容积阶段，肺弹性回缩力较小，气道阻力增加，由于小气道管壁无软骨支撑，因此下游段可出现气道动态压缩，阻力进一步增加，流速不断下降。

2. 主要参数

（1）用力肺活量（forced vital capacity，FVC）：是指深吸气至肺总量位后以最大力量、最快的速度所能呼出的全部气量。

（2）第一秒用力呼气量（forced expiratory volume in first second，FEV_1）：是指最大吸气至肺总量位后，开始呼气第 1 秒钟内的呼出气量。正常人 3 s 内可将肺活量全部呼出，第 1、2、3 秒所呼出气量各占 FVC 的百分率正常分别为 83%、96%、99%（图 3-3-2）。

（3）第一秒用力呼气量 / 用力肺活量百分比（FEV_1/FVC%）：FEV_1 既是容积测定，亦为 1 s 内的平均呼气流量测定，临床应用广泛，并常以 FEV_1 和 FEV_1/FVC% 表示（简称一秒率）。

（4）最大呼气流量（peak expiratory flow，PEF）：受试者在最大用力呼气过程中的最大呼气流量，即用力呼气峰流速，与用力程度密切相关。

（5）最大呼气中段流量（maximal mid-expiratory flow，MMEF，MEF）：受试者在用力呼气过程中从呼出 25% 至 75% 用力肺活量之中的平均流速。将用力肺活量起、止两点间平均分为四等份，取中间 50% 的肺容量与其所用呼气时间（最大呼气中段时间，maximal mid-expiratory time，MET）相比所得值。

3. 测定方法 仪器准备，肺量计筒容积应大于 7 L，积聚时间至少达 10 s，流量为 12 L/s 时的阻力为 1.5 cmH_2O/（L·s）。受检者取立位，与肺量计连接后做最大吸气至肺总量位，屏气 1 s 后以最大

力量、最快速度呼气至残气量位，持续、均匀、快速呼尽。5~10 min 后重复一次，至少测 3 次。两次测定的 FVC 值差应＜5% 或者 100 mL。总呼气时间应达 4 s 以上。用 X-Y 函数记录仪描绘出呼气量与相应气流速度的相关曲线。X 轴代表肺容积、Y 轴代表最大呼气流量（V_{max}）。选择最佳曲线进行计算。

4. 正常成人参考值　用力肺活量（FVC）男性（3 179±117）mL、女性（2 314±48）mL；$FEV_1/FVC\%$ 均大于 80%；最大呼气中段流量（MMF）与 最大呼气中段时间比，成人男性为（3 452±1 160）mL/s、女性为（2 836±946）mL/s。

5. 临床意义

（1）用力肺活量是检测呼吸道有无阻力的重要指标。阻塞性通气障碍，如慢性阻塞性肺疾病、支气管哮喘急性发作的患者，由于气道阻塞、呼气延长，其 FEV_1 和 $FEV_1/FVC\%$ 均降低；在可逆性气道阻塞中，如支气管哮喘，在应用支气管扩张剂后，其值可较前改善；限制性通气障碍时，如弥漫性肺间质疾病、胸廓畸形等患者，因为此时虽呼出气流不受限制，但肺弹性及胸廓顺应性降低，呼气运动迅速减弱停止，使肺活量的绝大部分在极短时间迅速呼出，可接近正常。

（2）最大呼气中段流量（MEF）可作为评价早期小气道阻塞的指标。因为 MEF 主要取决于 FVC 非用力依赖部分，包括 MEF 在内的低肺容量位流量改变仅受小气道直径影响。有研究发现小气道疾患当 FEV_1 和 $FEV_1/FVC\%$ 及气道阻力均正常时，MEF 却可降低，表明 MEF 比 $FEV_1/FVC\%$ 能更好地反映小气道阻塞情况。

6. 临床应用

（1）通气功能的判断：通气功能测定是临床肺功能测定的基本内容，是一系列肺功能检查中的初筛项目。根据上述各项参数，并结合气速指数（正常为 1），可对通气功能作出初步判断、判断肺功能状况和通气功能障碍类型。

$$气速指数 = \frac{MMV\ 实测值/预计值\ \%}{VC\ 实测值/预计值\ \%}$$

通气量储备能力用通气储备百分比来表示，95% 为正常，低于 86% 提示通气储备不佳，低于 70% 提示通气功能严重损害。

肺功能不全分级见表 3-3-1。

通气功能障碍分型：通气功能主要反映大气道（内径＞2.0 mm）通气的状况。阻塞性通气功能障碍的特点是以流速（如 $FEV_1/FVC\%$）降低为主，限制性通气障碍则以肺容量（如 VC）减少为主。其分型见表 3-3-2。

流速-容量曲线特征：

阻塞性通气功能障碍：主要特征为 $FEV_1/FVC\%$ 下降（＜70%），V-V 曲线的特征为峰值降低，下降支向内凹陷、FVC 正常或减低、RV 增加、TLC 正常或增加（图 3-3-4）。常见于慢性阻塞性肺疾病、支气管哮喘。

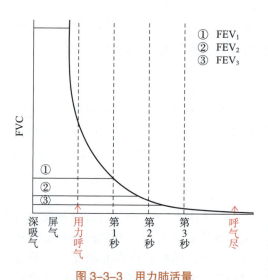

图 3-3-3　用力肺活量

FEV_1、FEV_2、FEV_3 分别表示第 1、2、3 秒
用力呼气量；FVC：用力肺活量

表 3-3-1　肺功能不全分级

VC 或 MVV 实测值 / 预测值 %		FEV₁/FVC %
基本正常	>80	>70
轻度减退	80 ~ 71	70 ~ 61
显著减退	70 ~ 51	60 ~ 41
严重减退	50 ~ 21	≤40
呼吸衰竭	≤20	

表 3-3-2　通气功能障碍分型

	FEV₁/FVC%	MVV	VC	气速指数	RV	TLC
阻塞性	明显减低	明显降低	正常或减低	<1.0	增加	正常或增加
限制性	正常或增加	减低或正常	明显降低	>1.0	正常或降低	减低
混合性	减低	减低	减低	约1.0	不定	不定

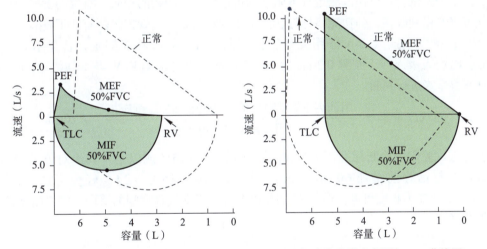

图 3-3-4　阻塞性通气功能障碍（左图）与限制性通气功能障碍（右图）V-V 曲线图

TLC：肺总量；RV：残气量；FVC：用力肺活量；PEF：最大呼气流量；
MEF：最大呼气中段流量；MIF：最大吸气中段流量

　　限制性通气功能障碍：主要特征为 VC 和 TLC 下降（<80% 预计值）、FEV₁/FVC% 正常或增加，V-V 曲线的特征是显示下降支陡直、基底部较窄（FVC 下降）（图 3-3-4）。常见于肺纤维化、胸膜肥厚。

　　混合性通气功能障碍：主要特征为 FEV₁/FVC% 下降 LC，TLC 下降或不定。

　　（2）阻塞性肺气肿的判断：可根据 RV/TLC% 结合肺泡氮浓度的测定，对阻塞性肺气肿的程度作出判断（表 3-3-3）。

表 3-3-3　阻塞性肺气肿程度判断

	RV/TLC（%）	平均肺泡氮浓度（%）
无肺气肿	≤35	2.47
轻度肺气肿	36~45	4.43
中度肺气肿	46~55	6.15
重度肺气肿	≥56	8.40

（3）最大呼气流量变异率（峰流速变异率）：最大呼气流量（PEF）为用力肺活量测定过程中，呼气流速最快时的瞬间流速，亦称峰值呼气流速，主要反映呼吸肌的力量及气道有无阻塞。正常人一日内不同时间点的 PEF 值有差异，称为峰流速日变异率或昼夜波动率。这种变异率的测定，可用微型峰流速仪于从每日清晨至睡前测 PEF，连续测一周后计算：

$$PEF\ 日变异率 = \frac{日内最高\ PEF - 日内最低\ PEF}{1/2（同日内最高\ PEF + 日内最低\ PEF）} \times 100\%$$

正常值一般 <20%，≥20% 对支气管哮喘诊断有意义。因该法操作简便，故常作为哮喘患者病情监测的指标，若日变异率明显增大，提示病情加重，需行相应处理。

（4）支气管舒张试验：可用以测定气道阻塞的可逆性，及药物的疗效。有效的支气管扩张药可使发作时的气道痉挛得到改善，肺功能指标好转。常用的吸入型支气管扩张药有沙丁胺醇等。

测定方法：测定前病人 24 h 停用支气管扩张药。行常规肺功能测定，若显示 FEV_1 或 $FEV_1/FVC\%$ 降低，给病人吸入沙丁胺醇 0.2 mg 后 15~20 min，重复检测 FEV_1 与 $FEV_1/FVC\%$，按下列公式计算通气改善率来进行判断。

$$通气改善率 = \frac{用药后\ FEV_1\ 测定值 - 用药前\ FEV_1\ 测定值}{用药前\ FEV_1\ 测定值} \times 100\%$$

支气管舒张试验阳性诊断标准：① FEV_1 较用药前增加 15% 或以上（其绝对值增加 200 mL 或以上）。② PEF 较治疗前增加 60 mL/min 或增加 ≥20%。15%~24% 轻度可逆，25%~40% 为中度可逆，>40% 为高度可逆。改善率 15% 以上可用于支气管哮喘的诊断。慢性阻塞性肺疾病患者改善率不明显。

（5）支气管激发试验：用于测定气道的反应性。气道反应性是指气道对各种物理、化学或生物因子刺激的收缩反应，气道反应性增高是支气管哮喘的重要特征。临床上可用于支气管哮喘的协助诊断，当哮喘患者处于缓解期，或症状体征不典型，或仅以咳嗽为主要表现的咳嗽变异性哮喘者等，肺功能检查往往未见异常，激发试验阳性有助于诊断。但应注意病毒感染所致的支气管炎、慢性阻塞性肺疾病、过敏性鼻炎也可出现激发试验阳性，而正在抗过敏或过敏季节已过，支气管激发试验可呈阴性。

测定方法：支气管激发试验常用组胺、醋甲胆碱等药物，用生理盐水配成不同浓度，浓度逐渐增加，检查前 24 h 需停用支气管扩张药。先测定 FEV_1 基础值，受检者雾化吸入生理盐水 2 min，之后从小剂量到大剂量依次雾化吸入醋甲胆碱或组胺，每一浓度吸入 2 min，反复测 FEV_1，直至 FEV_1 较基础值下降 20% 时终止试验。根据吸入的醋甲胆碱或组胺累积的吸入总量，来判断有无气道高反应性的存在。气道反应性的判断主要以使 FEV_1 降低 20% 时所需药物累积量（$PD_{20}\ FEV_1$），其值为组胺

$PD_{20} FEV_1 < 7.8\ \mu mol$、醋甲胆碱 $PD_{20} FEV_1 < 12.8\ \mu mol$，为气道反应性增高。计算公式为：

$$PD_{20} FEV_1（mol）= \frac{FEV_1 \text{对照值} - \text{药物吸入后} FEV_1 \text{最高值}}{FEV_1 \text{对照值}} \times 100\%$$

（6）上气道狭窄部位和性质判断：对于上气道（气管隆凸以上气道），由于狭窄的部位和性质不同，可表现不同类型的 V–V 曲线（图 3-3-5）。

上气道固定性狭窄：吸气流速和呼气流速均受限，吸气和呼气 V–V 曲线均呈平台状改变见于气管瘢痕性狭窄、气管内肿物等。

上气道可变性狭窄：胸腔内可变性大气道主要影响呼气过程。在吸气时肺内压为负压，对胸内狭窄的气道形成牵拉而改善狭窄程度。故吸气流速影响不大；呼气时肺内压转为正压而加重气道狭窄，呼气流速受限。故吸气 V–V 曲线显示基本正常，呼气 V–V 曲线则呈平台型改变。见于气管软化、气管肿瘤。

胸腔外可变性大气道狭窄：主要影响吸气过程。由于吸气时气道内呈负压，气道外的大气压和气道内的压力差使气道狭窄进一步加重，表现为吸气流速受限；呼气时气道内呈正压，气道狭窄改善，呼气流速未受影响。见于声带麻痹、会厌狭窄。

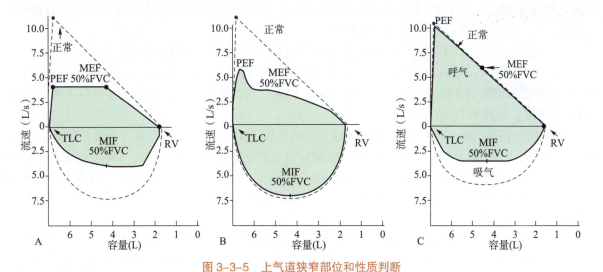

图 3-3-5　上气道狭窄部位和性质判断

A. 上气道固定狭窄　B. 胸腔内可变性狭窄　C. 胸腔外可变性狭窄

TLC：肺总量；RV：残气量；FVC：用力肺活量；PEF：最大呼气流量；MEF：最大呼气中段流量；MIF：最大吸气中段流量

第二节　换气功能检查

肺泡与肺毛细血管之间的气体交换过程即"换气"。肺有效的气体交换与吸入气体的分布、通气量、血流量和通气与血流灌注比值以及气体的弥散有密切关系。

一、肺弥散量

人体内气体的交换是以最基本的物理原理按气体弥散（diffusion）的方式进行的，在气体分子分布不均匀的情况下，气体分子会从分压高处向分压低处发生净转移。肺泡弥散是指气体分子通过肺泡 – 毛细血管膜进行交换的过程，弥散功能以弥散量（diffusing capacity，D_L）表示，是指当肺泡 – 毛细血管膜两侧气体分压差为 1.0 mmHg 时，每分钟所能透过（或扩散）的气体量（mL），即

$$D_L = \frac{V}{P_A - P_C}$$

式中 V：每分钟通过呼吸膜的气体容积（mL/min），P_A：肺泡气中该气体的平均分压，P_C：肺毛细血管血流内该气体的平均分压。

影响因素包括两侧气体分子的分压差、气体分子量、气体溶解度、弥散膜的面积、弥散膜的厚度、肺泡毛细血管血流以及气体与血红蛋白的结合能力等。

气体在液体中的弥散速率与其分子量平方根成反比，与其在介质中的溶解度成正比，与弥散的面积成正比，与弥散的距离成反比。CO_2 的弥散速率约为 O_2 的 21 倍，因此临床上不存在 CO_2 弥散障碍，弥散障碍主要影响 O_2，造成低氧血症。

正常人血中 CO 的含量接近零，CO 透过肺泡 – 毛细血管膜的反应速率以及 CO 与血红蛋白的结合能力和 O_2 相似，且 CO 与血红蛋白的结合力是 O_2 的 210 倍，因此生理范围的 O_2 分压对 CO 的结合不形成干扰，因此，CO 可用于测定弥散量。

1. 测定和计算方法　CO 弥散量的测定方法主要包括单次呼吸法和重复呼吸法。

（1）单次呼吸（single breath）法：受试者深呼气至残气位后，吸入含有 0.3% CO、20% O_2、10% He 及 N_2 平衡的混合气至肺总量（TLC）位，屏气 10 s 后均匀缓慢呼气，在呼气过程中连续测定 CO 及 He 的浓度，计算出 $D_L CO$（SB）。

（2）重复呼吸（rebreathe）法：受试者呼气至残气位（RV）后，自储存袋内重复呼吸含有 0.3% CO、20% O_2、10% He 及 N_2 平衡的混合气，呼吸深度与肺活量相当，共 1 min，储存袋内的气体与肺泡气体充分混合。连续测定储存袋内的 CO 浓度，计算出 $D_L CO$（RB）。重复呼吸法使得气体充分混合，结果受通气与血流灌注比值失调的影响小，但测定方法较复杂，一般不作为常规。适于阻塞性通气功能障碍患者检测。

2. 检测临床意义　肺弥散量是测定呼吸通过呼吸膜能力的一种指标。随年龄、性别、体位等待改变而有不同。男性大于女性，青年人大于老年人。弥散量如小于正常预计值的 80%，则提示有弥散功能障碍。

$D_L CO$ 下降的原因：①弥散膜面积减小，见于肺气肿、肺切除、支气管阻塞、多发肺栓塞；②弥散膜厚度增加，见于弥漫性肺间质纤维化、结节病、石棉肺、肺泡蛋白沉着症等。

$D_L CO$ 增加的原因：①肺泡内出血，因 CO 与肺泡内的血红蛋白结合，CO 终浓度下降；②肺毛细血管血流增加，见于红细胞增多、血液从心脏左向右分流、早期充血性心力衰竭。

二、通气与血流灌注比值

肺有效的气体交换不仅要求有足够的通气量和血流量，而且要求通气与血流灌注比值（ventilation/perfusion ratio，V/Q）在数量上比例适当。在静息状态下，健康成人每分钟肺泡通气量（V_A）约 4 L，血流量（Q）约 5 L，V/Q 为 0.8。但是肺内不同肺间区的 V/Q 存在很大差异，其原因是 V/Q 比值受

重力、体位和肺容积的影响，其中重力和体位的影响最大。直立位时单位肺容积的通气肺底部最多，肺尖部最少；而肺血流亦同样为肺底部最多，肺尖部最少，结果导致 V/Q 从肺底向肺尖进行性增高；但通过生理上的调节，使整个肺的 V/Q 取得适当的比值，以保证最有效的气体交换。在病理情况下，局部血流障碍时，进入肺泡的气体，由于未能和充足血流交换，V/Q > 0.8，出现无效腔气增加；反之，局部气道阻塞，V/Q < 0.8，成为无效灌注，而导致静一动脉分流效应。这两种异常状况，都可造成换气功能障碍，导致缺氧（动脉氧分压，PaO_2 降低），一般并无 CO_2 潴留，但可出现动脉二氧化碳分压（$PaCO_2$）降低。

1. 测定方法　是通过计算一些生理指标来间接判定 V/Q。其方法很多，如用 Bohr 公式计算无效腔比率（V_D/V_T）、用动脉血气计算肺内分流（Q_S/Q_T）、肺泡 – 动脉氧分压差（$P_{A-a}O_2$）。

2. 临床意义　V/Q 失调是肺部疾病产生缺氧的主要原因。临床上见于肺实质、肺血管疾病，如肺炎、肺不张、呼吸窘迫综合征、肺栓塞和肺水肿等。

（1）V_D/V_T 正常值为 29.67% ± 7.11%，比值随年龄增大而增加。其值增大见于各种原因所致的肺血管床减少，如肺气肿、肺血流量减少和肺血管栓塞。

（2）Q_S/Q_T 正常值 =0.0505× 年龄 +1.6235，其值增加见于先天性心脏病，右至左分流、肺不张、肺萎陷、肺水肿、肺部感染等疾病。

（3）$P_{A-a}O_2$ 的正常值：吸空气 5 ~ 15 mmHg、吸纯氧 40 ~ 100 mmHg。该项指标受 V/Q、解剖分流与弥散三种因素影响，可作为综合了解肺换气功能的指标。

第三节　动脉血气分析

血液气体和酸碱平衡正常是体液内环境稳定、机体赖以健康生存的基本保证。动脉血气分析（arterial blood gas analysis）包括气体（如氧、二氧化碳）及酸碱平衡（如 pH、碳酸氢、缓冲碱、碱过剩等）。血气分析可以反映肺通气、换气功能及机体酸碱平衡状态。

采血部位可以选择桡动脉、肱动脉、股动脉，在海平面、标准大气压、安静状态下采集动脉血，需隔绝空气，用肝素抗凝后立即送检。

一、血气分析指标

1. pH　动脉血浆中氢离子浓度的负对数值，体现血液的酸碱度，可以判断酸碱平衡调节中机体的代偿程度，是机体内代谢性和呼吸性因素综合影响的反映。正常范围为 7.35 ~ 7.45，平均 7.40，静脉血 pH 较动脉血低 0.03 ~ 0.05。

pH 的异常可以影响机体的生物活性，包括各种酶系统、电解质转运和细胞代谢等功能。pH < 7.35 表示失代偿性酸中毒，pH > 7.45 表示失代偿性碱中毒，pH 正常时提示机体无酸碱平衡失调，或酸碱平衡失调已经代偿或存在复合性酸碱平衡失调。单纯通过 pH 的变化不能判断是何种类型的酸碱平衡失调，应结合 $PaCO_2$、HCO_3^-、AG 等综合进行判定。

pH 计算的公式如下：

$$pH = 6.1 + \log \frac{[HCO_3^-]}{PaCO_2 \times 0.0301}$$

其中，6.1 指的是 H_2O 的解离常数，0.0301 指 CO_2 溶解系数，$PaCO_2 \times 0.0301$ 即为 $[H_2CO_3]$。

从公式可以看出，pH 取决于血液中碳酸氢盐 / 碳酸缓冲对（HCO_3^-/H_2CO_3）。正常情况下两者比值为 20：1，HCO_3^- 主要通过肾调节，H_2CO_3 主要通过呼吸调节。当呼吸因素使肺泡通气量下降时，$PaCO_2$ 排出减少，会引起呼吸性酸中毒，此时，肾发挥代偿作用，使 HCO_3^- 的回吸收增加，从而维持两者之间 20：1 的比例，可保证 pH 接近 7.40。若 HCO_3^- 下降，肺就会通过增加呼吸频率和呼吸幅度，从而更多排出 $PaCO_2$，维持两者之间 20：1 的比例，这种呼吸即 Kussmaul 呼吸。如果代偿结果使 pH 在正常范围，则为代偿性酸碱平衡失调，而如果 pH 不能达到正常范围，则为失代偿性酸碱平衡失调。

2. 动脉血氧分压（PaO_2） 是动脉血中物理溶解的氧分子所产生的压力。随着年龄的增加，PaO_2 可以下降，正常值为：

$$PaO_2 = 100 - （0.33 \times 年龄）\pm 5 \text{ mmHg}$$

PaO_2 低于正常范围下限者，为低氧血症（hypoxemia）。PaO_2 低于 60 mmHg 是诊断呼吸衰竭的标准。当 PaO_2 在 20 mmHg 以下时，组织和血中的氧降阶梯消失，组织不能从血液中摄取氧，有氧代谢不能正常进行，生命无法维持。

通气或换气功能异常均可影响 PaO_2，造成低氧血症的发生。

3. 动脉血氧饱和度（SaO_2，%） 是单位血红蛋白含氧百分数，即氧合血红蛋白与能与氧结合的全部血红蛋白的比值。其计算公式为：

$$SaO_2 = \frac{HbO_2}{Hb} \times 100\% = \frac{血氧含量}{血氧结合量} \times 100\%$$

血红蛋白并非都能和氧结合，且血中还存在其他 Hb，故 SaO_2 的正常值为 95% ~ 98%。

血红蛋白氧解离曲线（oxygen dissociation curve，ODC）可反映 SaO_2 和 PaO_2 的关系，呈 S 形，当 PaO_2 在 60 mmHg 以上时，曲线平坦，即使 PaO_2 有较大幅度变化，SaO_2 的水平扔接近 90%。当 PaO_2 在 60 mmHg 以下时，曲线陡直，即使 PaO_2 稍微下降，SaO_2 即明显减少。ODC 受 pH、$PaCO_2$、2，3-DPG（2,3- 二磷酸甘油酸）含量和温度等因素影响。pH 对 ODC 的影响称为 Bohr 效应，pH 降低时曲线右移，在相同 PaO_2 条件时，氧合血红蛋白（HbO_2）容易释放氧，可提高组织氧分压，利于组织的利用。pH 升高时曲线左移，SaO_2 增高，但 $Hb\ O_2$ 不易释放氧气，故会导致组织缺氧加重。ODC 的位置可以用 P_{50} 表示，即 SaO_2 为 50% 时的 PaO_2 值。正常人 37℃、pH 7.40、$PaCO_2$ 40 mmHg 时，P_{50} 为 26.6 mmHg。

4. 动脉血氧含量（CaO_2，mL O_2/dL） 是每百毫升动脉血含氧的 mL 数，或每升动脉血含氧的 mmol 数，包括与血红蛋白结合的氧及物理溶解的氧之和。

$$CaO_2 = Hb（g/dL）\times 1.34 \times SaO_2 + PaO_2（mmHg）\times 0.0031$$

0.0031 为氧在血中的物理溶解系数。即呼吸空气时，100 mL 血液中物理溶解的氧为 0.3 mL。

CaO_2 的正常参考值为 19 ~ 21 mL/dL。正常情况下物理溶解的氧量仅为 0.3 mL/dL，随着氧分压的升高，物理溶解的氧随之增加。高压氧治疗时，由于采用 3 个大气压，PaO_2 可达 2 000 mmHg，血中溶解氧量达 6.0 mL/dL，即可满足机体组织代谢需要，故可以治疗变性血红蛋白血症和 CO 中毒。

因此，当患者贫血或血液中有高浓度的碳氧血红蛋白或高铁血红蛋白时，CaO_2 比 PaO_2 或 SaO_2 更能准确地反映血液的携氧量和组织的氧供情况。

5. 动脉血二氧化碳分压（$PaCO_2$，mmHg） 是动脉血中物理溶解的二氧化碳分子所产生的压力，正常参考值为 35~45 mmHg，平均为 40 mmHg。CO_2 是有氧代谢的最终产物，经血液运送到肺再排出体外。血液中的 CO_2 以物理溶解、化学结合、水合形成碳酸的三种形式存在。37℃时 CO_2 的物理溶解系数为 0.0308 mmol/（L·mmHg）。当 $PaCO_2$ 为 40 mmHg 时，溶解的 CO_2 量为 2.7 mL/dL，相当于动脉全血 CO_2 全部含量的 5%。

CO_2 的物理溶解量远远高于 O_2，且弥散速度是 O_2 的 20 倍，因此 $PaCO_2$ 受弥散功能障碍的影响很小，$PaCO_2$ 与肺泡二氧化碳分压接近，因此反映肺泡通气量，与肺泡通气量成反比。

根据 $PaCO_2$ 可以判断出呼吸衰竭的类型；还可判断有无呼吸性酸碱平衡失调：原发性 $PaCO_2$ < 35 mmHg 提示呼吸性碱中毒，原发性 $PaCO_2$ > 45 mmHg 提示呼吸性酸中毒。

6. 碳酸氢根（bicarbonate，HCO_3^-） 反映机体酸碱代谢状况的指标，受呼吸和代谢双重因素影响，正常参考值为（24±3）mmol/L。根据测定方法的不同，分为实际碳酸氢根（actual bicarbonate，AB）和标准碳酸氢根（standard bicarbonate，SB）。AB 是指隔绝空气的动脉血标本，在实际 $PaCO_2$ 和 CaO_2 条件下直接测定的浓度。SB 是指动脉血在 38℃、$PaCO_2$ 40 mmHg、SaO_2 100% 的条件下，所测得的 HCO_3^- 含量。

SB 是经过体外标化、$PaCO_2$ 40 mmHg 时测得的，因此不受呼吸因素影响，受肾调节，仅反映代谢性酸碱平衡失调。$PaCO_2$ 正常时，AB 和 SB 无差异。AB 受呼吸性和代谢性双重影响，AB 升高，可能为代谢性碱中毒，也可能是呼吸性酸中毒的代偿反应；AB 降低，可能为代谢性酸中毒，也可能是呼吸性碱中毒的代偿反应。AB 的代偿也是有限度的，最大可代偿升至 45 mmol/L，最小可代偿减少至 12 mmol/L。AB 与 SB 差值，可反映呼吸性因素。呼吸性酸中毒时，HCO_3^- 增加，AB > SB；呼吸性碱中毒时，HCO_3^- 降低，AB < SB；代谢性酸中毒时，HCO_3^- 降低，AB=SB < 正常值；代谢性碱中毒时，HCO_3^- 增加，AB=SB > 正常值。

7. 碱过剩（base excess，BE） 是在 38℃、$PaCO_2$ 40 mmHg、SaO_2 100% 条件下，将血液标本滴定至 pH 7.40 时所消耗酸或碱的量，表示全血或血浆中碱储备增加或减少的情况。加酸为正值，加碱为负值。正常参考值为 ±2.3 mmol/L，其意义与 SB 大致相同。

8. 二氧化碳结合力（carbon dioxide combining power，CO_2CP） 在室温下，静脉血标本分离血浆，与含 40 mmHg $PaCO_2$、100 mmHg PaO_2 的气体进行平衡，测定血浆中所含的 CO_2 总量并减去物理溶解的 CO_2。正常参考值为 50%~70%（22~31 mmol/L）。主要指血浆中呈结合状态形式存在的 CO_2，反映体内的碱储备量，临床意义基本与 SB 相当。因采用的是静脉血，故结果较动脉血高约 3 mmol/L。

9. 肺泡-动脉血氧分压差（$P_{A-a}O_2$） 是指肺泡氧分压（P_AO_2）与动脉氧分压（P_aO_2）之差，反映肺的换气功能，可较早反映肺部氧摄取状况，有时较 PaO_2 更敏感。肺泡氧分压可根据下述公式计算：

$$P_AO_2 = FiO_2 \times (PB - PH_2O) - P_aCO_2/R$$

PB 指大气压，FiO_2 为吸入气氧浓度，PH_2O 指饱和水蒸气压，正常值 47 mmHg，P_aCO_2 指动脉血 CO_2 分压。由于 CO_2 弥散速率快，因此 P_ACO_2 和 P_aCO_2 相等，R 为呼吸交换率（0.8）。

大气中干燥气体的氧浓度为 20.93%，实际上为 20.63%，系因吸入的空气通过上呼吸道被湿化，水蒸气将空气稀释。在呼吸空气时，正常青年人 $P_{A-a}O_2$ 为 15~20 mmHg，随年龄增加而增大，上限一般不超过 30 mmHg。

病理情况下 $P_{A-a}O_2$ 增大提示换气功能障碍，主要病因见于以下情况：①右-左分流或肺血管病变使肺内动-静脉解剖分流增加，致静脉血掺杂；②弥漫性间质性肺疾病、肺水肿和急性呼吸窘迫综合征等所致的弥散功能障碍；③V/Q 比值严重失调，如阻塞性肺气肿、肺栓塞、肺不张等。

10. 阴离子间隙（anion gap，AG）为血清中常规测得的阳离子总数与阴离子总数之差。其计算公式为：

$$AG = Na^+ - (Cl^- + HCO_3^-) = UA - UC$$

正常值为 8 ~ 16 mmol/L。血清阳离子中 K^+、Ca^{2+}、Mg^{2+} 含量很少，称为未测定阳离子（unmeasured cation，UC），Na^+ 为主要阳离子，约占阳离子总数的 90%（140/150）。Cl^- 和 HCO_3^- 为主要阴离子，约占所以阴离子的 85%，其余部分称为未测定阴离子（unmeasured anion，UA），主要包括乳酸、硫酸根、磷酸根、酮体、白蛋白等。AG 有助于判别代谢性酸中毒及各种混合性酸碱失衡的原因。

AG > 30 mmol/L 时，肯定有酸中毒；AG 在 20 ~ 30 mmol/L 时，很可能有酸中毒；AG 在 17 ~ 19 mmol/L 时，少数有酸中毒。

二、判定呼吸衰竭的类型和程度

在海平面大气压、安静状态、呼吸室内空气且无心内解剖分流情况下，$PaO_2 < 60$ mmHg 是呼吸衰竭的诊断标准，结合 $PaCO_2$ 可以判断呼吸衰竭的程度和类型，$PaCO_2 < 35$ mmHg 或在正常范围，为 I 型呼吸衰竭，此时低氧血症的主要原因为换气功能障碍，常见于肺纤维化、肺栓塞、肺水肿等；$PaCO_2 \geq 50$ mmHg，为 II 型呼吸衰竭，则低氧血症的主要原因为通气功能障碍，常见于慢性阻塞性肺疾病、呼吸肌疲劳等。静息状态下动脉血气分析正常，体力活动后出现血气异常，则称之为呼吸功能不全。

临床表现与低氧、二氧化碳潴留的程度、发生速度及机体代偿情况有关。轻度低氧血症可出现脑力活动减弱。二氧化碳升高，颅内压继而升高，可引起头痛、昏睡、意识模糊，严重时可出现昏迷。

三、酸碱平衡失调的判定

酸碱平衡失调的判定需要结合病史，血气分析中的 pH、$PaCO_2$、HCO_3^-、AG 等指标，以及预计代偿公式得出，尤其是复合性酸碱平衡失调。

（一）单纯性酸碱平衡失调

常用单纯性酸碱平衡失调的预计代偿公式见表 3-3-4。

表 3-3-4　常用单纯性酸碱平衡失调的预计代偿公式

原发失衡	原发改变	代偿改变	代偿公式	代偿时限	代偿极限
呼吸性酸中毒	$PaCO_2 \uparrow$	$HCO_3^- \uparrow$	急性 $\Delta HCO_3^- = \Delta PaCO_2 \times 0.07 \pm 1.5$	数分钟 3 ~ 5 d	32 mmol/L
			慢性 $\Delta HCO_3^- = \Delta PaCO_2 \times 0.35 \pm 5.58$		45 mmol/L
呼吸性碱中毒	$PaCO_2 \downarrow$	$HCO_3^- \downarrow$	急性 $\Delta HCO_3^- = \Delta PaCO_2 \times 0.2 \pm 2.5$	数分钟 3 ~ 5 d	18 mmol/L
			慢性 $\Delta HCO_3^- = \Delta PaCO_2 \times 0.5 \pm 2.5$		12 mmol/L
代谢性酸中毒	$HCO_3^- \downarrow$	$PaCO_2 \downarrow$	$\Delta PaCO_2 = \Delta HCO_3^- \times 1.5 + 8 \pm 2$	12 ~ 24 h	10 mmHg
代谢性碱中毒	$HCO_3^- \uparrow$	$PaCO_2 \uparrow$	$\Delta PaCO_2 = \Delta HCO_3^- \times 0.9 \pm 5$	12 ~ 4 h	55 mmHg

注：有△者为变化值，无△者为实测值。

1. 代谢性酸中毒（metabolic acidosis）的原因

（1）机体内源性酸的产生增加：见于糖尿病、饥饿、酒精中毒等所致酮症，严重感染，休克，严重缺氧，大量使用水杨酸类药物等，机体有机酸产生增加.

（2）碳酸氢盐丢失过多：见于腹泻、胰瘘、持续胃肠减压术等。

（3）排酸障碍：见于慢性肾衰竭，肾小管泌 H^+、泌 NH_3 能力降低。

酸中毒发生后，缓冲系统和细胞内外电解质首先参与调节。pH 下降明显时可引起通气代偿增加，呼吸频率和幅度增加，以加快 CO_2 排出、减少血中 H_2CO_3。血 HCO_3^- 降低 1.0 mmol/L，$PaCO_2$ 约下降 1.2 mmHg，最大代偿极限是 10 mmol/L。

血气分析：HCO_3^- 降低，AB=SB 降低，BE 负值增大，$PaCO_2$ 正常或降低，最低可降至 10 mmHg，pH 降低或正常，CO_2CP 降低。

根据 AG 可将代谢性酸中毒分为高 AG 代谢性酸中毒和正常 AG 代谢性酸中毒。

肾衰竭或非挥发酸增多，可导致高 AG 性代谢性酸中毒。根据电中性原理，当 Na^+、Cl^- 不变时，AG 的增加值等于 HCO_3^- 的下降值。高 AG 代谢性酸中毒时当 HCO_3^- 的下降和 AG 的升高不相当，则提示存在混合型酸碱平衡失调。HCO_3^- 下降值 > AG 的增值时，考虑合并正常 AG 代谢性酸中毒；HCO_3^- 下降值 < AG 的增值时，考虑合并代谢性碱中毒。

体内丢失 HCO_3^- 或使用酸性物质过多，可导致正常 AG 代谢性酸中毒，又称高氯性酸中毒。HCO_3^- 和 Cl^- 交换使血 Cl^- 增加，因此［Cl^-］增加值和［HCO_3^-］的下降大致相当。如果这两者之间不相当，则考虑存在混合性酸碱平衡失调。

2. 代谢性碱中毒（metabolic alkalosis） 是由于体内 HCO_3^- 增加或是 H^+ 减少。HCO_3^- 增加的原因包括不恰当的补碱、使用利尿剂过量、应用糖皮质激素等造成低钾低氯性碱中毒，或机械通气或大量使用呼吸兴奋剂时，患者 CO_2 排出过多过快等。H^+ 减少的原因为严重呕吐、幽门梗阻和持续胃管吸引导致胃液损失过多。

血气分析：动脉血 pH 正常或升高，［HCO_3^-］和 CO_2CP 增高，AB 升高值 =SB 升高值，BE 正值增大，$PaCO_2$ 正常或增高。常常伴有低钾、低氯血症，钙和镁也可降低。

由于通气功能代偿性下降，［HCO_3^-］较正常值每增高 1 mmol/L，$PaCO_2$ 约增高 0.9 mmHg。代偿极限是 55 mmHg，很少超过 60 mmHg。但是 $PaCO_2$ 和 HCO_3^- 之间的线性关系并不明显。

代谢性碱中毒发生后，缓冲系统与细胞内外电解质发生移动，肾代偿使得 $NaHCO_3$ 排出增多，固定酸排泄减少。一般在数小时后即可开始代偿反应，3~5 天达到高峰。肺代偿于 1 天后达到高峰，减慢呼吸频率、减少呼吸幅度，使 CO_2 排出减少。

3. 呼吸性酸中毒（respiratory acidosis） 各种原因导致肺泡通气量下降，CO_2 不能顺利排出，导致原发性 $PaCO_2$ 增加引起呼吸性酸中毒。常见病因包括慢性阻塞性肺疾病、重症哮喘、呼吸肌疲劳、镇静剂或吗啡过量抑制呼吸中枢等。血气分析：

急性呼吸性酸中毒：$PaCO_2$ 升高，pH 正常或降低，HCO_3^- 正常或轻度增加，BE 基本正常，血 K^+ 可升高。

慢性呼吸性酸中毒：$PaCO_2$ 升高，pH 正常或降低，HCO_3^- 增加，AB > SB，BE 正值可增大，血 K^+ 可升高或正常，Cl^- 降低。

急性呼吸性酸中毒时，机体通过缓冲系统、细胞内外电解质交换及肾进行调节，但肾调节需 3~5 天。故急性呼吸性酸中毒时，$PaCO_2$ 每增加 1 mmHg，HCO_3^- 将上升 0.07 mmol/L；慢性呼吸性酸中毒时，$PaCO_2$ 每增加 1 mmHg，HCO_3^- 将上升 0.3~0.4 mmol/L。肾代偿极限在急性呼吸性酸中毒时，一般不超过 30 mmol/L，慢性呼吸性酸中毒时，一般不超过 45 mmol/L。

4. 呼吸性碱中毒（respiratory alkalosis）　原发性肺泡通气过度使 $PaCO_2$ 降低，pH 增加为呼吸性碱中毒。常见病因包括疼痛、焦虑、发热、脑血管意外等，导致过度通气、低氧血症或组织缺氧、机械通气调节不当，使 CO_2 排出过多所致。呼吸性碱中毒时肾通过对铵和 H^+ 的排泌下降，增加 HCO_3^- 的排出，完全代偿需要 3~5 天。急性呼吸性碱中毒时 $PaCO_2$ 每下降 1 mmHg，HCO_3^- 将下降 0.2 mmol/L，代偿极限可降至 18 mmol/L；慢性呼吸性碱中毒时 $PaCO_2$ 每下降 1 mmHg，HCO_3^- 将下降 0.5 mmol/L，代偿反应最低可降至 12 mmol/L。

血气分析：$PaCO_2$ 下降，pH 正常或升高，急性呼吸性碱中毒时 HCO_3^- 正常或轻度下降，慢性呼吸性碱中毒时明显下降，AB < SB，BE 负值可增大，血 K^+ 与 Ca^{2+} 降低，Cl^- 增高。

（二）复合性酸碱平衡失调

1. 呼吸性酸中毒合并代谢性碱中毒　多发生于治疗呼吸衰竭时，使用利尿剂或糖皮质激素不当引起低钾、低氯所致；或补充碱性药物过量；或机械通气过度导致 CO_2 排出过快，肾代偿排出 HCO_3^- 较慢，导致 HCO_3^-/H_2CO_3 比值升高。

血气分析：$PaCO_2$ 升高，$[HCO_3^-]$ 和 CO_2CP 明显增高，HCO_3^- 超过预计代偿增加的限度，BE 正值明显增大，pH 正常、升高或降低。血 K^+ 与 Cl^- 常明显降低，Na^+ 和 Mg^+ 也常降低。

2. 呼吸性酸中毒合并代谢性酸中毒　是指肺泡通气不足，CO_2 排出减少，同时由于周围循环衰竭、长期严重低氧致乳酸产生增多，或饥饿、糖尿病致酮体产生增多，肾衰竭导致固定酸排出障碍，腹泻导致碱丢失，致使 HCO_3^- 减少。

血气分析：$PaCO_2$ 上升明显，HCO_3^- 减少、正常或轻度升高，HCO_3^- 低于预计代偿公式计算的结果，pH 明显降低，AG 升高。血 K^+ 常升高，Cl^- 降低或正常，Na^+ 正常或降低。

3. 呼吸性碱中毒合并代谢性碱中毒　多由于呼吸衰竭患者机械通气过度，致使 CO_2 排出过快、过多，而肾代偿调节排出 HCO_3^- 较慢所致。各种引起肺泡通气量增加的疾病如肝硬化患者合并肝肺综合征时，因肺内分流、低氧血症和肺泡通气量增加、体内 CO_2 减少而发生呼吸性碱中毒，同时又因利尿剂治疗，血钾降低而发生代谢性碱中毒。

血气分析：$PaCO_2$ 下降，HCO_3^- 下降、正常或升高，pH 明显上升，血 K^+、Ca^{2+} 降低，Cl^- 升高或降低，Na^+ 正常、降低或轻度升高。

4. 呼吸性碱中毒合并代谢性酸中毒　引起肺泡通气量增加的疾病（如肺炎、肺间质性疾病、感染性发热等）可引起呼吸性碱中毒，同时可因严重缺氧、周围循环衰竭、糖尿病酮症、肾衰竭、腹泻等导致排酸减少、产酸增加、碱损失过多而产生代谢性酸中毒。

血气分析：$PaCO_2$ 下降，HCO_3^- 明显降低，BE 负值增大，AG 升高，pH 升高或大致正常。血 K^+ 正常，Cl^- 升高或正常，Na^+ 正常。

5. 三重酸碱平衡失调　包括两种类型：

（1）呼吸性酸中毒合并高 AG 型代谢性酸中毒和代谢性碱中毒：慢性呼吸衰竭患者因 CO_2 潴留出现呼吸性酸中毒，因严重缺氧、休克、肾衰竭致代谢性酸中毒，又因使用利尿剂、糖皮质激素不当，补碱及呕吐等引起代谢性碱中毒。

血气分析：$PaCO_2$ 升高，pH 多下降或正常，抑或升高，HCO_3^- 多升高，亦可正常、下降，HCO_3^- 的变化与 AG 升高不成等比例。血 K^+ 正常或下降，$[Cl^-]$、AG 增高。

（2）呼吸性碱中毒合并高 AG 型代谢性酸中毒和代谢性碱中毒　可见于慢性肺心病患者，发作时表现为 I 型呼吸衰竭，在呼吸性碱中毒伴严重低氧导致代谢性酸中毒的基础上，利尿剂、糖皮质激素应用不当或补碱而引起代谢性碱中毒。另一个原因是肺心病病人机械通气过度，CO_2 排出过快出现双重碱中毒，氧离曲线左移导致组织缺氧，继而引起代谢性酸中毒。

血气分析：$PaCO_2$ 下降，pH 多升高，亦可正常或下降，HCO_3^- 下降或正常，与 AG 升高不成比例。血 K^+、Cl^- 正常或下降，AG 增高。

（邱小建）

第四章　内镜检查

第一节　内镜的发展简史和基本原理

内镜术（endoscopy）是指通过器械对体内脏器进行直接观察、诊断与治疗的技术。自 1869 年德国医生 Kussmaul 发明首架硬管式胃镜以来，内镜发展经历了硬管式胃镜、可曲式胃镜、纤维内镜和电子内镜几个阶段。内镜向微型摄影机化、操作自动化、图像识别智能化方向迅速发展。

随着电子技术的推广和应用，电子内镜得以迅速发展和广泛使用。它改变了原有纤维内镜由光学纤维导光与内视的性质，以其先端精细的卫星电子偶组成图像传感器，相当于用微型真空摄像管观察脏器、摄录图像，通过电缆传递和计算机图像处理，使电视荧光屏上彩色图像更加清晰逼真，并可供众多人员同时观看和研讨。电子内镜与计算机图文处理系统的有机结合，更有利于诊断和治疗资料的储存、图像的采集、分析交流和会诊。除了消化系统的食管镜、胃镜、十二指肠镜、结肠镜，呼吸系统的支气管镜、鼻镜、喉镜外，还有宫腔镜、膀胱镜等。

小肠是消化道最长的一部分，成人全长平均 5~7 m，是食物消化、吸收的主要场所，同时它还具有内分泌和免疫防御功能。但由于小肠走向迂回重叠，远离口腔和肛门，处于常规胃镜和结肠镜难以到达的位置，因此小肠疾病的诊治一直是内镜医生的难题。现代科技的发展给小肠疾病的诊治带来了重大突破，这一消化道最后的"盲区"正日渐消失。2000 年胶囊内镜和双气囊小肠镜的双双诞生是人类向小肠探索的起点。随着胶囊内镜、双气囊小肠镜、单气囊小肠镜、螺旋管式小肠镜于 2002 年起相继引入国内并应用于临床，未来的胶囊内镜具有更广的视觉角度、更好的视觉效果，可能出现能够通过磁性原理在体外遥控的胶囊内镜。

在临床上对于有管腔与体外自然孔道相通的器官的诊治已

广为应用，所谓"无孔不入"；实际上腹腔镜、胸腔镜、纵隔镜、关节腔镜和脑室镜等，对虽无管腔与体外相通的器官，亦在临床上大显身手，实现"无孔也入"。

内镜技术与其他技术结合，更发挥了各自的优势。如十二指肠内镜技术与 X 线造影技术结合产生内镜逆行胰胆管造影（ERCP）技术及相应的治疗技术；将微型高频超声探头安置在内镜顶端，既可通过内镜直接观察腔内形态，又可进行实时超声扫描，获取管腔壁层次和邻近脏器的超声图像。内镜与超声结合开创了超声内镜（ultrasonic endoscope）诊治技术。由于声路缩短，衰减降低，明显提高了图像分辨率。总之，内镜之硬件及内镜诊治技术已取得长足进步。内镜成为当今临床许多专业的诊断和治疗中不可缺少的工具。

第二节　内镜的基本结构

电子内镜主要由主机和附件两部分组成。

一、主　　机

主机是用电荷耦合器件（CCD），将光信号转变为电信号。光线通过物镜聚集在 CCD 片上成像，进入摄像二极管转变为电信号，再通过输入增益器转变为图像。电子图像可经电子计算机贮存或作远程传递。

二、附　　件

1. 冷光源　冷光源是内镜的照明系统，包括灯泡、散热装置、送气装置、内镜摄影自动控制系统。灯泡分为卤素型和氮气型两种，后者光亮度增加了1.5 倍，可获得日光型的照明效果。

2. 内镜图像处理器　是将内镜获取的图像转换为电子信号，显示于监视器，是电子内镜系统的关键装置。

3. 内镜诊断和治疗器件　诊断用器件：活检钳、细胞刷、造影导管、诊断用染料喷洒管、灌洗管等。内镜治疗用器件：电凝器、微波发生器、激光发生器、止血夹、高频电刀、注射针、圈套器、气囊导管、碎石器、取石网篮、导丝、取异物钳等。

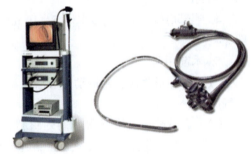

图 3-4-1　电子内镜主机及内镜

第三节　上消化道内镜检查

上消化道内镜检查包括食管、胃、十二指肠的检查，通常简称胃镜检查。

（一）适应证

1. 上消化道症状原因不明者，如吞咽困难、胸骨后疼痛、胃灼热、反酸、上腹部疼痛或不适、恶心、呕吐、食欲不振等。

2. 上消化道出血原因不明，必要时可急诊检查。

3. 不明原因的消瘦、贫血，尤其是疑有上消化道肿瘤者。

4. 需经内镜治疗者，治疗前的检查。

5. 药物或手术治疗前后的对比观察。

6. 普查和随访观察。

（二）禁忌证

1. 拒绝检查者。

2. 严重呼吸、循环疾病等危重状态。

3. 精神失常、检查不能合作者。

4. 食管、胃、十二指肠穿孔急性期。

5. 咽部、上消化道狭窄和梗阻性疾病。

6. 主动脉瘤及严重颈胸段脊柱畸形等。

7. 急性病毒性肝炎等传染性疾病急性期、艾滋病（AIDS）、肝炎病毒感染标志、梅毒等检测阳性者，必要时可用专用的消毒内镜检查。

8. 内镜检查风险超过收效时应慎重考虑。

（三）术前准备

1. 填写内镜申请单和知情同意书。做好解释工作，消除患者恐惧心理，以取得患者的合作。

2. 检查前禁食 8 h；有胃排空延缓者，须禁食更长时间；有幽门梗阻者，应洗胃后再检查；检查当时需连续服用的日常药物宜推迟到术后。

3. 口服去泡剂，消除黏膜的气泡和黏液，使视野清晰。口服稀释 4 倍的二甲硅油（dimethicone）20 ~ 30 mL。

4. 咽部麻醉，4% 利多卡因 5 ~ 10 mL 仰头含 5 min，麻醉时间不足者，术前追加利多卡因口喷咽部 2 ~ 3 次。

5. 术前用药

（1）为抑制食管、胃蠕动和唾液分泌，给予抗胆碱能药物，如丁溴东莨菪碱或山莨菪碱肌内注射或静脉注射。

（2）冠脉缺血、青光眼、前列腺肥大患者改用胰高血糖素（glucagon）松弛平滑肌，1 ~ 2 mg 稀释后静脉注射。应注意可致一过性低血压及血糖升高，嗜铬细胞瘤患者使用后有反弹现象。

6. 镇静与镇痛　目前广泛流行无痛苦内镜术，宜请麻醉师与患者沟通，取得同意。

（1）镇静剂：种类见表 3-4-1。

（2）镇痛剂：包括哌替啶、丁丙诺啡、喷他佐辛等。对呼吸、血压有抑制，应予血压、血氧、心电监护。必要时给予拮抗药物。需有麻醉恢复室，术后一直休息至清醒，家属陪同返回。

7. 检查内镜及附件有无故障。内镜应进行包括水洗、酶洗、药洗在内的彻底消毒。检查室应有抢救设备及药物。

（四）内镜检查方法要点与观察顺序

1. 受检者取左侧卧位，双腿屈曲，头垫低枕，使颈部松弛，松开领口及腰带，取下义齿。

表 3-4-1　上消化道内镜术前镇静剂

药名	剂量	成人常用量	特点
地西泮	5 mg/mL，10 mg/2 mL	5 mg	渗透压高，可致血管痛、健忘，应缓慢注射
咪达唑仑	10 mg/2mL	2.5 mg	无血管痛，持续时间短，苏醒快
氟硝西泮	2 mg/mL	0.5 mg	渗透压高，对循环影响小，应稀释 2 倍以上静脉注射

2. 口边置弯盘，嘱患者咬紧牙垫，铺上消毒巾或毛巾。

3. 医生左手持胃镜操纵部，右手持胃镜先端约 20 cm 处，直视下将胃镜经牙垫插入口腔，嘱受检者做吞咽动作可减少恶心，有助于插管。缓缓沿舌背、咽后壁插入食管。

4. 观察顺序：应进镜时观察一遍，退镜时再观察一遍。进镜时即对食管全面观察，观察顺序为：贲门→胃体→贲门下部→吸干胃穹窿黏液池黏液→看清胃腔走行方向→胃体上、中、下部→胃角→胃窦→幽门→十二指肠壶腹→十二指肠上行角→十二指肠降部→十二指肠乳头→退镜。再重新观察十二指肠球部→胃窦→反转胃镜→胃体→胃底→胃穹窿及贲门→食管上段。注意各部位的大小、形态、黏膜皱襞、黏膜下血管、分泌物性状以及胃蠕动情况。

5. 对病变部位可摄像、染色、局部放大、活检、刷取细胞涂片及抽取胃液检查助诊。

6. 退出胃镜时尽量抽气防止腹胀。受检者 2 h 后再食，宜进温凉流质或半流质饮食。

上消化道内镜镜下正常所见如图 3-4-2。

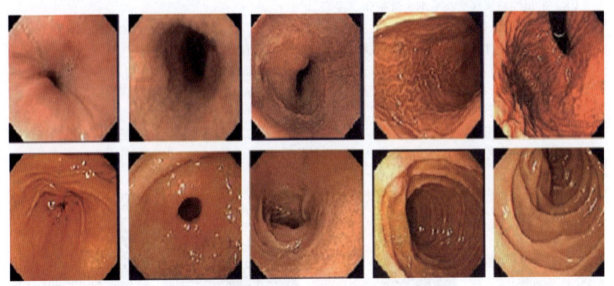

图 3-4-2　上消化道内镜下正常所见
上排自左至右：食管上段、中段、贲门、胃体、胃底（反转内镜）
下排自左至右：胃窦、幽门、十二指肠球部、乳头区、十二指肠降部

（五）并发症

1. **一般并发症**　喉头痉挛、下颌关节脱臼、咽喉部损伤感染、腮腺肿大、食管贲门黏膜撕裂等。

2. **严重并发症**

（1）心搏骤停、心肌梗死、心绞痛等：是由于插镜刺激迷走神经及低氧血症所致，一旦发生应立即停止检查，积极抢救。

（2）食管、胃肠穿孔：多由于操作粗暴、盲目插镜所致。如发生食管穿孔会即刻出现胸背上部剧烈疼痛及纵隔颈部皮下气肿。X线摄片可确诊，应急诊手术治疗。

（3）感染：操作时间过长有发生吸入性肺炎的可能，镜下治疗如注射硬化剂、扩张等可发生局部继发感染。可术后使用抗生素3天。

（4）低氧血症：多由于内镜压迫呼吸道引起通气障碍或因病人紧张憋气所致。停止检查后给予吸氧一般都能好转。

（六）上消化道内镜检查常见病变

1. 上消化道内镜检查常见基本病变

（1）壁和内腔的病变：扩张、狭窄、痉挛、张力低下、变形、僵硬、疝、脱垂、憩室、瘘管、蠕动亢进、减弱、消失、反流。

（2）可见的内容物：黏液、食物残渣、胆汁、血液、结石、异物等。

（3）黏膜病变：黏膜粗糙、肥厚、萎缩、水肿、充血、质脆、苍白、黑变等。

（4）皱襞：皱襞集中、中断、融合、边缘侵蚀、变薄等。

（5）出血：出血性糜烂、点状出血、斑状出血、弥漫性出血、血管裸露、凝血块、血肿、黑色斑；大量出血、渗血、喷血、搏动性出血、滴血。

（6）隆起性病变：息肉、肿瘤、颗粒状、壁外性压迫、假性息肉、静脉瘤。

（7）凹陷性病变：黏膜缺损病变、糜烂、撕裂、溃疡、裂隙、黏膜剥离、溃疡。

（8）平坦性黏膜病变：毛细血管扩张、浸润。

2. 食管内镜检查常见病变（图3-4-3，1~4）　食管炎、食管溃疡、食管撕裂、Barrett食管、食管癌、乳头状瘤、食管静脉曲张、食管蹼、滑动性裂孔疝、食管憩室等。

3. 胃内镜检查常见病变（图3-4-3，5~9，11）　胃出血、胃溃疡、吻合口溃疡、急性出血糜烂性胃炎、慢性浅表性胃炎、慢性萎缩性胃炎、疣状胃炎、胃癌、胃息肉、胃MALT淋巴瘤（图3-4-3，12）、胃结石、胃扭转等。

4. 十二指肠内镜常见病变（图3-4-3，10）　出血、十二指肠溃疡、十二指肠炎、十二指肠球变形、十二指肠乳头旁憩室、十二指肠乳头癌、胃切除后状态。

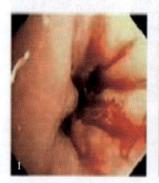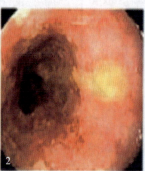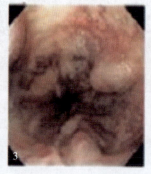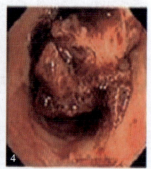

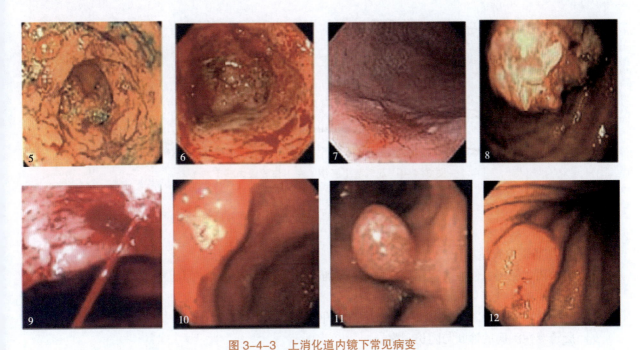

图 3-4-3　上消化道内镜下常见病变

1. 贲门撕裂　2. 反流性食管炎　3. 食管静脉曲张　4. 食管癌　5. 慢性萎缩性胃炎（肠化）　6. NSAID 胃黏膜损害
7. 早期胃癌　8. Borrmann Ⅰ型胃癌　9. 胃溃疡出血　10. 十二指肠球部溃疡　11. 胃息肉　12. 胃 MALT 淋巴瘤

第四节　下消化道内镜检查

下消化道内镜检查包括乙状结肠镜、结肠镜检查和小肠镜检查。以结肠镜应用较多，可达回盲部甚至末端回肠，观察部分小肠和全结肠病变。双气囊电子小肠镜在构造上与普通电子内镜略有区别，内镜和镜身外套管头端各安有一个可充气、放气的球囊（图 3-4-4），操作者可通过两个气囊轮流充放气的方法将肠管套拉至内镜上，并使内镜在外套管的协助下缓慢地插至小肠深部。双气囊小肠镜可根据病变在小肠中的部位不同，选择从口腔或从肛门进镜（上下镜应分开），通常情况下，经口进镜可抵达回肠中下段或末段回肠，经肛门进镜可上达空肠中上段，这样交叉进镜可使操作者对整个小肠进行一次完全、彻底、无盲区的检查，并能检出绝大多数小肠疾病。与其他内镜检查相比，小肠镜检查的时间相对较长，平均 40～60 min，可在清醒镇静或全麻下检查，患者的耐受性和安全性均良好。微型胶囊内镜口服后，其微型电子摄像装置沿消化道摄像、信号贮存，经电子计算机处理重建图像、分析（图 3-4-4）。尤其对于下消化道内镜检查有很好价值，方便、无痛苦。胶囊内镜和小肠镜联合应用更有互补增效的广阔应用前景。

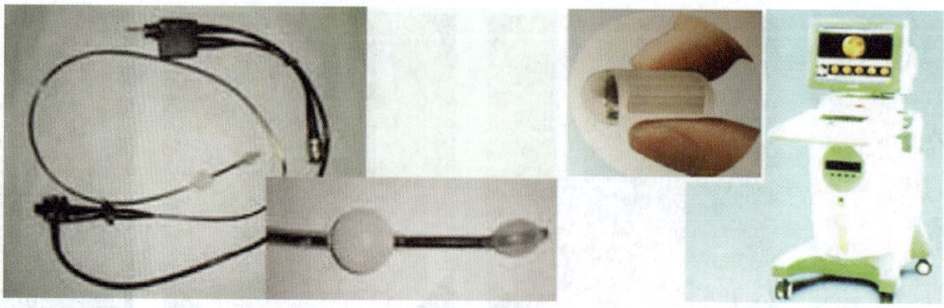

图 3-4-4　双气囊小肠镜（左）与胶囊内镜（右）

一、适应证

（一）结肠镜检查适应证

1. 有腹泻、便秘、便血、下腹痛、贫血、腹部肿块、消瘦等症状，原因不明者。
2. 钡剂灌肠 X 线造影检查有异常者。
3. 转移性腺癌，CEA、CA199 等肿瘤标志物升高，需寻找原发病灶者。
4. 肠道炎性疾病的诊断与随访观察。
5. 结肠癌前病变的监视，癌肿的术前诊断、术后随访。
6. 需经内镜下止血、息肉切除、整复肠套叠、肠扭转、扩张肠狭窄及放置支架解除肠梗阻等治疗，治疗前后的检查。
7. 药物或手术治疗前后的对比观察。

（二）双气囊小肠镜检查适应证

1. 经其他检查疑有小肠疾病，如原因不明的腹痛、慢性腹泻、吸收不良综合征等。
2. 原因未明的消化道出血，疑有小肠出血。
3. 确定小肠病变的组织学诊断，判定疗效。
4. 需内镜治疗，如良性狭窄扩张、小肠肿瘤内镜切除、取出滞留胶囊内镜、内镜下止血。

（三）胶囊内镜检查适应证

1. 消化道出血，上下消化道检查阴性者。
2. 疑有小肠炎症性、肿瘤和血管性扩张等疾病。

二、禁忌证

（一）结肠镜检查禁忌证

1. 肛门、直肠严重狭窄。
2. 急性重度结肠炎，如重症痢疾、溃疡性结肠炎及憩室炎等。
3. 急性弥漫性腹膜炎、腹腔脏器穿孔及腹内广泛粘连。
4. 妊娠。
5. 严重心肺功能衰竭、精神失常及昏迷患者等。

（二）双气囊小肠镜检查禁忌证

经口进镜基本同上消化道内镜检查禁忌证，经肛进镜基本同结肠镜检查禁忌证。

（三）胶囊内镜检查禁忌证

1. 绝对禁忌证　肠梗阻，一旦胶囊滞留肠内且拒绝手术回收胶囊内镜者。

2. 相对禁忌证

（1）消化道狭窄有瘘管者。

（2）吞咽困难者。

（3）体内埋有起搏器者。

（4）放射性肠炎。

（5）妊娠。

（6）消化道运动功能障碍者。

（7）小儿。

三、术前准备

1. 填写内镜申请单和知情同意书。做好解释工作，消除患者恐惧心理，以取得患者的合作。

2. 检查前 1 日进流质饮食，当晨禁食。

3. 清洁肠道，可选用以下方法：

（1）检查前 3 h 饮用含氯化钠的平衡电解质液 3 000 ~ 4 000 mL。

（2）检查前 3 h 饮用含磷酸缓冲液的清肠液，饮水总量 1 000 mL。

（3）检查前 1 天傍晚口服 20% 甘露醇 500 mL 和 5% 葡萄糖生理盐水 1 000 mL 混合液。注意甘露醇可在大肠内被细菌分解产生氢，如行高频电凝术有引起爆炸的危险。

4. 术前用药，参见上消化道内镜检查术前用药。应注意使用镇痛药物可使痛阈增高，降低结肠穿孔反应信号。

5. 检查内镜及附件有无故障。内镜应进行包括水洗、酶洗、药洗在内的彻底消毒。检查室应有抢救设备及药物。

四、操作方法与观察要点

（一）结肠镜检查

取左侧卧位，双腿屈曲。先行直肠指检。插镜方法有双人操作法和单人操作法。目前多采用后者。插入前，肠镜前端涂些润滑油。按照循腔进镜、少量注气、适当钩拉、去弯取直、防袢解袢、变换体位等原则，不断深入，依次进入直肠、乙状结肠、降结肠、结肠左曲、横结肠、结肠右曲、升结肠、回盲部，可经回盲瓣口达回肠末段 15 ~ 30 cm，边进镜边观察。退镜时再次逐段仔细观察（图 3-4-5）。根据需要摄影、录像，活检、直视下细胞刷检。

（二）双气囊小肠镜检查

1. 经口进镜法

（1）小肠镜插入胃内，沿镜身插入外套管。

（2）镜身送至十二指肠下角，注开气囊，沿镜身送外套管，至内镜气囊前充气。

（3）双气囊充气状态下拉直内镜。

（4）气囊放气，送镜，气囊充气。放套管气囊之气，送套管。

（5）如此反复，以气囊为固定点，交替向小肠深部进镜检查。

2. 经肛进镜法 基本同结肠镜插入方法。

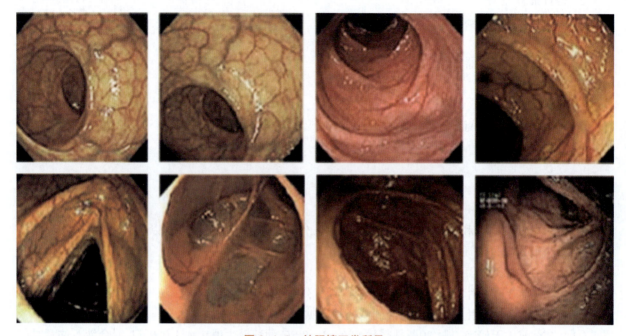

图 3-4-5 结肠镜正常所见

上排自左至右依次为：直肠、乙状结肠、降结肠、结肠左曲

下排自左至右依次为：横结肠、结肠右曲、升结肠、回盲瓣

五、下消化道内镜检查常见病变

1. 结肠、直肠镜检查常见病变（图 3-4-6） 痔、溃疡性结肠炎、Crohn 病、大肠息肉、家族性大肠息肉病、大肠癌、憩室病、毛细血管扩张、结肠黑色素沉着病等。

2. 小肠常见病变（图 3-4-7） 腺瘤、间质瘤、溃疡、糜烂、血管畸形、淋巴管扩张等。

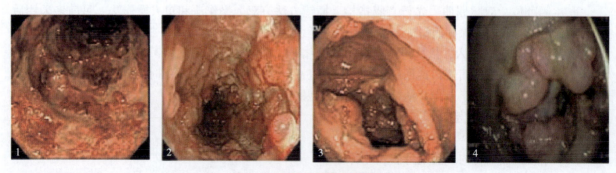

图 3-4-6 结肠镜检查常见病

1. 溃疡性结肠炎 2. 克罗恩病（Crohn disease） 3. 肠结核 4. 结肠癌

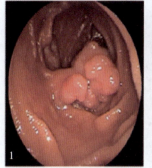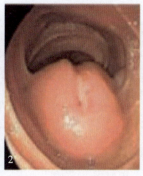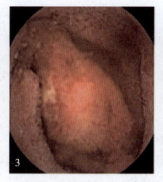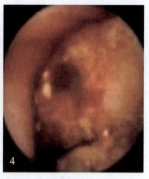

图 3-4-7 双气囊小肠镜（1、2）和胶囊内镜（3、4）所见病变
1. 空肠腺瘤 2. 空肠间质瘤 3. NSAID 相关性小肠多发糜烂溃疡 4. 回肠溃疡出血

（杨 迅）

第五节 支气管镜检查

电子支气管镜检查（bronchoscopy）已在用呼吸系统疾病临床诊治方面广为应用。用它能深入亚段支气管，直接观察黏膜水肿、充血、溃疡、肉芽肿、肿瘤和异物等。并可作黏膜刷检和钳检，以及经支气管肺活检或纵隔肿物的穿刺活检，用于病理组织学检查。也可经支气管镜作支气管肺泡灌洗，灌洗液的微生物学、细胞学、免疫学和生物化学等检查，有助于明确病原和病理诊断。还可通过它进行某些肿瘤介入治疗、取出异物、狭窄气道的扩张等治疗。

（一）电子支气管镜及其相关设备

电子支气管镜属于可曲式支气管镜，基本设备包括支气管镜、光源系统和视频显示系统。支气管镜种类很多，根据直径不同分为细镜（直径 5.2 mm）、标准镜（直径 5.7 mm）和治疗镜（直径 6.0 mm）等。用于检查和治疗的附件有各种类型的活检钳、毛刷、吸引针、电套圈、电刀、球囊、氩气及冷冻导管、激光等。

（二）适应证

1. 不明原因咯血。

2. 不明原因的慢性咳嗽、声音嘶哑、膈神经麻痹、局限性哮鸣音。

3. 痰中发现癌细胞或可疑癌细胞。

4. X 线胸片和（或）胸部 CT 检查提示肺不张、肺部结节或块影、阻塞性肺炎、炎症不吸收、肺部弥漫性病变、肺门和（或）纵隔淋巴结肿大、气管支气管狭窄以及原因未明的胸腔积液等。

5. 肺或支气管感染性疾病（包括免疫缺陷患者支气管肺部感染）的病原学诊断，需用双套管吸取或刷取肺深部细支气管的分泌物（避免口腔污染），或经支气管肺泡灌洗获取标本进行培养等。

6. 胸部外伤、怀疑有气管支气管裂伤或断裂。

7. 疑有气管支气管瘘。

8. 肺部手术前检查，手术切除部位、范围及预后的评估。

9. 用于治疗：镜下局部止血治疗、取出支气管异物、肺化脓症吸痰及局部用药、手术后痰液潴留吸痰、肺癌局部瘤体的放疗和化疗、气道狭窄球囊扩张或放置支架等介入治疗。

10. 机械通气时的气道管理。

11. 药物或手术治疗前后的对比观察。

（三）禁忌证

1. 危重状态，如意识障碍、休克、严重心律失常、心力衰竭、心肌梗死急性期、频发心绞痛、呼吸衰竭、支气管哮喘发作期、急性肾衰竭、极度衰弱等。

2. 对麻醉药过敏者。

3. 精神失常、检查不能合作的受检者。

4. 凝血功能严重障碍以致无法控制的出血素质者。

5. 主动脉瘤有破裂危险者。

6. 新近有上呼吸道感染或高热、哮喘发作、大咯血者需待症状控制后再考虑作纤维支气管镜检查。

7. 严重的上腔静脉阻塞综合征，因支气管镜检查易导致喉头水肿和严重出血。

8. 多发性肺大疱。

9. 急性传染性疾病急性期，艾滋病、病毒性肝炎、梅毒等病原体标志物检测阳性者等，必要时在专门医疗机构、用专用的消毒内镜等设备进行检查。

（四）术前准备

完善血常规、凝血象、乙肝、丙肝、梅毒、艾滋病毒抗体检查。

1. 检查前须签署知情同意书，向病人说明检查目的、意义、大致过程和配合的方法，以消除病人的顾虑，使检查顺利进行。

2. 检查前应充分了解患者病史，受检者需有近期胸片，包括正、侧位片，必要时有断层片或胸部 CT 片，以确定病变位置。

3. 术前禁食 4 h，检查前 2 h 禁止饮水。

4. 使用 2% 的利多卡因雾化吸入或经鼻滴入的方法进行鼻咽部表面麻醉，检查过程中还需要通过支气管镜注入利多卡因进行气管支气管树的黏膜麻醉。

（五）检查方法

1. 患者多采取仰卧位，不能平卧时也可采取坐位。

2. 一般采用经鼻插镜，如果因鼻腔病变导致无法经鼻下镜，也可以采取经口方法。经口插镜时需要使用口垫，防止咬损支气管镜。机械通气的患者可以通过三通导管进行检查，能够保证通气及氧供。

3. 检查者左手持支气管镜的操纵部，大拇指调节镜体末端弯曲方向，右手执镜体经鼻腔缓缓插入。沿咽后壁进入喉部，观察声带活动情况。当声门张开时，将镜快速送入气管。

注射器注入 2% 利多卡因进行表面麻醉，总量不能超过 400 mg。

4. 直视下向前推进至气管隆凸，观察气管隆凸形态是否锐利、对称。见到两侧主支气管开口后，先进入健侧再进入患侧，并分别注入利多卡因进行表面麻醉。观察管腔否通畅，软骨环是否清晰，黏膜是否光滑，有无出血、溃疡及新生物。

5. 调节支气管镜依次观察各叶、段支气管是否通畅，有无狭窄及新生物。观察支气管黏膜有无充血、出血、水肿、糜烂、溃疡和新生物，支气管间嵴有无增宽，管腔内有无脓性或血性分泌物。

6. 支气管黏膜呈浸润性病变时，应联合进行黏膜活检、刷检和灌洗，标本送病理学检查。镜下发现新生物时，至少取 5 块标本送病理检查。

7. 弥漫性肺疾病患者行经支气管肺活检（transbronchial lung biopsy，TBLB）时可以盲穿，局灶性肺疾病患者在 X 线透视下进行 TBLB 检查可提高阳性率。

8. 对于直视下不能观察到的局限性或弥漫性肺部病变，可以进行支气管肺泡灌洗检查。支气管吸引物、肺泡冲洗液可用于病原学检查，应用保护性毛刷获取的标本可避免上呼吸道的污染，特异性更强。

9. 内镜下介入治疗，可酌情选择电切、球囊扩张、冷冻、放置支架等微创方法。

部分电子支气管镜检查所见见图 3-4-8。

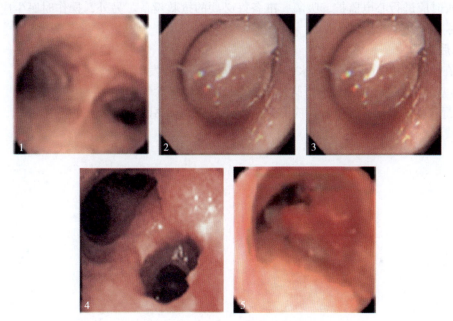

图 3-4-8 电子支气管镜检查选图

1. 气管隆凸 2. 支气管狭窄 3. 支气管平滑肌瘤 4. 支气管内膜结核 5. 支气管肺癌

（六）并发症

1. 麻醉相关并发症

（1）局麻不充分可造成患者剧咳或喉支气管痉挛，导致气道损伤或操作失败。操作者动作应该准确、轻柔。如果麻醉不理想，应在支气管镜直视下追加使用利多卡因。

（2）利多卡因可以经黏膜吸收，剂量过大可能造成心血管和中枢神经系统的并发症，尤其是老年、体质差或有心脑血管疾病的患者更应该注意。因此，应控制利多卡因的总量不超过 400 mg。

2. 低氧血症 支气管镜检查时，动脉血氧分压平均下降 10～20 mmHg，患者咳嗽或吸痰时血氧下降更加明显，如果术中使用镇静剂，可加重血氧分压的下降，尤其对于有二氧化碳潴留的呼吸衰竭患者。低氧血症可引起心脑血管并发症，甚至心搏骤停。因此，术中应常规经鼻导管或者面罩进行吸氧，根据血氧饱和度调整氧流量。

3. 发热和肺部感染 支气管镜术后可出现一过性发热，可能由于肺巨噬细胞释放的炎性介质所致，通常无须特殊处理。如果患者出现持续发热，伴血象升高，或胸部 X 线片显示肺部浸润影增加，应考虑到肺部感染可能，需要使用抗生素治疗。对于有高危因素的患者（如心脏瓣膜病、免疫功能低下者等）可预防性使用抗生素。

4. 气胸 多发生于经支气管肺活检操作后，活检钳过于深入，损伤脏层胸膜导致气胸。检查前应嘱咐患者出现胸痛时举手示意，活检钳应适当后退后再行活检。如果发生气胸，按自发性气胸处理。

5. 出血 是支气管镜检查最常见的并发症，特别是活检的患者易出现。一般出血量少可以自行停止，大咯血罕见。经支气管镜局部注射 1∶10 000 肾上腺素可以有效止血。大咯血为严重并发症，紧急情况下可使用气囊压迫出血部位，并保护好健侧气道，为下一步处理赢得时间。

6. 心脏并发症 术中可出现窦性心动过速、期前收缩、室上性心动过速等并发症，严重时可危及生命。检查时应进行心电监护、吸氧，准备好必要的抢救设备。另外，操作时医生应注意动作轻柔、准确，尽量减少对患者的刺激。

（七）术后处理

1. 一般在检查结束 2 h 后方可饮水，不呛时可进食，以防发生误吸。

2. TBLB 患者应在活检 1 h 后进行胸部影像学检查，以排除气胸。

3. 对进行静脉镇静治疗的患者，应有人陪伴，并口头及书面建议 24 h 内不能开车、签署法律文件或操作机械设备。

（邱小建）

第四篇

问　诊

第一章

问诊的重要性

问诊（inquiry）是医生面向患者或相关知情人员（如家属、同事等）进行系统询问获取病史资料，经过综合分析而作出临床判断的一种诊断方法。问诊是病史采集（history taking）的主要手段。诊断重要的线索和依据主要来源于病史采集所获取的资料，完整和准确的病史对疾病的诊断和处理有极大的影响。

一、问诊可为诊断疾病提供重要的线索和依据

问诊是医生诊治过程的首要步骤，是每个临床医生必须具备的基本技能。优秀的临床医生都极为重视问诊。患者到医院就医目的是要求解除病痛和治愈疾病，医生通过问诊所获取的资料对了解疾病的发生、发展、演变和诊治经过，既往健康状况和曾患疾病，以及与疾病相关的环境、遗传、社会、心理因素，对诊断具有极其重要的意义。

（一）通过问诊有时即可确定诊断

临床上有些病人的症状表现特别典型，而且特异性很强，特别是对一个具有医学知识深厚和临床经验丰富的医生，通过问诊获取完整准确的病史资料就可以基本确定诊断。例如典型的心绞痛病人，通过问诊其胸痛的特点仔细分析排除其他原因引起的胸痛即可做出临床诊断，再如典型的普通感冒、胃食管反流、癫痫、疟疾、胆道蛔虫症等病，通过问诊也可做出临床诊断。某些功能性疾病缺乏器官、组织形态学方面的器质性改变或生化检测的异常，患者却可以更早地陈述某些特殊的感受，如疼痛、头晕、上腹饱胀、乏力等症状。在此阶段，体格检查、实验室检查，甚至特殊检查均无阳性发现，问诊所得的资料却能更早地作为诊断主要的或重要的临床诊断依据，如肠易激综合征、功能性消化不良等。

（二）问诊为随后各种检查提供线索和依据

许多疾病虽然单凭问诊还不能做出明确诊断，但通过问诊可了解疾病的发生、发展和诊疗过程及与疾病相关的既往病史和其他病史，提供完整、准确的病史资料不但可提示医生体格

检查时的查体重点，又为进一步实验室检查和辅助检查提供重要线索，为确定诊断打下良好的基础。如一发热病人，通过问诊发现伴咳嗽和咯血，虽然不能立即诊断是肺部何种疾病，但至少可提示查体重点应侧重胸部、呼吸系统，并作血常规化验和胸部 X 线检查，必要时痰找结核菌、痰培养，还可行胸部 CT 检查，甚至支气管镜检查等以明确诊断。再如通过问诊了解到患者多次呕血（暗红色）和出现黑便已十余小时，并伴有头晕、冷汗、口渴、心慌、四肢厥冷、皮肤苍白和晕厥发作，虽然不能立即诊断是何种疾病，但提示上消化道出血可能性大，出血量在中等以上，查体重点应侧重腹部，尤其是肝病体征。出血是否来自肝硬化并发食管静脉曲张破裂或是胃十二指肠等非食管静脉曲张破裂出血，还有待进一步作血常规检验和肝功能等生化检测，要准备急诊内镜检查和内镜下止血，但患者有急性循环衰竭迹象，宜先行补液治疗。这一系列诊治步骤、即时判断和紧急措施都是建立在精准的问诊基础上的。

二、忽视问诊是造成临床误诊和漏诊的重要原因

忽视问诊，对病情不了解或了解不够详细、不准确，往往造成临床工作中的漏诊或误诊。大凡误诊和漏诊的病例，其共同特点之一就是未进行细致的问诊。例如一位 29 岁女性患者，因突发急性下腹痛 6 h，伴有一次少量黏液稀便而来急诊。经草草询问，患者自我解释可能与发病前吃了些不干净的杏子有关。急诊值班医生给测血压为 80/50 mmHg，因此疑诊"急性中毒性细菌性痢疾，早期休克"。但经留下观察输液、抗生素及解痉药治疗等处理 6 h 后，腹痛犹存，血压仍低。请上级医生会诊，问及患者已停经月余，查及腹部有移动性浊音，经阴道后穹穿刺证实腹腔内大量血性液，确诊异位妊娠破裂出血而紧急手术。此例误诊险些夺去患者生命，源于问诊遗漏"月经史"。对病情复杂而又缺乏典型临床表现的病例，更要进行深入、细致甚至反复进行问诊，要像侦探一样，不放过任何蛛丝马迹，刨根问底将病史搞清楚，才有可能经过梳理、分析，有的放矢施行下一步诊断程序。

三、问诊是进行医患沟通及建立良好医患关系的重要途径

问诊过程是医生给患者第一印象的重要时刻，也是进行沟通建立良好医患关系的开始，患者对医生信任并乐于充分合作是诊治好疾病的前提和基础。显然，问诊是实现医生治病救人的关键一步。问诊过程还有其他功能，通过问诊了解患者过去用药情况，向患者提供诊断、治疗和预防保健知识、心理疏导，起指导和教育作用。有时候这种交流本身也颇具心理治疗作用。

医学生从接触患者开始，就必须认真学习和领会与患者交流的内容和技巧。交流与沟通技能是现代医生重要的素质特征。现代推崇的生物－心理－社会医学模式对临床医生提出了更高的要求。它要求医生不仅具有医学的自然科学方面的知识，还要有较高的人文科学、社会科学方面的修养，能够从生物、心理和社会等多种角度去了解和处理患者。这也要求医生必须具有良好的交流与沟通技能，以及教育患者的技能。

第二章　问诊的内容

根据问诊时的目的和临床情景的不同，大致可分为系统的问诊和重点问诊。系统的问诊主要适用于住院患者，旨在收集完整的病史资料。重点问诊则主要适用于门诊和急诊，因为要在时间较紧凑的情况下高效地完成，更要求接诊医生有一定的工作经验，才能果断地做出判断和及时的处理。初学者是从学习系统的问诊开始，有了一定的体会和经验后，再逐步学习重点问诊的技巧。以下是进行系统问诊的内容。

一、一般项目

一般项目（general data）包括：姓名、性别、年龄、籍贯、出生地、民族、婚姻、通信地址、电话号码、工作单位、职业、入院日期、记录日期、病史陈述者及可靠程度等。这些项目均很重要，不要漏项。若病史陈述者不是本人，则应注明与患者的关系。记录年龄时应填写具体年龄，不能用"儿"或"成"草率代替，因年龄本身也具有诊断参考意义。籍贯、出生地和民族与疾病的地区、环境、传播和遗传等流行病因素密切相关。对于患者职业宜询问到具体的工种。通信地址、电话号码应准确，以便及时联系和随访。

询问此段内容时要注意告知患者目的，态度要和蔼可亲，避免生硬像审讯"犯人"或"调查户口"似地进行盘问，否则必然引起患者反感。有时也可灵活地将某些内容如职业、婚姻等放在个人史中穿插进行询问。

二、主诉

主诉（chief complaint）为患者感受最主要的痛苦或最明显的症状，也就是本次就诊最主要的原因及其持续时间。确切的主诉可初步反映病情轻重与缓急，并提供对某系统疾患的诊断线索。主诉应用一两句话加以概括，并同时注明症状自发生到就诊的时间，如："畏寒、发热和咳嗽3天，伴右胸痛2天"，

"间断上腹部疼痛1年"。尽量不要用诊断术语，如"心绞痛1周""溃疡性结肠炎3年""类风湿关节炎5年"，也勿用脏器解剖术语表述，因患者不能主观判断是哪个脏器病变，如"脾痛5天""阑尾痛2天""无痛性进行性颈部淋巴结肿大2周"等。应分别用"发作性心前区痛1周""左上腹部疼痛5""右下腹痛2天""发现无痛性进行性肿大的颈部左侧肿块2周"。应尽可能用病人自己感受的症状描述，如"经常左下腹痛伴腹泻、黏液血便1年余"。然而，病程较长、病情比较复杂的病例，由于症状、体征较多，或由于病人诉说太多，不容易简单地将病人所述的主要不适作为主诉，而应该结合整个病史，综合分析以归纳出更能反映其患病特征的主诉。有时对病情没有连续性的情况，可以灵活掌握，如"间断视物不清17年，双下肢麻木4个月"。少数情况下，当前无症状，为明确诊断、复查或进一步治疗而入院目的者，主诉也可以描述如下："2周前体检超声检查发现肝血管瘤""1年前结肠癌手术，此次入院复查""发现淋巴瘤4个月，因继续化疗入院"。

三、现　病　史

现病史（history of present illness）是病史中的主体部分，它记述患者患病后的全过程，即发生、发展、演变和诊治经过。可按以下的内容和程序询问。

（一）起病情况与患病的时间

每种疾病的起病或发作都有各自的特点，详细询问起病的情况对鉴别诊断有重要作用。有的疾病起病急骤，如空腔脏器穿孔（急性胃穿孔、肠穿孔等），血管栓塞（脑梗死、心肌梗死等），脏器破裂（动脉瘤破裂、肝破裂、输卵管妊娠破裂），急性气道梗阻（急性喉炎、气管异物等），急性中毒（急性食物中毒、急性药物中毒、有机磷中毒），急性创伤（如车祸、大面积烧伤）。有的疾病则起病缓慢，如肿瘤、肺结核、慢性气管炎等。疾病的起病常与某些因素有关，如脑血栓形成常发生于睡眠时；脑出血、高血压危象常发生于情绪激动或精神紧张状态时，急性胰腺炎常发生在饮酒或暴饮暴食后。

患病时间是指从起病到就诊或入院的时间。如先后出现几个症状则需追溯到首发症状的时间，并按时间顺序询问整个病史后分别记录，如心悸4个月、夜间呼吸困难2周、双下肢水肿5天。从以上症状及其发生的时间顺序可以看出是心脏病患者逐渐出现心力衰竭的发展过程。时间长短可按数年、数月、数日计算，发病急骤者可按小时、分钟为计时单位。

（二）病因与诱因

尽可能了解与本次发病有关的病因（如外伤、中毒、密切接触传染源、放射线辐射、化疗等）或诱因（如气候变化、环境改变、情绪、饮食失调和药物治疗等），有助于明确诊断与拟定治疗措施。如"患者两天前淋雨受凉而咳嗽、咳黄痰，右胸痛"。当病因比较复杂或病程较长时，患者往往记不清或表述不清，也可能提出一些不准确的或自以为是的因素，这时医生应进行科学的分析和判断，仔细推敲，不可不假思索地将与发病无因果关系的因素定为起因。也勿将可能的诱因武断地忽略掉。应帮助患者回忆可能的诱因。如一老年高血压患者表述"无明显诱因两天前开始反复呕血十余次"，但经追问得知患者为预防心肌梗死复发已服阿司匹林两年多，故应考虑药物相关性胃黏膜损害导致呕血。服用该药应作为呕血的诱因。

（三）主要症状的特点

主要症状的特点包括主要症状出现的部位、性质、持续时间和程度，缓解或加剧的因素，了解这些特点对判断疾病所在的系统或器官以及病变的部位、范围和性质很有帮助。如上腹部痛多为胃或胰腺的疾病，右上腹痛常见于胆结石、胆囊炎，右下腹急性腹痛则多为阑尾炎症。对症状的性质也应仔细询问，甚有鉴别诊断意义。疼痛性质有如灼痛、绞痛、胀痛、隐痛等，症状持续时间有持续性或阵发性不同。如胸痛位于胸骨后多见于心绞痛和心肌梗死，也常见于反流性食管炎。但心绞痛界限不很清楚，常放射至左肩、左臂内侧达环指和小指，常伴憋闷或紧缩感，但不像针刺样或刀扎样锐痛，因体力劳动或情绪激动而诱发，持续 3～5 min 消失，舌下含硝酸甘油也能在几分钟内缓解；心肌梗死的疼痛则常发生于安静时，程度较重有濒死感，持续时间长可达数小时或更长，休息或含硝酸甘油不能缓解；反流性食管炎则以胸骨后烧灼感和胃内容物反流症状（反酸、反食物）为特点，常在餐后 1 h 出现，卧位、弯腰或腹压增高时加重，服抑酸剂可缓解症状。

（四）伴随症状

在主要症状的基础上又同时出现一系列的其他症状。这些伴随症状常常是鉴别诊断的依据，或提示出现了并发症。如腹泻可能为多种病因的共同症状，单凭这一症状还不能诊断某病，如问明伴随的症状则诊断的方向会比较明朗。如腹泻伴呕吐，则可能为饮食不洁或误食毒物引起的急性胃肠炎；若急性腹泻黏液血便伴发热，结合夏季季节和进不洁食品情况更容易考虑到急性细菌性痢疾。又如急性上腹痛，原因可以很多，若患者同时伴寒战和发热，特别是又出现了黄疸和休克，就应该考虑到急性化脓性胆管炎的可能。按一般规律在某一疾病应该出现的伴随症状而实际上没有出现时，也应将其记述于现病史中以备进一步观察。这种阴性表现称为阴性症状，可作为诊断和鉴别诊断的重要参考资料。如典型的肺炎链球菌肺炎多有发热、咳嗽伴铁锈色痰，若无此血痰，属阴性症状，也应描述和记录。阴性症状也指缺少能提示该器官系统受累的症状或其他病史资料。例如一个主要问题是气短的病例，心血管和呼吸系统疾病是其主要的原因，与这些系统和器官相关的气短以外的其他症状就应包括在问诊之中。如询问有无劳力性呼吸困难、端坐呼吸、夜间阵发性呼吸困难、胸痛、心悸、踝部水肿等心血管系统症状，若无，属阴性症状。则可能考虑是否患呼吸系统疾病，故再询问有无咳嗽、喘息、咯血、咳痰和发热等呼吸系统症状，这对明确该诊断或做进一步的鉴别诊断很有意义。不应放过任何一个主要症状之外的细小伴随迹象，因为它们在明确诊断方面有时会起到很重要的作用。

（五）病情的发展与演变

病情的发展与演变包括患病过程中主要症状的变化或新症状的出现。追溯首发症状开始的确切时间，直至目前的演变过程。例如：一名 61 岁男性患者，主诉间断性胸骨后疼痛 2 年，复发并加重 2 h。2 年前开始活动后发生胸痛，于几分钟后消失。近 1 年来胸痛发作频繁，在某区属医院诊断为"心绞痛"，口服尼群地平（10 mg，每日 3 次），两周后疼痛渐渐消失，继续服药至今。2 h 前胸骨后疼痛再发，1 h 前伴头晕、出汗和心悸，胸痛放射至左肩部。如此收集的资料能准确反映疾病的时间发展过程。

病情演变中出现新的病症，对于诊断原发病的并发症很有意义。如肝硬化患者进食过多的高蛋白食物后出现表情、情绪和行为异常等新症状，提示出现肝性脑病的表现。如慢性阻塞性肺疾病的患者，在长期咳嗽、咳痰和喘息病程中，目前突然感到剧烈的胸痛和严重的呼吸困难，应考虑自发性气胸的可能。某糖尿病患者近 3 年经常感双足干燥和发凉，半年来渐渐出现双跛趾溃疡，可判断为糖尿病足。

（六）诊治经过

患者于本次就诊前已在其他医疗机构就诊过，则应询问是何级别的医疗机构，已经接受过什么检查（尤其是一些特殊检查）及其结果如何，初步诊断是什么；若已进行治疗则应问明治疗方法及其效果，如使用过的药物名称、剂量、给药途径、疗程和疗效。对本医疗机构的住院患者，也应询问此次住院前在本机构急诊或门诊经过何种诊治处理。这些对下一步诊断措施和治疗方案均有重要参考价值。

（七）发病以来的一般情况

在现病史的最后部分应通过询问了解患者发病以来的精神、体力状况、食欲及食量的变化、大便、小便、睡眠与体重变化等情况。这部分内容对全面评估患者病情的轻重、诊断和鉴别诊断、制订治疗方案和预后判断也是必不可少的重要资料。

四、既 往 史

既往史（past history）是指患者在此次住院以前的健康状况和疾病情况，一般是指与本次发病无直接关联的或有所关联但能独立成病的。包括以下三方面内容：

1. 患者既往的健康状况，描述健康或虚弱。

2. 既往曾经患过的疾病，特别是常见病，与目前所患疾病有密切相关的病史需常规详细询问和记录。记录顺序一般按年月的先后排列。

3. 需常规询问和记录的重要既往史

（1）传染病史（含性病史）：有无传染病接触史和预防注射史。

（2）过敏史：包括对药物、食物和其他接触物的过敏。问清过敏原、发生时间、反应类型及程度、结果。

（3）手术史和外伤史：问清和记录因何种疾病做何手术，手术日期及其结果；外伤日期、部位、程度、诊疗及结果。

（4）输血史。

（5）居住或生活地区的地方病。

五、系 统 回 顾

系统回顾（review of systems）是医生帮助患者通过逐个系统进行常见病症的提示性回顾，搜集既往病史资料。既避免问诊过程中患者因遗忘不能主动表述过去的病症，也可帮助医师在短时间内扼要地了解患者除现在所患疾病以外的其他各系统是否发生目前尚存在或已痊愈的疾病，以及这些疾病与本次疾病之间是否密切相关，分别记录在既往史或现病史中。系统回顾所收集的资料有助于对先前提出的诊断假设进行支持或修改。系统回顾涉及的临床疾病很多，初学者在学习采集病史之前，必须熟悉各系统常见症状和体征。描述或书写时各系统均应先表述阳性症状（不能包括现有的症状），再表述阴性症状；若无阳性症状，则明确表述代表性的阴性症状。诊断已明确的可写病名，还需追询和记录患病日期、确诊的医疗机构、病情、诊疗情况及其结果，并注明特殊检查的项目名称、检查日期、检查发现及结论。

系统回顾的问诊内容如下，各系统的常见病症彼此有交叉，若有阳性结果，应按本书症状学相关的内容再进行深入的询问、分析和归纳。

1. 头颅五官　有无视力障碍、耳鸣、耳聋、眩晕、鼻出血、牙痛、牙龈出血、咽喉痛、声音嘶哑等。

2. 呼吸系统　有无咳嗽、咳痰、咯血、胸痛、呼吸困难、发热、盗汗等。

3. 心血管系统　有无心悸、心前区疼痛、咯血、发绀、夜间阵发性呼吸困难、端坐呼吸、血压增高、晕厥、水肿等。

4. 消化系统　有无食欲减退或亢进、吞咽困难、胃灼热、反酸、嗳气、恶心、呕吐、呕血、腹痛、腹胀、腹泻、便秘、便血、黑便、黄疸、腹水、肝脾大和腹部肿块等。

5. 泌尿生殖系统　有无尿频、尿急、尿痛、腰痛、排尿困难、尿潴留、尿失禁、尿色和尿量异常、夜尿增多、水肿等。

6. 血液系统　皮肤黏膜有无苍白、黄染、出血点、紫癜、瘀斑、血肿，有无乏力、头晕、眼花、耳鸣、烦躁、心悸、舌痛、吞咽困难、淋巴结肿大、肝脾大、骨痛等。

7. 内分泌及代谢系统　有无多食、多饮、多尿、怕热、怕冷、多汗、心悸、乏力、消瘦、肥胖、色素沉着、毛发脱落、溢乳、闭经、性欲和性征改变、发育畸形等。

8. 肌肉骨骼系统　有无肌肉疼痛、麻木、痉挛、萎缩、瘫痪，有无关节肿痛和脱位、关节畸形、运动障碍、外伤、骨折等。

9. 神经精神系统　有无头痛、头晕、失眠、记忆力减退、意识障碍、痉挛、抽搐、视力障碍、感觉和运动异常、精神障碍等。

六、个 人 史

对每个患者都应询问个人史（personal history）资料，包括年龄、职业、生活状况、近来的精神状态和体力情况。

1. 社会经历　包括出生地、居住地区和居留时间（尤其是疫源地和地方病流行区）、文化程度、经济条件和业余爱好等。

2. 职业及环境　包括工种、劳动环境、与毒物的接触情况及时间。

3. 生活习惯与嗜好　起居与卫生习惯、饮食的规律与质量、烟酒嗜好（注明时间与摄入量），以及其他异嗜物和麻醉药品、毒品等。

4. 有无冶游史和性病　是否患过淋菌性尿道炎、尖锐湿疣、下疳等。

七、婚 姻 史

婚姻史（marital history）包括未婚或已婚，已婚者结婚年龄，配偶健康状况、性生活情况、夫妻关系等。

八、月经史与生育史

月经史（menstrual history）包括月经初潮的年龄、月经周期和经期天数，经血的量和颜色，经期症状，有无痛经与白带，末次月经日期，闭经日期，绝经年龄。记录格式如下：

$$初潮年龄\frac{行经期（天）}{月经周期（天）}末次月经时间（LMP）或绝经年龄$$

$$14\frac{3\sim5天}{28\sim30天}2007年4月5日（或49岁）$$

生育史（childbearing history）包括初孕年龄、妊娠和分娩次数，有无自然或人工流产（注明次数）、难产、剖宫产、早产、死产、产后出血史、围生期感染，计划生育、避孕措施（安全期、避孕药、避孕环、子宫帽、阴茎套等）等。对男性患者应询问是否患过影响生育的疾病。

九、家 族 史

家族史（family history）应询问父母、兄弟、姐妹，配偶及子女的健康与疾病情况，特别应询问是否有与患者同样的疾病，有无传染病、与遗传有关的疾病，如遗传性球形红细胞增多症、遗传性出血性毛细血管扩张症、血友病、家族性息肉病、肝豆状核变性、白化病、糖尿病、精神病等；对已死亡的直系亲属要问明死因与日期。某些遗传性疾病还涉及父母双方亲属，也应了解。若在几个成员或几代人中皆有同样疾病发生，可绘出家系图显示详细情况。

第三章　问诊的方法与技巧

问诊的方法与技巧关系到能否获取完整而准确的病史资料，还涉及仪表礼节、一般交流技能、医患关系、医学基本知识，以及对患者提供咨询和教育等多个方面。这是临床医师和临床药师应掌握的基本技能之一。

第一节　问诊的基本方法与技巧

一、努力营造良好的医患沟通氛围

良好的医患沟通是完成问诊的重要保证。整个问诊过程中要通过语言沟通和非语言沟通，包括端庄的仪表、关爱的态度、谦恭的礼节、友善的举止、饱满的情绪、亲切的语言等，主动创造一种体贴入微、宽松和谐、平等交流的环境氛围，使患者感到医生和蔼、温暖、亲切、可信，愿意与医生合作，甚至能使患者讲出原想隐瞒与病情有关的敏感事情。

患者由于对医疗环境的生疏和对疾病的恐惧等，就诊时常有紧张情绪。医生应使用恰当的言语或肢体语言表示愿意为解除患者的病痛和满足他的要求尽自己所能，尽快缩短医患之间的距离，主动解除患者的不安心情。医生可以同意患者家属在场的要求。

医生要尽快搞清患者就诊的确切目的和要求，应判断出患者最感兴趣的、想要知道的及可理解的信息。根据具体情况采用不同类型的提问。一般性提问，常用于问诊开始，如："你今天来，有哪里不舒服？"。待获得一些信息后，再着重追问一些重点问题，引导患者在现病史、既往史、个人史、家族史等约定俗成的程序的每一部分开始时使用。可获得相关方面的完整资料。直接提问用于收集一些特定的有关细节。如"您何时开始腹痛的呢？""何时在何处做过胃大部切除手术？手术后还有何不适？"。另一种是直接选择提问，要求病人回答"是"

或"不是"，或者对提供的选择作出回答，如"你曾有过高血压吗？""经常服药吗？""你是否吸烟？"。有时患者被询问病情时一直处于被动的局面，实际上他可能还有其他目的，如咨询相关的医学问题、因长期用药希望与医生建立长期联系等。应尽可能耐心回答问题和给予适当教育及指导，其本身就是很好的医患沟通方式。

问诊时记录要尽量简单、快速，不要只埋头记录，不顾与患者必要的视线接触、眼神交流。交谈时采取前倾姿势以表示正注意倾听。恰当地运用一些评价、赞扬与鼓励语言，适当的时候应微笑或赞许地点头示意，可促使患者与医生的合作，使病人受到鼓舞而积极提供信息，如："可以理解""那你一定很不容易"等一些通俗的赞扬语，如"你能每年做一次体检，这很好"或"你已经戒酒了？很有毅力，要坚持。"

注意保护病人隐私，最好不要当着陌生人开始问诊。当病人谈及他的性生活等敏感问题时，询问者可用两臂交叉等姿势，显示出能接受和理解他问题的身体语言。其他友好的举止还包括语音、语调、面部表情和不偏不倚的言语，以及一些鼓励病人继续谈话的短语，如"我明白""接着讲""说得更详细些"等。

询问病人的经济情况，关心患者有无来自家庭和工作单位经济和精神上的支持或压力。医师针对不同情况作恰当的解释可使病人增加对医生的信任。有时应鼓励病人设法寻找经济和精神上的支持和帮助，克服困难，树立信心。

有时患者答非所问或依从性差，可能没有理解医生的意思，可巧妙地测试患者的理解程度。例如要求患者重复所讲的内容，或提出一种假设的情况，看患者能否做出适当的反应。如患者没有完全理解或理解有误，应予及时纠正。

如患者问到一些问题，限于专业问题医生不清楚或不懂时，不能随便应付、不懂装懂，甚至胡乱解释，也不要简单推诿式地回答"不知道"三个字。如知道部分答案或相关信息，医生可以说明，并提供自己知道的情况供患者参考。对不懂的问题，可以回答自己以后去查资料、请教他人后再回答，或请病人向某人咨询，或友善地建议去有关医疗机构或专科解决这一问题。

问诊结束时，要说明下一步对患者的要求、建议、注意事项，下次就诊时间或随访计划等。应谢谢患者的合作，嘱咐对诊治"要有信心，多多保重"。

二、力求问诊内容系统、完整、准确

（一）问诊程序化

为保证问诊内容完整，应按照既定内容和程序进行问诊，要有系统性和目的性。初学者的困难在于记不住这些问诊内容，也不按程序运行。例如：刚在问诊现病史时已获悉患者有胃灼热和反酸症状1年多，又立即转向去询问患者有几个兄弟姐妹，接下来问患者，"有否关节痛，过去受过什么伤，是否感觉胸骨后烧灼感，夜间排尿次数多……"。这样杂乱无章地或重复提问，既会降低患者对医生的信任和期望，也耽搁宝贵的时间。应在了解一般项目的内容后，重点按"主诉—现病史—既往史（含系统回顾）—个人史—婚姻史—月经生育史（女性）—家族史"程序和格式进行问诊。初学者在这方面存在的主要问题是：一般项目询问不全，对主要症状的特点未加详细追询和描述，对伴随症状和重要阴性病症未予重视，对诊疗经过不求甚解，发病以来的现况（精神、体力、饮食、大便、小便、睡眠和体重变化）常被遗忘询问和描述，重要的相关的既往史、个人史和（或）家族史屡有遗漏。

为便于初学者掌握，临床问诊时可将现病史内容和程序归纳简化为"起病、诱因、主症、伴症、演变、经过、现状"7项关键词，其他问诊内容与程序简化为"既往、个人、家族"3个关键词，将此10个关键词"牢记在脑"，在问诊过程中逐步"回放"并回答这些关键词的内容，进行有目的、有层次、有顺序的询问。问诊结束时再默念这些关键词以检验问诊是否完整无遗漏。即使有遗漏，也可及时补上。

（二）理论联系实际

除记忆上述问诊的格式、程序和内容外，更重要的是熟悉诊断学和临床课程中有关症状诊断与鉴别诊断的内容，在临床实践中将这些基本知识与临床实际不断联系，丰富感性认识从而不断积累经验，才在能在临床问诊中运用自如，得心应手。

（三）要重视患者自身感受

问诊中尽可能让患者充分地陈述自认为重要的情况和感受，只有在患者的陈述离题太远时，才需要根据陈述的主要线索灵活地把话题拉回，切不可生硬地打断患者的叙述，甚至用医生自己主观的推测去取代患者的亲身感受。只有患者的亲身感受和病情变化的实际过程才能为诊断提供准确度客观的依据。

三、突出重点，条理分明

问诊重点是现病史，其中重中之重是问清此次就诊的目的（主题），即"主要症状（或体征）+时间"，要以主诉症状（或体征）为重点，对主要症的特点详加询问与描述。然后再针对与鉴别诊断相关的阳性或阴性症状进行询问。如一腹痛的病人，应以腹痛为问诊重点，首先询问病人腹痛的部位和发生时间，继而深入询问腹痛的性质，有否放射，腹痛加重和减轻的因素，诊疗经过（包括是否到医院看过、作过哪些检查、治疗情况和疗效如何等）。即刨根问底把腹痛症状特点问深问透，然后再询问腹痛伴随症状，以利鉴别诊断。如腹痛伴发热、黄疸多提示胆道感染；腹痛伴频繁呕吐和腹泻多提示急性胃肠炎；腹痛伴尿痛、尿频、尿急，可能为泌尿系统感染或结石；腹痛伴休克多考虑外科急腹症等。之后再询问患者现在的精神、体力、饮食、大便、小便、睡眠和体重变化。接下来按程序询问既往史、个人史和（或）家族史等常规问诊内容，其重点是这些部分中与主诉密切相关的内容。

重点地进行病史采集（focused history taking）是指针对就诊的最主要问题（现病史）来问诊，并收集除现病史外的其他病史部分中与该问题密切相关的资料。在相对短的时间内，以一种较为简捷的形式和调整过的顺序进行的。主要是用于急诊和门诊重点采集病史。通常患者的主要症状就已提示和界定了需要做重点问诊的内容。即发生、发展、性质、强度、频度、加重和缓解因素及相关症状等。随着问诊的进行，运用联想初步判断该病人可能是哪些器官系统患病，一旦明确现病史的主要问题，便界定了相应的器官系统。通过临床思维就会形成诊断假设，再重点对该系统的内容进行全面问诊，收集有关本系统中疑有异常的更进一步的资料，从而考虑下一步在既往史和系统回顾、个人史、家族史中重点选择相关内容进行问诊。

四、问诊注意事项

（一）问诊语言要通俗易懂

要用通俗易懂的语言进行问诊，尤其是对文化水平较低和理解力较差的患者来说更显重要。避免使用病人听不懂的医学术语生硬地询问，以保证问诊内容的准确性和问诊顺利地进行。例如，不要用医学术语问患者"是否有鼻衄（epistaxis）"，而是用通俗的话问"是否流鼻血"；对于一名腹泻患者问诊，不要用医学术语询问"是否有里急后重（tenesmus）"因为医学术语即使是对文化程度较高的患者也难免不理解，可能无法回答或随意回答。如果换种方式分开问"您排出的大便稀不稀？""排便急不急？能憋得住吗？""肛门部有什么感觉？""有下坠、沉重的感觉吗？""大便能排得尽吗？"患者就能很容易逐个正确地回答。否则不正确的提问可能得到错误的信息或遗漏有关的资料，以致病史资料不准确的，影响诊断。

（二）使用过渡语言

在问诊的两个项目之间使用过渡语言，即向病人说明将要讨论的新话题及其理由，使病人不会困惑你为什么要改变话题以及为什么要询问这些情况。如过渡到家族史之前可说明有些疾病有遗传倾向或在一个家庭中更容易患病，因此我们需要了解这些情况。过渡到系统回顾前，说明除已经谈到的内容外，还需了解全身各系统情况，然后开始系统回顾。

（三）核实患者提供的资料

为了收集到尽可能准确的病史，有时医师要核实病人提供的信息。如病人用了诊断术语，医生应通过询问当时的症状和检查等以核实资料是否可靠。例如，患者表述"5年前我患了冠心病"；医生应当询问"当时在哪家医院就医，做过何种检查确诊？"；又如患者说："我对青霉素过敏"，则应追问"当时是怎么知道你过敏的？"或问"做过青霉素皮试吗？注射过青霉素吗？有过什么反应？"。对于呕吐物的量、呕血量，患者有时表述不准确，常常夸大其量，常需要核实，可以用参照容器提示性问"相当于200 mL的玻璃杯几杯？"用于粗略估算和核实。

（四）避免用以下方式提问

1. 诱导性或暗示性提问　医生在问话中已暗示了期望患者的答案，使患者易于默认或附和医生的诱问，如：询问胆囊结石的患者，"你右上腹痛部放射至右肩背部，对吗？""用这种药物后病情好多了，是吧？"这种情况正确的提问方式应是"你感觉腹部疼痛具体在哪一块？"，可嘱患者用手指点疼痛部位，确定在右上腹后，再接着问："这块疼痛时有无其他部位疼痛？"，如回答有，可进一步问"那是什么部位疼痛呢？"；"用这种药物后，有什么变化？"，如回答有，可再问，"是好转呢或是加重了？"。

2. 责难性提问　如："你为什么吃那样脏的食物呢？"这种提问常使病人产生反感心理，患者会觉得，"我是来治病的又不是讨你说教的"。如医生确实要求病人回答此为什么，则应先说明提出该问题的原因，否则在病人看来很可能是一种责备。对于一些难治性疾病，更不可埋怨或责怪患者："你就诊太晚了，为什么不早点来看病呢？"，使患者感到极端后悔或无望。

3. 连续性提问　即连续一连串提出许多问题，可能造成患者记不住问题或对要回答的问题混淆不清，如："你感觉胸痛是在活动时，还是在安静时？每次痛多长时间？饭后痛得怎么样？和饭前不同吗？是绞痛，还是憋闷痛？"。应一问一答，使患者跟着医生思路有条不紊地准确回答问题，提供有用的信息。

4. 逼问式提问　为了保证病史资料的准确可靠，一定要避免逼问式提问。这样促使患者提供带倾向性的特定答案，势必影响问诊所得资料的可靠性。如"你的上腹痛肯定是在进食油腻后加重，是吧？"，但患者表述："我常年吃素，不吃肉，谈不上油腻。"；当问诊过程中患者回答的问题与医生的想法有差距时，更不能再进行逼问："那你一定常吃素油炸的食品，如油条、炸糕，是吧？"以逼迫患者同意医生的想法。若患者为满足医生的想法被逼无奈而随声附和，可能会带来错误的病史资料。

而正确的问诊应该是"你的上腹痛在什么情况下会加重或减轻呢？"，也可接着问"你的上腹痛与饮食有什么关系呢？"。应该是耐心地启发，使其有思考、回忆的余地，引导患者实事求是地回答。从而得到满意而可靠的病史资料。

5. 审问式提问　医生对患者必须要有高度的同情心和责任感，态度要和蔼可亲、耐心体贴，禁忌冷若冰霜地审问式地询问患者，"你要说实话，究竟喝了多少年的酒？否则肝功能怎么会如此之差？""你必须诚实交代你的私生活，现在高度怀疑你患性病"。

6. 机械式提问　询问病史时，不要像"记录员"机械地与患者进行对话，一问一记。应在问诊中要不断地将获取的病史信息，边询问边动脑联想，运用思维，对资料随时加以分析、综合和判断。例如，一位43岁男性患者主诉2年来反复中上腹剧烈绞痛，伴呕吐，无发热，血白细胞数不高。多次就诊未发现病征。曾怀疑胰腺炎，但多次检查血淀粉酶不高。胃镜检查和B超也未发现异常。因此经分析思考，排查病变可能在胆管或横结肠，而每次发作都要禁食、输液病情方有好转。追问患者，"腹痛发作的时间是饭前或是饭后？腹痛发作与吃东西多少有无关系？"回答，"饭后不久，而且吃得多时容易犯病"，表明病变在胆总管可能性大。因若在横结肠，疼痛要在食物下行到较低位置时才发作。由于胆总管结石或其梗阻可引起剧烈腹痛，常常伴黄疸。故再追问，"腹痛发作时尿色有否变化？"回答，"有几次尿颜色加深像浓茶"。通过追查血胆红素和尿胆红素均提示增高，促使再次复查B超，发现胆囊和胆总管有多个细小结石。如果对此例问诊采集病史不认真，只问不动脑，未抓住忽隐忽现的黄疸（微小结石在胆总管移行导致一过性梗阻）这一关键，不完整的病史就会延误诊断。

（五）勇于实践，不断总结经验

初学者经验不足，有时思维紊乱、语涩词穷，难以提出恰当的问题，问诊运行不够顺畅，应不断总结经验，经常自我检讨，吸取教训。努力去发现影响问诊效果的原因。询问每一部分病史结束时加以归纳并小结，可达到以下目的：①促使医生强化自己的记忆和理顺思路，以免遗忘要问的问题；②让患者也了解医生如何理解他的病情；③提供核实患者所述病情的机会。对现病史进行小结常常显得特别重要。小结系统回顾时，只小结阳性发现即可。小结家族史时，只需要简短的概括，特别是阴性或不复杂的阳性家族史。

应多参加临床病例讨论会，多学习有关病例分析方面的书刊。只有理论学习结合临床实践反复训练，才能较好地掌握问诊的方法与技巧。如像人类交往与交流的其他形式一样，没有机械的、一成不变的问诊模式和方法，应灵活应把握和应对。也经常自己经历的成功与失败的案例记录在案，温故知新并于他人分享和交流经验，娴熟掌握问诊技巧，不断提高问诊水平。

第二节　特殊情况的问诊技巧

1. 老年人　因体力、视力、听力的减退，部分老年患者反应迟钝或思维障碍，可能影响问诊。应多注意精神状态、外貌言行，判断其理解力，定向力，有无思维障碍、精神失常。先用简单清楚、通俗易懂的一般性问题提问。减慢问诊进度，使之有足够时间思索、回忆，必要时作适当的重复。老年患者常患多种疾病，应认真询问既往史，重视用药史，耐心细致地进行系统回顾，帮助老人回忆重要线索，理清疾病的诊疗经过。个人史中重点询问个人嗜好、生活习惯改变与家庭及子女的关系。必要时向其亲友了解病史，加以补充或修正。

2. 儿童　学龄前儿童多不能自述病史，需由家长或保育人员代述。所提供的病史材料是否可靠，与他们对小儿的观察能力与接触密切程度有关。在询问病史的每个环节都应耐心、仔细，尽可能加以启发，并评估其提供的临床资料的准确性与可靠性。年长儿可由自己适当表述或补充叙述一些有关病史的细节，但应注意其记忆及表达的准确性。有些患儿由于惧怕住院、打针等而不肯实说病情，在与他们交谈时更应注意方式和方法，态度和蔼、可亲和友善，多予小儿启发、夸奖与鼓励。

3. 残疾人　应予更多的同情、关心和耐心。对听力障碍或聋哑人，语言交流常有困难，可用简单明了的手势或其他体语，或请患者亲友解释或代述，同时注意患者表情。必要时作书面提问，书面交流。对盲人，应更多安慰和关照，先向患者自我介绍及介绍现场情况，搀扶患者就座，尽量保证患者舒适，这有利于减轻患者的恐惧，获得患者的信任。告诉患者其他现场人员和室内家具或装置，仔细聆听患者叙述病史并及时作出语言的应答、解释和点评，以取得患者的宽慰、信任与配合。

4. 急性重症患者　病情急重患者多精神委靡或神志不清，表情淡漠，语言低微或呻吟，反应迟钝，生命体征不稳定。需快速通过患者亲友或知情人简要了解病史和进行重点查体，同时及时采取积极有效救治措施，待经初步处理病情基本稳定后，再进详细问诊和完善检体和必要的辅助检查。以极大的热忱、亲切的语言、关爱的举止真诚地呵护患者，在实施行有效的监护基础上尽快确立诊断，精心治疗，防止复发。

5. 理解能力或语言表达能力差　患者通常对症状耐受力较强，不易主动陈述。处于对医生的尊重或环境生疏，使患者通常表现得过分顺从，有时对问题回答"是"不过是一种礼貌和假性理解，实际上，可能并不理解，也不一定是同意或肯定的回答，对此应特别注意。问诊时，语言应通俗易懂，减慢提问的速度，注意必要的重复及核实，多予患者启发、点评和鼓励。确实语言不通难于交流者，最好是找到翻译代诉或试行书面交流。

6. 多种症状并存　有的患者，尤其是功能性疾病的患者多系统的多种症状并存，似乎医生问及的所有症状都有，而且慢性病程较长而又无重点，应谆谆引导其描述的众多症状中抓住主要关键病症、早期病症。在排除器质性疾病的同时，亦应充分考虑其社会心理因素、环境因素和遗传因素。初学者在判断功能性疾病时应特别慎重，不要过早下结论。

7. 精神失常　大脑受致病因素的作用而发生的不同的功能障碍，引起感觉与知觉、思维、智能、情感行为与动作障碍，引起感知、思维等紊乱，出现行为动作失常、情感失调、幻觉妄想、意识紊乱等一系列精神症状，往往缺乏自知力，对此类患者的交谈、问诊与观察属于精神科专科检查的内容，应由受过专科培训的专业人员实施检查和诊治。

（杨昭徐）

第五篇　诊断疾病的步骤和临床思维方法

　　人体任何疾病都有它一定的病理变化，或产生不同的病理生理紊乱、功能的改变和人体中某种成分与结构在质和量上的改变，因此产生症状、体征，以及检验、影像学检查或器械检查显现出来的特征性变化。诊断是临床医生的基本实践活动，是认识疾病客观规律的过程。就是通过问诊、体格检查和辅助检查对患者疾病进行调查研究。将调查研究所获得的各种临床资料经过整理、评估、分析、综合、推理和判断，再经反复实践、验证或修正，得出符合客观事实的结论即诊断。诊断的过程是认识疾病客观规律的过程，是临床医生最重要也是最基本的临床实践活动之一。只有正确地诊断，才可能有正确和合理的治疗。

　　诊断疾病应按照诊断疾病的步骤进行，这种认识疾病的程序一般不应颠倒，不要遗漏，不可逾越。从接触患者到确立诊断的全过程，有时需反复多次，其中的每个环节都应贯穿临床思维和缜密的分析与论证。这一切有关疾病诊断的基本知识和基本技能是临床医生都应学习和掌握的。

第一章　诊断疾病的步骤

正确的诊断，一般要经过以下三个步骤：调查研究，搜集临床资料；整理资料，形成初步诊断；临床观察，验证或修正诊断。

一、调查研究，搜集临床资料

在对疾病进行调查研究时，掌握的资料必须完整和真实，能反映疾病的患者的个体特征、整体状况和疾病的动态变化。片面的或错误的资料往往导致误诊或漏诊。搜集临床资料是诊断疾病的第一步，正确的诊断基于真实可靠的临床资料，而真实可靠的临床资料则来源于缜密的调查研究。临床资料来自下述三个方面。

（一）问诊

问诊是临床医生从患者本人、家属、知情者甚至发病现场搜集病历资料的重要手段。症状是病史的主体。症状的特点及其发生发展与演变情况，对于确立诊断起重要作用。临床上有些患者疾病的症状表现特别典型，颇有特异性，通过问诊就可以基本确定诊断。而有些患者虽然通过问诊还不足以做出诊断，但可提示体格检查的查体重点和为下一步进行各种相关检查提供重要的依据或线索。病史采集要完整、真实可靠，病史要反映出疾病的发生发展动态变化过程、个体特征和整体状况，才能为诊断提供依据或线索。

（二）体格检查

在采集病史的基础上，对病人进行全面、系统而有重点的正确的体格检查。应边查边问，边查边想，与采集到的病史相互印证，相互补充。使获得的资料完整和真实。从主观和客观两方面反映疾病的个体特点、患者整体状况和动态变化。所发现的阳性体征和阴性表现，都可以成为诊断疾病的重要依据或线索。

某些疾病病情简单且体征特殊，通过直观便可一目了然做出诊断，如外伤性血肿、脐疝、荨麻疹、急性扁桃体炎等。

（三）辅助检查

在获得病史和体格检查资料的基础上，有的放矢地重点选择相关的辅助检查，包括临床实验室检验、影像学检查和器械检查，某些疾病尚需活组织检查或手术探查，为临床思维分析提供更有价值的素材，从而验证假设或判断，或为确立诊断提供准确、可靠的依据。

近数十年来，医学科学的进步，使疾病诊断技术发生了重大的变革，先进的影像技术如 CT、CTA、MRI、超声彩色多普勒显像技术等，各种内镜，生物化学、细胞生物学、分子生物学及免疫学等的迅速发展，临床血液及各种标本检测项目扩展速度也与日俱增。不可否认，所有这些为临床医生的诊断提供了很重要的依据。但值得提出的无论哪一种检查都只能是辅助检查，再多的检查也不能代替临床医生的病史询问、体格检查、临床思维。过分依赖辅助检查，或跳过问诊、体检不加临床思维直接随意进行无的放矢和大撒网式地检查，常常造成该做的检查未做，而对诊断无价值的检查做了很多，甚至诊断思路跟着错误的检查报告走，既延误了诊断也浪费了大量的医疗资源。

应充分考虑以下几点再选择和实施必要的辅助检查：

1. 检查有无临床意义，确定诊断的概率是多少。
2. 检查结果的敏感性、特异性和准确性如何。
3. 检查的时机是否合适。
4. 检查的可操作性和安全性。
5. 检查的费用与效果分析。

二、分析综合，形成初步诊断

人体各系统的疾病种类多，不同阶段、不同个体差异大，疾病表现变化多样。加之患者文化水平、心理状态、社会因素、环境因素和个体生活方式的影响，患者陈述病史表达能力不一，表述的病史可能不准确：零乱、不系统、主次不分、顺序颠倒，甚至有些虚假、夸大、隐瞒或遗漏等现象。因此，医生必须对病史资料认真进行梳理、分析和评估，使之去粗取精、去伪存真，由此及彼，由表及里，力求完整和准确。只有这样的临床资料，才能为正确诊断提供可靠的依据或线索。

对实验室和其他辅助检查结果，必须与病史资料和体格检查结果结合起来进行综合分析、评价和判断，一般不应简单依赖辅助检查确立疾病诊断。充分考虑到各项检查本身的误差、局限性以及出现假阳性和假阴性的可能性，科学地、客观地和动态地对待辅助检查结果。

主要症状和体征以及辅助检查结果有多种疾病的可能性，医师难以区分确定诊断，需要充分地比较和权衡。在对各种临床资料进行分析、评价和整理以后，结合临床医生掌握的医学知识和自身临床经验，将资料分组。抓住一个或几个主要线索（包括症状、体征或辅助检查结果），将可能性较大的几个待考虑或需要鉴别的疾病排列出来，逐一进行鉴别，或排除或肯定，或进一步收集多种资料加以鉴别，形成初步诊断（即假设、印象）的构想。如一女性 61 岁的患者主诉瘙痒、尿色发黄、粪色发白 1 月余，体检发现皮肤和巩膜黄染，肝大，胆囊肿大（无自发痛），将上述两项加以联系、分析和综合，做出诊断的假设：黄疸——梗阻性黄疸？通过选定的检验项目显示血清总胆红素（TBIL）和直接胆红素（DBIL）增高、碱性磷酸酶（ALP）增高，结合腹部 B 超、腹部 CT 检查显示肝内外胆管扩张，得出初步诊断"梗阻性黄疸：壶腹周围癌？胆总管结石？"。

三、动态观察，验证或修正诊断

认识不一定一次就能完全到位，初步诊断可能带有一定的主观性（臆断）、片面性，这是主要是受病情变化的复杂性、病情发展不充分，或医生认识水平和临床思维能力的限制。因此初步诊断是否正确，也需要在临床实践中进一步验证、修正，加以确立。例如对前述黄疸病例，为进一步明确诊断行内镜逆行胰胆管造影（ERCP），插管造影显示胆总管壶腹部狭窄、胆系扩张、胰管扩张。内镜检查发现十二指肠乳头肿大变形，呈菜花样外观，活检组织病理检查证实为十二指肠乳头癌。诊断得以确立，决定下一步施行外科手术治疗为主的综合治疗方案。

在提出初步诊断给予相应的治疗之后，临床上常常需要严密、客观、细致地观察病情，了解症状缓解与否，体征有否变化，酌情或反复对各个环节（包括病史资料、体征、辅助检查）进行复核或复查，再认识、再评价。随时发现问题，提出问题，必要时可能需要再选择或一些必要的常规检查或特殊检查等，为验证诊断、修正诊断和确立诊断提供可靠依据。

诊断一般流程归纳于表 5-1-1。

表 5-1-1　疾病诊断的一般程序

1. 调查研究 搜集临床资料	问诊，采集病史
	体格检查
	在问诊、体格检查基础上有的放矢地选择安排辅助检查
2. 分析综合 形成初步诊断	评估所获临床资料的价值
	资料归纳、分组，小结主要问题或特殊病征并排序
	选择若干主要临床表现或"特殊病征"
	提出有上述主要临床表现的相关假设疾病并按主次排序
	将上述假设疾病逐一鉴别，给予肯定、否定或待定
	提出初步诊断
3. 动态观察 验证或修正诊断	核实全部阳性、阴性资料
	复查或安排下一步检查和处理措施
	动态观察经初步诊治处理后的变化
	验证和修正，不断缩小诊断范围，确立诊断

对于诊断病情复杂、少见或较为疑难的疾病，诊断思维可试从以下方面寻找切入点或诊断线索：

1. 从生物学医学、社会、心理、环境因素和个体生活方式各方面分析有何可能的致病原因。
2. 按系统分析有何器官组织解剖结构异常、病理变化。
3. 按系统分析有何器官生理功能改变。
4. 从病理生理角度分析有何可能的发病机制。
5. 特别重视有何严重的临床表现。

在一些疑难病例的确立诊断过程中，常常需要查阅文献资料、参考循证医学资料和最新诊断标准和指南，多学科会诊，进行临床病例或临床病理讨论，发扬团队协作精神，充分发挥集体智慧和力量。

第二章　临床思维方法

思维是人类是从社会实践中产生的特有的一种精神活动，是在表象、概念的基础上进行分析、综合、判断、推理等认识活动的过程。临床思维是医生在临床实践中在疾病的临床表现与辅助检查表象和对疾病的理论认识的基础上，进行分析、综合、判断、推理等认识活动的过程。这一过程是任何仪器设备都不能代替的思维活动。如何面对复杂的病情，抓住关键环节和主要矛盾而看到疾病的本质，作出符合客观实际的准确诊断，掌握正确的临床思维方法是十分必要的。临床思维方法是临床医生在诊断、治疗、判断预后和制定预防方案全程中必须学会和掌握的科学思维方法。医学生和临床药学生应较早地认识到它的重要性，从接触临床开始的实践活动中就注重临床思维方法的基本训练。

一、临床诊断思维方法举例

1. 推理　是临床医生获取临床资料或诊断信息作为诊断依据，到形成结论的中间思维过程。通过这种思维方法，可透过疾病的表现，看到疾病的本质。例如：从患者主要症状多食善饥、怕热多汗，检体发现重要体征突眼、甲状腺肿大，引出后续的检验结果显示血清三碘甲状腺原氨酸（T_3）和血清甲状腺素（T_4）增高，推出诊断结论甲状腺功能亢进症。

2. 演绎　即从诊断疾病的一般规律、原理，推出特殊情况下的结论，也是常用思维方法。例如急性腹痛伴发热、血白细胞数增高、受累器官局部压痛（或尚有反跳痛）是常见腹腔脏器急性重症炎症疾病的一般规律。可用此规律去分析具体病例：男性 28 岁，主诉持续性腹痛，阵发性加剧，始于上腹部，3 h 后转移至右下腹部。体检右下腹压痛和反跳痛，血白细胞计数 $14 \times 10^9/L$。首先就会考虑急性炎症性一类腹痛，由于部位在右下腹，最可能的诊断是急性阑尾炎。

3. 分清主次　患者的临床表现复杂，临床资料也较多，分析这些资料时，要找出复杂的临床表现和辅助检查结果中诸多问题中的主要问题和关键问题，拟定为诊断的重要依据。次要资料虽然不能作为主要的诊断依据，但可为确立临床诊断提供旁证或辅助依据。例如某患者有心悸、气短、呼吸困难、咳嗽等呼吸系统及心血管系统的症状，食欲不振、恶心、腹胀等消化系统症状，查体发现颈静脉怒张、肝颈静脉反流征阳性、心脏扩大、心尖部可闻及舒张期隆隆样杂音和 3/6 级收缩期吹风样杂音、两肺底对称性的湿性啰音、肝大、下肢水肿。从症状和体征看非常复杂，但其中最主要表现是心脏扩大和心脏杂音，符合风湿性心脏病二尖瓣狭窄合并关闭不全的表现。其余均为心脏功能衰竭引起的表现：已衰竭的肺循环淤血可引起气短、呼吸困难、咳嗽和两肺底对称性的湿性啰音，右心衰竭的体循环淤血可引起消化系统症状和颈静脉怒张、肝颈静脉反流征阳性、肝大、下肢水肿。如此分析抓住主要矛盾，主次分明，条理清楚，便可提出初步诊断。

4. 类比对照　书本表述的或医生个人经验中的疾病典型临床表现与患者个体的具体表现进行对比，从而找出诊断的线索或依据。书本中对疾病临床表现的描述是多少年来人们对疾病认识的总结，反映的多为疾病的共性表现，任何患者个体的表现都很难与书本上的描述完全一致，这与患者的个体情况如年龄、病期和是否治疗过等具体因素有关。因此在分析判断时，应在掌握共性表现的基础上，对照分析个性表现，有利于从中找出诊断线索。例如一老年男性患者近 3 年常感乏力，头晕、心悸和恶心，行走不稳。体检发现面色苍白、舌乳头萎缩、舌面呈牛肉样舌，双下肢深感觉障碍。血常规检验呈大细胞性贫血。追问因牙不好，很少吃肉食和绿叶蔬菜，因此临床初步诊断为营养性巨幼细胞贫血，检测血清维生素 B_{12} 及叶酸均降低。根据此诊断给肌内注射维生素 B_{12} 和口服叶酸治疗，半个月后明显改善，一个月后基本恢复正常，临床验证诊断正确。但继续治疗贫血不再改善，表明还有其他原因。根据患者摄入减少，应考虑摄入不足而导致体内缺铁，故有针对性地检测血清铁和血清铁蛋白，结果均低于正常，加用铁剂治疗后，贫血逐步纠正。经过反复验证，最后确诊为混合性贫血（营养性巨幼细胞贫血合并缺铁性贫血）。该例开始主要表现为营养性巨幼细胞贫血，缺铁表现不明显而被忽视。当应用叶酸和维生素 B_{12} 治疗巨幼细胞贫血好转时，由于铁利用增加，而使原已缺铁的情况进一步加重，导致贫血不能继续改善，这是患者个体特点，在加用铁剂治疗后贫血才得以纠正。若此例患者未查及缺铁性贫血依据，诊断思路还应转向自身免疫性胃炎伴恶性贫血。此类患者除血清维生素 B_{12} 值减低外，可检测到血液中存在自身抗体，如壁细胞抗体（PCA）、内因子抗体（IFA）。也有必要进行胃镜检查以期发现萎缩性胃炎征象。

目前许多临床学科，已通过各种形式根据临床实践对很多疾病制定或不断修订诊断标准，有利于临床医生诊断疾病。根据病人的临床表现去对照相关的诊断标准和诊断条件，也是形成临床诊断的一种类比推理思维方法。尤其是一些疑难病例，常需查阅和参考国际国内通用的诊断标准。但应辩证地对待这些标准和指南，不要生搬硬套，教条式地引用。要参照最新版本。要注意具体患者诸多的不典型因素：①年龄：年老体弱、婴幼儿；②病期：疾病的早期；③医源性因素：治疗措施的干扰，药物不良反应，手术并发症；④多种疾病的相互影响；⑤器官移位者；⑥医生的认识水平等。

5. 归纳　即归纳个别和特殊的临床表现，从而导出一般性或普遍性结论。临床医生所搜集的每个诊断线索或依据都是个别的，归纳这些诊断线索或依据而提出的初步诊断，就是由个别上升到一般，由特殊性上升到普遍性的过程和结果。例如：患者女性，30 岁，主诉右腰痛、早饱伴餐后中下腹部胀满 10 余年，常在餐后、劳动、站立后腰痛和腹胀加重，卧床休息后好转，经常出现尿频、尿痛和血尿。检体特征是：瘦长体型，右侧腰腹部可触及光滑可移动的无明显压痛的包块，坐位或立位时比卧位时包块下移。此例特点是女性、瘦长体型、早饱和餐后腹胀、腰腹部包块。归纳此例特点诊断右肾下垂，经腹部 B 超和肾盂造影证实；从肾下垂联想到其他内脏下垂即胃下垂，以此可能解释早饱和餐后腹胀（而且是在中下部位）。进一步通过选择上消化道钡餐 X 线造影对比卧位和立位胃底位置，确立胃下垂诊断。

当医生获得临床资料中有价值的诊断信息后，根据所发现的诊断线索去深入寻找更多的诊断依据。经过较短时间的分析产生一种较为可能的临床印象，根据这一印象再进一步去归纳、分析，可获取的更多有助于证实诊断的依据。例如：一例上消化道大出血患者，在问诊时获得既往有乙型病毒性肝炎病史或长期大量饮酒史这些重要线索，体检时便会特别注意有无蜘蛛痣、肝掌甚至腹水征，或血常规显示的全血细胞减少这些重要的体征，由此线索可很快联想到作为上消化道大出血重要原因之一的常见病：肝硬化合并食管静脉曲张破裂出血。循此可进一步找出一系列有关肝硬化的临床表现和辅助检查线索，通过归纳完善诊断依据。

6. 肯定　如何肯定某一疾病？若拟诊的疾病基本能解释患者的全部临床表现，并已找到预期应见于该病的"特殊病征"，则可以此为诊断依据作出该病的诊断；在遇到缺乏"特殊病征"的疾病时，一组具有确诊意义的临床综合征也可起到类似"特殊病征"的作用，但其可靠程度不及"特殊病征"。例如，根据发热、多关节游走性疼痛、急性心肌炎、红细胞沉降率简称（血沉）增快和血清抗链球菌溶血素"O"效价升高，大致可诊断风湿热，但有时仍可能与其他结缔组织疾病混淆。另一方面诊断依据也包括一些并非见于该病的病征，当这些病征与"特殊病征"同时存在时，则能加强"诊断依据"的可靠性。

7. 否定　如何某一疾病？若拟诊的疾病不能解释患者的全部主要临床表现，或缺乏预期应出现的"特殊病征"，则该病可以被否定或可能性很小。例如，某心前区疼痛患者，拟诊急性心肌梗死，但于 3 天内反复作心电图检查始终无异常，血清心肌酶检测不高，可否定急性心肌梗死的存在。

8. 排除　在疾病的早期、复杂的或不典型的病例，当找不到可以确定诊断的"特殊病症"时，一般采取下列方法：根据一个主要症状，如黄疸、血尿、水肿等；或将若干主要的症状分组或组成一个综合征，如溶血性贫血、梗阻性黄疸、颅内压增高。然后提出一组待鉴别的疾病，进行相互鉴别。在提出一组待鉴别的疾病时，应尽可能将全部有可能性的疾病考虑在内。以防止或减少遗漏导致误诊或漏诊。但全面性不是漫无边际，而是从实际相关的临床资料出发，抓住主要问题，提出一组与患者临床表现相似的疾病。而随着分析的深入，相互比较，逐一肯定可能性大的疾病，或排除可能性较小的疾病，逐步缩小鉴别诊断的范围，直至保留一个或几个可能性最大的疾病，这就是临床常用的"排除诊断"思维方法。

例如一例 55 岁女性患者，主诉尿黄、乏力、食欲减退 3 个月，体检巩膜黄染、肝脾肋下可触及边缘，肝质地较硬，未触及无痛性肿大的胆囊，检验血清总胆红素和直接胆红素、碱性磷酸酶（AKP）、谷氨酰转肽酶（GGT）增高，将这些病征归纳为胆汁淤积性黄疸，待鉴别的疾病包括引起肝外胆管梗阻（胆总管结石、炎症、狭窄、胆道蛔虫、壶腹癌等）、肝内胆管梗阻（肝门部结石、肿瘤、硬化性胆管炎等）和肝内胆汁淤积（毛细胆管型病毒性肝炎、药物性胆汁淤积、原发性胆汁性肝硬化等）三个系列的诸多疾病。首先通过 B 超、腹部 CT 等影像检查排除了引起肝内外胆管梗阻性疾病。诊断范围缩小到引起肝内胆汁淤积的疾病，根据此例无饮酒史和病毒性肝炎病史、肝炎病毒标志检测阴性，检测血清自身免疫性抗体（包括 AM_2A）均阴性，而有近 4 个月服用多种中药丸（治疗四肢关节痛）的病史。故诊断"聚焦"在药物性肝损害，肝内胆汁淤积性黄疸。此例曾拟诊原发性胆汁性肝硬化，但患者无该病特异性血清自身抗体，特别是抗线粒体 -2 抗体（AM_2A）。诊断依据也包括并非原发性胆汁性肝硬化应有的重要病征（阴性病征），该阴性检查结果加强了"诊断依据"的可靠性。

二、诊断思维的基本原则

在疾病诊断过程中，必须掌握以下几项诊断思维的基本原则：

1. **实事求是**　医生必须以科学的精神，严肃认真的态度，深入临床实际。通过细致问诊、精准查体，结合病例判读辅助检查结果，实事求是地对待客观临床资料。不能只根据自己的知识范围和局限的临床经验任意取舍。不应将临床表现牵强附会地迎合自我臆断，或不接触临床实际，先入为主，胡乱诊断，甚至违纪编造或篡改病历资料。

2. **运行生物-心理-社会医学模式**　纠正纯生物学角度认识疾病诊断疾病的片面诊断思维，改变只见病不见人的观念。在诊断思维中重视心理、社会和环境因素、生活方式引起疾病的作用，充分考虑人的因素、整体的因素、动态变化的因素，按生物-心理-社会医学新模式全面收集诊断信息和诊断依据。

3. **遵循循证医学的基本原理**　当今医学科学的发展新动向是更加科学、理智地对待临床研究，不只是靠少数专家和医学机构提出的标准和经验来诊治疾病，而是在大量前瞻性随机双盲对照多种心研究的基础上，经过系统性评价和可靠性分析提炼的高质量的可信度高的新资料，在诊断思维中无疑应选择和引用这些新的高级别的资料作为论证依据或参考。

4. **优先识别和诊治急性危重病**　临床上有些表现既可由一般性疾病引起也可由急性危重病引起，诊断流程要按轻重缓急，诊断思路要特别重视患者生命体征（包括神志、呼吸、大血管搏动、瞳孔、血压和体温），优先识别急性危重病，进行紧急处理。时间不允许按平常节奏和方式进行系统问诊、检体和进行暂时无必要的辅助检查，以免延误治疗而造成不可挽回的生命危险。例如突发急性左侧胸痛病例，应快速判断有无休克、呼吸困难、咯血、心力衰竭和严重心律失常，若有变化及时采取一系列综合抢救措施，边抢救边搜集病史，优先考虑和识别急性心肌梗死、主动脉夹层、急性肺动脉栓塞或急腹症。待病情稳定后再梳理、分析和判断相关疾病的可能性。

5. **"一元论"**　尽可能以一种疾病去解释多种临床表现的原则，尤其是临床表现涉及多系统多个器官时，多考虑风湿性疾病、自身免疫性疾病、代谢性疾病、全身感染性疾病多器官功能衰竭等。若患者的临床表现确实不能用一种疾病解释，经确实论证有几种疾病同时并存，可按主次、发病先后、轻重缓急排序。

6. **首先考虑常见病与多发病**　疾病的发病率可受多种因素的影响，疾病谱随不同年代、不同地区而变化。在几个可能的拟诊疾病中考虑第一诊断时首先选择常见病、当地多发病、当时的传染病或流行病。至于罕见病，也应考虑到，但只有用上述疾病满意解释患者的临床表现时，才予以此一步的考虑。

7. **首先应考虑器质性疾病**　在器质性疾病与功能性疾病鉴别有困难时，首先考虑器质性疾病的诊断，以免延误治疗，甚至给病人带来不可弥补的损失。如表现为上腹部疼痛的胃癌患者，若能早期诊断早期手术根治，大大提高 5 年生存率。若当做功能性消化不良治疗则可错失良机。有时器质性疾病可能存在一些功能性疾病的症状，甚至与功能性疾病并存，尤其是有下列报警症状，应考虑器质性疾病的诊断：年龄超过 45 岁，有恶性肿瘤病史或其家族病史者，有原因未明的出血、贫血、发热、体重减轻、某部位出现局部肿块者，不要轻易下功能性疾病的诊断。

8. **首先应考虑可治性疾病的诊断**　临床上有些表现既可以由可治的疾病引起，也可以由难治的或不可治的疾病引起，这时应首先考虑可治的疾病的诊断，因为经过及时恰当的处理会迅速好转，乃至痊愈，以免延误病情给病人造成痛苦和不良后果。如一全血细胞减少的患者，经骨髓检查发现红系统有巨幼样变，可能是最容易治疗的营养性巨幼细胞贫血，也可能是难治的甚至会变成急性白血病的骨髓增生异常综合征（myelodysplastic syndrome，MDS），这时应首先考虑营养性巨幼细胞贫血，给叶酸和维生素 B_{12} 治疗，有些患者就可能会很快恢复正常。如果对这些病人首先当做 MDS 治疗，不但不会好转，相反会因为治疗不当而逐渐加重，若治疗不好转再考虑 MDS，这样即使确定为 MDS，亦不影响其治疗和预后。

三、诊断失误原因分析

由于各种主客观的原因，临床诊断往往与疾病本质发生偏离而造成诊断失误，表现为误诊、漏诊、病因判断错误、疾病性质判断错误以及延误诊断等。

临床上常见诊断失误的原因有：

1. 资料不全　病历资料不完整、不确切，未能反映疾病进程和动态以及个体的特征；检体内容不全有重要遗漏，检查手法不正确，因而未能获取重要的阳性体征和阴性体征。因此难以作为诊断的依据或诊断依据不充分，甚至由于资料失实，分析取舍不当，导致误诊、漏诊。

2. 检查不细　观察不细致，临床观察和检查中遗漏关键征象，辅助检查项目选择有误，检查结果准确度差，过分依赖检查报告，或检查报告有误导致判断错误，未结合病例实际情况正确评估其临床意义，都可能得出错误的结论，也是误诊的重要因素。

3. 主观臆断　先入为主，某些个案的经验或错误的印象占据了思维的主导地位，致使判断偏离了疾病的本质，妨碍了客观而全面地搜集、分析和评价临床资料。

4. 缺乏经验　医学知识不足或知识老化未更新，缺乏临床经验。对一些病因复杂、临床罕见疾病知识匮乏，经验不足而又未向他人请教或经多学科集体讨论病例，未能及时有效地结合病例特点查阅最新文献，不了解诊断新标准、新指南和新共识学习各种知识，是构成误诊的另一种常见原因。

5. 病例不典型　其他如病情表现不典型，诊断条件不具备以及复杂的社会原因等，均可能是导致诊断失误的因素。

第三章 临床诊断的内容和格式

一、诊断的内容与格式

完整的诊断内容有利于制定全面、合理的治疗方案，其诊断内容一般包括病因诊断、病理解剖诊断、病理生理诊断、疾病的分型与分期、并发症的诊断、伴发疾病的诊断。

1. 病因诊断　根据临床的典型表现，明确提出致病原因。如风湿性心瓣膜病、肺炎支原体肺炎、缺铁性贫血、结核性脑膜炎、酒精性肝硬化等。病因诊断对疾病的发展、转归、治疗和预防都有指导意义，因而是最重要的也是最理想的临床诊断内容。

2. 病理解剖诊断　对病变部位、性质、细微结构变化的直接冠名，如二尖瓣狭窄、肝硬化、嗜铬细胞瘤、肾小球肾炎、骨髓异常增生综合征等。其中有的需要组织学检查，有的也可由临床表现联系病理学知识而提出。

3. 病理生理诊断　是疾病引起的机体功能变化，如心功能不全、甲状腺功能亢进症、肝肾功能障碍等，它不仅是机体和脏器功能判断所必需的，而且也可由此作出预后判断和劳动力鉴定。

4. 疾病的分型与分期　不少疾病有不同的分型与分期，其治疗及预后意义各不相同，诊断中亦应予以明确。如过敏性紫癜分紫癜型、腹型、关节型、肾型和混合型等，传染性肝炎可分甲、乙、丙、丁、戊、己、庚等多种类型，我国慢性肾衰竭分肾功能代偿期、肾功能失代偿期、肾功能衰竭期、尿毒症期。对疾病进行分型、分期可以充分发挥对其防治措施选择的指导作用。

5. 并发症的诊断　是指原发疾病的发展或是在原发病的基础上产生和导致机体脏器的进一步损害。虽然与主要疾病性质不同，但在发病机制上有密切关系。如肝硬化并发肝性脑病、风湿性心瓣膜病并发亚急性感染性心内膜炎等。

6. 伴发疾病诊断　伴发病是指同时存在的、与主要诊断的疾病不相关的疾病，其对机体和主要疾病可能发生影响，如糖尿病伴发睡眠呼吸暂停综合征、龋齿、肠蛔虫症等。

有些疾病一时难以明确诊断，临床上常用主要症状或体征的原因待诊作为临时诊断，如发热原因待诊、腹泻原因待诊、黄疸原因待诊、血尿原因待诊等，对于待诊病例应尽可能根据临床资料的分析和评价，提出一些诊断的可能性，按可能性大小排列，反映诊断的倾向性。如发热原因待诊：①伤寒；②恶性组织细胞病待排除。黄疸原因待诊：①药物性肝内胆汁淤积性黄疸；②毛细胆管型肝炎待排除。对"待诊"病人提出诊断的倾向性有利于合理安排进一步检查和治疗，并应尽可能在规定时间内明确诊断。如果没有提出诊断的倾向性，仅仅一个症状的待诊等于未作诊断。

临床综合诊断传统上应写在病历记录末页的右下方。诊断之后要有医生签名，以示负责。

临床各科诊断内容与格式有各自特色，以下以内科疾病临床综合诊断内容和格式为例，举例如下：

例 1 诊断：

1. 风湿性心瓣膜病

　二尖瓣狭窄和关闭不全

　心房颤动

　心功能Ⅲ级

2. 慢性扁桃体炎

3. 肠蛔虫症

例 2 诊断：

1. 酒精性肝硬化

　肝功能失代偿期

　食管静脉曲张破裂出血

　失血性休克

　肝性脑病

　Child–Pagh C 级

2. 龋齿

二、诊断书写要求

1. 病名要规范，书写要标准　人类所有的病伤名目繁多，诊断书写要规范。要将诊断写全，特别是修饰词和限定词不能省略；一定要把疾病的部位写具体，避免出现笼统的诊断。具体病名书写参考国际疾病分类第 10 版（ICD-10）。

2. 选择好第一诊断（主要诊断）　世界卫生组织和我国卫生部规定，当就诊者存在着一种以上的疾病损伤和情况时，需选择对就诊者健康危害最大、花费医疗精力最多、住院时间最长的疾病作为病例首页的主要诊断，将导致死亡的疾病作为第一诊断。产科的主要诊断是指产科的主要并发症和伴随疾病。

3. 不要遗漏那些不常见的疾病和其他疾病的诊断。

4. 病历中疾病诊断的顺序可按传统习惯先后排列　一般是主要的、急性的、原发的、本科的疾病写在前面，次要的、慢性的、继发的、他科的疾病写在后面（见综合诊断格式举例）。

（杨昭徐）

第六篇

病历书写与口述报告病历

第一章 病历书写的基本规则和要求

病历是指医务人员在医疗活动过程中形成的文字、符号、图表、影像、切片等资料的总和，包括门（急）诊病历和住院病历。病历书写是指医务人员通过问诊、查体、辅助检查、诊断、治疗、护理等医疗活动获得有关资料，并进行归纳、分析、整理形成医疗活动记录的行为，是临床全部工作的真实记录。病历是医疗、教学和科研工作的基本资料，可以医疗质量和学术水平，同时也是医疗保险、医疗纠纷及法律诉讼时的重要依据。每个医师必须认真学习，掌握病历书写基本规范，这是培养合格住院医的必经之路。病历书写的基本要求如下。

一、内容客观、真实，书写及时、客观

病历必须真实可靠地记录病情和诊疗经过，严禁任意编造，虚构病历，这不仅关系到病历质量，也反映了医师的职业道德。病历内容的真实来源于认真仔细的问诊、全面细致的体格检查以及辩证、客观的分析和正确科学的判断。

书写病历应在各种文件要求完成的时间内及时记录，病历中一律使用阿拉伯数字书写日期和时间，采用 24 h 制记录。门诊病历应随时书写，急诊病历在接诊同时或处置完成后及时书写。住院病历，入院记录应于次日上级医师查房前完成，最迟不超过患者入院 24 h 内完成。危急患者的病历应及时完成，因抢救危急患者未能及时书写病历的，应在抢救结束后 6 h 内据实补记，并注明抢救完成时间和补记时间，详细记录患者初始生命状态和抢救过程及向患者及其亲属告知的重要事项等有关资料。

二、格式规范，完整全面

病历中的各部分具有特定的格式，医师必须按规定格式进行书写。住院病历在格式上分为传统病历和表格病历两种，完整病历记录系统、完整，后者简便、省时，便于计算机管理。

临床医师应首先掌握传统病历的书写方法，练好临床扎实的基本功。

书写病历应注意内容完整、全面，避免遗漏，每张记录用纸均须完整填写患者姓名、住院号、科别及页码。所用文字、数字应规范，如度量衡单位一律采用中华人民共和国法定计量单位。

三、语言精练，表述准确，词语规范

病历书写时应运用规范的汉语书写，并使用通用的医学词汇和术语，通用的外文缩写和无正式中文译名的症状、体征、疾病名称等可以使用外文。书写力求语句通顺、表述准确、层次分明、重点突出、用词恰当、标点正确。汉字以《新华字典》为准，不得自行杜撰。双位以上的数字一律用阿拉伯数字书写，一位数字一律用汉字。病历中应规范使用医学词汇和术语，避免使用俚语俗词，如"拉稀""起包"，应记录为"腹泻""皮疹"等。

四、字迹整齐，签名清晰

病历书写应当使用蓝黑墨水、碳素墨水，需复写的病历资料可以使用蓝或黑色油水的圆珠笔。计算机打印的病历应当符合病历保存的要求。书写应字迹清晰、工整，不可潦草，便于他人阅读。各项记录书写结束时应在右下角签全名，字迹应清楚易认。

五、审阅严格，修改规范

病历按规定内容书写后，由相应医务人员签名。实习医务人员、试用期医务人员书写的病历，应当经过本医疗机构注册的医务人员审阅、修改并签名。进修医务人员由医疗机构根据其胜任本专业工作实际情况认定后书写病历。病历不能随意涂改，病历书写过程中出现错字时，应当用双线划在错字上，保留原记录清楚、可辨，并注明修改时间，修改人签名。不得采用刮、粘、涂等方法掩盖或去除原来的字迹。上级医务人员有审查修改下级医务人员书写的病历的责任。上级医师修改后，必须注明日期和时间，并由相应医务人员签署全名，以示负责。

第二章 病历书写的种类、格式与内容

病历书写包括住院期间的病历书写和门诊病历书写两大类，它们分别有特定的格式和内容，书写病历时应按照各自格式完整、规范书写。

第一节　住院期间病历

住院期间病历是指患者在住院期间全部的有关疾病资料。住院病历内容包括住院病案首页、入院记录（即住院病历）、病程记录、手术同意书、麻醉同意书、输血治疗知情同意书、特殊检查（特殊治疗）同意书、病危（重）通知书、医嘱单、辅助检查报告单、体温单、医学影像检查资料、病理资料等。

住院病历是指患者入院后，由经治医师通过问诊、查体、辅助检查获得有关资料，并对这些资料归纳分析书写而成的记录。可分为住院病历、再次或多次住院病历、24 h 内入出院记录、24 h 内入院死亡记录。

一、住 院 病 历

住院病历是由实习医生或住院医师完成的最完整的病历模式，是每个医学生、实习生、住院医师必须掌握的一项技能，要求在病人入院后 24 h 内完成。

住院病历格式与内容

病史部分详细内容见第四篇第二章。

住 院 病 历

姓名	性别
年龄	民族
职业	婚姻
出生地	籍贯
入院日期	记录日期
病史陈述者	可靠程度

病 史

主诉

现病史

既往史

系统回顾

个人史

婚姻史

月经婚育史

家族史

体 格 检 查

体温 ℃ 脉搏 次 /min 呼吸 次 /min 血压 /mmHg（ /kPa）

一般状况：

发育（正常、异常），营养（良好、中等、不良、肥胖），神志（清楚、淡漠、模糊、昏睡、昏迷、谵妄等），体位（自主、被动、强迫），表情（自如、痛苦、忧虑等），面容（急、慢性病容或特殊面容），检查是否合作。

皮肤、黏膜：

颜色（正常、苍白、发红、发绀、黄染、色素沉着或脱失），温度，湿度，弹性，有无水肿、皮疹、脱屑、皮下出血、皮下结节、肿块、蜘蛛痣、肝掌、溃疡和瘢痕，毛发（分布、颜色、疏密）。

淋巴结：

全身浅表淋巴结有无肿大（部位、数目、大小、硬度、压痛、活动度或粘连情况，局部皮肤有无红肿、瘘管、瘢痕等）。

头部及其器官：

头颅：大小、外形、压痛、瘢痕、包块，头发（分布、颜色、疏密）。

眼：眉毛（脱落、稀疏），睫毛（倒睫），眼睑（水肿、下垂、运动），眼球（凸出、凹陷、运动、斜视、震颤），结膜（充血、水肿、苍白、出血、滤泡），巩膜（黄染），角膜（清亮、混浊、云翳、白斑、溃疡、瘢痕、反射），瞳孔（大小、形态、对称或不对称、对光反射及调节与辐辏反射）。

耳：耳廓外形有无畸形、外耳道分泌物、乳突压痛、听力。

鼻：畸形、鼻翼扇动、分泌物、出血、阻塞，鼻中隔有无偏曲或穿孔，鼻窦压痛等。

口腔：气味，有无张口呼吸，口唇（颜色、疱疹、皲裂、溃疡、色素沉着、畸形），牙齿（排列是否整齐，有无龋齿、义齿、缺齿、残根、斑釉齿，有应注明位置），牙龈（色泽、肿胀、溢脓、出血、溃疡、铅线），舌（形态、舌质、舌苔、溃疡、运动、震颤、偏斜），黏膜（色泽、出血点、溃疡、色素沉着），咽（色泽、分泌物、悬雍垂位置、反射），扁桃体（大小、充血、分泌物、假膜），喉（发音清晰、嘶哑、喘鸣、失音），腮腺（肿大、开口处红肿、分泌物）。

颈部：

对称，颈强直，有无颈静脉怒张，肝颈静脉反流征，颈动脉异常搏动，气管位置，甲状腺（大小、硬度、压痛、结节、震颤、血管杂音）。

胸部：

胸壁（静脉曲张、皮下气肿、压痛），胸廓（对称、畸形，有无局部隆起或塌陷、胸骨压痛），乳房（对称性、大小、乳头，有无红肿、肿块、压痛和分泌物）。

肺：

视诊：呼吸运动（呼吸类型、频率、节律、深度，注意两侧对比），有无肋间隙增宽或变窄。

触诊：胸廓扩张度、语音震颤（两侧对比），胸膜摩擦感、皮下捻发感。

叩诊：双肺叩诊音（清音、过清音、浊音、实音、鼓音及其部位），肺下界及肺下界移动度。

听诊：正常呼吸音，异常呼吸音，有无干、湿性啰音，胸膜摩擦音，语音共振。

心：

视诊：心前区隆起，心尖搏动位置、范围、强度，心前区异常搏动。

触诊：心尖搏动位置、强度、范围，有无震颤（部位、时期），心包摩擦感。

叩诊：心脏左、右浊音界，分别用左、右第2、3、4、5肋间距正中线的距离（cm）表示。应注明左锁骨中线距前正中线的距离（cm）。记录格式如：

右界（cm）	肋间	左界（cm）
2.0	II	2.0
2.0	III	4.0
3.0	IV	5.5
	V	7.0

左锁骨中线至前正中线距离：8.5 cm

听诊：心率，心律（规整或不齐，如不齐应描述其特点），心音（强弱、性质、额外心音、分裂），杂音（部位、性质、出现时间、强度、传导方向、与运动、体位和呼吸的关系），心包摩擦音等。

桡动脉：脉搏频率，节律（规则、不规则、脉搏短绌），搏动强度，动脉壁弹性，紧张度，有无奇脉和交替脉等。

周围血管征：毛细血管搏动、枪击音、水冲脉和动脉异常搏动。

腹部：腹围（腹水或腹部包块等疾病时测量）。

视诊：外形（对称、平坦、膨隆、凹陷），呼吸运动，腹壁皮肤（皮疹、色素、腹纹、瘢痕、疝、脐、体毛分布），腹壁静脉曲张（及其血流方向），胃肠型及蠕动波，上腹部搏动。

触诊：腹壁紧张度，压痛、反跳痛、液波震颤、包块（部位、大小、形状、质地、压痛、移动度、表面情况、搏动）。

肝：大小（右叶以右锁骨中线肋下缘，左叶以前正中线剑突下至肝下缘多少厘米表示），质地、表面，边缘，结节、压痛、搏动等。

脾：正常触不到，触到应描述大小、质地、表面、边缘、移动度，有无压痛、摩擦感。

胆囊：大小，形态，有无压痛、Murphy征。

肾：大小、形状、质地、移动度、有无压痛。

膀胱：充盈时能触及，泌尿系统压痛点。

叩诊：肝上界，肝浊音界（缩小、消失），肝区叩击痛，移动性浊音，肾区叩击痛，膀胱叩诊等。

听诊：肠鸣音（正常、增强、减弱、消失、金属音），振水音，血管杂音，摩擦音等。

肛门、直肠：（视病情需要检查）痔、肛裂、肛瘘、脱肛，直肠指检（狭窄、肿块、触痛、指套染血；前列腺大小、硬度，有无结节及压痛等）。

外生殖器：

根据病情需要作相应检查。

男性：阴茎（包皮、龟头、尿道口），阴囊（睾丸，附睾，精索，有无发育畸形、鞘膜积液）。

女性：检查时必须有女医护人员在场，必要时由妇科医生检查。包括外生殖器（阴毛、大小阴唇、阴蒂、阴阜）和内生殖器（阴道、子宫、输卵管、卵巢）。

脊柱：活动度，有无畸形（侧弯、前凸、后凸），压痛、叩击痛，活动度。

四肢：有无畸形，杵状指（趾），反甲，静脉曲张，肢端肥大，水肿，肌肉萎缩，肌张力变化或肢体瘫痪（记录肌力），关节（红肿、压痛、积液、脱位、强直、畸形、活动受限），骨折。

神经反射：

生理反射：浅反射（角膜反射、腹壁反射、提睾反射）。深反射（肱二头肌、肱三头肌、膝腱、跟腱反射）。

病理反射：Babinski 征、Chaddock 征、Oppenheim 征、Gorden 征、Hoffmann 征。

脑膜刺激征：颈强直、Kernig 征、Brudzinski 征、Lasegue 征。

必要时作运动、感觉等及神经系统其他特殊检查。

专科情况：

如外科、妇产科、眼科、耳鼻咽喉科、口腔科、神经精神等专科需分别写"外科情况""妇科检查"……主要记录与本专科有关的体征。

辅 助 检 查

辅助检查指患者入院前所作的与本次疾病相关的主要检查及其结果。应分类按检查时间顺序记录检查结果，如系在其他医疗机构所作检查，应当写明该机构名称及检查号。

病 历 摘 要

综合病史、体格检查及辅助检查中与疾病有关的重要阳性或阴性资料，简明扼要、高度概括，提示可能的诊断和鉴别诊断，使各级医师能够迅速了解病情。

初步诊断：疾病病名，综合征
或突出症状和体征待查
医师签名

初步诊断是经治医师根据患者入院时情况，综合分析所作出的诊断。如初步诊断为多项时，应当主次分明，顺序排列，主要疾病在前，次要疾病在后，并发症在相关主要疾病之后，伴发疾病排列在最后。对待查病例应列出可能性较大的诊断，在病名后加"？"。对难以判断的疾病，可以"某症状待查"诊断，后面附加可能性较大的病名，如"腹痛待查，急性阑尾炎？"

二、表格式住院病历

表格式住院病历的内容与上述住院病历相同，但除主诉和现病史以外的内容均采用表格化书写，这样既简明扼要，又规格统一。初学者应首先学会书写完整病历，而不能依靠表格，待书写熟练之后，再使用表格式住院病历。表格式住院病历参考格式如下。

表格式住院病历

住院号

姓名	性别
年龄	民族
职业	婚姻
出生地	籍贯
入院日期	记录日期
病史陈述者	可靠程度

病 史

主诉：

现病史：

既往史：平素健康状况：良好　　一般　　较差

曾患疾病史：

传染病史：

预防接种史：

过敏史：无　　有　　过敏原：

手术史：

外伤史：

输血史：

系统回顾（有则在后面划√，并在后面空间内填写发病时间及简要诊疗经过）

呼吸系统：慢性咳嗽　咳痰　咯血　呼吸困难　盗汗　胸痛

循环系统：心悸　活动后气促　心前区痛　下肢水肿　晕厥　血压增高

消化系统：吞咽困难　食欲减退　嗳气　反酸　恶心　呕吐　腹胀　腹痛　腹泻　便秘　呕血　便血　黑便　黄疸

泌尿生殖系统：尿频　尿痛　尿急　血尿　排尿困难　尿量异常　夜尿增多　腰痛　颜面水肿

血液系统：头晕　眼花　乏力　皮肤出血点　紫癜　瘀斑　淋巴结肿大　肝脾大　骨痛

内分泌及代谢系统：多饮　多尿　多食　怕热　多汗　怕冷　乏力　肥胖　消瘦　双手震颤　毛发增多　毛发脱落　色素沉着　性功能改变

肌肉骨骼系统：肌肉疼痛　肌肉萎缩　游走性关节痛　关节肿痛　关节畸形

精神神经系统：头痛　头昏　眩晕　嗜睡　记忆力减退　意识障碍　颤动　抽搐　瘫痪　感觉异常　精神障碍

个人史：出生地　　地方病和疫区居住情况

婚姻史

月经婚育史

家族史

毒物接触情况

吸烟（无　有　）约　　年，平均　　支/日。戒烟（未　已）约　　年。

嗜酒（无　偶有　经常　）约　　年，平均　　/日，其他：

婚姻史：结婚（未　　已　　）年龄　　　配偶情况

月经史及生育史

初潮　　岁 LMP 绝经年龄　　岁　经量（少、一般、多）痛经（有　无）

经期（规则不规则）

妊娠　　次　　顺产　　胎　　流产　　胎　　早产　　胎　　死产　　胎

难产及病情：

家族史（重点记录与患者现病有关的疾病、遗传病和传染病）

父：健在　　　　　　患病　　　　　　已故，死因

母：健在　　　　　　患病　　　　　　已故，死因

兄弟姐妹：

体 格 检 查

体温　　℃，脉搏　　次 /min，呼吸　　次 /min，血压　　/　　mmHg

一般状态

体型：矮胖　　适中　　瘦长

营养：良好　　中等　　不良　　过度

发育：正常　　超常　　不良

意识状态：神志清晰　　嗜睡　　模糊　　谵妄　　昏睡　　昏迷

面容：无病容　　急性病容　　慢性病容　　其他

表情：自如　　痛苦　　忧虑　　恐惧　　无欲　　其他

体位：自主　　被动　　强迫

步态：正常　　不正常（　　　）

查体合作：是　　否

皮肤

颜色：正常　　苍白　　发红　　发绀　　黄染　　色素沉着　　色素脱失

湿度：正常　　干　　湿

弹性：正常　　减退

皮疹：无　　有（类型及分布　　　）

皮下出血：无　　有（类型及分布　　　）

蜘蛛痣：无　　有（部位　　数目　　　）

肝掌：无　　有

水肿：无　　有（部位　　程度　　　）

毛发：正常　　多毛　　稀疏　　脱落　　其他

其他：

淋巴结

浅表淋巴结：无肿大　　肿大（部位及特点　　　）

头部

头颅：大小：正常　　大　　小　　畸形：无　　有（特征　　）压痛：无　　有（部位　　　）。

包块：无　　有（部位及特征　　　）

眼：眉毛：正常　　脱落

眼睑：正常　　异常（特征　　　）

结膜：正常　　异常（特征　　　）

眼球：正常　　异常（特征　　　）

巩膜黄染：无　　有

角膜：正常　　异常（特征　　　）

瞳孔：等圆　　等大　　不等　　左　　mm，右　　mm　　非圆形（左　　右　　）

瞳孔对光反射：灵敏　　迟钝（左　　右　　）消失（左　　右　　）

耳

耳廓：正常　　畸形　　耳前瘘管

外耳道分泌物：无　　有（左　　右　　性质　　）

乳突压痛：无　　有（左　　右　　）

听力粗试障碍：无　　有（左　　右　　）

鼻外形：正常　　畸形　　其他异常：无　　有（特征　　）

鼻窦压痛：无　　有（部位　　）

口气味异常：无　　有（特点　　）

口唇：红润　　发绀　　苍白　　疱疹　　皲裂　　溃疡

黏膜：正常　　异常（特征　　　）

舌：正常　　异常（特征　　　）

牙齿：齐　　缺齿　　龋齿　　义齿　　残齿

牙龈：正常　　异常（特征　　　）

扁桃体：不大　　异常（特征　　　）

咽：正常　　异常（特征　　　）

声音：正常　　嘶哑

腮腺：正常　　异常（特征　　　）

颈部

抵抗感：无　　有

颈动脉搏动：正常　　增强（左　　右　　）减弱（左　　右　　）

颈静脉：正常　　充盈　　怒张　　肝颈静脉反流征：阴性　　阳性

气管：居中　　偏移（向左　　向右　　）

甲状腺大小：正常　　肿大（分度　　弥漫性　　结节性　　质软　　质硬　　）；其他异常：
无　　有（压痛　　震颤　　血管杂音）

胸部

胸壁静脉曲张：无　　有（方向　　）皮下气肿：无　　有　　压痛：无　　有（部位　　）

胸廓：正常　　桶状胸　　扁平胸　　鸡胸　　漏斗胸　　胸骨：压痛　　叩痛

乳房：正常对称　　异常（左　　右　　）

肺和胸膜

视诊：呼吸运动：正常　　增强（左　　右　　）减弱（左　　右　　）；肋间隙：正常　　增
宽（部位　　）变窄（部位　　）

触诊：语音震颤　　正常　　增强（左　　右　　）减弱（左　　右　　）；胸膜摩擦感：

无　　有（部位　　）

叩诊：清音　　浊音（部位　　）实音（部位　　）过清音（部位　　）鼓音（部位　　）；肺下界（肩胛线）：右　　肋间，左　　肋间；移动度：右　　cm，左　　cm

听诊：呼吸音：正常　　异常（性质　　部位　　）；啰音：无　　干性（性质　　部位　　）湿性（性质　　部位　　）；语音共振：正常　　增强（左　　右　　）减弱（左　　右　　）；胸膜摩擦音：无　　有　（部位　　）

心脏

视诊：心前区隆起：无　　有；心尖搏动：正常　　未见　　增强　　弥散；心尖搏动位置：正常　　移位（第　　肋间，左锁骨中线内　　外　　cm）；其他部位搏动：无　　有（部位　　）

触诊：心尖搏动：正常　　增强　　抬举　　感触不清；震颤：无　　有（部位　　时相　　）；心包摩擦感：无　　有

叩诊：心脏浊音界，记录格式如下

右界（cm）	肋间	左界（cm）
2.0	Ⅱ	2.0
2.0	Ⅲ	4.0
3.0	Ⅳ	5.5
	Ⅴ	7.5

左锁骨中线至前正中线距离：9 cm

听诊：心率　　次/min；心律：规整　　不齐　　绝对不齐；心音：正常　　增强（S_1　　S_2　　）减弱（S_1　　S_2　　）分裂（S_1　　S_2　　），S_3　无　　有，S_4　无　　有，$P_2 > A_2$，$A_2 = P_2$，$A_2 > P_2$；额外心音：无　　奔马律（舒张早期　　舒张晚期　　重叠），开瓣音（无　　有　　），喀喇音（无　　有　　）；杂音：无　　有（部位　　特点　　）；心包摩擦音：无　　有

周围血管　　无异常周围血管征；枪击音（无　　有　　）；Duroziez 双重杂音（无　　有　　）；水冲脉（无　　有　　）；毛细血管搏动征（无　　有　　）；脉搏短绌（无　　有　　）；奇脉（无　　有　　）；交替脉（无　　有　　）；其他

腹部

视诊：外形：正常　　膨隆　　蛙腹（腹围　　cm）舟状　　胃型　　肠型　　蠕动波；腹式呼吸：存在　　消失；脐：正常　　突出　　分泌物；其他异常：无　　腹壁静脉曲张（无　　有方向　　）腹纹　　手术瘢痕　　疝

触诊：腹壁紧张度：柔软　　腹肌紧张；压痛：无　　有（部位　　）；反跳痛：无　　有（部位　　）

肝：未触及　　可触及（右锁骨中线肋下　　cm，剑突下　　cm，特征　　）；脾：未触及　　可触及（左锁骨中线肋下　　cm，特征　　）；胆囊：未触及　　可触及（大小　　cm，压痛：无　　有，Murphy 征）；肾：未触及　　可触及（左　　右　　）；输尿管压痛点：无　　有（部位　　）；腹部包块：无　　有（部位　　特点　　）

液波震颤：无　　有；振水声：无　　有

叩诊：肝浊音界：存在　　缩小　　消失；肝上界：右锁骨中线第　　肋间；肝区叩击痛：

无　　有；脾区叩击痛：无　　有；移动性浊音：无　　有；肾区叩击痛：无　　有

听诊：肠鸣音：正常　　亢进　　减弱　　消失；振水音：无　　有；血管杂音：无　　有（部位　　）

肛门、直肠　　未查　　正常　　异常（特征　　）

外生殖器　　未查　　正常异常（特征　　）

脊柱四肢

脊柱：外形：正常　　畸形（后凸　　前凸　　侧弯　　）；棘突压痛：无　　有（部位　　）；棘突叩痛：无　　有（部位　　）；脊柱活动度：正常　　受限

四肢：正常　　异常（畸形　　静脉曲张　　水肿）；关节：正常　　异常（特征　　部位　　）；杵状指（趾）：无　　有；骨折：无　　有

神经系统：

肱二头肌反射：左（正常　　亢进　　减弱　　消失　　）右（正常　　亢进　　减弱　　消失）

膝反射：左（正常　　亢进　　减弱　　消失　　）右（正常　　亢进　　减弱　　消失　　）

跟腱反射：左（正常　　亢进　　减弱　　消失　　）右（正常　　亢进　　减弱　　消失　　）

其他反射：Hoffmann 征（左　　右　　）；Babinski 征（左　　右　　）；Kernig 征（左　　右　　）

其他

专科情况

实验室及其他检查
摘要

初步诊断

医师（签字）

三、再次住院病历

患者再次在同一医疗机构住院时书写的病历称再次住院病历，应在病历上注明本次为第几次住院，如"第4次住院病历"。再次住院病历书写时注意：

1. 如因同一疾病复发或继续治疗再次住院，如肿瘤术后的再次化疗，病史部分应包括过去病历摘要及上次出院后至本次入院前的病情与治疗经过详细记入现病史中，但重点描述本次发病情况。既往史、个人史、月经史、生育史、家族史等如无变化可以从略，或仅补充新的情况，但需注明"参阅前病历"。

2. 如患者因新发疾病再次住院，则需按住院病历的格式和要求书写，并将过去住院所患疾病记入既往史和系统回顾中。

四、入 院 记 录

入院记录也称住院志，是由住院医师书写，其主诉、现病史与住院病历相同，其他病史（如既往史、个人史、月经生育史、家族史）和体格检查可以简明扼要，分段记录，系统回顾和摘要部分可免去。

五、24 h 内入、出院记录或 24 h 内入院死亡记录

1. 患者入院不足 24 h 出院的，可以书写 24 h 内入、出院记录。内容包括患者一般情况（姓名、性别、年龄、职业、出生地、民族、工作单位、病史提供者等）、入院时间、出院时间、主诉、入院情况、入院诊断、诊疗经过、出院情况、出院诊断、出院医嘱，医师签名等。

2. 患者入院不足 24 h 死亡的，可以书写 24 h 内入院死亡记录。内容包括患者一般情况（姓名、性别、年龄、职业、出生地、民族、工作单位、病史提供者等）、入院时间、死亡时间、主诉、入院情况（简要的病史及体检）、入院诊断、诊疗经过（抢救经过）、死亡原因、死亡诊断，医师签名等。

六、病 程 记 录

病程记录是指继入院记录之后，经治医师对患者病情和诊疗过程所进行的连续性记录。内容包括患者的病情变化情况、重要的辅助检查结果及临床意义、上级医师查房意见、会诊意见、医师分析讨论意见、所采取的诊疗措施及效果、医嘱更改及理由、向患者及其近亲属告知的重要事项等。病程记录的书写应另起一页，并在第一横行居中位置标明"病程记录"。书写病程记录时应首先标明记录日期，另起一行记录具体内容，记录结束后签名不另起一行。

（一）首次病程记录

首次病程记录是指患者入院后由经治医师或值班医师书写的第一次病程记录，应当在患者入院 8 h 内完成。首次病程记录的内容包括病例特点、拟诊讨论（诊断依据及鉴别诊断）、诊疗计划等。具体要求为：

1. 一般项目　患者的姓名、性别、年龄，因何种原因于何时收入院。

2. 病历特点　应当在对病史、体格检查和辅助检查进行全面分析、归纳和整理后写出本病例特征，包括阳性发现和具有鉴别诊断意义的阴性症状和体征等，强调高度概括和突出该患者特点。

3. 拟诊讨论（诊断依据及鉴别诊断）　根据病例特点，提出初步诊断和诊断依据；对诊断不明的写出鉴别诊断并进行分析；并对下一步诊治措施进行分析。进行讨论分析，提出初步诊断、诊断依据和鉴别诊断依据。

4. 诊疗计划　提出具体的进一步检查及治疗措施安排。

（二）日常病程记录

日常病程记录是指对患者住院期间诊疗过程的经常性、连续性记录。由经治医师书写，也可以由实习医务人员或试用期医务人员书写，但应有带教的经治医师签名。书写日常病程记录时，首先标明记录时间，另起一行记录具体内容。对病危患者应当根据病情变化随时书写病程记录，每天至少 1 次，记录时间应当具体到分钟。对病重患者，2 天至少记录一次病程记录。对病情稳定的患者，3 天至少记录一次病程记录。手术后者应连续记录 3 天病程，以后视病情而定。急重抢救病例则应随时记录，并应注明具体抢救时间和记录时间（具体到几时几分）。病程记录除了要真实及时外，还要有分析判断和计划总结，注意全面系统、重点突出、前后连贯。

日常病程记录的内容可包括：

1. 病人自觉症状、饮食、睡眠、情绪、精神状态、大小便情况等，可根据病情需要有针对性地记录。

2. 病情变化（包括症状、体征的改变）或新的发现，各项实验室及其他检查结果，以及对这些结果的分析、判断和评价。

3. 临床各种诊疗操作的记录，如胸腔穿刺、腹腔穿刺、骨髓穿刺、腰椎穿刺、肾穿刺、肝穿刺、甲状腺穿刺、内镜检查、心导管检查、各种造影检查、起搏器安置、气管切开等。

4. 上级医师查房意见，即上级医师查房时对患者病情、诊断、鉴别诊断、当前治疗措施疗效的分析及下一步诊疗意见等的记录。主治医师首次查房记录应当于患者入院 48 h 内完成。内容包括查房医师的姓名、专业技术职务、补充的病史和体征、诊断依据与鉴别诊断的分析及诊疗计划等。日常查房记录间隔时间视病情和诊疗情况确定，内容包括查房医师的姓名、专业技术职务、对病情的分析和诊疗意见等。科主任或具有副主任医师以上专业技术职务任职资格医师查房的记录，内容包括查房医师的姓名、专业技术职务、对病情的分析和诊疗意见等。

5. 对临床诊断的补充或修正以及修改临床诊断的依据。

6. 治疗情况，包括主要治疗的疗效和不良反应，用药理由、医嘱变更及其理由等。

7. 各科会诊意见。

8. 家属及有关人员的反映、希望和意见，主管医师或上级医师向家属及有关人员介绍的病情及治疗计划等。

七、会诊记录

会诊记录是指患者在住院期间需要其他科室或者其他医疗机构协助诊疗时，分别由申请医师和会诊医师书写的记录。会诊记录应另页书写。会诊记录包括申请会诊记录和会诊意见记录两部分。申请会诊记录应简要记录患者病史、体征、辅助检查结果、治疗经过、拟诊疾病、申请会诊的理由和目的，申请会诊医师签名等。会诊意见记录应当由会诊医师在会诊申请发出后 48 h 内完成，急会诊时会诊医师应当在会诊申请发出后 10 min 内到场，并在会诊结束后即刻完成会诊记录。会诊记录内容包括会诊日期、时间，会诊医师对病史、体征的补充、对病情的分析、诊断和进一步治疗意见，会诊医师所在的科别或者医疗机构名称、会诊时间及会诊医师签名等。申请会诊医师应在病程记录中记录会诊意见执行情况。对疑难或垂危患者需要多科进行集体会诊时，会诊记录应由所在科室的经治医师负责整理，准确记录各科会诊医师对病情的分析意见和诊疗建议，并写在病程记录页内。

八、转科记录

转科记录是指患者住院期间需要转科时，经转入科室医师会诊并同意接收后，由转出科室和转入科室医师分别书写的记录，包括转出记录和转入记录。

转出记录由转出科室医师在患者转出科室前书写完成（紧急情况除外），不另立页，在横行适中位置标明"转出记录"。转入记录由转入科室医师于患者转入后 24 h 内完成，需另立专页，在横行适中位置标明"转入记录"。转科记录内容包括入院日期、转出或转入日期，转出、转入科室，患者姓名、性别、年龄、主诉、入院情况、入院诊断、诊疗经过、目前情况、目前诊断、转科目的及注意事项或转入诊疗计划、医师签名等。

九、出 院 记 录

出院记录是指经治医师对患者此次住院期间诊疗情况的总结，应当在患者出院后 24 h 内完成。出院记录一式两份，另立专页，正页归档，附页交患者或其近亲属，内容主要包括患者一般项目（姓名、性别、年龄、入院日期、出院日期等）、入院情况（简要病史、体征、辅助检查结果）、入院诊断、诊疗经过（住院期间的病情变化，诊疗经过，手术日期、手术名称，切口愈合情况等）、出院诊断、出院情况（出院时存在的症状、体征、辅助检查阳性结果等）、出院医嘱（治疗药物、休息时间、复诊时间、注意事项等）、医师签名等。

十、死 亡 记 录

死亡记录是指经治医师对死亡患者住院期间诊疗和抢救经过的记录，应当在患者死亡后 24 h 内完成。内容包括一般项目（姓名、性别、年龄、入院日期、死亡日期等）、入院情况（简要病史、体征、辅助检查结果）、入院诊断、诊疗经过（住院期间的病情变化，重点记录死亡前的病情变化和抢救经过，死亡原因和死亡时间，死亡时间应具体到分钟）、死亡原因、死亡诊断等。与患者亲属或代理人谈尸检的情况。患者亲属或代理人是否同意尸检均需在病历中明确表态并签字。若同意尸检，应将尸体解剖报告与死亡记录放在一起。

十一、同意书和通知书

1. 特殊检查、特殊治疗同意书　是指在实施特殊检查、特殊治疗前，经治医师向患者告知特殊检查、特殊治疗的相关情况，并由患者签署是否同意检查、治疗的医学文书。在临床诊疗过程中，凡是可能出现并发症或医疗风险等的特殊检查、特殊治疗等，医师均应履行告知义务，详细填写同意书。同意书的内容包括特殊检查、特殊治疗项目名称、内容、目的、可能出现的并发症及风险、患者本人或家属、法定代理人签名、医师签名等。

2. 病危（重）通知书　是指因患者病情危、重时，由经治医师或值班医师向患者家属告知病情，并由患方签名的医疗文书。在临床诊疗过程中，当患者病情危重并随时都会发生生命危险时，应填写病重或病危通知书，通知书的内容包括患者姓名、性别、年龄、科别，目前诊断及病情危重情况，近期可能会发生的生命危险及可能采取的治疗和抢救措施、患方签名、医师签名并填写日期。一式两份，一份交患方保存，另一份归病历中保存。

第二节　门 诊 病 历

门诊病历内容包括门（急）诊病历首页、病历记录、化验单、医学影像检查资料等。

一、书 写 要 求

门诊病历首页内容应当包括患者姓名、性别、出生年月日、民族、婚姻状况、职业、工作单位、住址、药物过敏史等项目，病历记录分为初诊病历记录和复诊病历记录。每次就诊均应填写就诊日期（年、月、日）和就诊科别。急危重患者应注明就诊时间（年、月、日、时、分），时刻按 24 h 计。在使用通用门诊病历时，接诊医师应在紧接上一次门诊记录下写明医院及科室名称。因门诊时间有限，力求门诊病历简明扼要，重点突出。

二、书 写 内 容

（一）初诊病历

记录书写内容应当包括：

1. 就诊时间、科别。

2. 主诉　主要症状及持续时间。

3. 病史　现病史应重点突出，并简要叙述与本次疾病有关的既往史、个人史及家族史。

4. 体格检查　重点记录阳性体征、有助于诊断的阴性体征。

5. 辅助检查结果。

6. 初步诊断或印象　写在右下角。

7. 治疗意见　包括检查、治疗、建议、疫情报告等。治疗方法应分行列出，药品应记录药名、剂量、总量、用法等。

8. 医师签名。

（二）复诊病历

记录书写内容应当包括：

1. 就诊时间、科别。

2. 上次就诊后的病情变化和治疗反应。

3. 体格检查　重点记录原来阳性体征的变化和新的阳性发现。

4. 需补充的实验室或器械检查项目。

5. 修正后的诊断　对上次已确诊的患者，如诊断无变更，可不再写诊断。

6. 处理措施要求同初诊。

7. 进一步治疗意见。

8. 医师签名。

9. 持通用门诊病历变更就诊医院、就诊科别或与前次不同病种的复诊时，应视为初诊患者并按初诊病历要求书写病历。

第三章 口述报告病例内容和方法

　　临床工作中，上级医师查房或其他科室会诊时通常由主管医师（住院医师或实习医师）口头汇报病历，以征求诊疗意见。汇报病历时应简单扼要，重点突出，内容提纲如下：

一、首　次　查　房

　　1. 患者一般情况　姓名、性别、年龄、入院日期等。

　　2. 主诉。

　　3. 病史　现病史应重点叙述病情进展，并简要叙述与本次疾病有关的既往史、个人史及家族史。

　　4. 体格检查　有鉴别诊断意义的阳性和阴性体征。

　　5. 辅助检查　有鉴别诊断意义的阳性和阴性结果。

　　6. 初步诊断。

　　7. 诊疗计划。

　　8. 提出诊疗上的难点。

二、重　复　查　房

　　重复查房时主要叙述新的病情变化情况，包括症状、体征改变，存在的问题和需要上级医师指导的疑难问题。

（李瑞军）

第七篇

临床常用诊断技术

第一章　导　尿　术

导尿术（urethral catheterization）是插入导尿管将尿液从膀胱引出的操作技术。

【适应证】

1. 明确诊断　无菌法取尿液做检查或细菌学检查；测定膀胱容量和膀胱内压力改变；行膀胱注水试验，鉴定膀胱破裂；注入造影剂，探测尿道有无狭窄；测定膀胱内残余尿量。
2. 观察病情　准确记录尿量，观察尿量变化。
3. 缓解症状　解除尿潴留。
4. 治疗　膀胱冲洗，膀胱内药物灌注，盆腔器官手术或大型手术术前准备。

【禁忌证】

急性尿道炎、急性前列腺炎、急性附睾炎，月经期间慎做导尿术。

【操作方法】

1. 术前准备　准备导尿包、持物钳、无菌引流袋、棉片或胶布垫，患者用肥皂液清洗外阴。
2. 患者体位　仰卧位，屈髋屈膝，大腿外展外旋，臀下垫胶布单及棉片。
3. 消毒　术者打开导尿包，以 1/1 000 苯扎溴铵消毒皮肤，以尿道口为中心，由内而外，自上而下的顺序消毒。
4. 铺巾　取无菌孔巾铺于已消毒的外阴部。
5. 润滑　将导尿管末端置于弯盘内，前端涂无菌液状石蜡。
6. 导尿　女性以左手分开小阴唇，显露尿道口，男性以无菌纱布缠绕阴茎，左手环指与中指夹持阴茎，用拇指和示指分开尿道口。右手持无菌钳夹住导尿管前端轻轻插入尿道。女性导尿管进入长度 6～8 cm，男性导尿管进入 15～20 cm。
7. 留取标本或注射药物　松开止血钳，尿液即可流出。需作细菌培养者，留取中段尿于无菌试管中送检。

8. 固定　留置导尿管时应用胶布将导尿管稳妥固定，外端以止血钳夹闭，管口以无菌纱布包好，以防尿液漏出。

【注意事项】

1. 严格遵守无菌操作，防止感染。

2. 操作需轻柔，避免损伤尿道或增加患者痛苦。

3. 若插入时有阻挡感可稍将导尿管退出后更换方向再插，见有尿液流出时再深入 2 cm，勿过深或过浅，更不要频繁大幅度抽动尿管。

4. 导尿前端插入部分应涂抹足够润滑剂。

5. 导尿管的管径大小适宜，不宜过粗。根据不同病人选择不同型号、粗细适宜的导尿管。导尿管的粗细要适宜，对小儿或疑有尿道狭窄者，尿管宜细。

6. 膀胱过度充盈的患者，导尿时尿液放出速度不宜过快，否则可能产生休克或膀胱出血，此时应缓慢、分次放出尿液，每次 150～200 mL，逐渐排空膀胱。

7. 测定残余尿时，嘱患者先自行排尿，然后导尿。残余尿量一般为 5～10 mL，如超过 100 mL，示有尿潴留。

【留置导尿管的处理原则】

1. 导尿管应用胶布妥善固定。男性患者导尿固定时，应防止嵌顿；女性病人导尿管固定时，应避免将阴道口封闭。

2. 应注意尿道口护理，定期更换导尿管

3. 应接封闭式无菌引流袋，防止尿路逆行感染。

4. 鼓励患者多饮水，并适当使用尿路消炎药物。

5. 因病情需要留置导尿时，应经常检查尿管固定情况，有无脱出，留置时间 1 周以上者需用生理盐水或含低浓度抗菌药物的溶液每日冲洗膀胱一次；每隔 5～7 日更换尿管一次，再次插入前应让尿道松弛数小时，再重新插入。

6. 长时间留置导尿管时，拔管前三天应定期钳夹尿管，每 2 h 放尿液一次，以利拔管后膀胱功能的恢复。

第二章　中心静脉压测定

中心静脉压（central venous pressure，CVP）是指右心房及上腔静脉、下腔静脉胸腔段的压力，正常值为 50～120 mmH$_2$O。与静脉压不同，测定中心静脉压可确切反映患者的血容量、心功能与血管张力的综合情况。

【适应证】

1. 急性循环功能不全。
2. 大量输液，特别是心脏病患者需补液时。
3. 危重病人抢救或体外循环手术时。

【术前准备】

将中心静脉压装置的静脉导管、输液管和测压管用 Y 形管连接，测压计的零点调到右心房水平，如体位有变动则随时调整。先将静脉导管的输液夹夹紧，放松输液管和测压管的输液夹，使输液瓶内液体充满测压管到高于预计的静脉压之上，再将输液管夹紧。

【方法】

1. 患者平卧，选择插管部位，锁骨下静脉、头静脉较常用，还可选择股静脉及大隐静脉。常规消毒局部皮肤，铺孔巾。

2. 2% 利多卡因局部麻醉后，经皮穿刺并将导管送至上腔静脉或下腔静脉，如为大隐静脉插管则需作静脉切开。插入深度经锁骨下静脉者 12～15 cm，余 35～45 cm。

3. 将静脉导管输液夹放松使其与测压管相通，则测压管内的液体迅速下降，到一定水平不再下降时，观察液面在测压计上相应刻度数，即为中心静脉压的测得值。

4. 不测压时，夹紧测压管，放松静脉导管和输液管使其相通，继续输液。

【注意事项】

1. 一般认为上腔静脉压较下腔静脉压更准确，特别是在腹内压增高时，下腔静脉压常不能代表真正的中心静脉压。

2. 每次测压倒**流入测**量管内的血液需冲洗干净，以保持静脉导管的通畅。

3. 如测压过程中，静脉压突然出现显著波动性升高时，常提示导管尖端进入右心室，应立即退出一小段后再测。

4. 如导管阻塞无血液流出，可用输液瓶中液体冲洗导管或变动其位置，若仍不通畅，则用肝素或枸橼酸钠冲洗。

5. 测压管留置时间不宜过长，3 天以上时，需用抗凝剂冲洗，一般不超过 5 天，以免发生静脉炎或血栓形成。

第三章 | 眼底检查法

眼底检查（examination of ocular fundus）是检查玻璃体、视网膜、脉络膜和视神经疾病的重要方法。许多全身性疾病如高血压、糖尿病、肾疾病、妊娠高血压综合征、结节病、风湿病、血液病、中枢神经系统疾病等常伴眼底病变，检查眼底可提供重要诊断资料。

检查眼底需用检眼镜，目前多用直接检眼镜检查。检眼镜组成：聚焦光线的凸透镜、将聚焦的光线反射入眼底的三棱镜、电源。三棱镜上端有观察孔，其下有可转动镜盘。镜盘上装有 1~25 屈光度的凸透镜（以黑色"+"标示）和凹透镜（以红色"+"标示），用以矫正检查者和受检的屈光度。

【检查方法】

1. 检查宜在暗室中进行，受检者多取坐位，必要时可卧位。检查者一般取站立位。检查右眼时，检查者位于患者的右侧，用右手持镜、右眼观察；检查左眼时，则位于患者左侧，用左手持镜、左眼观察。

2. 检查眼底前，先检查眼的屈光间质是否混浊。用手指将检眼镜盘拨到 +8~+10（黑色）屈光度处，距受检眼 20~30 cm，将检眼镜光线与受检者呈 15° 视线射入受检眼的瞳孔，正常时呈红色反光。如角膜、房水、晶状体或玻璃体混浊，则在橘红色反光中见有黑影。此时令病人转动眼球，如黑影与眼球的转动方向一致，则混浊位于晶状体前方；如方向相反，则位于玻璃体；位置不动，则混浊在晶状体。

3. 检查眼底 嘱受检者向正前方直视，用一手握持检眼镜，另一手放置在受检者头部前面，并用拇指轻轻地固定被检眼的上睑。先将镜盘拨回到"0"，然后将检眼镜移近到尽可能接近受检眼，以不接触睫毛为准，观察眼底。如检查者与受检者都是正视眼，便可看到眼底的正像，看不清时，可拨动镜盘至看清为止。检查时先查视神经乳头，再按视网膜动、静脉分支，分别检查各象限，最后检查黄斑部。

观察视神经乳头的形状、大小、色泽，边缘是否清晰。观察视网膜动、静脉，注意血管的粗细、行径、管壁反光、分支角度及动、静脉交叉处有无压迫或拱桥征象，正常动脉与静脉管径之比为 2∶3。观察黄斑部，注意其中心凹反射是否存在，有无水肿、出血、渗出及色素紊乱等。观察视网膜，注意有无水肿、渗出、出血、脱离及新生血管等。参见图 2-9-3～图 2-9-5，图 2-3-9。

4. 眼底检查记录　通常以视神经乳头，视网膜中央动、静脉行径，黄斑部为标志，注明病变部位与这些标志的位置、距离和方向关系。距离和范围大小一般以视神经乳头直径 PD（1PD = 1.5 mm）为标准计算。记录病变隆起或凹陷程度，是以看清病变区周围视网膜面与看清病变隆起最高处或凹陷最低处的屈光度（D）差来计算，每差 3 个屈光度（3D）等于 1 mm。

【注意事项】

1. 检查眼底时虽经拨动任何一个镜盘，仍不能看清眼底，也说明眼的屈光间质有混浊，需进一步作裂隙灯检查。

2. 对小儿或瞳孔过小不易窥入时，可散大瞳孔观察，散瞳孔前必须排除青光眼。

第四章　结核菌素 PPD 皮肤试验

结核菌素 PPD 皮肤试验是采用结核菌素纯化蛋白衍生物（purified protein derivative，PPD）为抗原的结核菌素试验。常用于结核感染率的流行病学调查、卡介苗接种后的效果和协助诊断结核病。

【操作方法】

1. 于右前臂内侧行皮内注射 PPD 0.1 mL（5U），48～72 h 后观察穿刺处周围皮肤是否出现红晕、硬结反应。

2. 我国判定标准：硬结直径≤5 mm 为阴性/（−），5～9 mm 为一般阳性/（+），10～19 mm 为中度阳性/（++），≥20 mm 或有水疱或坏死为强阳性/（+++）。

3. 临床意义判断：①阴性常见于未曾感染过结核菌或还处于感染早期（4～8周）或血型播散型肺结核等重症结核患者、使用免疫抑制剂或糖皮质激素者、HIV（+）或恶性肿瘤者以及结节病患者等；②阳性常提示有结核感染，3岁以下儿童需按活动性结核处理，成人强阳性提示有活动性结核病可能。

【注意事项】

1. 前臂内侧皮肤有损伤或皮试正值节假日期间，宜重新安排检查时间。

2. 老年人对 PPD 的反应较慢，可能需要 72 h 后才能检查到反应结果。

3. 约有 20% 的活动性肺结核患者可呈假阴性，可 1～3 周后重新测试，有望呈现阳性反应。

第五章 胃 插 管 术

胃插管术（nasogastric tube intubation）是将胃管插入胃腔抽取胃液检验或进行治疗的操作技术。

【适应证】

1. 抽取胃液进行分析诊断，了解胃液分泌功能，为胃泌素瘤、恶性贫血等疾病诊断提供帮助；监测一些制酸药物的治疗效果；观测胃内有无出血、细菌繁殖。

2. 洗胃。

3. 胃肠减压。

4. 鼻饲。

5. 灌注药物，如止血剂。

【操作方法】

1. 患者取左侧卧位、半坐位或坐位，以左侧卧位最常用。头部略向前倾。

2. 插胃管前应先检查鼻腔、口腔，有假牙者先取出。清洁鼻腔。

3. 术者戴消毒手套，从之前打开的消毒包中取出胃管，前段 10 cm 涂以润滑油，末端用止血钳夹住。

4. 左手持胃管先端、右手持胃管体部，粗略测定出从鼻尖至一侧耳垂的距离（此相当于鼻尖至咽喉的距离），用右手拇指和示指捏住此处当标记，顺势将先端送入一侧鼻前庭，沿下鼻道将胃管缓缓插入，达到上述标记处时相当于胃管先端接近咽喉部，在患者做吞咽动作的同时将胃管送入食管。若在插管过程中患者出现呛咳、呼吸困难、发绀等现象表示误入气管，应立即拔出重插。

5. 送入的胃管达到 40 cm 标记时，表明接近贲门，边下管边用消毒注射器抽吸，如已有胃液，提示胃管已到胃腔内，插管成功。成人一般插入胃管长度 50～55 cm 可达胃大弯。如未抽出胃液，可用以下方法检查：①将听诊器置于剑突下，用注射器向胃管内注入 10 mL 空气，若能听到气过水声，表示胃管在胃内；②将胃管末端浸入一杯水中，若有持续气泡出现，表示误入气道，应立即拔出重插。

6. 用胶条将胃管固定于鼻梁部。

7. 如用胃管洗胃，用 10 mL 注射器反复用灌洗液灌洗；如用漏斗，抬高漏斗距口腔 30～40 cm，徐徐倒入洗胃液，当漏斗内尚有少量溶液时，将漏斗倒转置胃部水平以下，利用虹吸作用引出胃内液体。待胃内液体流完后再次抬高漏斗反复灌洗。

8. 用于胃肠减压时，用注射器抽尽胃内容物后将胃管连接于胃肠减压器。如系双腔管，则待插管进入 75 cm 时，从管内抽取少量液体作 pH 检测，若为碱性，提示管头已过幽门。可向气囊注入 200～300 mL 空气，夹闭管口，依靠肠蠕动管头可渐达梗阻近端。经 X 线透视鉴定或结合在上腹部听诊管内注气后有音响判定。

【注意事项】

1. 对于腐蚀性毒物中毒（如强酸、强碱）、食管曲张静脉破裂出血、食管梗阻、主动脉弓瘤一般不宜插管。

2. 对于胃扩张、幽门梗阻者，胃内留有大量食物时，应选用较粗的胃管接负压吸引器。

3. 长期鼻饲者，一般 3～4 天更换胃管一次。

4. 灌注止血药液后可以变换体位，使药液接触多个部位。

5. 留置胃管期间，应经常巡视，防止患者胃内容物反流或呕吐物误吸。

第六章　胸腔穿刺术和胸膜活组织检查术

胸腔穿刺术（thoracentesis）简称胸穿，是指通过穿刺获取胸腔积液用于检验其性质或经此做治疗的操作技术。

【适应证】

1. 了解胸腔积液的性质，为诊断提供依据。
2. 胸腔积液或气胸者，抽取胸腔积液或气体，改善压迫症状。
3. 脓胸或恶性胸腔积液抽液后注药治疗。

【禁忌证】

1. 意识障碍、休克、病情危重状态。
2. 不能合作者或有控制不住的咳嗽者。
3. 明显出血倾向。
4. 穿刺部位有感染病灶。

【术前准备】

1. 签订知情同意书，并作必要的解释工作，消除患者恐惧心理，取得良好合作。
2. 术前行心电图、血常规、出凝血时间检查。
3. 在B超指导下定位。穿刺点应选择胸部叩诊实音的部位，选择肩胛线上第7~8肋间或腋中线上第6~7肋间。包裹性积液要依据B超定位穿刺点。

【操作方法】

1. 患者面向椅背取坐位，两前臂放置在椅背上，前额伏在前臂上。病情严重不能坐起者，可取半卧位，患侧前臂应上举到枕部。
2. 戴无菌手套，常规消毒皮肤，铺孔巾。
3. 用2%利多卡因，自穿刺点沿下一肋骨的上缘逐层麻醉至胸膜壁层，麻醉时应先回抽再推药，防止进入血管。如果进入胸腔抽出积液，记录进针长度。

4. 检查胸穿针及胶皮管是否通畅，用止血钳夹住胶皮管远端备用。术者用左手拇指和示指固定穿刺点皮肤，右手执穿刺针穿刺，感觉有突破感后，将注射器与胶皮管接好，此时打开止血钳后抽取液体。注射器满后，再用止血钳夹闭胶管，反复抽液。

也可用带三通活栓的穿刺针进行胸膜腔穿刺，进入胸膜腔后，转动三通活栓使其与胸腔相通，进行抽液。注射器抽满后，转动三通活栓使其与外界相通，排出液体。根据需要抽液完毕后可注入药物。

记录抽出液量，可分别送常规、生化、细菌培养和病理化验。病理找瘤细胞时，应立即送检，防止细胞破坏，标本留取 100 mL 以上。

5. 抽液结束后，快速拔出穿刺针，用无菌纱布压迫片刻后，胶布固定。

【注意事项】

1. 应避免在第 9 肋间以下穿刺，否则可穿透膈肌误伤腹腔脏器。

2. 因胸腔内是负压，操作中要避免空气进入胸腔。

3. 术中密切观察患者情况，有无胸膜过敏反应，表现为头晕、面色苍白、心悸、出汗、胸闷憋气、连续性咳嗽和咳泡沫性痰等现象时，应立即停止抽液，快速皮下注射 0.1% 肾上腺素 0.3 ~ 0.5 mL，吸氧等治疗。

4. 抽液不能过多、过快，首次抽液量不应超过 600 ~ 800 mL，以后每次也不应超过 1 000 mL。如为诊断性抽液 50 ~ 100 mL 即可，如为脓胸抽脓，尽量抽干净。

5. 治疗癌性胸水，可注射抗肿瘤药物或硬化剂诱发化学性胸膜炎，促使胸膜脏层与壁层粘连、闭合。方法是先抽液 500 ~ 1 000 mL，然后注入用生理盐水稀释的药物，再回抽推入 2 ~ 3 次后，拔针。嘱患者卧床 2 ~ 4 h，并不断变换体位，让药物在胸腔分布均匀。

第七章　腹腔穿刺术

腹腔穿刺术（abdominocentesis）是指通过穿刺获取腹腔积液用于检验其性质或经此做治疗的操作技术。

【适应证】

1. 用于诊断　了解腹水性质，送检腹水常规检查、生化检查、细菌及病理学检查，提供诊断和鉴别诊断依据。
2. 用于治疗　放腹水，缓解腹水引起的压迫症状；腹腔内注射药物或进行腹水抽吸浓缩回输。

【禁忌证】

1. 意识障碍、休克、病情危重状态。
2. 电解质严重紊乱者。
3. 明显出血倾向。
4. 穿刺部位有感染病灶。

【术前准备】

1. 签订知情同意书，并作必要的解释工作，消除患者恐惧心理，取得良好合作。
2. 术前行心电图、血常规、出凝血时间检查。
3. 在 B 超指导下定位。
4. 测血压、脉搏、腰围，嘱患者排空膀胱。

【操作方法】

1. 采取平卧、半卧、侧卧位；穿刺点选择：①左下腹：脐与髂前上棘连线中、外 1/3 交点；②脐与耻骨联合连线中点上方 1.0 cm 偏左或右 1.5 cm 处；③侧卧位脐水平线或腋前或腋中线交界处；④积液量少或包裹时，可在 B 超指导下定位。
2. 操作步骤
（1）术者洗手，打开消毒包。
（2）用聚维酮碘消毒皮肤 2 遍，消毒范围直径不小于 15 cm，注意第二次的消毒范围应该略小于第一次。

（3）术者戴无菌手套，助手打开穿刺包，术者检查手术器械。

（4）术者铺洞巾，助手协助固定；助手协助术者核对麻药的名称及浓度，打开麻药瓶，术者抽取麻药。

（5）以2%利多卡因麻醉皮肤至壁腹膜。

（6）将与穿刺针连接的乳胶管夹闭，术者左手固定皮肤，右手持针经麻醉点垂直逐步刺入腹壁，抵抗感突然消失时接上注射器，打开乳胶管，即可抽吸腹水于无菌试管中，待送检。

（7）穿刺完毕后拔出针，针眼处以聚维酮碘消毒，覆盖无菌纱布，手指压迫数分钟，用护创膏固定。大量放水后，需束缚多头腹带以防腹压骤降。

（8）术后嘱患者平卧休息，注意使穿刺针孔位于上方，以免腹水继续漏出；测脉搏、血压、腹围。

【注意事项】

1. 术中应密切观察，如有面色苍白、头晕、出汗、心悸、气短、恶心、脉搏增快等不良反应，应立即停止操作，平卧，短期不能缓解者予以适当补液。

2. 诊断性穿刺，可直接用20～50 mL注射器穿刺取腹水；大量放腹水时，注意用固定针头，用输液夹调整放液速度。放液不宜过快，肝硬化者一次放水不超过3 000 mL（首次放液不超过1 000 mL），以免诱发肝性脑病或电解质紊乱。若有腹水浓缩回输装备，可放宽此限。

3. 腹水流出不畅时，可稍移动穿刺针或稍变换体位。

4. 对于腹水量大者，穿刺时勿使皮肤到壁腹膜的针道在一条直线上，可在针刺达皮下后，稍微移动穿刺针头方向偏离原针道，再向深层逐步进针到腹腔，以免拔针后针眼漏腹水。如有漏水，可用蝶形胶布粘贴。

第八章

骨髓穿刺术和骨髓活组织检查术

一、骨髓穿刺术

骨髓穿刺术（bone marrow puncture）简称骨穿，是通过穿刺获取骨髓液的一种操作技术。其穿刺液主要用于细胞形态学以及寄生虫和细菌学检查，也可用于细胞遗传学检查（染色体分析），造血干细胞培养及骨髓移植。

【适应证】

1. 原因不明的发热、恶病质。
2. 原因不明的肝、脾、淋巴结肿大。
3. 周围血出现幼稚细胞和分类不明细胞。
4. 血细胞的单项或多项原因不明的减少或增多。

【禁忌证】

1. 血友病患者，当骨髓检查并非唯一确诊手段时则不宜作此项检查。
2. 穿刺部位有感染病灶。

【术前准备】

1. 签订知情同意书，并作必要的解释工作，消除患者恐惧心理，取得良好合作。
2. 术前应检测出、凝血时间，有出血倾向的患者操作时要特别注意。

【操作方法】

1. 确定穿刺部位

（1）髂后上棘穿刺点：位于第 5 腰椎和第 1 骶椎水平旁开约 3 cm 处一圆钝的突起处，骨髓成分优于髂前上棘，为常用穿刺点。

（2）髂前上棘穿刺点：位于髂前上棘后 1~2 cm 较平的骨

面，易于固定，操作方便，安全性好。

（3）胸骨穿刺点：相当于第2肋间隙胸骨柄或胸骨体的中线部位，胸骨骨髓液含量丰富，当其他部位穿刺失败或仍不能明确诊断时，可做胸骨穿刺。

（4）其他穿刺点：如胫骨穿刺点、腰椎棘突穿刺点。

2. 若选髂后上棘取侧卧位或俯卧位，髂前上棘或胸骨穿刺患者取仰卧位，确定穿刺点并做标记。

3. 戴无菌手套，常规消毒局部皮肤，铺无菌孔巾，自皮肤至骨膜以2%利多卡因作局部麻醉。

4. 胸骨穿刺时，将骨髓穿刺针的固定器固定在距针尖约1 cm处，用一只手的拇指和示指固定穿刺部位，以另一只手持针，将针头斜面朝向髓腔，针尖指向患者头部与骨面成30°~40°，缓慢旋转刺入0.5~1 cm，穿刺针固定在骨内即可。

髂骨穿刺时，将骨髓穿刺针的固定器固定在距针尖约1.5 cm处，一只手固定穿刺部位，另一只手持针，与骨面呈垂直方向刺入，当针尖接触骨面时，则以穿刺针为轴心反复旋转缓缓钻刺骨质，有突破感且穿刺针已固定在骨内时，表示已进入骨髓腔。

5. 拔出针芯，接干燥的10 mL注射器，迅速抽吸骨髓液0.1~0.2 mL，即刻停止（注射器针栓部分见到骨髓液即可）。抽吸时病人可感到一种轻微的锐痛。如未能抽出骨髓液，可重新插上针芯，再旋转钻入少许或退出少许，重新接注射器抽吸。

6. 取下注射器，插入针芯，将抽取的骨髓液迅速滴于载玻片上，由助手快速涂片6~8张。如需作骨髓培养，则再接上注射器抽吸骨髓液约2 mL放入培养瓶中。

7. 抽吸完毕，取无菌纱布放于针孔处，将穿刺针拔出，随即将纱布盖住针孔，按压3~5 min，用胶布固定。

【注意事项】

1. 注射器与穿刺针必须干燥，以免发生溶血。
2. 胸骨穿刺不要用力过猛，以免穿透内侧骨板。
3. 避免反复抽吸，抽吸骨髓液量不宜过多，否则易混血（骨髓稀释）。
4. 反复抽吸时应及时插入针芯，以免针腔被堵或骨髓液流出。
5. 骨髓液抽出后应立即涂片，否则会很快凝固，影响涂片及分类。

二、骨髓活组织检查术

骨髓活组织检查术（bone marrow biopsy）简称骨髓活检，是用穿刺的方法抽取骨髓活体组织进行病理学检查的一种操作技术。

【适应证】

1. 多次骨穿抽吸失败或取材不良。
2. 骨髓增殖性疾病，特别是用于骨髓纤维化的诊断。
3. 骨髓增生异常综合征和再生障碍性贫血的鉴别诊断。
4. 恶性肿瘤的骨髓转移。
5. 血液系统恶性肿瘤的病理诊断。

【操作方法】

1. 选择髂后上棘或髂前上棘穿刺点。

2. 消毒、铺巾、麻醉同骨穿。

3. 用一只手的拇指和示指将穿刺部位皮肤压紧固定，另一只手持活检针以顺时针方向旋转进针至一定深度，穿刺针能固定不倒即可，拔出针芯，继续按顺时针方向进针 1～1.5 cm 后，再转动针管 360°，使骨髓组织被扭断。

4. 按顺时针方向将针退出体外，用针芯轻轻推出直径 2 mm、长 10～15 mm 的圆柱形组织块，放入 10% 甲醛或 95% 乙醇固定液中送检。其余步骤同骨穿。

【注意事项】

1. 开始进针不宜过深，待针可固定在骨面上即可拔出针芯。

2. 进针与退针时不要反复旋转，应均保持顺时针方向。

第九章 腰椎穿刺术

腰椎穿刺术（lumbar puncture）是为通过穿刺获取脑脊液用于检验其性质和测定压力，或经此做治疗的操作技术。

【适应证】

1. 中枢神经系统感染，如化脓性脑膜炎、结核性脑膜炎、隐球菌性脑膜炎等。
2. 了解有无蛛网膜下腔出血和阻塞。
3. 颅内原发肿瘤及恶性肿瘤的颅内转移。
4. 测量颅内压及其动力学试验，了解脊髓腔、横窦通畅情况。
5. 注入放射性核素进行脑、脊髓扫描。
6. 放出脑脊液或注入液体，维持、调整颅内压平衡。
7. 需椎管内注射抗生素和化疗药物，治疗结核性脑膜炎、隐球菌性脑膜炎和脑膜白血病等。
8. 动态观察脑脊液变化以助判断病情、预后和指导治疗。

【禁忌证】

1. 颅内压明显升高，且眼底检查有明显视神经乳头水肿或有脑疝先兆者。
2. 疑有颅后窝占位病变、脊髓压迫症者。
3. 休克、明显出血倾向、病情危重状态。
4. 穿刺部位有感染病灶、脊柱结核或开放性损伤。

【术前准备】

1. 签订知情同意书，并作必要的解释工作，消除患者恐惧心理，取得良好合作。
2. 术前行心电图、血常规、出凝血时间检查。
3. 术前可服用地西泮 10 mg。

【操作方法】

1. 取弯腰左侧卧，背部与床面垂直，屈颈抱膝，躯干尽可能弯曲呈弓形；或由助手在术者对面用一手挽患者头部，另一手挽双下肢腘窝处并用力抱紧，使脊柱尽量后凸以增宽椎间隙，便于进针。

2. 确定穿刺点，通常以双侧髂嵴最高点连线与后正中线的交会处为穿刺点，此处相当于第 3～4 腰椎棘突间隙，有时也可在上一或下一腰椎间隙进行。

3. 常规消毒皮肤后戴无菌手套、盖洞巾，用 2% 利多卡因自皮肤到椎间韧带作逐层局部麻醉。

4. 术者用左手固定穿刺点皮肤，右手持穿刺针以垂直背部、针尖稍斜向头部的方向缓慢刺入，成人进针深度为 4～6 cm，儿童为 2～4 cm。当针头穿过韧带与硬脑膜时，有阻力突然消失落空感。此时可将针芯慢慢抽出（以防脑脊液迅速流出，造成脑疝），可见脑脊液流出。

5. 放液前先接上测压管（用右手示指堵住测压管上口）测量压力。正常侧卧位脑脊液压力为 70～180 mmH$_2$O。可继续作 Queckenstedt 试验，以便了解蛛网膜下腔有无阻塞。即在测初压后，由助手先压迫一侧颈静脉约 10 s，再压另一侧，最后同时按压双侧颈静脉。正常时压迫颈静脉后，脑脊液压力立即迅速升高一倍左右，解除压迫后 10～20 s，迅速降至原来水平，称为梗阻试验阴性，示蛛网膜下腔通畅；若压迫颈静脉后，不能使脑脊液压升高，则为梗阻试验阳性，示蛛网膜下腔完全阻塞；若施压后压力缓慢上升，放松后又缓慢下降，示有不完全阻塞。颅内压增高者，禁做此试验。

6. 撤去测压管，收集脑脊液 2～5 mL 送检；如需作培养时，用无菌试管留标本。

7. 术毕，将针芯插入后一起拔出穿刺针，覆盖消毒纱布，用胶布固定。

8. 去枕平卧 4～6 h，以免引起术后低颅压头痛。

【注意事项】

1. 严格掌握禁忌证，凡疑有颅内压升高者必须先做眼底检查，如有明显视神经乳头水肿或有脑疝先兆，禁忌穿刺。

2. 穿刺时患者如出现呼吸、脉搏、面色异常等症状，立即停止操作，并作相应处理。

3. 鞘内给药时，应先放出等量脑脊液，然后再等量置换性药液注入。

第十章 | 淋巴结穿刺术

淋巴结穿刺术（lymph node puncture）是采集淋巴结抽取液，制备涂片进行细胞学或病原生物学检查，以协助临床诊断。

【适应证】

原因未明的淋巴结肿大，疑有感染、淋巴瘤、白血病、免疫母细胞淋巴结病、结节病和恶性肿瘤淋巴结转移等。

【操作方法】

1. 穿刺部位一般选择明显肿大的淋巴结，便于穿刺操作的部位。淋巴结要易于固定，不宜过小并远离大血管。对全身浅表淋巴结肿大者，尽量不选择腹股沟淋巴结。疑有恶性肿瘤转移者，应按淋巴结回纳方向选择相应组群淋巴结，如胸腔恶性肿瘤者多选择右锁骨上淋巴结；腹腔恶性肿瘤者多选择左锁骨上淋巴结。

2. 常规消毒局部皮肤和操作者的手指。

3. 操作者以左手拇指和示指固定淋巴结，右手持带有18~19号针头的 10 mL 干燥注射器，沿淋巴结长轴刺入淋巴结内，刺入的深度依据淋巴结大小而定。然后边退针边用力抽吸，利用负压吸出淋巴结内的液体及细胞成分。

4. 固定注射器的内栓并拔出针头，取下注射器充气后重新接针头，将针头内的抽取液推出到载玻片上，及时制备涂片送检。

5. 穿刺部位覆盖无菌纱布，用胶布固定。

【注意事项】

1. 最好于空腹时穿刺，以免抽取液中脂质过多，影响检查结果。

2. 若未能获得抽取液，可将穿刺针由原穿刺点刺入，调整方向重新穿刺取液，注意勿伤及血管误取血液。

3. 制备涂片前要注意抽取液的外观和性状。炎性抽取液为淡黄色，结核性病变的抽取液为黄绿色或污灰色黏稠样液体，或有干酪样物质。

4. 淋巴结穿刺检查未能明确诊断时，可改行淋巴结活组织检查术（lymph node biopsy），由外科医师操作。

第十一章 经皮肺穿刺术

经皮肺穿刺术（percutaneous lung biopsy）是指经皮穿刺获取肺部病变组织的操作技术，为肺部病变的定性诊断提供病理学和细胞学检查标本。

【适应证】

1. 原因不明的肺部局灶性病变，如结节、空洞、纵隔及肺门占位病变。
2. 原因不明的肺部弥漫性病变。
3. 原因不明的紧贴胸壁病变。
4. 拟获取肺部感染的病原学标本。
5. 经穿刺局部治疗的中晚期肺癌和肺部良性疾病。

【禁忌证】

1. 严重心律失常、严重的心肺功能不全者或全身危重状态。
2. 疑有动脉或静脉血管畸形、动脉瘤等血管病变。
3. 存在穿刺道必须经过的肺大泡、肺囊肿。
4. 有出血性倾向者，包括服用抗凝药、凝血酶原时间或其他凝血因子异常，或血小板减少（$<60 \times 10^9$/L）等。
5. 不合作或有控制不住的咳嗽者。
6. 妊娠。

【术前准备】

1. 签订知情同意书，并作必要的解释工作，消除患者恐惧心理，取得良好合作。
2. 术前行心电图、血常规、出凝血时间检查。
3. 术前可服用地西泮 10 mg，或可待因 30 mg。

【操作方法】

1. 酌情采用仰卧、俯卧或坐位，经胸部 CT 或超声波定穿刺部位，确定进针部位、方向和深度。
2. 常规消毒皮肤，戴无菌手套，覆盖消毒洞巾。

3. 用2%利多卡因在下一肋骨上缘的穿刺点自皮至胸膜壁层进行局部浸润麻醉。

4. 选择16~20G肺穿刺针配合自动或半自动活检枪，采集标本行病理学检查。术者以左手示指与中指固定穿刺部位的皮肤，右手将穿刺针向内推进通过定位针或直接穿刺。当针尖接近预定活检部位，嘱患者屏气，压下活检枪的击发装置，向后拉动扳机一次，此过程中穿刺针进入病变组织后，通过切割取得组织，取出活检组织立即放入10%甲醛溶液中送检。若需继续取样重复上述过程。拔出穿刺针后，覆盖无菌纱布，稍用力压迫穿刺部位片刻，用胶布固定后嘱患者静卧。

5. 选择19G，10~15 cm长的穿刺抽吸针采集标本行细胞学检查。术者以左手示指与中指固定穿刺部位的皮肤，右手将带针芯的针向病变部位推进，待确定穿刺针刺入病灶后，嘱患者屏气，移去针芯，接20 mL注射器保持负压抽吸，并做扇状抽动针头，幅度在0.5~1.0 cm范围内，反复移动3~5次，然后缓慢放空负压，迅速拔出针头，即刻将抽吸针中的吸引物均匀涂于载玻片（3张以上）上送检。

6. 拔出穿刺针后，覆盖无菌纱布，稍用力压迫穿刺部位片刻，用胶布固定后嘱患者静卧。

【注意事项】

1. 严格掌握适应证和禁忌证。

2. 术后需严密观察有无并发症，包括气胸、出血、继发感染。其中最常见的是气胸，其次是出血和感染，一般无须特殊处理，可自愈。

第十二章 | 肝穿刺活组织检查术

肝穿刺活组织检查术（liver biopsy）是指经皮穿刺获取肝病变组织的操作技术，为肝病变的定性诊断提供病理学和细胞学检查标本。

【适应证】

1. 原因不明的肝大。
2. 原因不明的黄疸。
3. 原因不明的肝功能异常。
4. 肝实质性占位性病变的鉴别。
5. 代谢性肝病如脂肪肝、淀粉样变性、血色病等的定性诊断。
6. 累及肝的全身性疾病，如恶性组织细胞病、系统性红斑狼疮等。

【禁忌证】

1. 严重心律失常、严重的心肺功能不全者或全身危重状态。
2. 凝血功能异常。
3. 右侧胸腔积液或中等量以上腹水。
4. 肝海绵状血管瘤、肝棘球蚴病或肝囊尾蚴病。
5. 不合作或有控制不住的咳嗽者。
6. 妊娠。

【术前准备】

1. 签订知情同意书，并作必要的解释工作，消除患者恐惧心理，取得良好合作。
2. 术前行血常规、凝血功能、心电图、摄胸部 X 线片检查。
3. 术前可服用地西泮 10 mg，或可待因 30 mg。
4. 术前 B 超定位，确定穿刺方向和深度。
5. 练习深呼气末屏气动作，至少能屏气 10 s 以上。

【操作方法】

（一）快速穿刺术

1. 穿刺时，患者取仰卧位，身体右侧靠床沿，左背垫一薄枕，将右前臂上举置于前额部。

2. 穿刺点一般取右侧腋前线第8、9肋间，或腋中线第9、10肋间叩诊肝实音处。疑诊肝癌者，宜选较突出的结节处再用B超定位下穿刺。

3. 常规消毒局部皮肤，铺巾，用0.5%利多卡因由穿刺点的肋骨上缘的皮肤至肝被膜进行局部浸润麻醉。麻醉时应先回抽再推药，防止进入血管。

4. 备好快速肝穿刺针（针长7.0 cm，针径1.2 mm或1.6 mm），针内装有长2～3 cm实心带小针帽钢针芯活塞，空气和水可以通过，但可阻止吸进针内之肝组织进入注射器，将穿刺针连接于10 mL注射器，吸入无菌生理盐水3～5 mL。

5. 术者先用皮肤穿刺锥在穿刺点皮肤上刺孔开辟针道，再持穿刺针由此孔进入，自穿刺点沿肋骨的上缘与胸壁垂直方向逐层至腹膜壁层，当针头穿过腹壁时，有阻力突然消失落空感。然后将注射器内生理盐水推出0.5～1.0 mL，以冲出针内可能存留的皮肤与皮下组织，防止针头堵塞。

6. 在穿入肝前，将注射器抽成5～6 mL空气负压，并嘱病人于深呼气末屏气，术者双手持针按B超所定方向和深度（不超过6.0 cm）迅速刺入肝内并立即拔出。

7. 拔针后盖上无菌纱布，立即用手按压创面5～10 min，待无出血后用2%碘酊消毒，无菌纱布覆盖，再以胶布固定，用小沙袋压迫，并以多头腹带束紧后嘱患者静卧。

8. 推动注射器用生理盐水从针内冲出肝组织条于弯盘中，用针尖挑出肝组织置于4%甲醛小瓶中固定送病理检查。

9. 穿刺后每隔15～30 min测呼吸、血压、脉搏一次，连续观察4 h，无出血可去除沙袋，再1～2 h测呼吸、血压、脉搏一次，观察4 h，卧床休息24 h。

（二）B超引导下细针穿刺术

1. B超定位穿刺点，消毒、铺巾，局部浸润麻醉同快速穿刺术。

2. 用手术刀尖将穿刺点的皮肤刺一小口，用带有穿刺引导器的无菌超声探头再次确定进针点和穿刺方位，调整探头使病灶显示最清晰，穿刺引导线正好通过活检部位时立即固定探头。

3. 先将带针芯穿刺针经探头引导器穿刺腹壁，于肝被膜前停针，嘱患者于深呼气末屏气，迅速将穿刺针沿引导线刺入肝病灶边缘，拔出穿刺针针芯，将穿刺针与10 mL空注射器紧密连接，迅速将穿刺针推入病灶内2～3 cm，用5～6 mL空气负压抽吸病灶组织后拔出穿刺针。

4. 将注射器内抽出物推注于盛有4%甲醛小瓶中固定送病理检查。

5. 穿刺点处理和术后观察同快速穿刺术。

第十三章 肾穿刺活组织检查术

肾穿刺活组织检查（renal biopsy）是指经皮穿刺获取肾病变组织的操作技术，为肾病变的定性诊断提供病理学和细胞学检查标本。

【适应证】

1. 原发性肾小球疾病，包括：

（1）急性肾炎综合征伴肾功能急剧下降，拟诊急进性肾炎或治疗后病情未见缓解。

（2）原发性肾病综合征。

（3）无症状性血尿。

（4）无症状性蛋白尿，持续性尿蛋白 > 1 g/d。

2. 拟诊继发性肾病，为确诊或明确病理诊断，或为指导治疗和判断预后，如狼疮肾炎、糖尿病肾病、肾淀粉样病变等。

3. 疑为遗传性家族性的肾小球疾病。

4. 病因不明急性肾衰竭或肾功能恢复迟缓。

5. 缓慢进展的肾小管、肾间质疾病。

6. 移植肾疾病，包括移植肾再次发病、肾功能下降、排斥反应和抗排斥反应药物引起的肾毒性损害。

【禁忌证】

1. 绝对禁忌证

（1）孤立肾或固缩肾。

（2）有明显出血倾向者。

（3）严重高血压未能控制者。

（4）精神病，不能配合者。

（5）严重心律失常、严重的心肺功能不全者或全身危重状态。

（6）大量腹水。

（7）妊娠。

2. 相对禁忌证

（1）泌尿系统感染。

（2）肾恶性肿瘤。

（3）多囊肾或肾多发性囊肿。

（4）肾下垂、游离肾。

（5）慢性肾衰竭。

（6）其他，如过度肥胖等。

【术前准备】

1. 签订知情同意书，并作必要的解释工作，消除患者恐惧心理，取得良好合作。

2. 术前行血常规、凝血功能、心电图等检查。

3. 选择穿刺针：包括 Menghini 型和 Tru-cut 型等负压吸引穿刺针、半自动和自动穿刺针等。多采用自动穿刺针。

4. 术前 B 超定位，一般先选右肾下极，约相当于第 1 腰椎水平，第 12 肋缘下 0.5～2.0 cm，距脊柱中线 6～8 cm。测右肾下极至皮肤的距离及肾厚度。

5. 练习深吸气末屏气动作，至少能屏气 10 s 以上。

【操作方法】

1. 病人取俯卧位，腹部肾区相应位置垫以 10～16 cm 长布垫，使肾紧贴腹壁，避免穿刺时滑动移位。

2. 常规消毒局部皮肤，术者戴无菌手套。铺无菌洞巾，2% 利多卡因作穿刺点局麻。

3. 根据 B 超测量的皮 - 肾距离，于病人吸气末屏气时用腰穿针试探刺入，观察到针尾随呼吸摆动后，退出腰穿针，边退边注入 2% 利多卡因，同时测皮肤至肾距离。

4. 穿刺针刺入，达肾被膜脂肪囊时随呼吸摆动。嘱病人吸气末屏气（用负压吸引穿刺针，此时助手抽吸造成负压），立即快速将穿刺针刺入肾实质 3 cm 左右取组织并迅速拔出，再嘱病人正常呼吸。助手加压压迫穿刺点 5 min 以上。使用沙袋压迫，腹带包扎腰腹部。

5. 标本的分割与处理　肾病理应包括光镜、免疫荧光和电镜检查，对标本分割和保存有不同要求。电镜：切割至 0.5 mm 大小，用 2%～3% 戊二醛固定，4℃保存；免疫荧光：切割至 3～5 mm 大小，用生理盐水，-20℃保存；光镜：其余部分标本放入 10% 甲醛固定液内用作光镜检查。

【注意事项】

1. 术后观察处理，卧床制动 24 h，密切观察血压、脉搏及尿液改变。有肉眼血尿时，延长卧床时间，饮水。一般在 24～72 h 内肉眼血尿可消失，持续严重肉眼血尿或尿中有大量血块时，注意有可能出现失血性休克，应用止血药、输血等处理；如仍出血不止，可用动脉造影发现出血部位，选择性栓塞治疗，或采用外科手术方法止血。

2. 其他并发症　①肾周血肿；②感染；③损伤其他脏器，如肝、脾；④肾撕裂伤；⑤动静脉瘘形成；⑥肾绞痛。

第十四章 心包腔穿刺术

心包腔穿刺术（pericardiocentesis）是指通过穿刺获取心包腔积液用于检验其性质或经此做治疗的操作技术。

【适应证】

1. 了解心包腔积液的性质，为病因诊断提供依据。
2. 通过穿刺抽液可以减轻心脏压塞患者的临床症状。
3. 针对化脓性心包炎，穿刺排脓、冲洗和注药治疗。

【禁忌证】

1. 意识障碍、休克、病情危重状态。
2. 不能合作者或有控制不住的咳嗽者。
3. 明显出血倾向。
4. 穿刺部位有感染病灶。

【术前准备】

1. 签订知情同意书，并作必要的解释工作，消除患者恐惧心理，取得良好合作。
2. 术前行心电图、血常规、出凝血时间检查。
3. 术前可服用地西泮 10 mg，或可待因 30 mg。
4. 采用心脏超声定位，确定液平段大小、决定穿刺点、进针方向和进针的距离。选液平段最大、距体表最近点作为穿刺部位。
5. 备好心电监护装置。

【操作方法】

1. 患者取坐位或半卧位，以手术巾盖住面部，仔细叩出心浊音界，选好穿刺点。通常采用的穿刺点为剑突与左肋弓缘夹角处或心尖部内侧。
2. 常规消毒局部皮肤，术者及助手均戴无菌手套、铺洞巾。自皮肤至心包壁层以 2% 利多卡因作逐层局部麻醉。麻醉要完善，以免因疼痛引起神经源性休克。

3. 术者持穿刺针穿刺，助手以血管钳夹持与其连接之导液橡皮管。在超声显像引导下进行心包腔穿刺抽液更为准确、安全。剑突下进针时，应使针体与腹壁成 30°~40°，向上、向后并稍向左刺入心包腔后下部。在心尖部进针时，根据横膈位置高低，在左侧第 5 肋间或第 6 肋间心浊音界内 2 cm 左右进针，应使针自下而上，向脊柱方向缓慢刺入。待针尖抵抗感突然消失时，表示针已穿过心包壁层，如觉察针尖触及心脏搏动时应退针少许，以免划伤心脏。助手立即用血管钳夹住针体固定其深度，术者将注射器接于橡皮管上，然后放松橡皮管上血管钳。缓慢抽吸，记取液量，留标本送检。

4. 术毕拔出针后，盖消毒纱布、压迫数分钟，用胶布固定。

【注意事项】

1. 心包腔穿刺术有一定危险性，应由有经验医师操作或指导，并应在心电监护下进行穿刺，较为安全。

2. 抽液量第一次不宜超过 100~200 mL，重复抽液可逐渐增到 300~500 mL。抽液速度要慢，如过快、过多，短期内使大量血液回心可能导致肺水肿。

3. 如抽出鲜血，应立即停止抽吸，并严密观察有无心脏压塞症状出现。

4. 取下空针前夹闭橡皮管，以防空气进入。

5. 术中、术后均需密切观察呼吸、血压、脉搏等的变化。

（杨　迅　李瑞军）

主要参考文献

1. 邝贺龄，胡品津. 内科疾病鉴别诊断学. 5 版. 北京：人民卫生出版社，2006.

2. 张树基，罗明绮. 内科症状鉴别诊断学. 北京：科学出版社，2003.

3. 欧阳钦. 临床诊断学. 2 版. 北京：人民卫生出版社，2010.

4. 陈文彬，潘祥林. 诊断学. 7 版. 北京：人民卫生出版社，2008.

5. 马明信，杨昭徐. 物理诊断学. 2 版. 北京：北京大学医学出版社，2009.

6. 陆再英，钟南山. 内科学. 7 版. 北京：人民卫生出版社，2010.

7. 贾建平. 神经病学. 6 版. 北京：人民卫生出版社，2010.

8. Swartz MH. Textbook of Physical Diagnosis History and Examination. 4th ed. Philadelphia：Sanders，2002.

9. Boh LE. 陆进主译. 药学临床实践指南. 2 版. 北京：化学工业出版社，2007.

10. Perkin E，Cookson deBono. 李玉明，王谨主译. 诊断学彩色图谱. 2 版. 天津：天津科技翻译出版公司. 2002.

11. Mary Anne Koda-Kimble. 王秀兰主译. 临床药物治疗学. 8 版. 北京：人民卫生出版社，2007.

12 高东辰. 药物不良反应监察指南. 北京：中国医药科技出版社，1995.

13 Ardern-Jones MR，Friedmann PS. Skin manifestations of drug allergy. Br J Clin Pharmacol，2011，71（5）：672-683.

14. Patel RA，Gallagher JC. Drug fever. Pharmacotherapy，2010，30（1）：57-69.

15. Slovis C，Jenkins R. ABC of clinical electrocardiography：conditions not primarily affecting the heart. BMJ，2002，324：1320-1323.

16. Edhouse J，Thakur RK，Khalil JM. ABC of clinical electrocardiography：conditions affecting the left side of the heart. BMJ，2002，324：1264-1267.

17. Harrigan RA，Jones K. ABC of clinical electrocardiography：conditions affecting the right side of the heart. BMJ，2002，324（7347）：1201-1204.

18. Channer K，Morris F. ABC of clinical electrocardiography：myocardial ischaemia. BMJ，2002，324（7344）：1023-1026.

19. Morris F，Brady WJ. ABC of clinical electrocardiography：acute myocardial infarction-Part I. BMJ，2002，324：831-834.

20. Edhouse J，Brady WJ，Morris F. ABC of clinical electrocardiography：acute myocardial infarction-Part II. BMJ，2002，324（7343）：963-966.

21. Meek S，Morris F. ABC of clinical electrocardiography：introduction. I-Leads，rate，rhythm，and cardiac axis. BMJ，2002，324（7334）：415-418.

22. 于中麟. 消化内镜诊断金标准与操作手册. 北京：人民军医出版社，2009，85-92.

23. 中华医学会呼吸病学分会. 诊断性可弯曲支气管镜应用指南（2008 年版）. 中华结核和呼吸杂志，2008，31（1）：14-17.

中英文关键词索引

G

Z